主编简介

U0263609

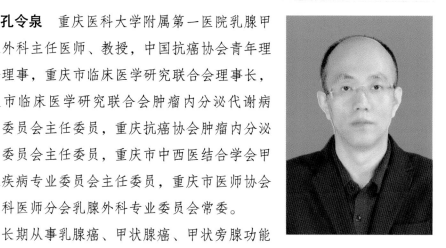

孔令泉 重庆医科大学附属第一医院乳腺甲状腺外科主任医师、教授，中国抗癌协会青年理事会理事，重庆市临床医学研究联合会理事长，重庆市临床医学研究联合会肿瘤内分泌代谢病专业委员会主任委员，重庆抗癌协会肿瘤内分泌专业委员会主任委员，重庆市中西医结合学会甲状腺疾病专业委员会主任委员，重庆市医师协会妇产科医师分会乳腺外科专业委员会常委。

长期从事乳腺癌、甲状腺癌、甲状旁腺功能增强或亢进等临床医学教研工作，并致力于钙平衡（正钙平衡、零钙平衡、负钙平衡），人群钙摄入不足和（或）维生素 D 缺乏/不足（CVI），甲状旁腺肿，甲状旁腺增生，甲状旁腺功能增强或亢进相关骨质疏松、骨关节病、转移性血管钙化、全身迁徙性异常钙质沉着、骨代谢异常相关疼痛病，CVI相关口腔溃疡，抗骨质疏松药、钙敏感受体调节剂（拟钙剂）相关骨饥饿综合征，抗骨质疏松药相关甲状旁腺功能增强或亢进，人体酸碱性体质，肿瘤与人体酸碱环境，乳腺癌激素增敏化疗，乳腺癌潮汐化疗，乳腺癌伴随疾病学，乳腺肿瘤内分泌代谢病学，乳腺癌及普通人群 CVI 相关甲状旁腺功能增强或亢进等方面的研究。5 次荣获重庆医科大学优秀教师称号，以第一作者或通信作者发表科研论文 160 余篇，其中 SCI 收录 60 余篇。主编《乳腺癌伴随疾病学》《乳腺肿瘤内分泌代谢病学》等著作 14 部，参编著作 13 部。

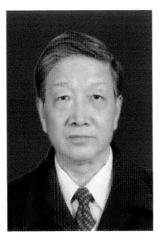

吴凯南 主任医师、教授，中国抗癌协会乳腺癌专业委员会名誉顾问。历任四川省抗癌协会理事，重庆市医学会外科学分会委员，重庆抗癌协会乳腺癌专业委员会委员，重庆医科大学省级重点学科"肿瘤学"带头人，重庆医科大学基础外科研究室副主任，重庆医科大学附属第一医院普外科副主任、内分泌乳腺外科主任，重庆市乳腺癌中心主任。曾任国内多家专业杂志的编委及审稿专家。参与《中国抗癌协会乳腺癌诊治指南与规范（2007 版）》的编写和审定。

从事普外科临床、教学及科研工作已 60 余年，进行内分泌乳腺、甲状腺外科研究 40 余年，在乳腺癌、甲状腺癌、甲状旁腺疾病、乳腺癌伴随疾病的病因探讨，以及早期诊断和综合治疗的规范化、精准化、个体化方面进行了深入研究并卓有建树。曾多次参加国内外大型学术会议并担任主持人或作大会报告。发表科研论文 290 篇，其中以第一作者发表 160 篇。主编《实用乳腺肿瘤学》《乳腺癌伴随疾病学》《乳腺肿瘤内分泌代谢病学》等专著 20 部，主审和参编专著 6 部。荣获市级科技进步奖二等奖 1 项，省（部）级科技进步奖三等奖 2 项，地厅级医学科技成果奖 2 项，重庆医科大学教学成果奖一等奖、二等奖各 1 项，优秀教材奖二等奖 1 项。

甲状旁腺病学
Parathyroidology

主审　任国胜

主编　孔令泉　吴凯南

科学出版社

北京

内 容 简 介

本书全面介绍了甲状旁腺的基础知识及其相关疾病的临床表现、诊断与防治，尤其详细讨论了临床缺乏关注的钙摄入不足和（或）维生素 D 缺乏/不足相关负钙平衡及骨健康、甲状旁腺功能增强或亢进及其相关骨代谢异常、转移性血管钙化和全身迁徙性异常钙质沉着等疾病的诊治，倡导甲状旁腺功能增强或亢进的全方位、全周期管理，还提出了对体检人群常规进行相关骨代谢指标、甲状旁腺彩超、双能 X 线骨密度及骨钙 CT 检查的必要性。

本书可供内分泌科、普外科医生、研究生参考。

图书在版编目（CIP）数据

甲状旁腺病学 / 孔令泉，吴凯南主编. —北京：科学出版社，2023.6
ISBN 978-7-03-075786-9

Ⅰ. ①甲⋯ Ⅱ. ①孔⋯ ②吴⋯ Ⅲ. ①甲状旁腺疾病–诊疗 Ⅳ. ①R582

中国国家版本馆 CIP 数据核字（2023）第 104532 号

责任编辑：沈红芬　路　倩 / 责任校对：张小霞
责任印制：肖　兴 / 封面设计：陈　敬

科 学 出 版 社 出版
北京东黄城根北街 16 号
邮政编码：100717
http://www.sciencep.com
中煤（北京）印务有限公司印刷
科学出版社发行　各地新华书店经销
*
2023 年 6 月第 一 版　开本：720×1000　1/16
2024 年 8 月第二次印刷　印张：22 1/2　插页：1
字数：450 000
定价：138.00 元
（如有印装质量问题，我社负责调换）

编写人员

主　审　任国胜[2]

主　编　孔令泉[2]　吴凯南[2]

编　委　（以姓氏汉语拼音为序）

陈元文[1]　程　波[2]　程庆丰[2]　戴　威[3]　杜晓刚[2]

郭秀明[2]　郝　杰[2]　郝　娜[4]　贺青卿[5]　赖晓霏[2]

黎　颖[2]　李　凡[2]　李　蓉[2]　李茂萍[2]　厉　轲[2]

厉红元[2]　刘　靖[6]　刘丽萍[2]　刘明学[6]　刘胜春[2]

罗　凤[2]　吕碧琼[2]　吕发金[2]　马灵斐[7]　庞　华[2]

彭晓琼[2]　石　果[2]　苏新良[2]　谭金祥[2]　汤凌浩[7]

汤小江[4]　王　泽[3]　魏余贤[2]　郁　斌[2]　张　翔[2]

张晓军[2]　赵小波[8]　周　波[2]

编　者　（以姓氏汉语拼音为序）

包中会[9]　曹益嘉[10]　陈　浪[11]　陈　越[2]　陈钰玲[2]

传丰宁[2]　冯俊涵[2]　冯一笑[2]　付仕敏[2]　甘依灵[2]

龚贝贝[2]　龚莉琳[2]　黄　春[2]　黄　杰[2]　黄剑波[2]

江　帆[2]　蒋知宇[2]　孔德路[2]　李　浩[2]　李　红[12]

李　姝[2]　李　欣[13]　李　钊[2]　李云海[2]　李肇星[2]

梁馨予[2]　廖　双[2]　刘　洪[2]　刘家硕[14]　卢林捷[15]

马晨煜[2]　母力元[2]　庞　敏[16]　彭　阳[2]　彭柏清[2]

邱　菊[2]　屈秀泉[2]　佘睿灵[2]　史艳玲[2]　宋靖宇[2]

唐乐辉[11]　田　晶[2]　田　申[17]　王　茜[2]　王安银[18]

王一棣[2]　魏嘉莹[2]　文　雯[2]　吴友凤[2]　伍　娟[17]

武　赫[19]　肖　俊[20]　肖楚凡[2]　邢　雷[2]　徐　周[8]

许　璐[2]　杨　胤[2]　杨德娟[2]　殷雪东[2]　曾　育[21]

曾璞媛[2]　赵春霞[22]　周　鹏[5]　朱　洁[2]　庄雨陈[2]

邹宝山[1]

作者单位

1　中国科学院大学重庆仁济医院

2　重庆医科大学附属第一医院

3　陆军军医大学第一附属医院

4　西安交通大学第一附属医院

5　中国人民解放军联勤保障部队第九六〇医院

6　厦门大学附属第一医院

7　大连医科大学附属第一医院

8　川北医学院附属医院

9　重庆市巴南区第二人民医院

10　重庆医科大学附属大学城医院

11　重庆市合川区人民医院

12　达州市中心医院

13　重庆海吉亚医院

14　中山大学附属第一医院

15　柳州市人民医院

16　西安市儿童医院

17　中国医学科学院北京协和医学院肿瘤医院

18　重庆市梁平区人民医院

19　西北大学附属医院/西安市第三医院

20　邻水县人民医院

21　金堂县第一人民医院

22　重庆市总工会康复医院

前　言

甲状旁腺紧贴甲状腺背面，左右各 2 个、长径不足 4mm，是人体重要的内分泌腺体之一，被称为体内的"太阳"，它分泌甲状旁腺激素（PTH），调节体内钙、磷代谢。PTH 与阳光维生素（维生素 D）和降钙素一起维持血钙浓度的稳定。同时，PTH 还有一定的酸碱平衡调节作用。正常情况下，血钙降低可刺激 PTH 释放，血钙升高则抑制 PTH 释放。甲状旁腺功能失调会引起血中钙与磷的比例失常，影响酸碱平衡，损害人体健康。甲状旁腺常见的疾病按其功能状况可分为甲状旁腺功能增强、甲状旁腺功能亢进症（简称甲旁亢）和甲状旁腺功能减退症（简称甲旁减），还可根据发生机制将甲旁亢分为原发性、继发性和三发性。

继发性甲旁亢是由非甲状旁腺原因引起的，常见病因有慢性肾脏病，目前我国慢性肾脏病的患病率已高达 10.8%。慢性肾脏病患者进展为终末期肾病后，大多需要接受规律透析，但随着透析次数的增加，继发性甲旁亢的发病率可高达 55.7%。全国有 300 多万继发性甲旁亢患者，其中需手术治疗者约占 10%。虽然继发性甲旁亢患者众多，但人们对此病的关注仍然不够，很多患者在疾病较为严重时才就医。

编者经临床长期观察发现，目前一些原发性甲旁亢并非原发，而应归为由继发性甲旁亢演变成的三发性甲旁亢，其中多数与钙摄入不足和（或）维生素 D 缺乏/不足（CVI）有关，即长期 CVI 引起的负钙平衡和相对低血钙，刺激甲状旁腺增生、肿大，致甲状旁腺功能增强或亢进，分泌过多的 PTH 以代偿调节钙、磷平衡。甲状旁腺功能增强或亢进初期处于可逆阶段时，可经药物治愈，但若任其发展将导致甲状旁腺过度增生甚至瘤变，形成三发性甲旁亢（目前多被误诊为原发性甲旁亢），患者不得不接受手术治疗。临床可见一些患者因 CVI 所致甲状旁腺功能增强或亢进出现肾结石、肾积水、肾功能损伤，最终发生尿毒症。

临床上，骨量流失、转移性血管钙化和全身迁徙性异常钙质沉着在肾性继发性甲旁亢或原发性甲旁亢患者中受到重视，但在 CVI 所致甲状旁腺功能增强或亢进的患者中却少有关注。而 CVI 患者分泌过多的 PTH，刺激破骨细胞，引起骨量流失和大量骨钙进入血液，导致转移性血管钙化和全身钙质沉着症，其患者数量远远多于肾性继发性甲旁亢或原发性甲旁亢患者，对 CVI 相关甲状旁腺功能增强或亢进的防治可有效防治骨量减少和骨质疏松，使患者恢复到原来身高和正常骨量，从而有望减少骨折、转移性血管钙化和全身钙质沉着症等疾病发生。

目前被诊断为原发性甲旁亢的患者，其实很多并非原发性，而是与人群中广泛存在的 CVI 密切相关。应在普通体检人群中常规进行钙镁磷氯、碳酸氢根、25-(OH)D、PTH 等骨代谢指标检测，甲状旁腺彩超、双能 X 线骨密度检查及骨钙 CT 筛查，加强甲状旁腺功能增强或亢进的防治，这样人们的骨健康状况及转移性血管钙化和全身迁徙性异常钙质沉着、口腔溃疡、焦虑、抑郁和睡眠障碍等将会得到极大改善，会有大量的"原发性甲旁亢"患者在疾病早期经调整生活方式、加强钙剂和维生素 D 的补充得以治愈并避免手术。

同样，慢性肾脏病患者中也广泛存在 CVI 问题，如能加强防治，慢性肾脏病患者中继发性甲旁亢和三发性甲旁亢的发生率将大幅度降低。这类患者即使发生甲旁亢，在其早期阶段多可经药物治疗控制而避免手术干预。

由于人群中普遍存在 CVI，很多健康个体处于负钙平衡和血钙偏低状态，因此由"健康人"的血钙水平流行病学调查得出的血钙正常值范围可能包含了一些实际血钙偏低的非骨健康人群。目前笔者所在医院采用的血钙正常值为 2.11～2.52mmol/L，而笔者在临床实践中发现，正常血钙的下限应该在 2.35～2.40mmol/L。同时，医院采用的 PTH 正常值上限偏高，应该下调；而碳酸氢根的正常值范围偏低，其下限应该上调。即使血钙在 2.40mmol/L 以上，也不能完全代表患者达到正钙平衡或零钙平衡，还需钙磷乘积和氯磷比达标。因此，应重新界定血钙、碳酸氢根和 PTH 值正常的人群，制定准确的血钙、碳酸氢根和 PTH 正常值范围，以指导临床诊治，使患者获益。

多种证据表明，CVI 不仅会造成骨骼疾病及继发性甲旁亢，还与多种骨骼外疾病密切相关，包括多种心脑血管疾病（如心律失常、心肌缺血、冠心病、心肌梗死、脑缺血、脑梗死等）、代谢综合征、恶性肿瘤、感染、过敏性疾病、精神及神经疾病（如焦虑、抑郁、睡眠障碍等）、自身免疫性疾病、慢性肾脏病、口腔溃疡等。如能规范防治人群 CVI，还可使广大人群获得骨健康和正常钙磷代谢以外的更多益处。因此，对甲状旁腺功能增强或亢进患者的全方位、全周期管理十分重要。

中共中央、国务院发布的《"健康中国 2030"规划纲要》提出：到 2030 年，全民健康素养水平大幅提升，健康生活方式基本普及，居民主要健康影响因素得到有效控制，因重大慢性病导致的过早死亡率明显降低，人均健康预期寿命得到较大提高，居民主要健康指标进入高收入国家行列，健康公平基本实现。为此，国务院进一步印发《全民健身计划（2021—2025 年）》，该计划是在提出"2035 年建成体育强国、实现健康中国目标"后的首个五年计划。国家的目光始终放在提高人民健康水平、促进人的全面发展上。如果能同时推广"全民维 D 钙计划"且从娃娃抓起，加强对 CVI、负钙平衡及相关甲状旁腺功能增强或亢进现状的重视，呼吁全民重视对维生素 D 与钙及 PTH 等骨代谢指标的常规监测与营养素的科学补充，增强对常见 CVI 及负钙平衡相关甲状旁腺功能增强或亢进的防治，将进一步提高人民健康水平，实现"健康中国 2030"目标。

目前国内外尚无系统阐述以上内容的甲状旁腺病学相关专著。编者在多年关注甲状旁腺疾病临床研究的基础上，查阅了大量相关文献，完成了这部甲状旁腺基础与临床相关系统研究的专著——《甲状旁腺病学》。希望本书对甲状旁腺疾病的探讨会引起内分泌科、甲状腺与甲状旁腺外科、泌尿外科、骨科、心内科、肾内科、神经内外科、妇产科、生殖医学科、口腔科、老年科、消化科、超声科、检验科、体检专科等多学科专家及医学研究生对甲状旁腺病学的重视，进一步深入研究甲状旁腺与骨健康、转移性血管钙化、全身迁徙性异常钙质沉着等的关系，以指导甲状旁腺相关疾病的预防和治疗，提高人民健康水平。

限于编者水平，书中或有疏漏之处，期待广大读者提出宝贵意见（联系人：孔令泉，邮箱：huihuikp@163.com），以便再版时修正和完善。本书在编写过程中得到了任国胜教授及重庆医科大学附属第一医院的支持与帮助，并得到了重庆市临床医学研究联合会的出版基金支持，在此致以衷心的感谢！

孔令泉　吴凯南
2023 年 1 月于重庆

目　录

第一篇　概　述

第二篇　甲状旁腺功能增强性病变与甲状旁腺肿

第三篇　甲状旁腺功能亢进症

第四篇　甲状旁腺功能减退症

第五篇　甲状旁腺相关内分泌骨代谢病

第六篇　甲状旁腺肿瘤与炎症性疾病

第七篇　甲状旁腺功能增强或亢进的筛查与防治

第一篇

概　述

第一章　甲状旁腺病学概论

人体甲状旁腺一般有 4 枚，长径不足 4mm，呈棕褐色或棕黄色、圆形或椭圆形，是人体非常重要的内分泌腺体之一，被称为体内的"太阳"，它分泌甲状旁腺激素（parathyroid hormone，PTH），与阳光维生素（维生素 D）和降钙素（calcitonin）一起维持血钙浓度的稳定。钙是人体的第二信使，在神经肌肉及各项生命活动中有重要作用。血钙降低刺激甲状旁腺分泌 PTH，血钙升高则抑制甲状旁腺分泌PTH，长期低血钙将刺激甲状旁腺增生（parathyroid hyperplasia）、肿大，导致甲状旁腺功能增强（parathyroid hyperfunction，PH）或甲状旁腺功能亢进症（hyperparathyroidism，简称甲旁亢），分泌超过生理水平的 PTH，破坏骨骼，释放骨钙入血以维持血钙平衡。过多的 PTH 不仅破坏骨骼，导致骨量丢失和骨质疏松，还可导致大量骨钙进入血流，沉着在血管壁或全身各组织，引起转移性血管钙化（如血管斑块、硬化，可导致心脑血管疾病）及全身迁徙性异常钙质沉着（如泌尿系统结石、前列腺结石、胆结石、胰管结石）等疾病，严重危害患者健康。甲状旁腺或甲状腺术后由甲状旁腺功能一过性或永久性降低而引起的骨饥饿综合征（hungry bone syndrome，HBS）及随后发生的甲状旁腺功能增强或亢进，将严重影响患者的生活质量和预后。人群中广泛存在钙摄入不足和（或）维生素 D 缺乏/不足（calcium and/or vitamin D insufficiency，CVI），目前对原发性甲旁亢（primary hyperparathyroidism，PHPT）或肾性继发性甲旁亢与骨质疏松、转移性血管钙化及全身迁徙性异常钙质沉着等的相关性较为重视。然而，CVI 相关甲状旁腺功能增强或亢进与以上疾病的相关性及此类疾病在人群中的防治等问题尚未引起临床的足够重视，这将影响人群的生活质量和生命健康。因此，有必要加强对甲状旁腺病学（parathyroidology）的关注和研究，尤其是以下几方面内容。

一、重视 CVI 与负钙平衡、甲状旁腺肿、甲状旁腺功能增强或亢进的相关性

我国人群钙日摄入量普遍不足，维生素 D 可促进钙吸收，而维生素 D 缺乏/不足也是世界性公共健康问题。全世界有近 50%的人口受维生素 D 缺乏/不足的影响。笔者等研究发现，432 例首次确诊乳腺癌女性患者中，维生素 D 缺乏/不足的比例高达 93.3%。维生素 D 和钙缺乏可引起几十种疾病。长期 CVI 引起的负钙平衡和相对低血钙，将刺激甲状旁腺增生、肿大，分泌超过生理水平的 PTH，导致甲状旁腺功能增强或亢进，破坏骨质，释放骨钙入血，引起全身多器官组织病变。

二、甲状旁腺功能增强及其危害

甲状旁腺功能增强[又称为亚临床甲旁亢（subclinical hyperparathyroidism, SCHT）]是指各种原因刺激甲状旁腺增生、肿大，致其功能增强，分泌过多的PTH，使骨吸收增强，引起钙磷代谢紊乱和骨代谢紊乱的一种全身性疾病，可导致骨量流失、骨质疏松，易继发转移性血管钙化和全身迁徙性异常钙质沉着等相关疾病，影响患者的生活质量和预后。甲状旁腺功能增强最常见的原因是CVI所致负钙平衡，同时甲状旁腺功能增强也是慢性肾脏病（chronic kidney disease，CKD）患者最常见的并发症之一，如未及时控制将演变为继发性甲旁亢（secondary hyperparathyroidism，SHPT），甚至三发性甲旁亢（tertiary hyperparathyroidism，THPT）。临床应加强筛查、诊断与防治，以下人群应警惕甲状旁腺增生、肿大所致的甲状旁腺功能增强或亢进：①不经常晒太阳、未补充维生素D和钙剂或补充不足者；②身高变矮、驼背者；③骨量下降、骨质疏松者；④未受到较为严重的外力即发生骨折者；⑤行走时常感到膝关节疼痛、下肢乏力、行走缓慢、行走时伴有足底疼痛、上下楼梯（斜坡）腿脚不灵活或背部疼痛者；⑥全身肌肉关节不适者；⑦四肢或躯体肌肉痉挛者；⑧全身转移性血管钙化，如全身多发血管钙化、斑块、硬化和心脑血管疾病患者；⑨肾、输尿管结石患者；⑩全身钙质沉着病变，如前列腺钙化、肝脏钙化、胆结石、乳腺钙化、甲状腺钙化、胰管钙化或结石等患者；⑪迁延不愈的消化性溃疡、口腔溃疡、胃炎、慢性胰腺炎、肠炎患者；⑫莫名口渴、饮水增多、精神涣散、睡眠障碍、焦虑、抑郁者；⑬慢性肝病、肾病患者；⑭不孕不育者；⑮桥本甲状腺炎等自身免疫性疾病（autoimmune disease，AID）患者；⑯X线或CT检查显示有骨赘、骨质增生等退行性表现者；⑰肿瘤及免疫功能低下者；⑱尿毒症长期行血液透析者。

三、部分原发性甲旁亢并非原发

目前部分原发性甲旁亢可能并非原发，而是继发性甲旁亢演变而成的三发性甲旁亢，其中多数与CVI有关，即长期CVI引起的相对低血钙，刺激甲状旁腺增生、肿大，引起甲状旁腺功能增强或亢进，分泌超过生理水平的PTH以代偿性调节钙磷平衡，初期处于可逆阶段时，可经药物治愈，但如任其发展，长期的低血钙刺激将导致甲状旁腺过度增生甚至瘤变，形成三发性甲旁亢（目前多被误诊为原发性甲旁亢）。

四、关注甲状旁腺功能增强或亢进相关骨质疏松

目前认为，骨质疏松症以原发性骨质疏松为主，不伴导致此病的其他疾病，一般不可防、不可治，因此临床上对其防治不够重视。笔者在临床实践中发现，

很多原发性骨质疏松症并非原发，而与 CVI 引起的负钙平衡和低血钙所致的甲状旁腺功能增强或亢进密切相关，可防可治，故将此类骨质疏松称为甲状旁腺功能增强或亢进相关骨质疏松（parathyroid hyperfunction/ hyperparathyroidism related osteoporosis，PHRO），或钙摄入不足和（或）维生素 D 缺乏/不足相关骨质疏松（calcium and/or vitamin D insufficiency related osteoporosis，CVIRO），或负钙平衡相关骨质疏松（negative calcium balance related osteoporosis，NCBRO）。临床上，骨量流失在肾性继发性甲旁亢或原发性甲旁亢患者中受到重视，但在 CVI 所致甲状旁腺功能增强的患者中很少受到关注。实际上 PTH 增多致骨量丢失并不是甲旁亢时才出现的，即并不遵循"开关理论"（switching theory）：PTH 达到 88pg/ml（目前笔者所在医院 PTH 正常值为 12～88pg/ml）以上时，导致骨钙流失作用的开关才打开，PTH 在 88pg/ml 以下时，导致骨钙流失作用的开关关闭；而是遵循"水龙头理论"：处于甲状旁腺功能增强状态的 PTH 水平虽然在 88pg/ml 以下，仍会导致骨钙流失，只是随 PTH 水平降低破坏作用减弱。CVI 所致低血钙和负钙平衡相关甲状旁腺功能增强患者广泛存在，其数量远多于甲旁亢患者，对其防治可有效阻止骨量减少和防止骨质疏松，从而减少骨折、转移性血管钙化和全身钙质沉着症等疾病发生。

五、关注甲状旁腺功能增强或亢进相关转移性血管钙化和全身迁徙性异常钙质沉着

临床上对 CVI 所致长期负钙平衡相关甲状旁腺功能增强或亢进少有关注。CVI 所致甲状旁腺增生、肿大，甲状旁腺功能增强或亢进，可引起 PTH 分泌过多，从而增强破骨细胞活性，导致骨吸收增强、大量骨钙释放入血，引起血钙浓度反复一过性或持续性增高，致使钙盐在血管和器官组织沉积，引起转移性血管钙化（如血管硬化和斑块、高血压及其他心脑血管病变等）和全身迁徙性异常钙质沉着（如肾结石、前列腺结石、胰管结石、胆结石等）。对其积极防治将有效减少以上相关疾病的发生。因此，有必要倡导对甲状旁腺功能增强或亢进患者的全方位、全周期管理。

六、重视钙平衡及钙负荷试验的临床应用

钙平衡是指钙的摄入与排出之间的平衡状态，反映了机体摄入钙和排出钙之间的关系。钙平衡包括正钙平衡、零钙平衡和负钙平衡。钙失衡，多指负钙平衡，会引起骨量流失、骨质疏松、身高变矮、驼背、脊柱侧凸、骨质增生、骨赘形成，甚至骨折及转移性血管钙化、全身迁徙性异常钙质沉着和机体抵抗力下降等，但目前临床对其关注尚不够。

钙负荷试验又称口服钙耐量试验，或钙冲击试验，是指早晨空腹检测血钙

磷镁氯和 PTH 等骨代谢指标后，口服一定剂量的钙剂（以 200ml 温开水吞服），1 小时及 2 小时后再次检测上述指标。钙负荷试验可用来判断负钙平衡、甲状旁腺功能增强或亢进或甲状腺术后骨饥饿综合征的钙缺乏程度，从而指导补钙治疗，还可用于判断甲旁亢是否有手术指征。建议甲状旁腺功能增强或亢进及相关骨量下降/骨质疏松、转移性血管钙化、全身迁徙性异常钙质沉着等患者的补钙治疗以钙负荷试验作为指导。有明确手术指征的甲旁亢患者不宜行钙负荷试验。

七、关注目前血钙、碳酸氢根和甲状旁腺激素正常值范围的调整

由于人群中广泛存在 CVI，导致很多健康个体的血钙偏低，因此由存在 CVI 问题的人群中测得的血钙正常值范围，包含了较多实际血钙偏低的人群。目前笔者所在医院采用的血钙正常值是 2.11～2.52mmol/L，而笔者在临床实践中发现，正常血钙的下限应该在 2.35～2.40mmol/L。同时，医院采用的 PTH 正常值上限偏高，应该下调；而碳酸氢根的正常值范围偏低，其下限应该上调。因此，应重新界定血钙、碳酸氢根和 PTH 值正常的人群，以指导临床诊治。

八、正确解读双能 X 线骨密度检测的结果

笔者在临床工作中发现，由于人群中广泛存在负钙平衡相关甲状旁腺功能增强或亢进，因此监测到的人群骨密度（bone mineral density，BMD）也广泛降低。即使双能 X 线吸收法（dual energy X-ray absorptiometry，DXA）骨密度检测 T 值在 $-1.0～1.0$，实际上也有明显的骨量流失；进行定量计算机断层扫描（QCT）检查也存在同样问题。临床上应给予积极防治，建议加行更灵敏的骨钙 CT 三维空间成像（骨钙 CT 冠状面成像）检查。

骨钙 CT 三维空间成像可显示真实骨结构和骨密度，比 DXA 更灵敏、更直观和形象，可清晰显示骨量流失状况，并可显示原始骨化中心，有助于判断骨量流失程度及指导抗骨质疏松治疗。由于甲状旁腺增生、肿大和功能增强，分泌超过生理水平的 PTH，刺激破骨细胞，破坏骨骼，造成严重骨量流失。而流失的大量骨钙又刺激降钙素释放，使成骨细胞活跃，促进部分骨骼皮质区骨质增生、钙化和骨赘形成（其实并非退行性病变的表现），因而有些患者虽然部分骨骼骨质疏松严重，但骨密度却显示正常或轻微骨量下降。不少甲状旁腺功能增强患者的 DXA 结果正常，但骨钙 CT 三维重建技术却可清晰显示严重骨量流失的肩胛骨、骨盆等的"融冰征"和椎骨的"透明椎征"等。

九、加强普通人群甲状旁腺功能增强或亢进的筛查与防治

目前被诊断为原发性甲旁亢的患者，其实很多并非原发性，而应归为继发性，

其中多数与 CVI 有关，是可防可控的。如能意识到并重视人群中广泛存在 CVI，在普通体检人群中常规进行钙镁磷氯、25-羟维生素 D[25-(OH)D]、PTH 等骨代谢指标检测，甲状旁腺彩超、双能 X 线骨密度检查，骨钙 CT 三维空间成像筛查，加强甲状旁腺功能增强或亢进的防治，人们的骨健康状况及泌尿系统结石、转移性血管钙化和全身迁徙性异常钙质沉着、焦虑、抑郁、睡眠障碍等将会得到极大的改善，大量的"原发性甲旁亢"患者在疾病早期经调整生活方式、加强钙剂和维生素 D 的补充后将得到治愈。

十、关注慢性肾脏病继发性甲旁亢甲状旁腺切除术后甲状腺毒症的防治

终末期肾病（end stage renal disease，ESRD）伴继发性甲旁亢患者的甲状旁腺长期受高磷血症（hyperphosphatemia）和低钙血症（hypocalcemia）的刺激，导致甲状旁腺增生、肿大，并与充血肿大的甲状腺粘连。术中分离显露甲状腺及解剖切除甲状旁腺时，可能会对甲状腺造成不同程度的机械损伤，引起机械性甲状腺炎，大量甲状腺激素和甲状腺球蛋白释放入血，导致短暂性甲状腺功能亢进或甲状腺毒症（也称为接触性甲状腺炎或高甲状腺素血症）。这是终末期肾病伴继发性甲旁亢患者行甲状旁腺切除术（parathyroidectomy，PTX）后的常见并发症，可引起体液丢失和水电解质紊乱、心房颤动，诱发恶性心律失常、心力衰竭及动脉栓塞；还可增加静脉血栓形成和术后透析通路发生血栓等风险。术者在游离、显露甲状腺及探查、切除甲状旁腺等操作时应锐性解剖、动作轻柔，以减少对甲状腺的损伤，围手术期要密切观察患者有无甲状腺毒症的临床表现，定期监测甲状腺功能和甲状腺球蛋白水平，及时诊断和防治此并发症。

十一、重视甲状旁腺或甲状腺术后及抗骨质疏松药或钙敏感受体调节剂（拟钙剂）相关骨饥饿综合征和甲状旁腺功能增强或亢进的防治

甲旁亢患者行甲状旁腺切除术后，PTH 水平迅速降低，破骨细胞活性快速下降，成骨细胞仍处于增殖和活性增强状态，大量钙、磷迅速沉积形成羟基磷灰石，加速骨形成，致血中游离钙、磷迅速且持续下降，出现骨饥饿综合征。同样，甲状腺切除术也会影响位于甲状腺后方的甲状旁腺的血供甚至误切甲状旁腺，使血中 PTH 水平降低，引起骨饥饿综合征。如前所述，人群中广泛存在 CVI，接受甲状腺手术患者中，同样有较多人术前即有无症状甲状旁腺功能增强或亢进。甲状腺术后，若有甲状旁腺功能受损，则会发生骨饥饿综合征，导致甲状旁腺功能增强或亢进，称为低血钙型甲状旁腺功能增强或亢进，或负钙平衡相关甲状旁腺功能增强或亢进，并非目前所称的"正常血钙型甲状旁腺激素增高"。若不加强钙剂和维生素 D 的补充，有可能导致目前所谓的"正常血钙型甲状旁腺激素增高"，实际上应称为相对低血钙型甲状旁腺激素增高或负钙平衡相关甲状旁腺激素增

高。应对其加强防治，以免发展为功能不可逆转的甲旁亢。同理，人体接受抗骨质疏松药或钙敏感受体调节剂（拟钙剂）治疗后，血钙迅速降低，而目前指南推荐的补钙剂量不足以防治血钙下降和骨饥饿，从而引起甲状旁腺功能增强或亢进，此即为抗骨质疏松药或拟钙剂相关甲状旁腺功能增强或亢进，应对其加强防治。

（孔令泉　吴凯南）

参 考 文 献

崔铭，王鸥，廖泉，2020. 原发性甲状旁腺功能亢进症诊断及手术治疗进展. 协和医学杂志，11（4）：395-401.

戴威，孔令泉，吴凯南，2018. 甲状旁腺功能亢进症的诊断与治疗进展. 中华内分泌外科杂志，12（1）：82-84.

戴威，孔令泉，吴凯南，2019. 乳腺癌伴随疾病全方位管理之骨健康管理. 中国临床新医学，12（2）：145-149.

戴威，卢林捷，孔令泉，等，2017. 甲状旁腺功能亢进症合并甲状腺乳头状癌 3 例报道. 中华内分泌外科杂志，11（1）：86-87.

戴威，武赫，孔令泉，等，2018. 甲状腺结节入院后确诊为合并无症状原发性甲状旁腺功能亢进症二例. 中华内分泌外科杂志，12（4）：348-349.

孔令泉，李浩，厉红元，等，2018. 关注乳腺癌伴随疾病的诊治. 中华内分泌外科杂志，12（5）：353-357.

孔令泉，李姝，李浩，等，2021. 关注甲状旁腺功能增强和正常血钙型原发性甲状旁腺功能亢进症的防治. 中华内分泌外科杂志，15（1）：5-9.

孔令泉，吴凯南，2021. 乳腺肿瘤内分泌代谢病学. 北京：科学出版社.

孔令泉，吴凯南，厉红元，2020. 关爱甲状旁腺健康——肾病、骨病与尿路结石患者必读. 北京：科学出版社.

孔令泉，吴凯南，厉红元，2021. 乳腺肿瘤骨代谢病学. 北京：科学出版社.

孔令泉，伍娟，黎颖，等，2022. 钙剂摄入不足和（或）维生素 D 缺乏/不足相关甲状旁腺功能增强和亢进症的转归与防治. 中华内分泌外科杂志，15（4）：337-341.

孔令泉，伍娟，田申，等，2020. 关注乳腺癌患者维生素 D 缺乏/不足及相关甲状旁腺功能亢进症的防治. 中华内分泌外科杂志，14（5）：353-357.

孔令泉，邹宝山，李浩，等，2019. 肾性继发性甲状旁腺功能亢进患者甲状旁腺切除术后并发甲状腺毒症的防治. 中华内分泌外科杂志，13（4）：265-268.

李浩，罗欢，孔令泉，等，2019. 乳腺癌伴随疾病全方位管理之内分泌代谢性疾病管理. 中国临床新医学，12（2）：111-116.

廖祥鹏，张增利，张红红，等，2014. 维生素 D 与成年人骨骼健康应用指南（2014 年标准版）. 中国骨质疏松杂志，20（9）：1011-1030.

Li H，Xu Z，Kong LQ，2020. High-dose vitamin D supplementation and bone health. JAMA，323（1）：92-93.

第二章　甲状旁腺的胚胎组织学与外科解剖

一、甲状旁腺的胚胎发育

甲状旁腺起源于胚胎的第 3 和第 4 对咽囊内胚层。胚胎第 5 周时，第 3 对咽囊的背侧壁细胞增生，形成细胞团，此时与胸腺原基相连，胚胎第 7 周时其脱离咽壁随腹侧胸腺一同下降至甲状腺下端背侧，为下甲状旁腺；同时，第 4 对咽囊的背侧壁细胞增生，很短时间内就下降迁移至甲状腺的上端背侧，为上甲状旁腺。上、下甲状旁腺这两对原基起始部位的上、下关系，经迁移后发生颠倒，它们的发育分化过程大致相同。胚胎第 7 周时，甲状旁腺原基细胞迅速增生，细胞呈索状排列，宏观上形成实性结节状结构，其内包含大而不规则的血窦和少量结缔组织。此时的甲状旁腺细胞体积较大，胞质呈弱嗜酸性，称为原始细胞。胎儿发育至 3~4 个月时，腺体明显增大，原始细胞分化为主细胞，其胞质内有丰富的粗面内质网、线粒体及高尔基体；细胞核染色深。胎儿 5~6 个月时，可在电镜下观察到处于分泌期的主细胞含有分泌颗粒，而处于休止期的主细胞，各种细胞器减少且胞质着色浅。至胎儿期，甲状旁腺内已无嗜酸性细胞，开始出现功能活动，其分泌的甲状旁腺激素与滤泡旁细胞分泌的降钙素共同调节胎儿体内钙的代谢及骨发育。雌激素可抑制骨组织对甲状旁腺激素的反应，肾上腺分泌的皮质醇可促进甲状旁腺激素的分泌。

二、甲状旁腺的外科解剖

正常成年人通常有 2 对甲状旁腺，呈扁卵圆形、棕黄色，被覆薄层结缔组织包膜。大多数甲状旁腺位于甲状腺侧叶后缘与甲状腺鞘膜之间，左右各 2 枚位于颈部的对称位置。其中，上甲状旁腺位置较固定，常贴附于甲状腺两侧叶后面上中 1/3 交界处；而下甲状旁腺异位较多，约 50% 的下甲状旁腺出现在甲状腺后下 1/3、喉返神经前方、甲状腺下极表面的前方或侧后方 1cm 范围内，异位的下甲状旁腺可位于下降途中的任何部位，可存在于甲状腺胸腺韧带中，或位于气管前、气管旁、胸骨甲状肌内，甚至可位于前纵隔或胸腺内，或主动脉弓下方、肺动脉与主动脉沟内。下甲状旁腺动脉总是起源于甲状腺下动脉的分支（可以是主要的分支，也可以是末端分支），而上甲状旁腺动脉也常起自甲状腺下动脉的分支，偶尔可从甲状腺上动脉的分支获得血液供应。少数情况下甲状旁腺动脉可能起自甲状腺上、下动脉之间的吻合支，同时甲状旁腺与甲状腺腺叶之间的小静脉也对甲状旁腺有血液供应。

三、甲状旁腺组织学

甲状旁腺表面包有薄层结缔组织被膜，实质内腺细胞排列成索团状，其间有少量疏松结缔组织及丰富的有孔毛细血管。腺细胞有主细胞和嗜酸性细胞两种。

（一）主细胞

主细胞（chief cell）是腺实质的主要细胞成分，数量最多。细胞呈圆形或多边形，胞核圆、居中，HE 染色标本中胞质着色浅。电镜下，胞质内粗面内质网较多，高尔基体较发达，并有膜被颗粒。主细胞能合成和分泌甲状旁腺激素，这是肽类激素，主要作用于骨细胞和破骨细胞，使骨盐溶解；并能促进肠和肾小管对钙的吸收，使血钙升高。在甲状旁腺激素和降钙素的共同调节下，机体得以维持血钙稳定。

（二）嗜酸性细胞

嗜酸性细胞（oxyphil cell）单个或成群分布于主细胞之间。细胞较大，胞核小、深染，胞质嗜酸性。电镜下，细胞内可见大量的线粒体，其他细胞器不发达。嗜酸性细胞在 7～10 岁时出现，随年龄增长而增多，但其功能不明。

（王　泽　郁　斌）

参 考 文 献

Akerström G，Malmaeus J，Bergström R，1984. Surgical anatomy of human parathyroid glands. Surgery，95（1）：14-21.

Attie JN，Khafif RA，1975. Preservation of parathyroid glands during total thyroidectomy. Improved technic utilizing microsurgery. Am J Surg，130（4）：399-404.

Bliss RD，Gauger PG，Delbridge LW，2000. Surgeon's approach to the thyroid gland：surgical anatomy and the importance of technique. World J Surg，24（8）：891-897.

Mansberger AR，Wei JP，1993. Surgical embryology and anatomy of the thyroid and parathyroid glands. Surg Clin North Am，73（4）：727-746.

Park I，Rhu J，Woo JW，et al.，2016. Preserving parathyroid gland vasculature to reduce post-thyroidectomy hypocalcemia. World J Surg，40（6）：1382-1389.

第三章　甲状旁腺激素的功能与分泌调节

甲状旁腺激素（PTH）是甲状旁腺主细胞分泌的一种碱性单链多肽类激素。PTH 是由 84 个氨基酸组成的直肽链，分子量为 9000Da，其生物活性取决于氨基端的第 1～27 个氨基酸残基。在甲状旁腺主细胞内先合成一个含有 115 个氨基酸的前甲状旁腺激素原（prepro-PTH），后脱掉氨基端二十五肽，生成九十肽的甲状旁腺激素原（pro-PTH），再脱去 6 个氨基酸，变成甲状旁腺激素。PTH 与甲状腺滤泡旁细胞（又称 C 细胞）分泌的降钙素及 1, 25-二羟维生素 D_3[1, 25-$(OH)_2D_3$] 共同调节体内钙磷代谢。

一、甲状旁腺激素的生物学作用

PTH 是调节血钙水平最重要的激素，有升高血钙和降低血磷的作用。将实验动物的甲状旁腺摘除后，血钙浓度逐渐降低，而血磷含量则逐渐升高，直至动物死亡。在人类，若外科切除甲状腺时误将甲状旁腺摘除，可引起严重的低血钙。钙对维持神经和肌肉组织正常兴奋性起重要作用，血钙浓度降低时，神经和肌肉的兴奋性异常增高，会导致低血钙性手足搐搦，严重时可引起喉肌、呼吸肌痉挛而窒息。PTH 促使血钙升高，其作用的主要靶器官是肾脏和骨。

1. 对肾脏的作用　PTH 促进肾远端小管对钙的重吸收，使尿钙减少，血钙升高；同时抑制近端小管对磷的重吸收，促进尿磷的排出，使血磷降低。此外，PTH 对肾脏的另一重要作用是激活 1α-羟化酶，使 25-羟维生素 D_3[25-$(OH)D_3$] 转变为有活性的 1, 25-$(OH)_2D_3$。体内的维生素 D_3 主要由皮肤中 7-脱氢胆固醇经日光中紫外线照射转化而来，也可从动物性食物中获取。维生素 D_3 无生物活性，它首先需要在肝脏羟化成 25-$(OH)D_3$，然后在肾脏进一步转化成 1, 25-$(OH)_2D_3$，其作用是促进小肠黏膜上皮细胞对钙的吸收，这是由于 1, 25-$(OH)_2D_3$ 进入小肠黏膜细胞内，与胞质受体结合后进入细胞核，促进转录过程，生成与钙有很高亲和力的钙结合蛋白（calcium-binding protein），参与钙的转运而促进钙的吸收。

2. 对骨的作用　骨是体内最大的钙储存库，PTH 动员骨钙入血，使血钙浓度升高，其作用包括快速效应与延缓效应两个时相。①快速效应：在 PTH 作用后数分钟即可发生，是将位于骨和骨细胞之间骨液中的 Ca^{2+} 转运至血液中，骨细胞和成骨细胞在骨内形成一个膜系统，覆盖于骨表面和腔隙表面，在骨质与细胞外液之间形成一层通透性屏障。在骨膜与骨质之间含有少量骨液，骨液中含有 Ca^{2+}（只有细胞外液的 1/3）。PTH 能迅速增加骨细胞膜对 Ca^{2+} 的通透性，使骨液中的 Ca^{2+} 进入细胞内，进而使骨细胞膜上的钙泵活动增强，将 Ca^{2+} 转运到细胞外液中。② 延缓效应：在 PTH 作用后 12～14 小时出现，通常在几天至几周后达高峰，此效应是通过刺激破骨细胞使其活性增强而实现的。PTH 既加强已有的破骨细胞的溶骨活动，又促进破骨细胞的生成。破骨细胞向周围骨组织伸出绒毛样突起，释放蛋白水解酶与乳酸，使骨组织溶解，钙与磷大量入血，使血钙浓度长时间升高。PTH 的上述两个效应相互配合，不但能对血钙的紧急需要做出迅速应答，而且能使血钙长时间维持在一定水平。另外，1, 25-$(OH)_2D_3$ 能增强 PTH 对骨的作用，在其缺乏时，PTH 的作用明显减弱。

PTH 对靶器官的作用是通过环磷酸腺苷（cyclic adenosine monophosphate，cAMP）系统实现的。PTH 作用于甲状旁腺激素 I 型受体，该受体是一种在肾脏和骨组织中广泛分布的经典的 II 型 G 蛋白偶联受体，有 7 个跨膜区，可触发经典的 G 蛋白信号通路：一种是蛋白激酶 A（protein kinase A，PKA）信号通路，另一种是蛋白激酶 C（protein kinase C，PKC）信号通路。PTH 主要通过 PKA 信号通路调节其下游反应蛋白。cAMP-PKA 信号通路被认为是转导 PTH 信号的主要路径。

二、甲状旁腺激素分泌的调节

PTH 的分泌主要受血钙浓度调节。血钙浓度降低可直接刺激甲状旁腺细胞释放 PTH，PTH 动员骨钙入血，同时还可以增强肾脏重吸收钙，使血钙浓度迅速回升。相反，血钙浓度过高时 PTH 分泌减少。

甲状旁腺主细胞对低钙血症极为敏感，即使血钙浓度轻微下降，也可以使甲状旁腺分泌 PTH 迅速增加。甲状旁腺细胞膜上存在钙受体，其由 1078 个氨基酸组成，具有一个较大的膜外区段，上面有 Ca^{2+} 结合位点，膜内区段上有 4 个 PKC 磷酸化位点。甲状旁腺主细胞的钙受体可以感受细胞外 Ca^{2+} 浓度的变化，对 Ca^{2+} 有较高的亲和力，当细胞外 Ca^{2+} 水平升高时，Ca^{2+} 与钙受体结合使之活化，通过 G 蛋白偶联激活 PKC 信号转导系统，导致胞质 Ca^{2+} 水平升高，从而抑制 PTH 的分泌。

由此可知，血钙浓度是 PTH 分泌的主要调节者。血钙浓度与甲状旁腺分泌活动呈反比关系，二者构成负反馈系统。血钙浓度正常时，甲状旁腺有一定数量的基础分泌，当血钙浓度过高时，血液循环中 PTH 含量极低，长时间的高血钙可使甲状旁腺发生萎缩，血中 PTH 浓度随着血钙降低而逐渐增高，长时间的低血钙则可刺激甲状旁腺增生。

除血钙水平外，还有其他一些影响 PTH 分泌的因素。降钙素对 PTH 分泌也有一定的兴奋作用，一方面由于它降低血钙而刺激 PTH 分泌，另一方面它也有直接刺激 PTH 分泌的作用；血磷升高可使血钙降低而刺激 PTH 分泌；血镁浓度降低可使 PTH 分泌减少；儿茶酚胺与甲状旁腺主细胞胞膜上的 β 受体结合，通过 cAMP 介导促进 PTH 分泌。另外，生长抑素也能抑制 PTH 分泌。

（黎　颖　赖晓霏　田　晶）

参 考 文 献

姚泰，2003. 生理学. 6 版. 北京：人民卫生出版社：391.

Swarthout JT，D'Alonzo RC，Selvamurugan N，et al.，2002. Parathyroid hormone-dependent signaling pathways regulating genes in bone cells. Gene，282（1-2）：1-17.

第四章 甲状旁腺激素与钙平衡

钙是人体必需的宏量元素，作为第二信使介导激素的作用，调节机体多种物质代谢与活动。钙平衡（calcium balance/equilibrium，CB）是指钙的摄入量与排出量之间的平衡状态，反映了机体摄入钙和排出钙之间的关系。通过测定摄入食物钙含量（摄入钙）和尿与粪便中钙含量（排出钙）的方法，比较两者的比例关系，以了解钙代谢状况的试验，称为钙平衡试验。钙平衡包括零钙平衡（zero calcium balance/equilibrium）、正钙平衡（positive calcium balance/equilibrium）和负钙平衡（negative calcium balance/equilibrium）三种情况。钙失衡多指负钙平衡，会引起机体多种疾病，但目前临床对其重视尚不够。

一、钙在体内的分布及其生理功能

人体内钙含量为 1200～1400g，占体重的 1.5%～2.0%，其中 99%以骨盐形式存在于骨骼和牙齿中，其余 1%分布在血液、细胞外液及软组织中。骨骼通过不断的成骨和溶骨作用使骨钙与血钙保持动态平衡。骨细胞在甲状旁腺激素（PTH）作用下可以使骨溶解，称为骨细胞性骨溶解；而在较高水平降钙素作用下又可成骨。正常生理状况下，骨细胞性溶骨和成骨处于动态平衡。钙在血浆和细胞外液中的存在方式：①蛋白结合钙；②可扩散结合钙（与有机酸结合的钙，如枸橼酸钙、乳酸钙、磷酸钙等，可通过生物膜扩散）；③血清游离钙（离子钙），与上述两种钙不断交换并处于动态平衡中。在三种血钙中，只有离子钙才起直接的生理作用，激素也是针对离子钙进行调控并受离子钙水平的反馈调节。

机体内的钙除构成骨骼和牙齿外，还参与各种生理功能和代谢过程，影响多个器官组织的生命活动。钙具有以下重要生理功能：①构成骨和牙等组织的中坚成分，其中部分可作为钙储备库缓冲血钙浓度的变化；②作为第二信使介导激素的作用，参与信号转导过程；③调节多种物质代谢与活动，调节 ATP 酶、羟化酶和脂肪酶等酶的活性；④参与调节神经肌肉的兴奋性，形成肌细胞的动作电位和肌细胞收缩；⑤参与跨膜物质转运（如吞噬、分泌等）；⑥影响毛细血管的通透性；⑦参与神经递质和激素的释放；⑧参与血液凝固过程；⑨参与心肌慢反应自律细胞自动去极化。

二、钙在体内的动态平衡

钙平衡（CB）反映了机体摄入钙（I）和排出钙（E）之间的关系，可用公式表达：$CB = I - E = I - (U + F + S)$，即摄入钙（$I$）=尿钙（$U$）+粪钙（$F$）+皮肤排出钙（$S$）。摄入钙可根据食物摄入量计算，排出钙即未被吸收的钙，包括粪钙、尿钙及皮肤排出钙等。粪钙除了未被吸收的食物钙外，还包括肠道死亡微生物、肠黏膜脱落细胞钙等，这部分钙称为粪代谢钙（Fm）；尿钙除了未被重吸收的钙外，还包括尿道黏膜脱落细胞，这部分钙称为尿内源钙（Um）。机体每天由皮肤、毛发、一切分泌物等排出的钙，以及粪代谢钙、尿内源钙是机体不可避免的钙消耗，称为必要钙损失（obligatory calcium loss）。因为皮肤排出的钙的量相对较少，也可通过直接计算摄入钙和尿钙、粪钙的量来分析钙平衡状况。

钙在体内代谢后的产物主要由尿、粪便排出。通过测定每日食物中的含钙量，以及尿和粪便中的含钙量就可以了解钙平衡的状态，从而估计钙在体内的代谢量和人体的生长、营养等情况。钙平衡主要有以下三种情况。

1. 零钙平衡　摄入钙等于排出钙，称为零钙平衡或总钙平衡。这表明体内骨的合成量和吸收量处于动态平衡。一般正常成人均属于这种情况，每天进出体内的钙、磷量大致相等。

2. 正钙平衡　摄入钙大于排出钙，称正钙平衡。这表明体内骨钙的合成量大于吸收量。生长期的儿童和青少年、孕妇和处于治疗恢复期的骨折患者、骨质疏松或骨量下降患者等均属此情况。这些人群的饮食应富含钙。同时需注意，达到正钙平衡不仅需要足够的钙，还需要足量的蛋白质、镁、磷、锌等。

3. 负钙平衡　摄入钙小于排出钙，称负钙平衡，即钙摄入量少于排泄物中的钙量。这表明体内骨钙的合成量小于吸收量。骨质疏松、骨量下降、组织创伤和饥饿等属于此类情况。当钙剂和（或）维生素 D 摄入不足，或处于疾病状态及长期应用激素时，机体的钙平衡都会受到影响。当长期处于负平衡时，为保证生理功能的正常发挥，机体需动用骨库的钙来维持体内的离子钙平衡。缓慢持续地长期过量动用骨钙，必将引起骨量流失、骨质疏松、身高变矮、驼背甚至骨折，以及转移性血管钙化、全身迁徙性异常钙质沉着和机体抵抗力下降等异常状况。

三、甲状旁腺激素与钙平衡的调节

机体通过多种机制调节血钙水平。当血钙降低时，肾重吸收钙增加，尿排泄钙减少，肠吸收钙增加，骨钙动员增加，使人体每天摄入的钙与排出的钙处于动态平衡（图 4-1 和图 4-2）。活性维生素 D 可以促进肠道对钙的吸收。钙在人体内主要由甲状旁腺分泌的 PTH 与甲状腺滤泡旁细胞分泌的降钙素进行调节，并且在这些激素的协同作用下，血钙与骨钙之间维持动态平衡。

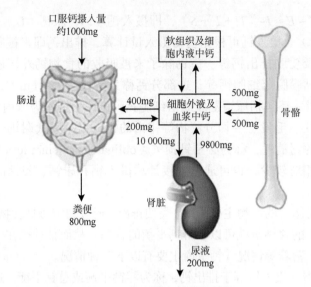

图 4-1　钙在体内的动态平衡

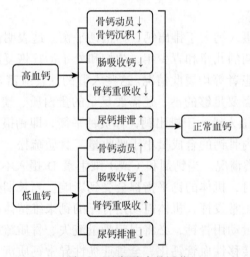

图 4-2　血钙稳态的调节

（一）维生素 D 促进肠道对钙的吸收

维生素 D 主要由皮肤中的 7-脱氢胆固醇经日光中紫外线照射转化而来。维生素 D 需在肝脏和肾脏羟化成 1, 25-(OH)$_2$D 才具有生物活性。其主要作用：①促进小肠黏膜对钙、磷的吸收；②促进肾小球近端小管对钙、磷的重吸收，提高血钙、磷的浓度；③促进未分化的间叶细胞分化成破骨细胞，促进骨吸收，使旧骨质中的骨盐溶解，提高血钙、磷浓度；④直接刺激成骨细胞，促进钙盐沉着。

（二）PTH 对钙的调节作用

PTH 的合成与分泌主要受血钙浓度的调节。血钙浓度有 0.025mmol/L 的变化就会引起 PTH 的明显改变。血钙浓度降低时，甲状旁腺主细胞功能增强，合成与分泌 PTH 增加。长时间的低血钙可引起甲状旁腺增生、肿大；血钙浓度升高，则甲状旁腺分泌 PTH 受到抑制，长时间血钙升高甚至会引起甲状旁腺萎缩。血磷升高可降低血钙，间接引起 PTH 分泌。

骨是体内最大的钙储存库，PTH 动员骨钙入血，使血钙浓度升高，其作用有快速效应与延缓效应两个时相。PTH 的两种效应相互配合，不但能对血钙的紧急需要做出迅速应答，而且能使血钙长时间维持在一定水平。

PTH 促进肾远端小管对钙的重吸收，使尿钙减少、血钙升高，同时还抑制肾近端小管对磷的重吸收，增加尿磷酸盐的排出，使血磷降低。PTH 还可激活 α-羟化酶，使 25-(OH)D 转变为有活性的 1, 25-(OH)$_2$D。

（三）降钙素对钙的调节作用

血钙浓度是调节降钙素分泌的主要生理性因素。当血钙浓度高于一定水平时，降钙素的分泌随血钙浓度的上升而增加；当血钙浓度低于一定水平时，血浆中降钙素浓度明显降低。

1. 对骨的作用　降钙素主要通过影响骨的代谢而降低血钙：①降钙素抑制破骨细胞的活性，加强成骨细胞的活性，因而溶骨过程减弱、成骨过程加速，使骨组织释放入细胞外液中的钙盐减少，钙盐沉积增加；②降钙素还可降低骨细胞膜系统对 Ca^{2+} 的通透性。降钙素的作用十分迅速，但持续时间较短。

2. 对肾脏的作用　降钙素能直接抑制肾小管对钙、磷等的重吸收，使尿中钙的排出增多；还可抑制肾脏内 25-(OH)D 的羟化过程，使 1, 25-(OH)$_2$D 减少，间接抑制肠道对钙的吸收。

四、负钙平衡

如果人体维生素 D 缺乏/不足和（或）饮食中钙含量不足，会引起机体长期钙摄入不足，造成人体钙的排出量大于摄入量，出现生理性钙透支，导致血钙水平下降。当血钙水平降到一定阈值时，就会促进甲状旁腺分泌 PTH。PTH 具有破骨作用，可动员骨骼中的钙，以维持血钙水平。在缺钙初期，缺钙程度较轻时，血钙尚可维持在正常水平（2.45mmol/L 左右）；当缺钙程度进一步加重时，尽管甲状旁腺增生、功能增强，分泌过多的 PTH，动员钙池中的骨钙入血，但仍不足以维持血钙水平，血钙阈值水平逐渐下降，血钙调定点可由 2.45mmol/L 左右逐渐降低或下调至目前所谓正常血钙值的低限（2.11mmol/L），甚至更低。持续的低血钙，使人体长期处于负钙平衡状态，导致甲状旁腺增生和肿大，甚至瘤变或癌变，过度分泌 PTH，进一步加重骨骼的破坏，引起骨量下降甚至骨质疏松，使骨钙持续大量释放入血，又逐渐使血钙由低水平逐渐升高，甚至引起高钙血症（hypercalcemia）。同时，在 PTH 持续升高的情况下，PTH 促使细胞膜上的钙通道持续开启并阻抑钙泵，使钙泵功能减弱，造成细胞内钙含量持续升高，致使细胞趋向反常的钙化衰亡。

五、负钙平衡的危害及临床表现

长期负钙平衡必将导致体内大量的钙被消耗，需动员骨钙入血，因而造成骨量流失、骨质疏松，引起患者腰背酸痛、肌肉痉挛麻木、四肢关节疼痛不适、身高变矮及驼背。老年人骨钙丢失可达 30%～50%甚至更高。负钙平衡导致的低血钙及由此引起的骨钙动员入血，继发高血钙会引起心律失常、胸闷、心悸。同时，高血钙引起的降钙素分泌增加，将促进骨钙合成，在骨钙合成过程中又形成了游离钙在大骨节边缘的异位沉积——骨质增生或骨赘形成。长期骨钙动员使大量钙入血还可引起转移性血管钙化及全身迁徙性异常钙质沉着，并导致血管、组织、细胞内的钙量增加，引起血管壁、心肌、肾脏、胆囊、肝脏中钙淤积，造成周身麻木、神经衰弱、焦虑抑郁、情感淡漠、睡眠障碍、便秘、性功能减退、动脉斑块、血管硬化、高血压、冠心病、糖尿病、结石、肿瘤、自身免疫性疾病、口腔溃疡等多种疾病。

六、钙负荷试验

钙负荷试验（calcium loading test，CLT）又称钙冲击试验（calcium impact test，CIT）或口服钙耐量试验（oral calcium tolerance test，OCTT），是指早晨空腹抽血检测血钙镁磷、电解质及 PTH 和降钙素等骨代谢指标后，口服含 1200mg（600～1800mg）钙元素的钙剂（200ml 温水吞服），分别于 1 小时及 2 小时后再次抽血重复检测上述指标。

钙负荷试验可用来判断负钙平衡、甲状旁腺功能增强或早期甲旁亢及甲旁亢或甲状腺癌术后骨饥饿综合征的钙缺乏程度，以指导补钙治疗，还有助于鉴别亚临床甲旁亢、早期甲旁亢，以及判断正常血钙型甲旁亢是否具有手术指征。由于该测试是以口服钙剂来增加血钙水平，当患者已被确诊为具有明确手术指征的甲旁亢时，不宜做此项试验。

七、负钙平衡的相关检查及诊断

负钙平衡是指机体摄入钙少于排出钙。食物钙、粪钙、尿钙含量指标检测可使用经典乙二胺四乙酸二钠（ethylenediamine tetraacetic disodium，EDTA）滴定法。负钙平衡主要由长期维生素 D 缺乏和（或）钙摄入不足引起，常伴甲状旁腺功能增强或亢进，主要依据病史或生活史（是否有充足的皮肤阳光照射、维生素 D 制剂补充、日常钙摄入量或钙剂补充）、临床表现、血液学指标及影像学检查明确。

　　人群中普遍存在维生素 D 缺乏和（或）钙摄入不足所致负钙平衡，致血钙水平偏低。目前临床采用的 PTH 正常值（12～88pg/L）包括了甲状旁腺功能增强和一部分甲旁亢的患者数据：PTH 25～65pg/L 考虑为甲状旁腺功能增强，PTH 65pg/L 以上应考虑为甲旁亢，这两部分患者都处于明显的负钙平衡状态。

　　双能 X 线检查 T 值<0 提示骨量有流失，也应考虑患者处于负钙平衡状态。骨钙 CT 检查出现肩胛骨"融冰征"和椎骨"透明椎征"等骨量流失表现时，提示机体处于负钙平衡状态。

　　甲状旁腺超声检查显示甲状旁腺肿大者，也应考虑患者处于负钙平衡状态。一般甲状旁腺长径仅 2～4mm，超声检查以中强回声为主；长径>4mm 者为甲状旁腺肿，提示机体处于负钙平衡状态。长短径都>5mm 或超声提示低回声的甲状旁腺肿患者，应进一步检查以评估是否需手术治疗。

　　一般锝-99m-甲氧基异丁基异腈（technetium-99m methoxyisobutylisonitrile，^{99m}Tc-MIBI）甲状旁腺显像和甲状旁腺正电子发射计算机体层显像（PET/CT）检查发现的甲状旁腺病变患者都存在负钙平衡状态，需要手术切除病变的甲状旁腺。

　　仅用目前临床采用的血钙正常值范围判断人体是否缺钙或处于负钙平衡状态是不准确的。只有对血钙磷氯、PTH、降钙素、骨密度、甲状旁腺彩超和临床表现进行综合评估，才能对钙平衡状况做出正确判断。正常的血钙平衡，应维持正常血钙（2.40～2.50mmol/L）、低 PTH（<20pg/L）、低降钙素、正常钙磷乘积（40～45mg^2/dl^2）及氯磷比（<70～75）、高碳酸氢根、双能 X 线检查 T 值>1.5～2.0 及骨钙 CT 显示正常。

八、负钙平衡的治疗

　　已合并有甲旁亢手术指征的负钙平衡患者需切除病变甲状旁腺，术后积极纠正骨饥饿并加强钙和维生素 D 的补充，使机体达到正钙平衡，根据相关骨代谢指标的监测结果逐渐恢复到零钙平衡。

　　合并有早期甲旁亢或甲状旁腺手术指征不明确的甲旁亢引起的负钙平衡患者，应做钙负荷试验，根据结果评估钙缺乏的程度及是否需要手术，并指导钙剂和维生素 D 的补充，尽快达到正钙平衡，以抑制甲状旁腺增生。

　　合并有甲状旁腺功能增强的负钙平衡患者，也建议做钙负荷试验，根据试验结果及血 25-(OH)D 水平、骨密度等，指导钙剂和维生素 D 制剂的补充，根据病情，必要时可给予抗骨质疏松药或西那卡塞等钙敏感受体调节剂，以尽快达到正钙平衡，使血钙达到 2.40mmol/L 左右、PTH 在 20pg/ml 以下、钙磷乘积及氯磷比正常、骨密度逐渐恢复正常（$T>1.5\sim2.0$）、骨钙 CT 显示正常后，逐渐减量至维持零钙平衡。

有研究显示，全部成年志愿受试者按常规钙摄入量的上限（1500mg/d）或人体可耐受钙摄入量的上限（2500mg/d）服用钙剂，全部发生负钙平衡，钙大量丢失。将钙的摄入量提高至 3000～5000mg/d，则志愿受试者的钙代谢可保持正平衡，因此建议负钙平衡的成年人钙摄入量应高于 3000mg/d。笔者在临床实践中对有负钙平衡的患者多采用此标准，同时根据钙负荷试验结果及血碳酸氢根、25-(OH)D、骨密度水平和骨钙 CT 检查结果制定具体的钙和维生素 D 制剂补充方案。

维生素 D 和钙摄入不足引起的负钙平衡及相关甲状旁腺功能增强或亢进，重在预防和早期筛查诊治，应在监测血钙镁磷氯、碳酸氢根、25-(OH)D、PTH、降钙素等骨代谢指标，以及甲状旁腺超声、骨密度和骨钙 CT 等检查基础上，给予患者维生素 D 和钙剂补充。

（孔令泉　李肇星）

参 考 文 献

戴威，孔令泉，吴凯南，2018. 甲状旁腺功能亢进症的诊断与治疗进展. 中华内分泌外科杂志，12（1）：82-84.

孔令泉，李姝，李浩，等，2021. 关注甲状旁腺功能增强和正常血钙型原发性甲状旁腺功能亢进症的防治. 中华内分泌外科杂志，15（1）：5-9.

孔令泉，吴凯南，厉红元，2020. 关爱甲状旁腺健康——肾病、骨病与尿路结石患者必读. 北京：科学出版社.

孔令泉，伍娟，田申，等，2020. 关注乳腺癌患者维生素 D 缺乏/不足及相关甲状旁腺功能亢进症的防治. 中华内分泌外科杂志，14（5）：353-357.

孔令泉，伍娟，田申，等，2022. 关注甲状腺癌术后骨饥饿综合征及甲状旁腺功能增强或亢进的防治. 中华内分泌外科杂志，16（1）：1-4.

米昭曾，罗永健，2015. 国人钙和维生素 D 的适宜摄入量研究. 中华损伤与修复杂志（电子版），10（4）：76-80.

Blaine J, Chonchol M, Levi M, 2015. Renal control of calcium, phosphate, and magnesium homeostasis. Clin J Am Soc Nephrol, 10（7）：1257-1272.

Reid IR, Bristow SM, Bolland MJ, 2015. Calcium supplements: benefits and risks. J Intern Med, 278（10）：354-368.

第五章　甲状旁腺激素与相关骨代谢指标

甲状旁腺激素（PTH）是由甲状旁腺分泌的人体重要激素之一，其主要功能是调节机体钙磷代谢平衡，主要靶器官包括骨骼和肾脏等。PTH 的分泌受维生素 D、钙、磷及性腺类固醇激素等多种因素调节，如高血钙抑制 PTH 分泌，低血钙则上调 PTH 表达，活性维生素 D 可抑制 PTH 基因转录，使其分泌减少。本章主要介绍 PTH 及其相关骨代谢生化指标，这些骨代谢相关生化指标在反映骨转换状态方面具有敏感度高、特异性强的特点，可通过检测这些指标在患者血、尿中的水平，了解骨组织新陈代谢情况，这对于原发性和继发性甲状旁腺相关疾病的诊断与鉴别诊断及疗效评价具有重要临床意义。

一、甲状旁腺激素

PTH 是由甲状旁腺主细胞合成并分泌的一种碱性单链多肽类激素，由 84 个氨基酸组成，是人体重要的激素之一。PTH 自分泌后会经肝脏和肾脏途径被快速从血浆中清除，正常人血液循环中的 PTH 主要有四种形式：①PTH1-84，具有生物活性，但血液循环半衰期仅 2～4 分钟，很快在肝脏和肾脏裂解代谢；②PTH1-34，是具有生物活性的 PTH 氨基端 1～34 片段，能迅速与靶细胞结合并分解，因其半衰期更短不易检测；③PTH 羧基端片段，是血液中 PTH 的主要成分，包括 PTH36-84、PTH44-84 等，无生物活性且半衰期较长（1～2 小时）；④PTH-M，为中段 PTH。PTH 的分泌主要受细胞外钙、磷及骨化三醇等影响，如低血钙会刺激 PTH 分泌增加，高血钙则反馈性抑制 PTH 分泌，活性维生素 D 则通过抑制 PTH 基因转录使其分泌减少。反之，PTH 又是影响血钙、血磷水平的主要激素，通过直接与骨骼、肾脏及小肠等组织表面的受体结合，促使血钙水平升高、血磷水平下降，对维持机体钙磷平衡有重要作用。

在 PTH 作用下，机体可将骨质内的钙移至细胞外液，使血钙升高，同时抑制肾小管对磷的吸收，它对骨的主要作用是促进骨吸收和骨形成。首先，PTH 可通过刺激破骨前体细胞使成熟破骨细胞数量增加和功能增强，从而导致骨吸收增加。有研究表明，此过程是通过上调 PTH 受体信号通路中的破骨细胞核因子 κB 受体激活蛋白配体（receptor activator of nuclear factor κB ligand，RANKL）的表达实现的。其次，PTH 还可与成骨细胞或成骨细胞前体细胞结合并抑制其活性，同时抑制骨基质蛋白和 I 型胶原蛋白的合成。

在生理状态下，PTH 促进骨膜表面骨细胞形成，使成骨细胞活性超过破骨细胞,导致骨形成大于骨吸收。而持续大剂量 PTH 会使破骨细胞活性超过成骨细胞,导致骨丢失大于骨形成,因而 PTH 对骨的吸收和形成具有双重效应,其生物效应取决于作用剂量。目前,间歇性使用 PTH 促进骨质形成及预防骨折的效果已经得到广泛证实。研究表明,间歇性 PTH 给药通过刺激成骨细胞增殖,抑制成骨细胞凋亡,同时激活衬里细胞,从而促进骨质形成,它主要作用于四肢骨中的骨小梁及密质骨表面,少量作用于骨膜表面。

当甲状旁腺组织发生增生性病变,导致 PTH 分泌过多时,可引起一组包括高钙血症等在内的临床综合征,称为原发性甲状旁腺功能亢进症(PHPT);各种原因引起低钙血症时,持续刺激甲状旁腺增生、肿大,也会导致分泌过多 PTH,造成继发性甲状旁腺功能亢进症(SHPT);在 SHPT 基础上,若甲状旁腺腺体受到持久刺激,发展成功能自主的增生或腺瘤,从而自主分泌过多 PTH,则称之为三发性甲状旁腺功能亢进症(THPT)。此外,PTH 也是规律血液透析患者需要长期关注的指标之一,尿毒症患者普遍存在骨代谢异常,持续的高磷低钙血症刺激甲状旁腺,易导致 PTH 水平病理性增高。对 PTH>500pg/ml 的患者,临床可诊断为高转化型骨病,即甲状旁腺功能亢进性骨病,其主要病理学特征是,骨松质及骨皮质周围出现广泛纤维化。反之,PTH 水平降低则常见于甲状旁腺功能减退症和非甲状旁腺激素性高钙血症等。

检测血清 PTH 是诊断 PTH 相关性疾病的最重要指标,临床诊断骨质疏松血钙异常时,为查找原因也常检测 PTH。而当血钙正常时,一般不常规检测 PTH。但血钙正常时,也有甲状旁腺功能增强和 PTH 水平升高现象,如在应用双膦酸盐药物治疗骨质疏松时,抑制破骨细胞的作用,使得血钙降低、PTH 分泌增加,血中 PTH 水平轻度升高,同时刺激维生素 D 合成增加。因此,临床上分析 PTH 意义时需结合血钙、尿钙、血磷和维生素 D 水平,并考虑年龄、肾功能等的影响。

PTH 检测技术目前已发展至第三代。第一代为单抗放射免疫法,由于其敏感性和准确性不足已被淘汰;第二代技术可检测 PTH1-84 和 PTH7-84 片段,即临床上所指 PTH 或 iPTH 检测;第三代技术可检测生物活性 PTH1-84。目前临床检测主要使用第二代或第三代技术。PTH 水平受生理节律和进餐影响,推荐清晨空腹检测。

二、维生素 D

维生素 D 是一组具有生物活性的脂溶性类固醇衍生物,具有调节钙磷代谢、影响细胞增殖分化、参与免疫炎症反应等作用,它与细胞核上维生素 D 受体(vitamin D receptor,VDR)结合后可通过影响众多基因的表达发挥生理功能,而 VDR 在肾脏、免疫细胞、骨骼细胞等都有广泛表达。维生素 D 的主要生理功能如下。

（1）促进小肠黏膜细胞合成一种特殊的钙结合蛋白，增加肠道钙的吸收，磷也伴随吸收增加。

（2）增加肾近曲小管对钙、磷的重吸收，特别是磷，提高血磷浓度，有利于骨的矿化作用。

（3）对骨钙的动员：与PTH协同使破骨细胞成熟，促进骨质吸收，原骨中钙盐释放入血，同时刺激成骨细胞，促进骨样组织成熟和钙盐沉积。

（4）其他：维生素D不仅与矿物质代谢有关，还有减少心血管疾病和糖尿病发生、预防癌症和自身免疫性疾病等骨骼外作用，同时在许多分化和增殖的细胞中也发挥重要作用，包括造血干细胞、角化细胞及分泌PTH和胰岛素的细胞。

维生素D主要包括维生素D_2和D_3。一方面，人体通过饮食摄取含有维生素D_2和D_3的食物来补充体内维生素D含量；另一方面，在阳光照射下，人体表皮组织内的7-脱氢胆固醇经光化学反应转化合成维生素D_3，皮肤合成的维生素D_3可以直接吸收入血，环境因素（如日照等）、人工紫外线及种族等因素都可影响维生素D_3的合成。维生素D_2在胆汁作用下，从小肠刷状缘经淋巴管吸收。维生素D本身并无生理功能，只有转变为活性形式才具有生理作用。因此，通过外源性吸收和内源性合成的维生素D_2和D_3只有在进入血液循环后与血浆维生素D结合蛋白结合，经两次羟化作用后形成1,25-$(OH)_2D_3$才能发挥生物效应，故1,25-$(OH)_2D_3$是维生素D发挥作用的最主要形式，其半衰期为4～6小时。生理剂量下的1,25-$(OH)_2D_3$直接作用于骨矿物质代谢，促进骨基质形成及类骨质矿化，大剂量1,25-$(OH)_2D_3$可刺激破骨细胞增生，促进骨吸收。血清1,25-$(OH)_2D_3$水平可反映体内活性维生素D的绝对含量，但它在体内代谢快且储存少，而25-(OH)D是人体内维生素D的主要储存形式，其半衰期为2～3周，因而临床上通过测定血中25-(OH)D水平可确定体内维生素D的储量。

当人体维生素D不足/缺乏时，钙吸收减少，血钙降低，进而刺激甲状旁腺分泌PTH增多，导致继发性甲状旁腺功能增强或亢进。在初期可逆阶段尚可用药物纠正，而长期维生素D不足/缺乏或钙剂补充不足导致的低钙刺激，会使甲状旁腺功能增强或亢进，腺体过度增生、肿大甚至瘤变，进入不可逆阶段后最终需要手术治疗，故早期诊断和预防尤为重要。

三、钙

人体血液中的钙几乎全部存在于血浆中，在各种钙调节因素的作用下血钙相对恒定。钙在血液中有3种存在方式（见前文），在3种血钙中，只有游离钙直接发挥生理作用，游离钙受PTH、维生素D和降钙素等的精细调控，能更准确地反映钙代谢状态，因此其测定具有重要的临床意义。血钙异常时，应考虑血清白蛋白、血液稀释或浓缩及其他因素的影响并进行校正，校正公式如下：血清总钙校正值（mmol/L）=血钙测量值（mmol/L）+0.02×[40−血清白蛋白浓度（g/L）]，血游离钙可用游离钙测定仪检测，其正常水平为（1.18±0.05）mmol/L。

人体尿钙的变化可反映血钙的变化，但尿钙值变化很大，钙、蛋白质的摄入和磷的排出均可影响钙的排出，尿磷高则尿钙低。临床上常用24小时尿钙排出量或尿钙/肌酐值反映尿钙排泄水平，通常24小时尿钙排出量>7.5mmol（300mg）时诊断为高钙尿症；低钙尿症的判断需考虑钙摄入量、尿钙排出量和血钙水平等因素，目前尚无公认标准。

人体血钙、尿钙水平与甲状旁腺相关疾病密切相关。血钙异常是甲旁亢的首要指标，尤其是多次检测血钙异常应怀疑甲旁亢，甲旁亢患者尿钙常增加，但当血钙低于2.87mmol/L时，尿钙增高不明显，若患者合并慢性肾脏病（CKD）晚期，尿钙也可正常或降低。PHPT和THPT患者常伴有高钙血症且多数伴有高钙尿症，少数患者（如合并低蛋白血症、维生素D缺乏、骨软化症等）血钙可正常。SHPT患者则以低钙血症常见，合并CKD的患者血钙水平随着肾功能受损情况而有所变化。

四、磷

磷也是组织和骨骼的重要组成部分，在体内与骨转换和骨骼矿化密切相关，具有重要生理作用。人体血磷以无机磷酸盐形式存在，约12%与蛋白结合，不能从肾小球滤过，且受饮食影响大。血磷正常值范围与年龄有关：成人为0.84～1.45mmol/L（2.6～4.5mg/dl）；儿童为1.29～2.26mmol/L（4～7mg/dl）。人体尿磷排泄水平常用24小时尿磷排出量、尿磷/肌酐值来反映，但尿磷排出量受包括来源于肠道、骨骼和软组织的磷含量，肾小管磷重吸收率和肾小球磷滤过率等多种因素影响，不同年龄阶段的肾磷正常阈值为0.87～1.32mmol/L。

血磷、尿磷水平改变也与甲状旁腺相关疾病密切相关。低磷血症（hypophosphatemia）是SHPT患者的生化特征之一，而在CKD伴SHPT的患者中，血磷水平随着肾功能受损情况而改变，血磷浓度升高则常见于甲旁减及肾衰竭等疾病。尿磷的排泄因受磷摄入量影响，其诊断意义不如尿钙，但当低磷血症患者尿磷水平无降低时，则提示存在非正常的尿磷排泄增加，通常多见于PTH分泌过多或成纤维细胞生长因子23（fibroblast growth factor 23，FGF23）水平升高。

五、降钙素

降钙素是由甲状腺滤泡旁细胞分泌的一种多肽类激素，也是参与钙磷代谢调节的一类重要激素。降钙素主要通过与破骨细胞膜上的降钙素受体（calcitonin receptor，CTR）特异性结合而抑制破骨细胞活性和增殖，从而抑制骨吸收。它作用于肾脏，抑制肾小管远端对钙、磷的重吸收，增加尿钙排泄；作用于小肠，抑制小肠对钙的吸收，起到降低血钙的作用。同时，降钙素还可直接作用于成骨细胞，增加成骨细胞碱性磷酸酶（alkaline phosphatase，ALP）的活性，促进成骨细胞增殖与分化，从而利于骨形成。

降钙素在血液中的含量很低，且在白天波动较大，中午达到高峰后逐渐下降。降钙素对血钙的调节作用起效快，通常在 1 小时内达到高峰，但作用持续时间短，很快被 PTH 的代偿作用抵消。药理剂量的降钙素可抑制破骨细胞活性，从而抑制骨吸收，但因其生理作用微弱，药理作用是暂时的，这很可能是由于受体下调所致。因此，在治疗由过度骨吸收引起的高钙血症时，降钙素只有短暂效果。在临床上，降钙素对许多骨代谢疾病引起的骨痛具有良好的缓解作用，与 PTH、1,25-(OH)$_2$D$_3$ 共同维持人体血钙水平，同时可用于甲状旁腺相关疾病的辅助诊断及治疗效果评价。血降钙素水平升高可见于甲状旁腺功能减退症及其他疾病，如高钙血症、原发性甲状腺功能亢进症、恶性贫血等。

六、骨钙素

骨钙素（osteocalcin，OCN）是由 46～50 个氨基酸残基组成的直链多肽，是骨组织内非胶原蛋白的主要成分。近年研究表明，不仅成骨细胞分泌骨钙素，破骨细胞也可分泌骨钙素。骨钙素是骨基质矿化的必需物质，可以分为完全羧化骨钙素（cOCN）和不全羧化骨钙素（ucOCN）。研究表明，ucOCN 为骨钙素的活性形式，而 cOCN 无活性，在酸性条件下脱羧转化、进入血液循环作用于各组织器官，脱羧化后可以吸附钙离子，更容易与羟基磷灰石结合而发挥维持骨骼结构的作用。大部分骨钙素最终经肾脏排泄，因而肾脏功能会影响血中骨钙素水平。

血清骨钙素水平与成骨功能变化相关，是反映骨形成的特异性生化指标。血清骨钙素浓度升高反映骨形成速度加快，甲旁亢、骨折、尿毒症及低磷血症等均可见血清骨钙素升高。

七、骨特异性碱性磷酸酶

骨特异性碱性磷酸酶（bone-specific alkaline phosphatase，BALP）为血清碱性磷酸酶的一种特殊亚型，由成骨细胞分泌产生，与磷脂酰肌醇通过多糖链相连，嵌合在细胞膜外面。BALP 主要集中在骨化部位，通过酶的作用被释放并分泌入血，其主要作用是在成骨过程中水解磷酸酶，并促进羟基磷灰石沉积，消除焦磷酸盐对骨矿物质形成的抑制作用，促进骨生成。BALP 在血清中稳定性好，是成骨细胞活性与骨形成的敏感性和特异性指标。当骨矿化受阻时，成骨细胞会合成大量碱性磷酸酶，使血清 BALP 水平显著升高。

血清 BALP 水平可反映成骨细胞活性，其定量测定与动态观察为监测骨形成变化和骨代谢疾病的早期诊断、治疗效果及预后判断等提供了有效依据。各种原因导致的甲旁亢及高转换型骨质疏松症等高转换的代谢性骨病均可出现血清 BALP 水平增高，但受目前检测方法特异性的限制，临床 BALP 检测可能与肝源性 ALP 有一定交叉，当血清 BALP 水平升高时，还需要综合分析原因。

八、抗酒石酸酸性磷酸酶

人抗酒石酸酸性磷酸酶（tartrate-resistant acid phosphatase，TRACP）是位于染色体 19p13.2—p13.3 的基因编码的单一同工酶，该酶是酸性磷酸酶 6 种同工酶中的一种，结构高度保守，分子量为 30～40kDa。正常人血清中有 TRACP-5a 和 TRACP-5b 两种不同的糖基化形式，TRACP-5a 主要来源于炎性巨噬细胞（inflammatory macrophage），TRACP-5b 则主要来源于破骨细胞。TRACP-5a 在神经氨酸酶的作用下可转变为不含唾液酸残基的 TRACP-5b。被分泌到血液中的 TRACP-5b 是有活性的酶，但它在血液中被清除之前已失去活性且被降解为碎片，因而 TRACP-5b 的血清水平不受肝肾疾病影响，是具有特异性和高度敏感性的骨吸收指标。

TRACP-5b 在甲状旁腺相关疾病的评估及抗骨吸收治疗监测等方面也具有重要价值。例如，甲状旁腺功能亢进时，由于破骨细胞活性增加，骨吸收加快，血清 TRACP-5b 水平升高，而甲旁亢患者在手术及药物治疗过程中，血清 TRACP-5b 水平则下降。

除以上骨代谢相关生化指标外，FGF23 及 I 型胶原羧基端肽 β 特殊序列（type I collagen carboxy terminal peptide β-special sequence，β-CTX）等也与血 PTH 水平及甲状旁腺功能密切相关。FGF23 是调节钙磷代谢的重要因子，通过调节血磷水平间接影响 PTH；β-CTX 作为存在于骨细胞外基质中的氨基酸衍生物，其升高程度与破骨细胞活性升高一致，是重要的骨吸收生化标志物，而 PTH 则是影响 β-CTX 水平的重要因素，PTH 过高可直接作用于骨骼，加快骨转换，造成骨矿物质丢失，促使骨吸收显著增加。FGF23 和 β-CTX 在反映骨转换状态和调节骨组织新陈代谢方面起着重要作用，尤其与 CKD 患者矿物质-骨异常关系密切，而 SHPT 是 CKD 患者最常见的并发症。

在正常骨代谢中，骨形成和骨吸收呈动态平衡，当各种原因导致甲状旁腺组织发生病变或 PTH 分泌异常时，将打破这种平衡，并引起相应骨代谢指标的改变。因此，对 PTH 及这些骨代谢相关生化指标进行动态监测，可以为不同原因导致的甲状旁腺相关疾病的诊断、治疗及预后提供重要依据。

（付仕敏 杨 胤 江 帆）

参 考 文 献

戴威，孔令泉，吴凯南，2019. 乳腺癌伴随疾病全方位管理之骨健康管理. 中国临床新医学，
12（2）：145-149.

孔令泉，吴凯南，厉红元，2021. 乳腺肿瘤骨代谢病学. 北京：科学出版社.

孔令泉，伍娟，田申，等，2020. 关注乳腺癌患者维生素 D 缺乏/不足及相关甲状旁腺功能亢进
症的防治. 中华内分泌外科杂志，14（5）：353-357.

陶晓阳，李花，郁胜强，2021. β-CTX、UA、FGF-23 与慢性肾衰竭透析患者矿物质-骨异常的关
系. 河北医科大学学报，42（5）：531-535.

张李刚，张春天，王丽芳，等，2016. 西那卡塞辅治血液透析继发性甲状旁腺功能亢进患者效
果观察. 疑难病杂志，15（12）：1242-1245.

张萌萌，张秀珍，邓伟民，等，2020. 骨代谢生化指标临床应用专家共识（2020）. 中国骨质
疏松杂志，26（6）：781-796.

中华医学会骨质疏松和骨矿盐疾病分会，2021. 骨转换生化标志物临床应用指南. 中华骨质疏
松和骨矿盐病杂志，14（4）：321-336.

Ben-awad AN, Delgado-Calle J, Tu XL, et al., 2014. Parathyroid hormone receptor signaling
induces bone resorption in the adult skeleton by directly regulating the RANKL gene in osteocytes.
Endocrinology, 155（8）: 2797-2809.

Compston JE, 2007. Skeletal actions of intermittent parathyroid hormone: effects on bone
remodelling and structure. Bone, 40（6）: 1447-1452.

Jilka RL, 2007. Molecular and cellular mechanisms of the anabolic effect of intermittent PTH. Bone,
40（6）: 1434-1446.

Lee J, Vasikaran S, 2012. Current recommendations for laboratory testing and use of bone turnover
markers in management of osteoporosis. Ann Lab Med, 32（2）: 105-112.

Lee NK, Sowa H, Hinoi E, et al., 2007. Endocrine regulation of energy metabolism by the skeleton.
Cell, 130（3）: 456-469.

Li Y, Xuan M, Wang B, et al., 2013. Comparison of parathyroid hormone and calcitonin in
postmenopausal women with osteoporosis: an 18-month randomized, multicenter controlled trial in
China. Chin Med J（Engl）, 126（3）: 457-463.

Rosen CJ, 2011. Clinical practice. Vitamin D insufficiency. N Engl J Med, 364（3）: 248-254.

Silva BC, Costa AG, Cusano NE, et al., 2011. Catabolic and anabolic actions of parathyroid
hormone on the skeleton. J Endocrinol Invest, 34（10）: 801-810.

Zoch ML, Clemens TL, Riddle RC, 2016. New insights into the biology of osteocalcin. Bone,
82（1）: 42-49.

第六章 甲状旁腺激素的靶器官——骨的结构与生理作用

骨作为一种器官，由骨组织、骨膜和骨髓构成，具有支持软组织，构成关节参与身体活动，保护某些重要器官及造血、调节代谢等作用。

一、骨的构成成分

骨组织为特殊类型的结缔组织，由多种细胞（骨原细胞、成骨细胞、破骨细胞、骨细胞）和细胞外基质（骨基质）构成。骨基质包括有机成分和无机成分两种，骨基质所有成分的占比会随着年龄、活动水平和个人特征的不同而变化。成人骨既坚固又有弹性，有机物约占骨重量的 1/3，无机物约占 2/3；儿童少年期骨硬度小、弹性大，有机物大于 1/3，无机物不足 2/3，因此遇到暴力可能折而不断；老年人骨较脆，弹性小，有机物小于 1/3，无机物大于 2/3，稍遇外力即易折断和碎裂。

（一）骨组织的细胞构成

1. 骨原细胞　是骨组织中的干细胞。细胞呈梭形，胞体小，胞核呈卵圆形，胞质少，呈弱嗜碱性。骨原细胞存在于骨外膜和骨内膜的内层及中央管内，靠近骨基质面。在骨的生长发育期或成年后骨的改建或骨组织修复过程中，骨原细胞可分裂增殖并分化为成骨细胞。

2. 成骨细胞　是骨形成、骨骼发育与生长的重要细胞。光镜下细胞呈立方形或矮柱状，胞质丰富，呈强嗜碱性。胞核大、呈圆形，常偏于一侧，核仁清晰可见。碱性磷酸酶染色呈强阳性。电镜下可见胞质内发达的粗面内质网和高尔基体、线粒体。细胞表面有少量微绒毛，当其转变为骨细胞时，微绒毛变粗变长。成骨细胞的主要功能是产生胶原纤维、黏多糖和糖蛋白等，在细胞外形成骨的有机质，称为类骨质。随着类骨质增多、钙化，成骨细胞转化为骨细胞。此外，成骨细胞还能分泌基质小泡，促进类骨质钙化。

3. 骨细胞　来源于成骨细胞，可以分为幼稚、成熟及老化三个阶段。幼稚型骨细胞具有成骨细胞的一些结构形态，仍能产生骨基质。骨细胞突起伸长并通过骨小管形成细胞间交通，细胞位于骨陷窝内。随着骨细胞的成熟，胞质内的线粒体、粗面内质网和高尔基体数量减少，胞体变小。老化的骨细胞则胞体进一步变小，胞核固缩，染色质深染，胞质内细胞器少，骨陷窝较大。老化的骨细胞在降钙素的作用下，仍可转化为成熟的骨细胞。骨细胞在甲状旁腺激素作用下可以使骨溶解，称为骨细胞性骨溶解；而在较高水平降钙素作用下又可成骨，在正常生理状况下，骨细胞性溶骨和成骨处于动态平衡。

4. **破骨细胞**　体积较大，直径可达 30～100μm，胞质内有大量短棒状的小线粒体。内质网较多，但散在，可见高尔基体、溶酶体，电镜下可见质膜折叠形成的皱褶缘和相邻的清亮区，二者构成破骨细胞的重吸收装置，可以提供局部酸环境，使骨质溶解并被吸收。破骨细胞的另一结构特点是含有大量细胞核，平均 20 个左右，多者可达上百个。破骨细胞的主要功能是吸收骨，1 个破骨细胞可以吸收 100 个成骨细胞所形成的骨质。

（二）有机物

骨骼中的有机物主要包括胶原蛋白、蛋白聚糖、软骨素等。其主要起促进骨骼生长、修复骨组织、供给骨营养、连接和支持骨细胞及参与骨骼新陈代谢等作用。

（三）无机物

无机物主要包含钙、磷、钠、镁、铁、氟等矿物质。其中，以钙含量最多，磷次之，体内的钙通常以磷酸钙等形式存在，是骨骼的主要成分，赋予骨组织以硬度和密度。

二、骨的分类

成人骨共有 206 块，因为个体发育存在差异，每个人骨骼数量并不绝对。除 6 块听小骨属于感觉器外，根据骨骼的部位可将其划分为中轴骨和附肢骨两部分，中轴骨位于人体的中轴部分，包括颅骨和躯干骨（椎骨、肋骨、胸骨），而附肢骨包括上肢、下肢、肩带（肩胛骨、锁骨）和骨盆带（髋骨）。根据骨骼的形态，可将其分为四种类型，分别为长骨、短骨、扁骨和不规则骨。根据骨发生方式，可将其分为膜化骨和软骨化骨。有的骨由膜化骨和软骨化骨组成，则称复合骨，如枕骨。发生在某些肌腱内的扁圆形小骨，称籽骨，如髌骨和第一跖骨头下的籽骨。

三、骨的主要结构

每块骨都由骨质、骨髓、骨膜等构成，并有神经和血管等分布。

（一）骨质

骨质由骨组织构成，是骨的主要成分，分为骨密质和骨松质两种形式。

1. **骨密质**　质地致密，抗压、抗扭曲能力强，构成长骨干及其他类型骨和长骨骺的外层。在颅盖骨，骨密质构成外板和内板。

2. 骨松质　由许多片状和杆状的骨小梁交织成网，呈海绵状，存在于长骨骺及其他类型骨的内部。颅盖骨的骨松质在内、外板之间，称为板障，有板障静脉经过。

（二）骨髓

骨髓为柔软而富有血液的组织，充填于长骨骨髓腔及骨松质腔隙内，分为红骨髓和黄骨髓。胎儿及婴幼儿的骨髓均有造血功能，因肉眼观呈红色，故名红骨髓。大约 5 岁起，长骨骨髓腔内的红骨髓逐渐被脂肪组织替代，失去造血活力，因呈黄红色而称黄骨髓。

1. 红骨髓　有造血功能，内含大量不同发育阶段的红细胞和某些白细胞；充填于胎儿及幼儿的长骨骨髓腔及骨松质腔隙内，在成人只存在于椎骨、肋骨、胸骨及肱骨和股骨上端的骨松质内。因此，临床常选髂后上棘等处进行骨髓穿刺，检查骨髓象。

2. 黄骨髓　含大量脂肪组织，是脂肪的储存库。没有直接造血的功能。但在慢性失血过多或重度贫血时，黄骨髓可转化为红骨髓，恢复造血功能。6 岁前后，长骨骨髓腔内的红骨髓逐渐转化为黄骨髓，见于成人长骨骨干的骨髓腔内。

（三）骨膜

骨膜是由致密结缔组织构成的膜，包裹除关节面以外的整个骨面。骨膜内的一些细胞能分泌成骨细胞和破骨细胞。骨膜内含有丰富的血管和神经，对骨的营养和再生、感觉都有非常重要的作用。骨膜可分为内、外两层。外层致密，有许多胶原纤维束穿入骨质，使之固着于骨面。内层疏松，有成骨细胞和破骨细胞，分别具有产生新骨质和破坏骨质的功能，幼年期功能非常活跃，直接参与骨的生成；成年时转为静止状态，但是骨一旦发生损伤，如骨折，骨膜又重新恢复功能，参与骨折端的修复愈合。如骨膜剥离太多或损伤过大，则骨折愈合困难。衬在髓腔内面和松质间隙内的膜称骨内膜，是菲薄的结缔组织，也含有成骨细胞和破骨细胞，有造骨和破骨的功能。

（四）骨的血管、淋巴管和神经

骨的血管滋养骨组织、骨髓、骺软骨和骨膜。因骨的种类不同，其血管的分布也不同。

（1）长骨的动脉包括滋养动脉、干骺端动脉、骺动脉和骨膜动脉，供应骨的营养；可分为骨干营养系统、骨骺-干骺端系统、骨膜-骨皮质系统。滋养动脉是长骨的主要动脉。一般有 1～2 支，经骨干滋养孔进入骨髓腔，分升支和降支达骨端，分支分布于骨干骨密质的内层、骨髓和干骺端，在成年人可与干骺端动脉及骺动脉分支吻合。干骺端动脉和骺动脉均发自邻近动脉，从骺软骨附近穿入骨质。

（2）不规则骨、扁骨和短骨的动脉来自骨膜动脉或滋养动脉。大多数动脉有静脉伴行。

（3）骨膜的淋巴管丰富，骨质是否存在淋巴管仍有争议。

（4）神经伴滋养血管进入骨内，分布至哈弗斯管的血管周隙中，以内脏传出纤维（无髓）居多，分布至血管壁；躯体传入纤维（有髓）则多分布于骨膜。骨膜对张力或撕扯的刺激较敏感，故骨脓肿和骨折、肿瘤常引起剧痛。

四、骨的生理作用

1. 支撑作用　人体不同的骨骼通过关节、肌肉、韧带等组织连成一个整体，对身体起支撑作用。假如人体没有骨骼，那只能是瘫在地上的一堆软组织，不能站立，更不能行走。

2. 保护作用　人体的骨骼如同一个框架，保护着人体重要的脏器，使其尽可能避免外力的"干扰"和损伤。例如，颅骨保护着大脑组织，脊柱和肋骨保护着心脏、肺，骨盆骨骼保护着膀胱、子宫等。没有骨骼的保护，外来的冲击、打击很容易使内脏器官受损伤。

3. 运动功能　骨骼与肌肉、肌腱、韧带等组织协同，共同实现人体运动功能。骨骼提供运动必需的支撑，肌肉、肌腱提供运动的动力，韧带的作用是保持骨骼的稳定性，使运动得以连续进行。因此，骨骼是运动的基础。

4. 代谢功能　骨骼与人体的代谢关系十分密切。骨骼中含有大量的钙、磷及其他无机物和有机物，是体内无机盐代谢的参与者和调节者。骨骼也参与人体内分泌的调节，影响体内激素的分泌和代谢。骨骼还与体内电解质平衡有关。

5. 造血功能　骨骼的造血功能主要表现在人的幼年时期，骨髓腔内含有大量造血细胞，这些细胞参与血液的形成。人到成年后，部分松质骨内仍存在具有造血功能的红骨髓。

（李　姝　李　浩　张晓军　厉　轲）

参 考 文 献

顾建红，孔琦，王东，等，2017. 破骨细胞功能研究进展. 中国兽医学报，37（9）：1797-1801.
刘念柯，万启龙，2020. 成骨细胞细胞骨架及其功能的研究进展. 中华口腔医学杂志，55（6）：425-428.
佟晓杰，徐国成，2012. 系统解剖学. 北京：高等教育出版社.
吴朝锐，张杰，田京，2015. 破骨细胞非溶骨功能研究进展. 中国修复重建外科杂志，29（8）：1038-1042.

吴飞飞，应航，何健能，等，2010. 骨细胞及其功能研究进展. 中国骨质疏松杂志，16（12）：977-980.

张萌萌，张秀珍，邓伟民，等，2020. 骨代谢生化指标临床应用专家共识（2020）. 中国骨质疏松杂志，26（6）：781-796.

张先龙，1997. 骨细胞及其骨代谢功能. 国外医学·创伤与外科医学基本问题分册，18（3）：158-161.

Hart NH，Nimphius S，Rantalainen T，et al.，2017. Mechanical basis of bone strength：influence of bone material，bone structure and muscle action. J Musculoskelet Neuronal Interact，17（3）：114-139.

Li Y，Xuan M，Wang B，et al.，2013. Comparison of parathyroid hormone（1-34）and calcitonin in postmenopausal women with osteoporosis：an 18-month randomized，multicenter controlled trial in China. Chin Med J（Engl），126（3）：457-463.

Noble D，2016. Regulation of bone metabolism. Prog Biophys Mol Biol，122（2）：83-84.

Tazawa K，Hoshi K，Kawamoto S，et al.，2004. Osteocytic osteolysis observed in rats to which parathyroid hormone was continuously administered. J Bone Miner Metab，22（6）：524-529.

Weaver CM，Peacock M，Martin BR，et al.，1997. Quantification of biochemical markers of bone turnover by kinetic measures of bone formation and resorption in young healthy females. J Bone Miner Res，12（10）：1714-1720.

第七章　甲状旁腺的影像学定位检查

第一节　甲状旁腺的超声检查

甲状旁腺是人体位置较浅表的一个内分泌器官，其主要功能是调节并维持人体的血钙、血磷平衡。自 20 世纪 90 年代以来，随着高频彩色多普勒超声的普遍应用，尤其近年对甲状腺疾病的研究和了解的深入，在其诊断和治疗上有了很大的进展。但是对其相邻的甲状旁腺的重视和关注却不够。超声检查具有无创、方便及费用低等优点，能够对甲状旁腺病变进行初步定性和较为精确的定位，甚至可以发现小于 0.2cm 的病变。因此，超声已成为目前甲状旁腺疾病术前诊断、定位及术中引导治疗的首选方法。

一、甲状旁腺的解剖及血流供应

（一）数目

甲状旁腺的常见数目为 3～5 个，其中 90%的人有 4 个甲状旁腺，每侧上、下各 2 个，分别称为上甲状旁腺和下甲状旁腺。少数人可为 3 个或 5 个，极少数的人少于 2 个或多于 5 个。据报道，最少的仅有 1 个，最多的有 11 个。

（二）位置

甲状旁腺多居于甲状腺真假被膜之间。其前方是甲状腺，后下方为颈长肌，内侧是气管，内后方为食管，外侧是颈总动脉与颈内静脉。

一般双侧上甲状旁腺位置相对固定，多位于甲状腺侧叶中份的后方，相当于环状软骨下缘水平。

双侧下甲状旁腺的位置变化较大，约有 60%位于甲状腺侧叶的下方或下后方，部分可紧靠着甲状腺侧叶下极或下极的前后缘，约相当于第四气管软骨环水平；6%～39%可出现在甲状腺实质内、气管或食管后方、甲状腺胸腺韧带及胸腺舌叶，罕见位于颈前肌肉、胸骨后方、前纵隔、上纵隔等部位。

（三）形态和大小

甲状旁腺多为椭圆形、卵圆形、豆形，也可为杆形、分叶状等；一般长 2～4mm，宽 2～3mm，厚 0.5～2mm（平均为 4mm×3mm×1mm）。儿童甲状旁腺的

_____

注：扫描封底二维码可查看本章电子版图片。

大小约为成年人的一半。甲状旁腺呈棕黄色或暗红色，质软，外覆一层薄膜。

（四）血流供应

上一对甲状旁腺由甲状腺上动脉或甲状腺下动脉或两者的吻合支供应血流，下一对甲状旁腺由甲状腺下动脉分支供应。甲状旁腺的静脉回流同甲状腺的静脉，分别回流至颈内静脉和头臂静脉。

二、甲状旁腺超声检查

（一）仪器调节

通常选用频率为 7.5～12.0MHz 的线阵探头。当正常位置未能发现甲状旁腺时，或者对于颈部短胖患者，可选用3.5～5MHz 的扇形探头对患者锁骨后、胸骨上窝深面及胸骨后方进行扫查，寻找异位甲状旁腺。

（二）检查方法

患者一般不需要特殊准备。通常取仰卧位，颈后垫以小枕使头略向后仰，充分暴露颈部。建议先在一侧自上而下对甲状旁腺区进行横切面扫查，在甲状腺内后方仔细寻找甲状旁腺，然后再对同侧甲状旁腺进行纵向扫查，应特别注意甲状腺下极周围。一侧扫查完毕后，采用相同手法扫查对侧。当横向和纵向扫查均未发现甲状旁腺时，可根据需要斜行或选择其他切面方向扫查。

（三）甲状旁腺的超声检出率和正常声像图

1. 甲状旁腺的超声检出率　目前报道，正常甲状旁腺的超声检出率为60%～77%，对上甲状旁腺的检出率要明显高于下甲状旁腺；而对甲状旁腺疾病的超声检出敏感度可达 77%～92%。

2. 甲状旁腺的正常声像图　由于甲状旁腺内脂肪含量较多，与邻近的甲状腺相比，甲状旁腺的回声更高。其超声表现见图 7-1 和图 7-2。

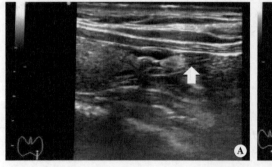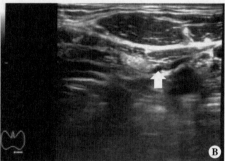

图 7-1　正常的左下甲状旁腺

位于甲状腺左叶下极下方，呈椭圆形，有明显包膜，内部呈均匀的中强回声

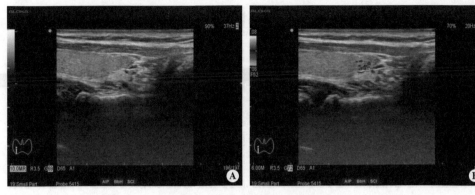

图 7-2　正常的右下甲状旁腺

位于甲状腺右叶下份后方，呈近椭圆形，与甲状腺分界清楚，内部呈均匀的中强回声；CDFI 提示内部无明显血流信号

（1）形态多样，多见椭圆形、卵圆形、豆形，也可呈半月形、泪滴形、圆形、杆形、分叶状等。

（2）边界清楚，多可见明显的薄细包膜。

（3）内部为均匀中强回声，极少数可呈等回声。

（4）少有囊性变或钙化灶。

（5）彩色多普勒血流成像（color Doppler flow imaging，CDFI）于甲状旁腺实质内可见少量血流信号或无血流信号。

（6）超声造影表现为整体性均匀增强、轮廓清晰，同周围甲状腺实质间对比多呈等增强。

（7）超声弹性成像提示甲状旁腺质地比周围甲状腺实质软。

三、甲状旁腺常见疾病的超声表现

（一）甲状旁腺良性病变

1. 甲状旁腺囊肿（parathyroid cyst）

（1）超声诊断：①单发多见，多见于下甲状旁腺，与甲状腺分界清楚（图 7-3）；②甲状旁腺大小可正常或增大，可见包膜；③甲状旁腺实质内见薄壁无回声区，无回声区内多透声好，少数可见细线状分隔，有出血或感染时无回声区内出现点状回声；④后壁及后方回声增强明显；⑤CDFI 提示无回声区内无血流信号；⑥超声造影无造影剂充填。

（2）鉴别诊断

1）甲状腺囊肿：位于甲状腺实质内，常为多发性。一般囊壁较厚，无回声区内一般可有细点状强回声、纤维带状分割或团状高回声漂浮。

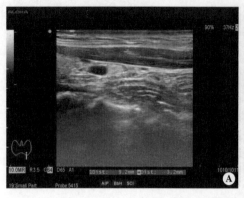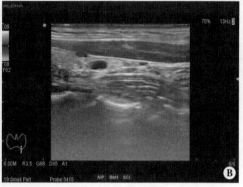

图 7-3　右下甲状旁腺囊肿

甲状旁腺外形增大，均匀的中强回声内见一薄壁无回声区，无回声区内透声好，后方回声增强；CDFI 提示内部无血流信号

2）颈部淋巴管囊肿：鉴别困难，可超声引导下穿刺抽吸并测定囊液甲状旁腺激素水平以确定囊肿来源，甲状旁腺激素高于血清正常值上限者可定为甲状旁腺囊肿，如为淋巴管囊肿，甲状旁腺激素水平很低或无。

3）甲状舌骨囊肿：位于颈前正中线上，在舌骨与甲状软骨之间有圆形、光滑、界限清楚的囊性肿块，随伸舌上下活动。

4）鳃裂囊肿：属先天性，多位于胸锁乳突肌上 1/3 深面及前缘，相当于下颌角水平的颈动脉三角内。

2. 甲状旁腺增生

（1）超声诊断

1）弥漫性增生：①1 个或数个甲状旁腺不同程度增大，当其中有 1 个径线大于 6mm 时，临床多伴有甲状旁腺激素水平升高（图 7-4）；②增大的甲状旁腺多

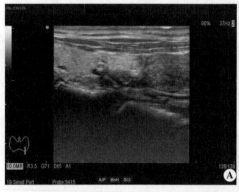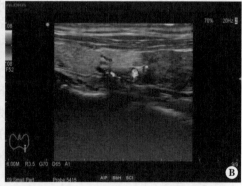

图 7-4　甲状旁腺肿大伴甲旁亢

患者女，54 岁，血甲状旁腺激素水平明显升高。超声检查见左下甲状旁腺稍增大，大小约 8.0mm×3.9mm×3.2mm，边界较清楚，形态规则，可见包膜，内以中等稍强回声为主，回声欠均匀，CDFI 内部未见明显血流信号

呈椭圆形、饼形或不规则形；③内部为均匀中强回声，少数可呈等回声；④一般无囊性变或钙化灶；⑤CDFI提示仅有少许星点状血流信号或无明显血流信号，血供不如结节腺瘤丰富（图7-5）；⑥超声造影增强模式表现与正常甲状旁腺相似，呈均匀等增强；⑦超声弹性成像提示质地多较相邻的甲状腺实质软。

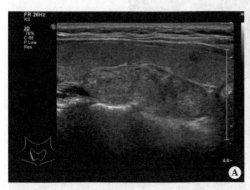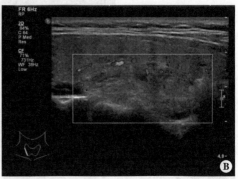

图7-5 甲状旁腺增生伴甲旁亢

患者女，58岁，血甲状腺激素水平明显升高。超声检查见右上甲状旁腺明显增大，大小约4.1mm×1.4mm，边界较清楚，形态欠规则，包膜较完整，内以中等稍强回声为主，回声不均匀，见少许小片状无回声区，CDFI见内部及周边点状血流信号。手术后病理证实为甲状旁腺增生

2）结节性增生：①可单发或多发，甲状旁腺可轻度或明显增大；②多为椭圆形或不规则形，纵横比小于1；③超声表现可为中强回声区内见结节状或片团状低回声，后期甲状旁腺的正常回声多消失，整个甲状旁腺均呈低回声结节状改变，部分结节性增生可异位于其他部位（图7-6）；④少数可有囊性变或钙化灶（图7-7）；⑤CDFI可见较丰富的血流信号，为穿行或放射状血流信号，极少数表现为血流信号稀少、呈星点状，但一般血供仍然不如腺瘤丰富（图7-8）；⑥超声造影显示多数增生结

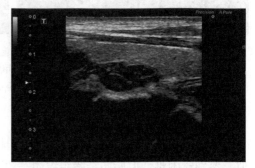

图7-6 慢性肾脏病继发性甲旁亢（一）

患者男，68岁，慢性肾功能不全21年。超声检查见甲状旁腺多发结节状增大，边界较清楚，形态不规则，包膜较完整，内以低回声为主，回声不均匀，见少许条状中强回声。手术后病理证实为甲状旁腺增生

节为高于甲状腺实质的均匀性高增强，无增强环，少数结节呈低增强，考虑可能与其功能亢进的强弱有关；⑦超声弹性成像可见增生的甲状旁腺质地较正常甲状旁腺明显变硬。

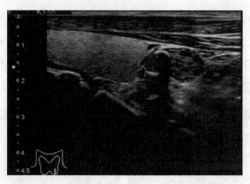

图 7-7　慢性肾脏病继发性甲旁亢（二）

患者男，61岁，慢性肾功能不全13年。超声检查见甲状旁腺多发结节状增大，其中增大的左下甲状旁腺结节内见明显半环状钙化。手术后病理证实为甲状旁腺增生

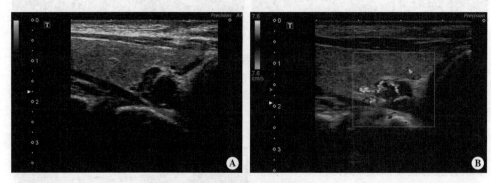

图 7-8　慢性肾脏病继发性甲旁亢（三）

患者男，47岁，慢性肾功能不全13年。超声检查见甲状旁腺多发结节状增大，其中增大的甲状旁腺结节内见较丰富的条状血流信号。手术后病理证实为甲状旁腺增生

（2）鉴别诊断

1）甲状旁腺弥漫性增生与甲状腺周围的脂肪结缔组织团相鉴别：两者回声相似，鉴别较困难。但脂肪结缔组织团一般无包膜，外形相对更不规则，位置相对变异更常见。

2）甲状旁腺结节性增生与甲状旁腺腺瘤相鉴别：两者单从超声声像图上鉴别困难。有报道认为，腺瘤一般大于2cm，而增生一般小于2cm；腺瘤一般为单发，而增生一般为多发；有慢性肾功能不全者多发性增生多见。

3）甲状旁腺结节性增生与颈部六区肿大淋巴结相鉴别，尤其是两侧气管旁的肿大淋巴结：正常情况下颈部六区少见淋巴结肿大；当有淋巴结肿大时，很可能同时患有慢性淋巴性甲状腺炎、亚急性甲状腺炎甚至甲状腺癌等。当淋巴结淋巴门清晰时容易区别；当淋巴门结构不清楚时，鉴别有一定的困难。但是肿大淋巴结一般多发，位置多变。转移性淋巴结可通过淋巴结细针穿刺活检鉴别诊断。

3. 甲状旁腺腺瘤（parathyroid adenoma，PTA）

（1）典型声像图表现

1）肿瘤单发多见，也可多发。

2）肿瘤位于甲状腺与颈长肌、颈总动脉与气管之间，属于正常位置，也可见于其他位置（图7-9）。

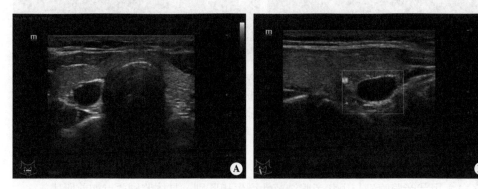

图 7-9　甲状旁腺腺瘤（一）

右下甲状旁腺区异常低回声结节，外形规则，边界清楚，包膜明显完整，内回声均匀，后方回声增强明显。CDFI 未见明显信号。手术后病理证实为甲状旁腺腺瘤

3）肿瘤一般外形规则，多为椭圆形、三角形或不规则形，纵横比<1。

4）肿瘤边界清楚，包膜回声多明显；肿瘤与甲状腺之间分界清晰，这可能是两者间有紧密相邻的甲状腺被膜和甲状旁腺腺瘤包膜所致。

5）内部为均匀低回声，少数可见粗大钙化灶，有出血或囊性变时可见无回声区。

6）CDFI：肿瘤前缘常有明显血管绕行，内部血流丰富，从一侧呈放射状流向对侧。

7）超声造影：有报道，肿瘤多呈高于甲状腺实质的均匀高增强，周边常可见环状增强。

8）超声弹性成像：有报道，甲状旁腺腺瘤的弹性成像评分较增生高，质地较增生硬。

（2）非典型声像图表现

1）肿瘤呈中等回声，与甲状腺实质回声相近。

2）肿瘤周边有低回声晕。

3）异位甲状旁腺腺瘤：甲状旁腺腺瘤有时可多处异位，甚至异位于甲状腺实质内，此时与甲状腺腺瘤难以鉴别（图7-10）。

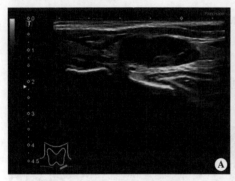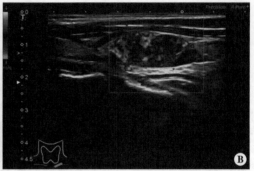

图 7-10 甲状旁腺腺瘤（二）

患者女，57 岁，超声检查见左下甲状旁腺区异常低回声结节，外形规则，边界清楚，包膜明显完整，内回声欠均匀，可见少许条状分隔样回声，后方回声增强明显。CDFI 见丰富血液信号。手术后病理证实为甲状旁腺腺瘤

（3）鉴别诊断

1）甲状旁腺腺瘤与甲状旁腺结节性增生相鉴别：具体鉴别要点如前所述。

2）甲状旁腺腺瘤与两侧气管旁肿大的淋巴结相鉴别：淋巴结肿大患者常合并有慢性淋巴性甲状腺炎、亚急性甲状腺炎甚至甲状腺癌；淋巴结肿大多为多发，炎性淋巴结肿大者部分可见淋巴门结构，转移性淋巴结可呈中低回声改变，淋巴门结构消失；位置多变。腺瘤多为单发，部分可见粗大钙化。

3）甲状旁腺腺瘤与甲状腺良性结节相鉴别：两者可能回声相似，尤其是当甲状旁腺部分突入甲状腺实质内时鉴别困难。但是甲状旁腺腺瘤的包膜更明显，部分结节对甲状腺有一定的挤压征象（表 7-1）。当超声鉴别困难时，结合甲状旁腺激素检查可明确诊断。

表 7-1 甲状腺良性结节与甲状旁腺腺瘤的超声鉴别诊断

	甲状腺良性结节	甲状旁腺腺瘤
部位	甲状腺内	甲状腺后方、下方或其他部位
外形	规则，纵横比<1	规则，纵横比<1
边界	清晰或模糊	清晰
包膜	有或无	有
内部回声	多种回声	低回声为主
囊性变	常见	少见
钙化灶	常见	原发性增生症时少见钙化，继发性增生症时常见粗大钙化
晕环	常见	无
血流信号	可丰富或不丰富，多呈环状或半环状分布	可丰富或不丰富，丰富者多呈放射状分布

（二）甲状旁腺癌

甲状旁腺癌（parathyroid carcinoma）发病率低，仅占全部原发性甲旁亢的 0.1%～5.0%。甲状旁腺癌术前诊断极其困难，超声检查具有一般恶性肿瘤的超声特征，无其他明显特异性。其主要依据临床症状及生化检查、影像学检查结果，并结合手术或活检明确诊断。但是超声检查依然是评估甲状旁腺癌的最基本手段。

1. 超声诊断　甲状旁腺癌具有一般恶性肿瘤的超声特征。

（1）肿瘤发现时一般较大，形态不规则或呈分叶状。

（2）边界不清，包膜不完整或无明显包膜。

（3）内部多为不均匀的低回声，缺血坏死时可伴有囊性变或钙化灶。

（4）肿瘤可侵犯邻近结构，如甲状腺、气管、血管和肌肉等。

（5）CDFI：肿块内部及周边血供丰富，分布不均匀，血管走行僵直。

（6）发生淋巴结转移时可见同侧或双侧颈部淋巴结肿大，呈圆形或卵圆形，皮质增厚，回声不均匀，淋巴门中强回声结构减少或消失，CDFI 显示丰富血流信号，分布紊乱，呈周围型或混合型。

2. 鉴别诊断

（1）甲状旁腺癌与甲状旁腺腺瘤相鉴别：癌灶多外形不规则，边界不清，包膜不完整或无明显包膜，内部回声明显不均匀，有钙化灶，侵犯邻近解剖结构和颈部淋巴结转移灶提示甲状旁腺癌。临床可结合超声声像图特点及血生化检查结果进一步鉴别。

（2）甲状旁腺癌与局部其他器官组织来源的恶性肿瘤（如食管癌）相鉴别：比较困难，一般需要做穿刺活检确诊。

（三）甲状旁腺功能亢进

根据发病原因不同，甲旁亢常分为原发性、继发性和三发性三类。

原发性甲旁亢一般缺乏特异性临床表现，由腺瘤、腺癌和增生等病变引起。其中 10%～15%为甲状旁腺增生，85%为单发甲状旁腺腺瘤，还有极少数为多发甲状旁腺腺瘤及甲状旁腺癌。声像图上也主要表现为弥漫性增生和结节性增生，或甲状腺腺瘤。

继发性甲旁亢是由严重肾功能不全、维生素 D 缺乏、骨病变等引起的低血钙所致的甲状旁腺代偿性功能亢进。既往研究发现，在慢性肾衰竭血液透析患者中进行甲状旁腺超声检查，80%以上的患者存在继发性甲旁亢。甲状旁腺一般表现为结节性增生，单发或多发，多见钙化灶形成。

三发性甲旁亢多见于多发性内分泌腺瘤病（multiple endocrine neoplasia,

MEN），声像图上以增生多见，也常见于腺瘤。

另外，还应注意甲旁亢危象。患者血钙异常增高，同时有严重的临床危象表现。其声像图表现与原发性甲旁亢相同，主要表现为增生。

总之，甲状旁腺腺瘤与继发性甲旁亢、甲状旁腺癌在形态、回声、血流等超声表现上均有交叉，仅从超声声像图上难以鉴别，必须结合相关临床表现、其他辅助影像学检查及血生化检查结果综合考虑。

（四）超声在甲状旁腺疾病诊断中的局限性

高频超声诊断技术应用于临床已有多年，诊断仪器及技术在不断发展，诊断水平也在不断提高。但由于对甲状旁腺的关注度普遍不足，以及甲状旁腺病变的复杂性及位置的不确定性，其检查及诊断仍有困难，常出现假阳性及假阴性。假阳性主要见于：①甲状腺结节向后向外突出；②将淋巴结、脂肪结缔组织、颈长肌等颈部正常结构误认为甲状旁腺；③将其他颈部包块如异位胸腺、炎性或恶性淋巴结误认为甲状旁腺包块。假阴性主要见于：①增生的甲状旁腺体积相对较小，位置隐匿，不易发现；②增大的甲状腺结节使甲状旁腺移位；③甲状旁腺异位，如异位到纵隔、锁骨后、甲状腺内等。

综上，原发性甲状旁腺疾病发病率相对偏低，早期缺乏特异性临床表现，诊断相对困难。但随着超声诊断仪分辨率的提高，超声医生对甲状旁腺疾病声像图特点的认识水平不断提高，再结合其他影像学辅助检查、血生化检查手段，其诊断水平也明显升高。而继发性甲状旁腺疾病超声诊断则相对准确和容易。超声作为一种经济、方便、无痛、可重复的检查技术，在甲状旁腺疾病的诊断、治疗及随访中有重要意义。

（刘丽萍）

第二节　甲状旁腺的放射影像学检查

超声、CT、MRI及核医学是检查与监测甲状旁腺的主要方法。一般CT、MRI及核医学检查多不能观察到正常的甲状旁腺。甲状旁腺增生、腺瘤及腺癌等病变的定位及定性诊断有一定的难度，病变结构常具有较多重叠区域，尤其对于较小的甲状旁腺腺瘤与增生、较大的腺瘤与腺癌等的鉴别，以上影像学检查方法各具优势及不足，联合多种检查方法可以对甲状旁腺病变精准定位，对指导临床医生采取最佳的手术方案具有重要价值。本节主要探讨CT、MRI在甲状旁腺放射影像学检查中的应用。

一、甲状旁腺放射影像学评估方法

（一）CT

常规 CT 检查技术不能显示正常甲状旁腺，对甲状旁腺病变检出率不高。4D-CT 技术是近年来在甲状旁腺影像诊断中广泛开展的技术，该技术采用类似 CT 血管造影（CT angiography，CTA）的技术方案，平扫及动脉期、静脉期和延迟扫描，扫描范围定在下颌骨水平至隆突水平。将所获取的图像经薄层重建后传输至工作站可进行多平面重组（multiplanar reformation，MPR）。多层螺旋 CT 扫描结合多平面重组对甲状旁腺病变的密度分辨率高，不但可以对甲状旁腺病变精确定位，也能较好地显示病灶的囊性变、钙化等不同组成成分及其与周围组织的毗邻关系。

此外，CT 还可以对甲状旁腺病变的并发症进行评估，如泌尿系统结石、棕色瘤等。但对于严重肾功能不全患者，摄入造影剂存在风险，射线暴露及软组织分辨率较低是其重要不足。

（二）MRI

MRI 高分辨率成像具有很高的软组织分辨率，可以多平面、多参数成像，无放射性损害及骨伪影等，对位置较深、体积较小和异位瘤体的定位诊断精确，但对病灶内钙化、异位至上纵隔等病变检出率较低。MRI 检查费用较高，且检查时间长，检查禁忌证多，不宜作为常规术前检查与监测的方法。

常规的 CT、MRI 和核素显像对发生于上纵隔、气管后、梨状窝区域的异位甲状旁腺腺瘤具有不可或缺的定位诊断价值。

二、正常甲状旁腺放射影像学表现

常规 CT 和 MRI 无法观察到正常的甲状旁腺，需要特殊的成像技术。4D-CT 薄层重建可以显示正常甲状旁腺，平扫呈低密度，动脉期呈峰值强化，静脉期及延迟期强化降低；动脉期颈淋巴结不强化、静脉期强化明显有助于鉴别（图 7-11）。

高分辨率 MRI 有助于正常甲状旁腺的显示。由于甲状旁腺富含细胞，T_1 加权成像（T_1WI）表现为低信号，T_2 加权成像（T_2WI）表现为高信号，增强后明显强化（图 7-12）；MRI 可能对纵隔异位的甲状旁腺难以评估。

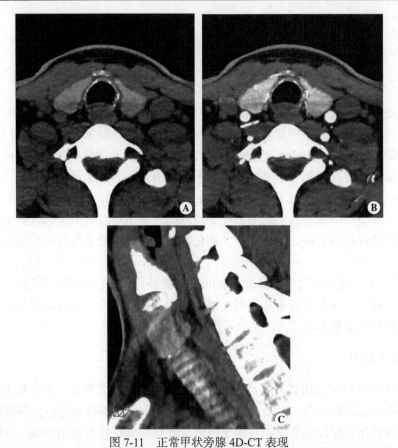

图 7-11　正常甲状旁腺 4D-CT 表现

A. 甲状旁腺位于右侧甲状腺内后缘，呈稍低密度结节，边缘清楚；B. 增强后甲状旁腺明显强化；C. 增强后矢状位重建，强化的甲状旁腺位于甲状腺后缘

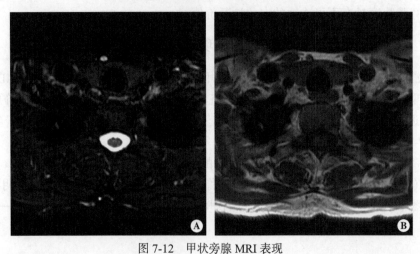

图 7-12　甲状旁腺 MRI 表现

A. T_2WI 显示右侧甲状旁腺位于甲状腺后方，呈长 T_2 信号；B. T_1WI 显示右侧甲状旁腺呈等 T_1 信号

三、甲状旁腺病变放射影像学表现

（一）甲状旁腺腺瘤

甲状旁腺腺瘤常为单个腺体受累，约 75%的患者见于下对甲状旁腺，15%累及上对甲状旁腺，10%发生于异位的甲状旁腺（纵隔 70%、甲状腺 20%，其余见于食管后软组织等），多数体积较小，被覆较光整的纤维包膜，周围常见残留的正常甲状旁腺组织包绕，其内间质血管丰富。

甲状旁腺腺瘤与甲状腺交界区平直，位于甲状腺真假包膜之间，二者之间存在一定的脂肪间隙。甲状旁腺腺瘤具有沿间隙塑形性生长的特征，形成如圆形、椭圆形、条柱状或三角形的软组织结节，形态多样，生长较快的腺瘤组织内可发生灶性出血、钙化及囊变坏死。异位的甲状旁腺腺瘤除见于颈部软组织、上纵隔外，还可长在甲状腺内，此时则很难与甲状腺源性的良、恶性结节鉴别。

1. CT 表现　甲状旁腺腺瘤呈边缘光滑的圆形、类圆形结节，一般密度均匀，少数较大者可见其内囊变坏死区及钙化（图 7-13），CT 三维重建于甲状旁腺与甲

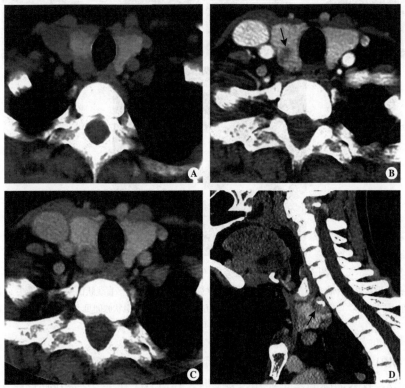

图 7-13　慢性肾脏病继发性甲旁亢（甲状旁腺腺瘤）CT 表现

A. CT 平扫示甲状腺右侧叶后方稍低密度结节，边缘光滑；B. CT 增强动脉期示结节明显不均匀强化，其内可见斑片状低强化区（箭头），实性成分密度与周围甲状腺相仿；C. CT 静脉期结节强化程度降低，明显低于周围甲状腺，但与其他周围结构组织密度相仿；D. 瘤体内见钙化灶，且瘤体与甲状腺间见线状低强化灶（箭头）

状腺之间见线状低密度影（图 7-14），该征象对病变是否来源于甲状旁腺具有重要的诊断及鉴别诊断价值。大部分瘤体平扫 CT 值低于正常甲状腺组织，与周围肌肉组织及血管密度相仿，难以与颈部周围血管或小淋巴结区分，增强扫描动脉期病灶实性成分由于血供丰富而明显强化，淋巴结不强化，但仍低于颈部周围动脉的强化程度，此期与颈部周围血管及小淋巴结等密度差异较大，而随着强化时间延长，腺瘤与颈部周围血管或小淋巴结的密度又逐渐相近，故动脉期更有助于区分甲状旁腺腺瘤与颈部周围组织结构。

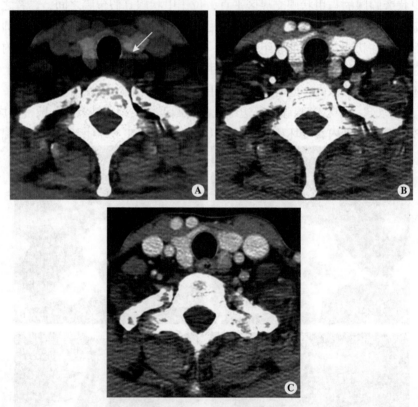

图 7-14　原发性甲旁亢（甲状旁腺腺瘤）CT 表现

A. CT 平扫示甲状腺左叶后下方稍低密度结节，与甲状腺分界清楚，可见平直线状低密度影（箭头）；B. CT 增强动脉期示结节明显均匀强化，强化程度与甲状腺相仿，亦可于瘤体与甲状腺间见线状低强化灶；C. CT 静脉期结节强化程度降低

2. MRI 表现　在 MRI 平扫图像上，甲状旁腺腺瘤常表现为 T_1WI 等信号、T_2WI 稍高信号，较大的腺瘤发生坏死、囊变时，在 T_2WI 上呈不均匀高信号。增强扫描与 CT 较一致，动脉期呈明显强化，但强化程度多低于正常甲状腺而高于周围软组织，极少数甲状旁腺腺瘤的强化程度可高于正常甲状腺；瘤体大多强化较均匀，

部分伴有坏死、囊变或陈旧性出血的腺瘤可呈不均匀强化，静脉期强化程度较动脉期减低。MRI 矢状位、冠状位检查能较理想地显示腺瘤的纵向生长方式和异位腺瘤。

3. 典型病例展示

（1）患者女，48 岁，慢性肾衰竭 12 年，发现甲状旁腺激素水平升高 4 年，血清甲状旁腺激素 3197.5pg/ml。其 CT 表现见图 7-13。

（2）患者女，49 岁，发现甲状旁腺结节及甲状旁腺激素水平升高 11 天，血清甲状旁腺激素 117pg/ml。其 CT 表现见图 7-14。

4. 诊断思路及要点

（1）先在甲状旁腺解剖区域寻找病变，然后扩大区域至上颈部、上纵隔区域。

（2）甲状旁腺腺瘤多引起甲旁亢，临床及实验室诊断是基础，影像学检查的价值在于对病变的定位及定量，以提供选择治疗方案的依据。

（3）甲状旁腺腺瘤的诊断要点：①甲状旁腺区域结节，一般密度均匀，少数较大者可见坏死、囊变及钙化。②CT 平扫显示其低于正常甲状腺密度，动脉期明显强化，而颈部淋巴结无强化，呈等密度，差异较大；瘤体与甲状腺之间的脂肪间隙呈线状低密度影。③MRI 平扫 T_1WI 常呈等信号、T_2WI 呈稍高信号，较大瘤体因坏死、囊变呈不均匀高信号，MRI 增强表现类似 CT 强化。

（二）甲状旁腺增生

甲状旁腺增生常继发于慢性肾衰竭或维生素 D 缺乏症，前者占绝大多数。甲状旁腺通常体积较小，多同时累及 4 个腺体。临床判断甲状旁腺增生主要依据甲状旁腺长、宽、厚的径线，只要径线超过 0.8cm，就可确定为增生。其临床表现与甲状旁腺腺瘤类似，药物治疗无法控制病情时则需进行手术切除。因此，术前准确评估病灶有助于制定治疗方案，减少术后复发，提高患者生存质量。

1. CT 与 MRI 表现　甲状旁腺增生多呈单个或多个腺体的结节状增大，仅单个腺体增大时，被称为"假腺瘤样型"或"不对称性增生"，此时与腺瘤常难以区分；累及 4 个甲状旁腺时表现为 4 个腺体均显著增大，并且上对腺体常大于下对腺体，甚至融合成一个腺体。甲状旁腺增生除体积较小和多发常见外，在形态、密度及信号、强化程度上均与腺瘤相仿（详见甲状旁腺腺瘤 CT 与 MRI 表现部分），二者很难通过影像学进行鉴别。原发性甲旁亢患者的甲状旁腺增生多无钙化，强化均匀，而继发性者钙化发生率较高，约为 60.5%。

2. 典型病例展示　患者男，42 岁，反复尿路结石 10 年，体检发现甲状旁腺结节 3 个月，血清甲状旁腺激素 98.9pg/ml。其 CT 表现见图 7-15。

3. 诊断思路及要点

（1）甲状旁腺增生通常体积较小且多发，常累及 4 个腺体，主要依据甲状旁腺长、宽、厚的径线诊断，只要径线超过 0.8cm，就可确定为甲状旁腺增生。若呈椭圆形、扁平状，多发增大，则增生可能性大；若呈圆形、单个，则腺瘤可能性大。

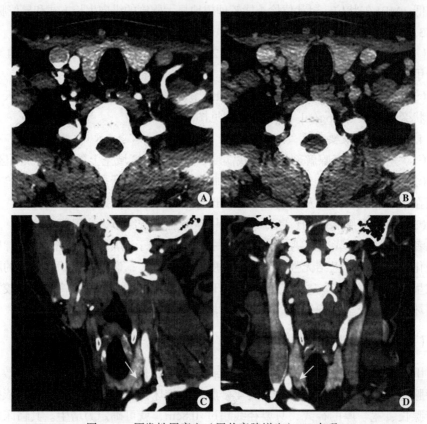

图 7-15　原发性甲旁亢（甲状旁腺增生）CT 表现

A. CT 增强扫描动脉期示甲状腺右叶后下方小结节，呈明显较均匀强化，强化程度与甲状腺相仿；B. 静脉期示结节强化程度降低，与周围血管等结构密度相仿；C、D. CT 多平面重组示瘤体与甲状腺之间有平直线状低强化影（箭头）

（2）对于单发且较大的甲状旁腺增生，通常难以通过影像学与甲状旁腺腺瘤进行鉴别。

（三）甲状旁腺癌

甲状旁腺癌是一种罕见的内分泌系统低度恶性肿瘤，多伴有甲旁亢，无功能者约占 10%，好发于 40～55 岁人群。甲状旁腺癌以单发为主，多见于下对甲状旁腺，体积较大，约 50.0% 的患者可触及颈部肿块。除具有更高的血钙和 PTH 外，甲状旁腺癌的主要临床表现与腺瘤和增生相仿，患者死因主要为高钙血症引起的严重肾脏疾病、心律失常等。部分甲状旁腺癌进展缓慢，早期手术切除预后较好，但部分病例进展迅速并伴远处转移，如转移至肺、肝、骨等。

1. CT 与 MRI 表现　甲状旁腺癌以单发多见，肿块直径通常大于 3cm，形状不规则，多有较厚的纤维包膜，常侵犯周围组织结构，与周围结构紧密粘连，其内可出现凝固性坏死、钙化及囊变，伴肉瘤分化者罕见，还可有周围神经、血管及淋巴管侵犯，淋巴结或远处转移等。

甲状旁腺癌与腺瘤、增生的 CT 和 MRI 强化表现相似，但与甲状旁腺腺瘤及增生比较，甲状旁腺癌瘤体通常较大，密度或信号不均匀，易伴出血、钙化及囊变。若能同时观察到肿块浸润周围组织、颈部见肿大的淋巴结等恶性征象，则更支持甲状旁腺癌的诊断。此外，甲状旁腺增生及腺瘤的囊变、坏死区通常边缘较锐利，而甲状旁腺癌的囊变、坏死区边缘模糊、边界不清，这主要与肿瘤细胞浸润性生长且生长较快有关。甲状旁腺癌钙化多见，而腺瘤和增生钙化少见，对于含钙化灶的甲状旁腺病变，应首先考虑甲状旁腺癌的可能，但要注意部分甲状旁腺病变与甲状腺后突结节性病变很容易混淆，在诊断为伴有钙化的甲状旁腺病变前，需先排除发病率更高的甲状腺病变。

2. 典型病例展示　患者男，38 岁，反复全身多关节疼痛 4 年，血清甲状旁腺激素 503pg/ml。其 CT 表现见图 7-16。

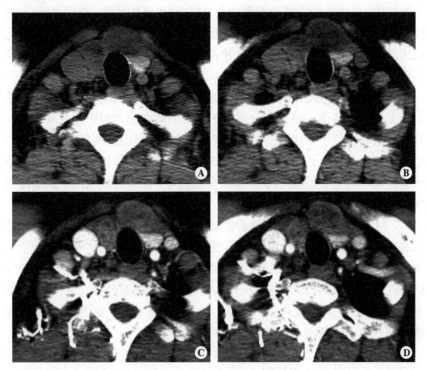

图 7-16　甲状旁腺癌 CT 表现

右下甲状旁腺癌伴颈前区淋巴结转移。A、B. CT 平扫示甲状腺右叶下方不均匀等密度或低密度结节，局部边界欠清，邻近颈前区不均匀低密度结节；C、D. 动脉期病灶明显强化，其内囊变、坏死区边界不清

3. 诊断思路及要点

（1）关注临床信息，甲状旁腺癌患者的血钙和血 PTH 水平明显高于增生及腺瘤患者。

（2）诊断要点：①甲状旁腺癌体积更大，瘤体直径多大于 3cm，密度及信号常不均匀，易伴出血、钙化及囊变，还可以见到颈部肿大的淋巴结及肿块向周围组织浸润等恶性征象。②与腺瘤和增生囊变、坏死区边界较清晰不同，甲状旁腺癌的囊变、坏死区边缘模糊、边界不清。

（四）甲状旁腺囊肿

甲状旁腺囊肿临床罕见，占所有甲状腺及甲状旁腺疾病的 0.6%，临床上分为功能性甲状旁腺囊肿和非功能性甲状旁腺囊肿，其中伴有甲旁亢的约占 15%。目前甲状旁腺囊肿的病因尚不清楚，有报道甲状旁腺囊肿并发甲旁亢，可能是功能性腺瘤梗死或退化、囊变所致。

甲状旁腺囊肿可发生于任何年龄，常见于 40～50 岁，常为单发，偶有多发，大部分发生在下对甲状旁腺，尤以左下甲状旁腺囊肿多见，也可异位于甲状腺、纵隔及胸腺内。非功能性甲状旁腺囊肿血 PTH 和血钙均正常，临床多无自觉症状，少数较大肿块可压迫邻近组织而出现吞咽异物感、呼吸不畅、说话声音变化等表现，临床易漏诊。功能性甲状旁腺囊肿表现为甲旁亢的相关临床症状，相对容易发现。手术切除为首选治疗方式。

1. CT 与 MRI 表现　甲状旁腺囊肿为单发、偶多发的囊状肿块，边界清楚，囊腔内为无色清亮液体。绝大部分发生于下对甲状旁腺，与甲状旁腺腺瘤、增生及甲状旁腺癌同样位于甲状腺的真、假被膜之间，并可沿着气管食管沟向下延伸，与颈总动脉间的间隙呈铸型生长，呈不规则囊样，边界清楚。在重力作用下，通常甲状旁腺囊肿的上下径/前后径＞1.0，呈水滴样，而部分较大的甲状旁腺囊肿可长入纵隔。

CT 及 MRI 特点：甲状旁腺囊肿的囊液较清亮，其内蛋白及血性成分较少，呈均匀的水样密度或信号影，形态多不规则，边界清楚，CT 多平面重组可显示其形态及与周围结构的关系。甲状旁腺囊肿与甲状腺之间的包膜和脂肪间隙呈平直线状低密度或低信号影，对鉴别甲状旁腺囊肿和甲状腺囊肿样病变具有重要价值。MRI 检查的 T_2WI 序列对液体信号敏感，且可多平面成像，能更为清晰地显示 CT 所不能识别的较小或等密度甲状旁腺囊肿。

2. 典型病例展示　患者女，35 岁，自觉右侧颈部包块 1 个月，血清甲状旁腺激素 38.3pg/ml。其 CT 表现见图 7-17。

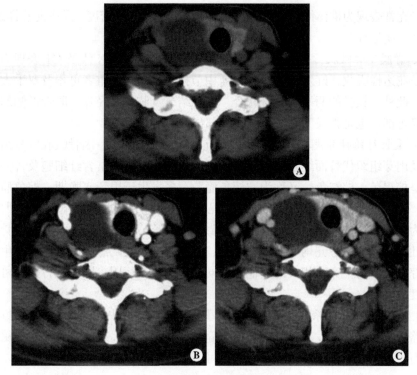

图 7-17 甲状旁腺囊肿 CT 表现

A. CT 平扫示甲状腺右叶后下方类圆形液性低密度灶，密度均匀，与甲状腺右叶分界较清晰；
B、C. CT 增强示病变无强化，边界清晰

3. 诊断思路及要点

（1）甲状旁腺囊肿位于甲状腺真、假被膜间的腔隙内，因为重力作用，常沿气管食管沟与颈总动脉间隙向下呈不规则囊样或水滴状生长，上下径/前后径＞1.0，囊肿较大时可延伸入纵隔内。

（2）CT 和 MRI 表现为均匀的水样密度及信号影，边界清楚。

（五）甲旁亢性骨质损害

临床表现为甲旁亢者多由甲状旁腺腺瘤、增生及腺癌等疾病引起，在对甲状旁腺病变定位诊断的同时，需要对其扫描范围的骨质改变进行评估，甲旁亢相关骨损害包括全身性骨质疏松、骨膜下骨吸收、囊性纤维性骨炎等。

1. 全身性骨质疏松 是甲旁亢最常见的骨质改变，多发生于脊柱、颅骨、掌指骨及肋骨等，其中颅骨影像学改变较具有特征性，表现为颅骨内、外板边缘模糊，密度减低，呈磨玻璃样或伴有颗粒样骨吸收区，呈胡椒盐样改变。长骨及短骨疏松骨皮质变薄、呈线条状，骨髓腔松质骨几乎消失。慢性肾衰竭引起的继发

性甲旁亢常表现为椎体终板密度增高，椎体中间呈相对低密度，形成夹心样改变，也称"三明治征"。

2. 骨膜下骨吸收 是甲旁亢的特征性骨质异常改变，X 线及 CT 表现为骨干皮质呈花边样吸收，好发于第 3 及第 4 中节指骨桡侧，严重者可累及双手大部分指骨。此外，锁骨的两端、耻骨联合、坐骨结节及肱骨、胫骨、股骨近侧的结节或粗隆等部位也是骨膜下骨吸收的多发部位。

3. 囊性纤维性骨炎 是少见的甲旁亢引起的骨质病变，因骨吸收区骨组织被纤维及肉芽组织代替而继发黏液变性、出血及囊变，其内富含红细胞及含铁血黄素而呈棕褐色、棕红色，又称为"棕色瘤"，多发生于甲旁亢晚期。棕色瘤常为多发，以下颌骨及长管状骨常见，也可见于椎体、髂骨、肋骨、颅骨、肩胛骨等，表现为边界清楚的溶骨性病变，也可呈膨胀性生长，发生于承重骨时则易骨折。原发性及继发性甲旁亢均可发生棕色瘤，其中慢性肾衰竭患者的棕色瘤发生率较高。棕色瘤常与甲旁亢相关的其他疾病同时存在，在病因去除后，骨损害可有一定程度的修复。

4. 甲旁亢性泌尿系统结石 甲旁亢引起血钙磷代谢失衡，血钙升高，继而形成尿路结石，常双侧发生。肾结石可呈鹿角状或斑块状，对较年轻的双侧泌尿系统结石患者，则需考虑为甲旁亢引起的可能。

（吕发金　龚贝贝）

第三节　甲状旁腺的核医学检查

甲旁亢的发生率约为 0.5/1000，其中约一半人无症状，通过血清钙筛查而发现。有症状者可能有反复肾结石、明显的高钙血症伴低磷血症、虚弱、疲乏和骨痛。正常甲状旁腺很小、位置深，大多数影像学检查难以准确定位。两对甲状旁腺通常位于甲状腺上叶和下叶的后外侧表面。80%～85% 的甲状旁腺腺瘤或增生结节与甲状腺毗邻，其余腺瘤由于异位，可能位于前上或后上纵隔、胸腺内或胸腺旁、食管旁线、颈动脉鞘附近，甚至颈动脉分叉处，还可嵌入甲状腺内。这些变异导致 5%功能亢进的甲状旁腺病变在初始外科手术中被遗漏。然而，功能亢进的腺体可以通过使用核医学技术进行功能显像，即便不在正常位置、尚未出现形态结构的变化，也可以通过功能显像定位。80%～85%的原发性甲旁亢病例是由单发或多发功能亢进性腺瘤引起的。增生占病例的 12%～15%，甲状旁腺癌占1%～3%。

一、SPECT/CT 甲状旁腺显像和定位

（一）原理及方法

铊-201（^{201}Tl）和锝-99m-甲氧基异丁基异腈（^{99m}Tc-MIBI）可以被心肌细胞、多种肿瘤组织及功能亢进的甲状旁腺组织选择性摄取，其在甲状旁腺细胞内聚集的机制可能与病变局部血流增加及组织功能亢进有关。^{201}Tl 通常以正一价阳离子存在，其生物学分布类似 K$^+$，可经细胞膜 Na$^+$, K$^+$-ATP 酶主动转运进入细胞，之后在丙酮酸激酶的活化过程和 Na$^+$, K$^+$-ATP 酶系统中替代 K$^+$，因此可在甲旁亢组织中浓聚。^{99m}Tc-MIBI 是一种脂溶性、正一价小分子化合物，进入细胞后浓聚于线粒体内。相对于周围甲状腺组织，具有更丰富的线粒体的甲旁亢细胞能浓聚更多的该显像剂。

但这些显像剂被甲状旁腺摄取是非特异性的，同时也被正常甲状腺组织摄取，所得到的影像实为两种腺体的合影。^{99m}Tc 甲状腺显像中 ^{99m}TcO$^-$只被正常甲状腺组织摄取而不被甲状旁腺摄取，因此通过计算机减影技术，从上述合影图像减去甲状腺影像即可得到甲状旁腺影像。

此外，由于 ^{99m}Tc-MIBI 能同时被正常甲状腺组织和甲旁亢组织摄取，而甲状腺组织对 ^{99m}Tc-MIBI 的清除较快，甲旁亢组织则清除较慢，因此采用延迟显像并与早期影像进行比较，也可诊断甲旁亢病灶。

1. ^{201}Tl/^{99m}TcO$^-$显像减影法　患者取仰卧位，固定头部，于肘静脉注射 ^{201}Tl 74MBq（2mCi），10 分钟后应用配备有低能高分辨率或低能通用平行孔准直器的单光子发射计算机断层成像（SPECT）进行前位甲状腺显像，累积采集 300K 计数，矩阵 128×128，患者体位及头颈部保持不动，然后再静脉注射 ^{99m}TcO$^-$ 74～185MBq（2～5mCi），15 分钟后将 SPECT 的能峰调节至 140keV，重复甲状腺显像，除采集的能峰不同外，两次采集的条件应保持一致。最后，应用计算机图像处理软件将 ^{201}Tl 甲状腺影像减去 ^{99m}TcO$^-$甲状腺影像，即得到甲状旁腺影像。也可将两种显像剂同时注射，15 分钟后应用双核素显像法同时进行采集，再做减影处理。

2. ^{99m}Tc-MIBI/^{99m}TcO$^-$显像减影法　与 ^{201}Tl/^{99m}TcO$^-$显像减影法基本相同，只是不用改变采集能峰和窗宽位置，患者体位及准直器同前，静脉注射 ^{99m}TcO$^-$ 185MBq（5mCi）10～15 分钟行甲状腺显像，然后再注射 ^{99m}Tc-MIBI 185MBq（5mCi）10～15 分钟后重复显像，将后者减去前者，即为甲状旁腺影像。注意减影时调整前、后两次显像计数密度一致。

3. ^{99m}Tc-MIBI 双时相法　显像条件与前相同。由于 ^{99m}Tc-MIBI 在正常甲状腺组织中清除较快，而在甲旁亢组织清除较慢，故静脉注射 ^{99m}Tc-MIBI 后，于 20 分钟和 60 分钟分别在甲状腺部位采集早期和延迟影像。其早期影像主要反映甲状腺组织，60 分钟残留影像可反映甲旁亢组织，此法比较简便，临床较常用。

（二）图像分析

1. **正常影像** 甲状旁腺功能正常时，由于甲状旁腺的体积较小，通过目前的显像方法一般不能被显示，因此减影处理或延迟的影像，甲状腺床区无局限性放射性浓聚影，或仅见较淡的且大致均匀的甲状腺影像。

2. **异常影像**

（1）甲状旁腺功能亢进：甲状旁腺腺瘤或增生等原因引起的甲旁亢，应用减影法或延迟显像法均可显示甲旁亢组织，病灶区呈放射性浓聚（图7-18），一般肿瘤大于300mg或肿瘤直径大于1cm时，其阳性率较高（可达90%以上），而对于较小的病灶敏感性较低。需注意各种能导致甲状腺显像出现冷（凉）结节的原因。应用^{201}Tl或^{99m}Tc-MIBI减影技术均可出现假阳性结果，此时宜选用延迟显像法；甲状腺恶性肿瘤病灶也可摄取^{201}Tl或^{99m}Tc-MIBI，并导致局限性放射性浓聚。

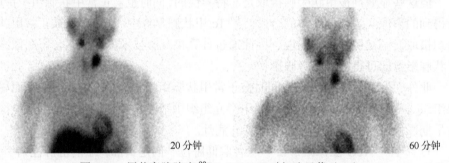

20分钟　　　　　　　　　　　60分钟

图7-18　甲状旁腺腺瘤^{99m}Tc-MIBI双时相法显像（一）

甲状腺左叶见^{99m}Tc-MIBI摄取增高区，术后病理证实为甲状旁腺腺瘤

（2）异位甲状旁腺：约10%的人有甲状旁腺异位，大多位于纵隔。在这些患者行甲状旁腺显像时，在其正常位置以外，如纵隔区或其他异位处出现局限性放射性浓聚区（图7-19）。由于^{201}Tl或^{99m}Tc-MIBI可以被多种恶性肿瘤组织选择性摄取，分析结果时应注意排除胸部疾病，尤其是肺部恶性肿瘤及其转移病灶所引起的局部放射性浓聚。

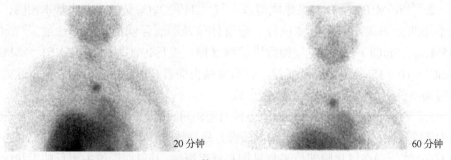

20分钟　　　　　　　　　　　60分钟

图7-19　甲状旁腺腺瘤^{99m}Tc-MIBI双时相法显像（二）

纵隔见^{99m}Tc-MIBI摄取增高区，术后病理证实为异位甲状旁腺腺瘤

二、PET/CT 甲状旁腺显像和定位

（一）显像剂与显像原理

胆碱是细胞膜的重要组成成分，其摄取和利用可反映细胞的增殖情况，因而经核素标记的胆碱可被异常增殖的肿瘤细胞摄取。胆碱最初是作为一种新型的肿瘤阳性显像剂，后来偶然发现甲状旁腺腺瘤等甲旁亢疾病可以摄取[18]F-氟甲基胆碱（[18]F-FCH），可能是腺瘤或增生组织中细胞增殖或代谢增加，导致胆碱摄取增加，然后胆碱经胆碱激酶磷酸化后被捕获，形成磷脂酰胆碱。因此，胆碱激酶活性上调导致 ^{18}F-FCH 摄取增强。基于这一可能的机制，[18]F-FCH 被用于诊断和定位甲状旁腺腺瘤。它可被甲旁亢组织所摄取，故能准确定位病灶，敏感度高于常规超声及 SPECT/CT 显像，尤其对于多发性腺体疾病及异位甲状旁腺的准确定位有明显优势。

（二）显像方法

受检者经静脉注射 111MBq（3mCi）[18]F-FCH，分别在休息 10 分钟及 60 分钟后使用 PET/CT 进行颈部和上纵隔区域的 CT 图像采集，采集参数：120kV，25mA，层厚 5mm，矩阵 256×256；随后立即采集相应区域的 PET 图像（2 床位，3～5 分钟/床位）。图像分析将在专业工作站上执行，包括迭代重建、衰减校正等后期处理。[18]F-FCH PET/CT 通常采集 5 分钟早期图像及 60 分钟晚期图像，两次显像结合，可提高敏感度与准确性。

（三）图像分析

1. 正常影像　正常甲状旁腺组织体积小、重量轻，细胞活性相对较低，故一般不显影。

2. 异常影像　存在于甲状腺区域或上纵隔的局灶性摄取一般为甲状旁腺病灶，如甲旁亢、异位甲状旁腺等。

对于存在异常摄取的病灶，通常获取相关半定量测量参数，如标准化摄取值的最大值 SUV_{max} 和峰值 SUV_{peak}。正常甲状旁腺常因为腺体较小，相关参数较难获得，而在甲状腺中 ^{18}F-FCH 摄取率很低，几乎总是低于甲状旁腺组织的摄取率，故一般取甲状腺的各参数作为对照，计算甲状旁腺病灶与甲状腺的比值（P/T）。所有病灶无论是早期（5 分钟）还是晚期（60 分钟）显像均可明确显示，但在晚期影像上病灶与背景、病灶与甲状腺的对比更明显。

（1）甲旁亢：[18]F-FCH PET/CT 一般表现为甲状旁腺区域明确的局灶性摄取，国内外文献多有报道，[18]F-FCH PET/CT 较 ^{99m}Tc-MIBI SPECT/CT 诊断甲旁亢敏感度更高（图 7-20）。其中，甲旁亢可分为原发性及继发性，[18]F-FCH PET/CT 分别

在两种亚型中都表现出极高的敏感度和特异度。PET/CT 理论上较 SPECT/CT 及超声可识别更小的病灶，因此 ^{18}F-FCH PET/CT 定位效果更好。但已知各种恶性肿瘤和一些良性疾病中都会出现 ^{18}F-FCH 摄取增加，故可能出现假阳性结果。例如，部分甲状腺结节会有 ^{18}F-FCH 摄取，而导致假阳性。

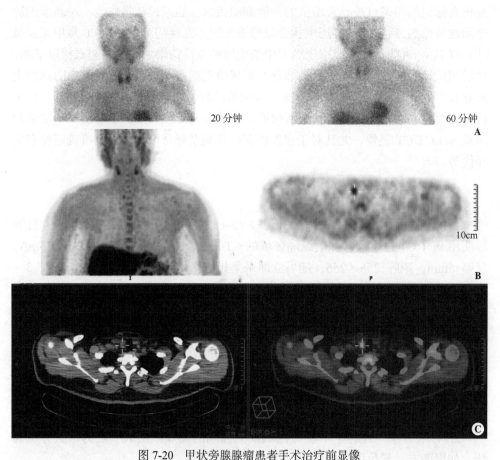

图 7-20　甲状旁腺腺瘤患者手术治疗前显像
A. ^{99m}Tc-MIBI 双时相法显像，未见甲状旁腺腺瘤或亢进的甲状旁腺组织显影；B、C. ^{18}F-FCH PET/CT 显像，可见甲状腺右叶后下方异常放射性摄取，经手术治疗后，病理证实为甲状旁腺腺瘤

（2）异位甲状旁腺：发生部位多变且不典型，出现功能亢进时容易造成临床漏诊、误诊，导致不必要的多次手术。常规影像学检查常由于异位病灶位置较深、与淋巴结鉴别困难等原因，诊断价值有限。^{18}F-FCH 可特异地被功能亢进的异位甲状旁腺组织摄取，在周围组织较低的 ^{18}F-FCH 本底分布中更为明显。但 ^{18}F-FCH 可被炎性淋巴结及唾液腺生理性高摄取，可能会导致异位甲状腺的假阳性结果，故需先区分生理性摄取。如果异位病灶距离生理性摄取部位较近，异位病灶显示

不清，可能造成假阴性结果。

三、临床意义

（一）甲旁亢的诊断

在临床上，甲旁亢以甲状旁腺激素分泌过多，伴有血钙浓度增高为特征。约90%的患者由甲状旁腺实质性良性腺瘤引起，极少数由甲状旁腺增生、慢性肾衰竭、软骨症和甲状旁腺癌引起。甲状旁腺腺瘤的重量可达 100mg 至 20g，甲状旁腺显像诊断的阳性率取决于瘤体的大小，大于 1.5g 者阳性率可达 100%，并可诊断异位甲状旁腺腺瘤（常位于纵隔），但对于较小的腺瘤容易漏诊，对增生的诊断阳性率也较低。[18]F-FCH PET/CT 与传统核素显像相比的优点是分辨率更高、采集时间更短、准确性更高，但由于其显像成本较高，在开展之初通常被作为二线检查。随着 PET/CT 的普及，[18]F-FCH PET/CT 也逐渐成为大部分甲状旁腺疾病的首选检查（图 7-21）。CT、MRI 和超声显像也是诊断甲状旁腺腺瘤的非创伤性检查手段，但上述三种成像方式的成像部位较局限且只能提供大体结构形态的信息，不能提供功能状态信息，因此对异位甲状旁腺腺瘤的定位诊断准确性有限。

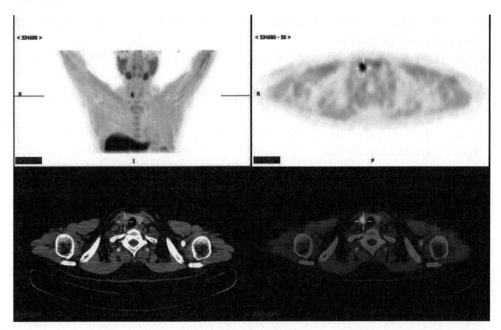

图 7-21　[18]F-FCH PET/CT 显像，可见甲状腺右叶后下份异常放射性摄取，经手术治疗后病理检查证实为甲状旁腺腺瘤

（二）甲旁亢的术前与术中定位

目前，手术是甲状旁腺腺瘤的有效治疗手段，手术前进行甲状旁腺显像不仅可以提供腺瘤位置、大小的信息，还可以了解其功能状态，对于指导手术有重要意义，对疑有甲状旁腺异位者更为重要。通过高灵敏度 γ 射线探测仪于术中实时探测功能亢进的甲状旁腺病灶，尤其是容易漏诊的微小病灶及异位病灶，能帮助外科手术实现更精准的定位和更完整的切除。术前及术中定位均有助于缩小探测范围、缩短手术时间，以及降低手术风险和减少并发症发生。

（三）异位甲状旁腺的定位

异位甲状旁腺可见于纵隔内、气管和食管间、颌下等部位。影像学表现为相应部位单发或多发显像剂浓聚，其中单发更为常见。诊断异位甲状旁腺时，纵隔等部位出现的局限性显像剂浓聚应注意与肺部恶性肿瘤及其转移病灶等相鉴别。

（庞　华　许　璐）

参 考 文 献

常婷，王燕，李艺，等，2015. 甲状旁腺病变的超声诊断及多种影像学对比分析. 中国介入影像与治疗学，12（2）：98-101.

杜文泽，陈乐，吴晓云，等，2017. 高精细血流联合弹性成像技术在继发性甲旁亢症中的诊断价值. 中国临床医生杂志，45（8）：50-52.

葛喜凤，张丽，崔立刚，等，2021. 甲状旁腺肿物超声误漏诊分析. 中国超声医学杂志，37（8）：937-940.

官忠燕，丰宇芳，候英勇，2016. 伴肉瘤分化的甲状旁腺癌 1 例临床病理学分析. 临床与实验病理学杂志，32（2）：219-222.

郭良云，刘炜佳，刘燕娜，等，2020. 超声弹性成像技术在鉴别诊断甲状旁腺增生和腺瘤中的应用价值. 中国超声医学杂志，36（11）：976-979.

郭为衡，2017. 甲状旁腺及其相关疾病的超声表现. 中国医学影像学杂志，25（8）：625-627.

金广湖，2018. 高频超声、超声造影及超声弹性检查甲状旁腺的影像特征探讨. 影像研究与医学应用，2（10）：16-17.

井晓燕，2021. 高频超声、超声造影及超声弹性检查甲状旁腺的影像特征. 中国保健营养，31（10）：282-285.

李建初，张缙熙，1994. 异位甲状旁腺腺瘤及增生的超声诊断（附10例分析）. 中国医学影像技术，10（1）：23-24.

李泉水，2017. 浅表器官超声医学. 2 版. 北京：科学出版社.

梁星新，杜联芳，2015. 正常甲状旁腺的超声影像特征分析. 临床超声医学杂志，17（12）：813-816.

刘赫，姜玉新，张缙熙，2004. 超声对甲状旁腺功能亢进症的诊断价值. 中华超声影像学杂志，

21（8）：581-584.

刘丽敏，2016. 超声新技术评价甲状腺结节性质的研究进展. 现代医药卫生，32（1）：72-74.

孟晓暄，梁蕾，卢一艳，等，2018. 不同程度继发性甲状旁腺功能亢进的超声及剪切波弹性成像特征研究. 中国超声医学杂志，34（5）：399-403.

孙钰，曹军英，毕名森，等，2019. 超声弹性成像对继发性甲状旁腺增生诊断价值. 临床军医杂志，47（6）：558-561.

陶晓峰，刘畅，付明杰，等，2013. 甲状旁腺占位性病变诊治进展. 中华耳鼻喉头颈外科杂志，48（9）：777-780.

汪静，2013. 核医学诊断设备及其应用. 西安：第四军医大学出版社.

王荣福，安锐，2018. 核医学.9版. 北京：人民卫生出版社.

熊剑丁，饶殉坚，谢海涛，等，2021. 高频彩超在继发性甲状旁腺功能亢进症外科治疗中的应用. 中国当代医药，28（26）：77-79.

张俊花，沈江晃，吕京敏，2019. 正常甲状旁腺超声图像特点及位置分析. 临床超声医学杂，21（7）：540-543.

赵朕龙，魏莹，曹晓静，等，2021. 超声造影评估继发性甲状旁腺功能亢进症结节功能. 中国介入影像与治疗学，18（10）：583-586.

周汝环，张雁冰，李坤均，等，2021. 甲状旁腺囊肿 1 例及文献回顾. 安徽卫生职业技术学院学报，20（2）：135-136.

Agha A, Hornung M, Rennert J, et al., 2012. Contrast-enhanced ultrasonography for localization of pathologic glands in patients with primary hyperparathyroidism. Surgery，15l（4）：580-586.

Agha A, Hornung M, Stroszczynski C, et al., 2013. Highly defficient localization of pathological glands in primary hyperparathyroidism using contrast-enhanced ultrasonography（CEUS）in comparison with conventional unltrasonography. J Clin Endocdnol Metab, 98（5）：2019-2025.

Akerström G, Malmaeus J, Bergström R, 1984. Surgical anatomy of human parathyroid glands. Surgery，95（1）：14-21.

Al-Hassan MS, Mekhaimar M, El Ansari W, et al., 2019. Giant parathyroid adenoma：a case report and review of the literature. J Med Case Rep，13（1）：332.

Broos WAM, Wondergem M, van der Zant FM, et al., 2019. Dual-time-point ^{18}F-fluorocholine PET/CT in parathyroid imaging. J Nucl Med, 60（11）：1605-1610.

Cuderman A, Senica K, Rep S, et al., 2020. ^{18}F-Fluorocholine fluorocholine PET/CT in primary hyperparathyroidism：superior diagnostic performance to conventional scintigraphic imaging for localization of hyperfunctioning parathyroid glands. J Nucl Med, 61（4）：577-583.

Grimaldi S, Young J, Kamenicky P, et al., 2018. Challenging pre-surgical localization of hyperfunctioning parathyroid glands in primary hyperparathyroidism：the added value of 18F-Fluorocholine fluorocholine PET/CT. Eur J Nucl Med Mol Imaging，45（10）：1772-1780.

Hope TA, Graves CE, Calais J, et al., 2021. Accuracy of ^{18}F-fluorocholine fluorocholine PET for the detection of parathyroid adenomas：prospective single-center study. J Nucl Med, 62（11）：1511-1516.

Liddy S, Worsley D, Torreggiani W, et al., 2017. Preopemtive imaging in primary hyperparathyroidism：literature review and recommendations. Can Assoc Radiol J，68（1）：47-55.

Machado NN，Wilhelm SM，2019. Parathyroid cancer：a review. Cancers，11（11）：1676-1681.

Margaret C，Thaira O，Tamar CB，et al.，2017. Distinguishing parathyroid and thyroid lesions on ultrasound-guided fine-needle aspiration：a correlation of clinical data, ancillary studies, and molecular analysis. Cancer Cytopathol，9（7）：674-682.

Mohamed SA，Menatalla M，Walid El，et al.，2019. Giant parathyroid adenoma: a case report and review of the literature. J Med Case Rep, 13（41）:332-341.

Ramas A，Jakubovic-Cičkisic A，Umihanic S，et al.，2019. Correlation between the parathyroid glands size and parathormones value in patients with hyperparathyroidism. MED ARCH, 73（4）:249-252.

Whitman J，Allen IE，Bergsland EK，et al.，2021. Assessment and comparison of ^{18}F-fluorocholine PET and ^{99m}Tc-sestamibi scans in identifying parathyroid adenomas：a Meta-analysis. J Nucl Med，62（9）：1285-1291.

Yao XA，Wei BJ，Jiang T，et al.，2019. The characteristics of clinical changes in primary hyperparathyroidism in Chinese patient. J Bone Miner Metab，37（2）：336-341.

第二篇

甲状旁腺功能增强性病变与甲状旁腺肿

第八章 甲状旁腺功能增强

甲状旁腺功能增强（parathyroid hyperfunction），又称亚临床甲状旁腺功能亢进症（subclinical hyperparathyroidism，SCHT），简称亚临床甲旁亢，是指没有明显临床症状或症状不确切、不特异，虽然血清钙和甲状旁腺激素（PTH）在正常范围内，但血清PTH高于生理水平（25pg/ml），仅由实验室检查结果而诊断的甲状旁腺疾病。各种原因刺激的甲状旁腺增生和甲状旁腺肿大可导致甲状旁腺功能增强，分泌过多（超过生理水平）的PTH，使骨吸收增强，继而引起骨代谢紊乱和钙磷代谢紊乱等全身性疾病，易继发骨量流失、转移性血管钙化和全身迁徙性异常钙质沉着等相关疾病，影响患者的生活质量和预后。甲状旁腺功能增强最常见的原因是钙摄入不足和（或）维生素D缺乏/不足（CVI）所致负钙平衡，同时甲状旁腺功能增强也是慢性肾脏病（CKD）患者最常见的并发症之一。甲状旁腺增生、肿大及其功能增强在人群中的发病率较高，起病较为隐匿，是一种被严重忽视的常见病；人们对其普遍认识不足，因而危害性较大，临床应加强对其筛查、诊断与防治。

一般认为，原发性甲状旁腺功能亢进症（简称原发性甲旁亢）是甲状旁腺自身导致的病变，不可防、不可控。笔者在临床实践中发现，人群中临床诊断的部分原发性甲旁亢并非原发，可能与CVI所致负钙平衡而引起的甲状旁腺增生、肿大和甲状旁腺功能增强相关，是有病因，可防、可治（内科治疗）的，对其积极预防和早期诊治至关重要。

一、病因

（一）CVI所致负钙平衡相关甲状旁腺功能增强

1. 钙摄入不足　成人钙（元素钙）的推荐摄入量为800mg/d，绝经后女性和老年人为1000mg，而每日从饮食中获取的钙仅约400mg，因此需额外补充400～600mg，随着年龄增长，更应每日坚持钙的均衡补充。缺钙在人群中已成为较普遍的现象。日常饮用水的选择也影响着钙的摄入和吸收。

（1）饮用煮沸过的水的习惯使人体对钙的摄入减少：饮用煮沸过的水是我国大众的一种生活习惯，可减少一些感染性疾病的风险，但水加热后pH升高，溶解钙镁等离子的能力降低，部分矿物质沉淀析出形成水垢（以碳酸钙和氢氧化镁为主），降低了水中钙镁等有益元素的含量，使人体对其吸收减少。笔者团队任选重庆市某家庭自来水取样检测发现钙离子浓度约 276mg/L，而煮沸 1 分钟、3 分钟、5 分钟、10 分钟、20 分钟、30 分钟、60 分钟及保温 12 小时后钙离子浓度分别为 216mg/L、178mg/L、152mg/L、132mg/L、87mg/L、66mg/L、21mg/L、2mg/L。由此可见，长期饮用煮沸过久或保温过久的开水将明显减少人体对钙镁等离子的吸收。

（2）纯净水等的饮用进一步降低人体对钙的吸收：水的硬度是指溶解在水中的钙盐与镁盐含量的多少，不含或含量少的称为软水，含量多的称为硬水。不同国家、地区或组织对饮用水硬度限值的标准（以碳酸钙计）并不一致：中国 450mg/L，欧盟 600mg/L，WHO 500mg/L；因硬水中高含量的钙镁对人体并无明显害处，仅对生产、生活产生影响，因而美国对饮用水的硬度限值并无要求。饮用硬水是人们补充钙镁等矿物质成分的一种重要渠道。有报道，长期饮用硬水人群的泌尿系统结石和心血管疾病等发生风险降低。研究显示，饮用 450mg/L 以上的硬水，部分人群短期内可能出现胃肠道反应，但一段时间后即可适应耐受。目前，很多人习惯饮用瓶装、桶装的纯净水或矿泉水，而纯净水的硬度几乎为 0。笔者团队对市场售卖的 7 种矿泉水进行检测发现，它们的钙离子浓度分别为 6mg/L、14mg/L、42mg/L、55mg/L、67mg/L、78mg/L 及 82mg/L，远低于自来水或短时间煮沸过的水中钙离子的浓度。矿泉水尤其是纯净水，少量饮用可以，若长期作为主要饮用水，而不注意加强额外钙镁补充，不但不能为人体充分补充矿物盐，反而会溶解体内的钙镁等有益元素，导致负钙平衡等。

2. 维生素 D 缺乏/不足　已成为世界性公共健康问题，有近 50% 的人口存在维生素 D 缺乏/不足，癌症患者中比例更高。维生素 D 缺乏/不足会影响钙的吸收，加之钙摄入不足导致低血钙和负钙平衡，引起相关甲状旁腺增生、肿大，导致甲状旁腺功能增强。若不积极干预、任其发展，将演变为 CVI 相关甲旁亢或三发性甲旁亢（目前多被混淆为"原发性甲旁亢"）。

（二）慢性肾脏病相关甲状旁腺功能增强

1. 钙磷代谢紊乱　除了与普通人群一样，有 CVI 所致负钙平衡相关甲状旁腺功能增强外，慢性肾脏病本身也很容易出现高磷低钙等钙磷代谢紊乱。慢性肾脏病患者的甲状旁腺长期受低血钙、低血镁和高血磷的刺激，容易增生、肿大和分泌超过生理量的 PTH。

2. 维生素 D 摄入和合成障碍　慢性肾脏病患者饮食摄入及皮肤合成维生素 D 均有所减少。人体内活性维生素 D（骨化三醇）主要由肾脏产生，慢性肾脏病患者骨化三醇合成减少，维生素 D 受体的数量和功能也明显下降，导致骨化三醇对甲状旁腺的抑制作用减弱，增加了 PTH 的分泌量。同时，活性维生素 D 减少，又可使骨对 PTH 发生不同程度的抵抗，甲状旁腺因此代偿性分泌增加，导致甲状旁腺增生、肿大及甲状旁腺功能增强和继发性甲旁亢。

二、发生机制、转归及危害

长期 CVI、高磷血症或钙排泄增加等因素致血钙降低，使机体长期处于负钙平衡状态。正常情况下，PTH 与血中钙离子浓度之间呈负反馈关系：血钙降低可刺激 PTH 分泌，血钙升高则抑制 PTH 释放，维持血钙磷平衡；长期负钙平衡或相对低血钙水平将刺激甲状旁腺增生、肿大，致甲状旁腺功能增强，并可逐渐演变为继发性甲旁亢。前瞻性研究显示，每日膳食钙摄入量最高组（平均 1070mg/d）比膳食钙摄入量最低组（平均 443mg/d）发生甲旁亢的风险降低 44%，而进行钙剂补充后，每日钙摄入量最高组（平均 1794mg/d）比钙摄入量最低组（平均 522mg/d）发生甲旁亢的风险降低 59%。在甲状旁腺功能增强或亢进的过程中，超过生理水平的 PTH 分泌，使骨骼中的钙不断释放入血，致骨量下降、骨质疏松；钙盐不断从骨质中流失，导致转移性血管钙化和全身迁徙性异常钙质沉着，如过多的血钙由肾脏排出体外，加之钙磷乘积异常和酸碱环境改变等原因，使尿液中钙盐析出、沉淀并形成结石。以上病情处于可逆阶段时，可经积极补充钙剂和（或）维生素 D 等逆转，使甲状旁腺功能增强或亢进恢复至正常；但若任其发展，将进一步致甲状旁腺过度增生，转变成能自主分泌 PTH 的增生或腺瘤，即演变成三发性甲旁亢（目前多被误诊为原发性甲旁亢）（图 8-1）。

三、临床表现

甲状旁腺功能增强分为轻度（PTH 25～40pg/ml）和重度（PTH 40～65pg/ml）。本病可见于任何年龄人群，起病缓慢，临床表现多样，症状和体征多源于骨骼肌肉系统和泌尿系统的病变、全身迁徙性异常钙质沉着和转移性血管钙化引起的病变，或为短暂性或持续性高钙血症引起的表现。此类患者因 PTH 分泌超过生理水平，骨骼中的钙不断释放入血，引起全身骨量下降（骨骼脱钙病变及骨膜下骨吸收），导致全身肌肉骨关节疼痛和不适、身高变矮、驼背、骨质疏松、骨折、骨质增生、骨赘形成等病变；钙盐不断从骨质中流失，导致全身迁徙性异常钙质沉着（如肾实质广泛钙盐沉积、泌尿系统结石、前列腺结石、胆结石等）和转移性血管钙化（可导致动脉斑块、血管硬化狭窄、高血压及其他心脑血管病变等）。肾钙质沉着症（nephrocalcinosis）和反复发作的肾结石可导致肾功能逐渐减退，最终可引起肾功能不全甚至尿毒症。部分患者还可有口腔溃疡反复发作、毛囊炎、焦虑、抑郁和睡眠障碍等表现。

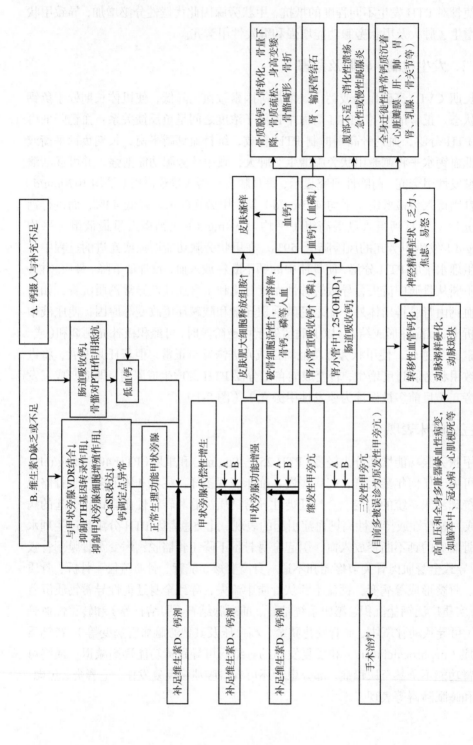

图 8-1 钙摄入不足和（或）维生素 D 缺乏不足所致相对低血钙所前引起的甲状旁腺功能增强和亢进机制

VDR. 维生素 D 受体；CaSR. 钙敏感受体

1. 低钙血症 患者常于夜间、午后、久未进食、饮大量碳酸饮料或受凉后出现低钙血症表现，常出现口周和指（趾）尖麻木及针刺感、肌肉痉挛、手足搐搦、心律失常等症状。慢性缺钙可致皮肤干燥、脱屑、瘙痒，指甲易脆和毛发稀疏等。部分患者尚有抑郁及认知功能减退。低钙血症还可引起窦性心动过速、心律不齐及房室传导阻滞，心电图典型表现为 QT 间期和 ST 段明显延长，有时可出现心动过速。

2. 骨骼肌肉系统病变 早期可表现为骨膜下骨吸收和骨骼脱钙病变，进一步发展可出现松质骨明显骨量流失，部分皮质骨和软骨增生、钙化和骨赘形成，多发生于腰背、胸胁、四肢和骶髋部，可出现肌肉痉挛、手足搐搦、骨痛、全身肌肉及骨关节疼痛不适、骨量下降、身高变矮、驼背，甚至骨质疏松、纤维性骨炎、脆性骨折和病理性骨折。

3. 泌尿系统病变 主要表现为泌尿系统结石或肾实质钙盐沉积，长期作用可导致肌酐升高和肾功能损害，甚至肾衰竭。

4. 转移性血管钙化 患者早期多无明显症状或症状不典型，多在体检行胸腹部 CT（X 线）或血管彩超检查时发现动静脉钙化、动脉内膜增厚、血管斑块或硬化等转移性血管钙化，还可有高血压、冠心病、心肌梗死、心律失常、脑缺血、腔隙性脑梗死、脑血栓等表现。

5. 全身钙质沉着 患者除有泌尿系统结石和肾钙质沉着外，钙质沉着还可发生于皮肤、软组织、关节软骨、骨皮质、角膜、鼓膜、血管及前列腺、肺、心脏瓣膜、胃、胰腺等，导致多器官功能障碍及病变。皮肤（真皮或皮下组织）钙质沉着可引起丘疹、结节或肿块，有时可伴皮肤瘙痒或局部破溃。

6. 高钙血症 此类患者的早期可逆阶段多表现为负钙平衡和相对低血钙表现，当血钙降低明显时又反过来刺激功能增强或亢进的肿大甲状旁腺分泌超过生理水平的 PTH，使骨骼释放大量钙入血，导致短暂性高钙血症，因而在病变早期低钙血症与短暂性高钙血症常交替出现。当增生、肿大的甲状旁腺进一步发展时，将导致持续性高钙血症。高钙血症的临床表现涉及多个系统，并与血钙升高幅度和速度及患者的耐受程度相关，可表现为乏力、记忆力减退、情绪不稳定、淡漠、抑郁、睡眠障碍、腹痛、便秘、消化性溃疡、血压升高和心律失常等。心电图典型表现为 ST 段缩短或消失、QT 间期缩短，其他心电图表现有心律不齐、室性心动过速、窦性心动过缓、T 波倒置、传导阻滞、异位心律等。

四、诊断

（一）维生素 D 缺乏/不足的诊断

机体维生素 D 的状态可分为：①维生素 D 缺乏，血清 25-(OH)D＜20ng/ml

[其中血清 25-(OH)D＜10ng/ml 为严重缺乏]；②维生素 D 不足，血清 25-(OH)D 20～30ng/ml；③维生素 D 充足，血清 25-(OH)D 30～100ng/ml。

（二）现行血钙、碳酸氢根及 PTH 正常值范围需调整

现行血钙正常值范围为 2.11～2.52mmol/L，实际包含了较多血钙偏低的人群，其正常值下限应在 2.35～2.40mmol/L，而与之对应的 PTH 正常值（12～88pg/L）上限应下调：PTH 25～65pg/L 者考虑为甲状旁腺功能增强（其中 PTH 40～65pg/L 者为重度），PTH≥65pg/L 考虑为甲旁亢。同时，血碳酸氢根正常值范围偏低，应上调。研究显示，年龄 55～70 岁、无骨质疏松的 311 名加拿大社区健康居民的血钙平均值为 2.4mmol/L，PTH 平均值为 22.1pg/L，25-(OH)D 平均值为 31.4ng/ml，但该研究未除外骨量下降人群。可以推测，如果把骨量下降者排除，该研究群体完全骨健康者的血钙平均值应在 2.4mmol/L 以上，PTH 平均值应在 22.1pg/L 以下，这与笔者的临床观察基本一致。

（三）甲状旁腺功能增强的诊断

甲状旁腺功能增强的诊断主要根据病史或生活史（是否接受充足的日光照射或维生素 D 制剂补充、有无肝肾病变影响体内活性维生素 D 的合成、日常饮食的钙摄入量或补充是否充足等）、临床表现、血液学指标及影像学检查结果明确。此类患者的早期症状常不明显，多需通过甲状旁腺超声筛查和根据血液学骨代谢指标早期定性诊断，因此定期体检筛查非常重要。笔者建议将骨代谢指标和甲状旁腺超声检查纳入健康体检指标筛查，普通人群每年进行一次血清 25-(OH)D、钙镁磷氯、碳酸氢根、PTH 和降钙素等骨代谢指标检测，以及甲状旁腺超声、骨密度和骨钙 CT 检查，必要时行甲状旁腺发射计算机断层显像（ECT）和 PET/CT 等检查。对有全身肌肉骨关节疼痛、骨量下降、身高变矮、驼背、骨质疏松、骨折、骨质增生、骨赘形成、尿路结石、全身迁徙性异常钙质沉着和血管钙化、胃肠道疾病、复发性胰腺炎、记忆力和情绪改变、焦虑、抑郁、睡眠障碍及反复发作的口腔溃疡等表现者，尤其应加强上述指标的筛查。

五、治疗

甲状旁腺功能增强诊断确立后，应积极补充钙剂和维生素 D 并接受充足的日光照射以促进皮肤合成维生素 D。在此基础上，肝功能障碍者应适当补充骨化三醇，肾功能障碍者应补充骨化三醇或阿法骨化醇，尽快使甲状旁腺功能恢复正常。甲状旁腺肿和甲状旁腺功能增强重在预防和早期筛查诊治，应在监测血钙镁磷氯、碳酸氢根、25-(OH)D、PTH、降钙素等骨代谢指标，以及进行甲

状旁腺超声、骨密度、骨钙 CT 检查，钙负荷试验等基础上，及时补充维生素 D 和钙剂（表 8-1）。

表 8-1　钙、维生素 D 及双膦酸盐的剂量推荐应用方案

药物	推荐剂量及应用方案
钙	骨健康的成人每日钙（元素钙）摄入量为 800mg
	骨健康的绝经后女性和老年人为 1000mg，老年人平均每日从饮食中获取钙 400mg，故平均每日补充的元素钙量为 400～600mg，骨量流失和负钙平衡者应根据钙负荷试验结果指导个体化治疗
维生素 D	6000IU/d 或 50 000IU/周的维生素 D_2 或维生素 D_3 8 周，以使血 25-(OH)D 水平达到 30ng/ml 以上，之后以 1500～2000 IU/d 维持
	维生素 D 缺乏或不足者可维生素 D_2 肌内注射，一次 30 万～60 万 IU，病情严重者可在 2～4 周后重复注射。对于维生素 D 缺乏和钙摄入不足相关甲旁亢，还可给予骨化三醇冲击治疗
降钙素	鲑鱼降钙素 50IU 或依降钙素 10IU 隔日皮下注射，每年持续 2～4 周；也可应用鲑鱼降钙素鼻喷剂经鼻吸入
双膦酸盐	口服：阿仑膦酸钠，服用时应注意饮食要求，同时在服用后要保持直立体位
	静脉给药：骨质疏松较重者，静脉双膦酸盐推荐使用方法为唑来膦酸 5mg，每 12 个月静脉滴注 1 次，恶性肿瘤骨转移患者唑来膦酸 4mg，每月静脉滴注 1 次
地舒（诺）单抗	骨折高风险或极高风险的骨质疏松症患者，还可应用地舒（诺）单抗 60mg，每 6 个月皮下注射 1 次，骨转移患者地舒（诺）单抗 120mg，每月皮下注射 1 次

六、甲状旁腺功能增强患者积极筛查防治的临床意义

在普通人群中常规进行钙镁磷氯、碳酸氢根、25-(OH)D 及 PTH 等骨代谢指标和甲状旁腺超声检查，加强对甲状旁腺增生、肿大和功能增强患者筛查防治具有以下临床意义：①甲状旁腺肿和甲状旁腺功能增强概念的提出可使 CVI 所致负钙平衡相关继发性甲旁亢（negative calcium balance associated secondary hyperparathyroidism，NCBASHPT）的防治明显提前，从而显著减少继发性甲旁亢和所谓原发性甲旁亢（实际为三发性甲旁亢）的发生。②甲状旁腺功能增强导致的泌尿系统结石及全身迁徙性异常钙质沉着和转移性血管钙化的根本原因是 PTH 分泌超过生理水平，破坏了骨骼，使骨骼中的钙盐等释放入血，而甲状旁腺功能增强即存在 PTH 分泌过多（超过生理水平），加强对甲状旁腺增生、肿大和功能增强的防治可大幅减少泌尿系统结石的发生，避免出现顽固性肾结石和肾功能损伤；同时减少迁徙性异常钙质沉着和转移性血管钙化导致的大血管病变（如动脉硬化、斑块或闭塞）、冠心病、脑卒中、高血压、血管闭塞致肢体及全身多脏器缺血坏死等。③双能 X 线骨密度检测 T 值下降 1.0 个标准差，相当于骨量丢失 10%～12%。

我国骨量下降（T 值在 –2.5～–1.0）和骨质疏松（T 值≤–2.5）人口近 3 亿，骨质丢失 10%～12% 而双能 X 线骨密度检测显示正常（T 值＞–1.0）的人数将更多。此类人群伴随骨质丢失和血钙变化，将出现甲状旁腺功能增强或亢进的表现，因而加强对其诊治不仅有利于骨量下降和骨质疏松、身高变矮或驼背、全身骨关节肌肉疼痛、骨折、骨质增生、骨赘形成、骨外伤的防治，还有利于骨质丢失人群的早期发现和防治。④甲状旁腺功能增强概念的提出，血钙、血碳酸氢根和 PTH 及甲状旁腺大小的超声测值等正常值范围的修正和监测，以及骨钙 CT 的临床应用可更精确地指导钙剂和维生素 D 等的补充。

（孔令泉　王　泽）

参 考 文 献

崔铭，王鸥，廖泉，2020. 原发性甲状旁腺功能亢进症诊断及手术治疗进展. 协和医学杂志，11（4）：395-401.

戴威，孔令泉，吴凯南，2018. 甲状旁腺功能亢进症的诊断与治疗进展. 中华内分泌外科杂志，12（1）：82-84.

戴威，孔令泉，吴凯南，2019. 乳腺癌伴随疾病全方位管理之骨健康管理. 中国临床新医学，12（2）：145-149.

戴威，卢林捷，孔令泉，等，2017. 甲状旁腺功能亢进症合并甲状腺乳头状癌三例报道. 中华内分泌外科杂志，11（1）：86-87.

戴威，武赫，孔令泉，等，2018. 甲状腺结节入院后确诊为合并无症状原发性甲状旁腺功能亢进症二例. 中华内分泌外科杂志，12（4）：348-349.

孔令泉，李姝，李浩，等，2021. 关注甲状旁腺功能增强和正常血钙型原发性甲状旁腺功能亢进症的防治. 中华内分泌外科杂志，15（1）：5-9.

孔令泉，吴凯南，2021. 乳腺肿瘤内分泌代谢病学. 北京：科学出版社.

孔令泉，吴凯南，厉红元，2020. 关爱甲状旁腺健康——肾病、骨病与尿路结石患者必读. 北京：科学出版社.

孔令泉，吴凯南，厉红元，2021. 乳腺肿瘤骨代谢病学. 北京：科学出版社.

孔令泉，伍娟，田申，等，2020. 关注乳腺癌患者维生素 D 缺乏/不足及相关甲状旁腺功能亢进症的防治. 中华内分泌外科杂志，14（5）：353-357.

孔令泉，邹宝山，李浩，等，2019. 肾性继发性甲状旁腺功能亢进患者甲状旁腺切除术后并发甲状腺毒症的防治. 中华内分泌外科杂志，13（4）：265-268.

李姝，邹宝山，孔令泉，等，2019. 纳米碳负显像技术在一例慢性肾脏病继发性甲状旁腺功能亢进患者手术中的应用. 中国临床新医学，12（7）：789-790.

廖祥鹏，张增利，张红红，等，2014. 维生素 D 与成年人骨骼健康应用指南（2014 年标准版）. 中国骨质疏松杂志，20（9）：1011-1030.

Andersson P, Rydberg E, Willenheimer R, 2004. Primary hyperparathyroidism and heart disease—a review. Eur Heart J, 25（20）：1776-1787.

Chen Y, Zhao X, Wu H, 2020. Arterial stiffness: a focus on vascular calcification and its link to bone mineralization. Arterioscler Thromb Vasc Biol，40（5）：1078-1093.

Dimkovic NB，Wallele AA，Oreopoulos DG，2002. Renal stone disease，elevated iPTH level and normocalcemia. Int Urol Nephrol，34（1）：135-141.

Ganesan C，Weia B，Thomas IC，et al.，2020. Analysis of primary hyperparathyroidism screening among us veterans with kidney stones. JAMA Surg，155（9）：861-868.

Li H，Xu Z，Kong LQ，2020. High-dose vitamin D supplementation and bone health. JAMA，323（1）：92-93.

第九章　甲状旁腺肿与甲状旁腺增生

一、病因与发病机制

甲状旁腺肿大，简称甲状旁腺肿（parastruma，accessory goiter），是指不同原因引起的一侧或两侧慢性甲状旁腺增生、肿大。CVI 是甲状旁腺增生和单纯性甲状旁腺肿的主要病因。缺钙在人群中已是较普遍的现象。维生素 D 缺乏/不足也已成为世界性公共健康问题，有近 50%的人口存在维生素 D 缺乏/不足，癌症患者中此比例更高。长期维生素 D 缺乏/不足将影响钙的吸收，加之钙摄入不足导致低血钙和负钙平衡，血钙浓度下降 0.025mmol/L，就会刺激 PTH 的分泌明显增加。多种原因引起的长期负钙平衡和低钙刺激将导致甲状旁腺增生、肿大，这种肿大在早期实际上是甲状旁腺的代偿性肿大，经过维生素 D 和钙剂的足量补充，大多可逐渐恢复。若未经及时治疗，病变继续发展，甲状旁腺将进一步增生、肿大，甚至形成腺瘤或癌变；甲状旁腺也由生理功能正常逐渐发展成功能增强、可逆转的继发性甲旁亢，甚至演变成功能不可逆转的三发性甲旁亢（目前多被误诊为原发性甲旁亢）。

另外，部分甲状旁腺增生和甲状旁腺肿患者有家族史，系常染色体显性遗传，有的患者发病可能与颈部受 X 线辐射有关，有报道与生长因子的异常表达也有关。

二、危害及临床表现

甲状旁腺肿患者的甲状旁腺可有不同程度的增生和肿大，彩超示甲状旁腺长径一般大于 4mm。本病起病隐匿，可发生于任何年龄和性别，临床表现多样，部分患者无明显症状。多数患者伴有负钙平衡和低钙引起的甲状旁腺功能增强或临床甲旁亢的表现，如全身或部分骨量下降、肌肉骨关节疼痛、乏力、骨质疏松、骨质增生、骨赘形成、驼背、身高变矮、骨折、全身迁徙性异常钙质沉着（如肾实质钙盐沉积、泌尿系统结石、胆结石、前列腺结石等）和转移性血管钙化（如动脉斑块、血管硬化狭窄等，可导致心脑血管病变、高血压等）。甲状旁腺肿患者一般呈负钙平衡状态，PTH>25pg/ml，钙磷乘积偏低（值低于 35~40mg^2/dl^2），碳酸氢根值偏低，氯磷比增高（值超过 70~75）。

三、诊断

临床上仅靠扪诊检查颈部很难发现甲状旁腺增生和肿大，需要通过超声检查确诊。正常甲状旁腺的长径仅 2～4mm，超声检查发现甲状旁腺长径＞4mm 者，可考虑甲状旁腺增生和甲状旁腺肿的诊断。程度较轻的甲状旁腺肿需要由有经验的超声医生诊断，轻度肿大的甲状旁腺在超声影像学上表现为边界较清楚、形态较规则，以中强回声为主，伴有瘤变者才表现为以低回声为主。发现甲状旁腺肿大后，临床还需要判断其性质，进一步检测空腹血钙镁磷氯、碳酸氢根及 PTH 和降钙素等骨代谢指标，以判断是否伴有甲状旁腺功能增强（PTH 25～65pg/ml）或甲旁亢（PTH＞65pg/ml）。这就需要仔细收集病史，认真检查，对于存在 CVI 患者，应考虑已伴有甲状旁腺肿。对于长、短径都＞5mm 者，应进一步评估是否有手术指征，钙负荷试验、甲状旁腺 ECT 或 PET/CT 有助于判断。

四、预防和治疗

1. 甲状旁腺增生及甲状旁腺肿的预防　应开展 CVI 所致负钙平衡相关甲状旁腺增生及甲状旁腺肿知识的普及教育和防治筛查，相关人群应多食含钙丰富的食物，常晒太阳、勤锻炼，及时补充维生素 D 和钙剂。

2. 甲状旁腺增生和甲状旁腺肿的治疗　应根据维生素 D 和钙缺乏的程度，及时补充维生素 D 和钙剂，根据钙负荷试验结果及时调整补钙量。必要时可根据病情给予西那卡塞等钙敏感受体（calcium sensing receptor，CaSR）调节剂和（或）抗骨质疏松药，尽快达到正钙平衡：血钙 2.45mmol/L 左右，钙磷乘积及氯磷比达到正常，PTH 20pg/ml 以下，骨密度 T 值＞1.5～2.0 及骨钙 CT 显示正常。此后逐渐减量至维持零钙平衡。

3. 应考虑手术治疗的情况
（1）甲状旁腺增生和甲状旁腺肿继发功能不可逆转的甲旁亢。
（2）甲状旁腺增生和甲状旁腺肿疑有腺瘤变或恶变。
（3）巨大甲状旁腺肿影响生活和工作。
（4）压迫气管、食管或喉返神经而引起临床症状。

（孔令泉　王　泽　郭秀明）

参 考 文 献

戴威，孔令泉，吴凯南，2018. 甲状旁腺功能亢进症的诊断与治疗进展. 中华内分泌外科杂志，12（1）：82-84.

戴威，孔令泉，吴凯南，2019. 乳腺癌伴随疾病全方位管理之骨健康管理. 中国临床新医学，12（2）：145-149.

戴威，卢林捷，孔令泉，等，2017. 甲状旁腺功能亢进症合并甲状腺乳头状癌 3 例报道. 中华内分泌外科杂志，11（1）：86-87.

戴威，武赫，孔令泉，等，2018. 甲状腺结节入院后确诊为合并无症状原发性甲状旁腺功能亢进症二例. 中华内分泌外科杂志, 12 (4): 348-349.

孔令泉, 李姝, 李浩, 等, 2021. 关注甲状旁腺功能增强和正常血钙型原发性甲状旁腺功能亢进症的防治. 中华内分泌外科杂志, 15 (1): 5-9.

孔令泉, 吴凯南, 2021. 乳腺肿瘤内分泌代谢病学. 北京: 科学出版社.

孔令泉, 吴凯南, 厉红元, 2020. 关爱甲状旁腺健康——肾病、骨病与尿路结石患者必读. 北京: 科学出版社.

孔令泉, 吴凯南, 厉红元, 2021. 乳腺肿瘤骨代谢病学. 北京: 科学出版社.

孔令泉, 伍娟, 黎颖, 等, 2021. 钙剂摄入不足和 (或) 维生素 D 缺乏/不足相关甲状旁腺功能增强和亢进症的转归与防治. 中华内分泌外科杂志, 5 (4): 337-341.

孔令泉, 伍娟, 田申, 等, 2020. 关注乳腺癌患者维生素 D 缺乏/不足及相关甲状旁腺功能亢进症的防治. 中华内分泌外科杂志, 14 (5): 353-357.

孔令泉, 邹宝山, 李浩, 等, 2019. 肾性继发性甲状旁腺功能亢进患者甲状旁腺切除术后并发甲状腺毒症的防治. 中华内分泌外科杂志, 13 (4): 265-268.

李姝, 邹宝山, 孔令泉, 等, 2019. 纳米碳负显像技术在一例慢性肾脏病继发性甲状旁腺功能亢进患者手术中的应用. 中国临床新医学, 12 (7): 789-790.

廖祥鹏, 张增利, 张红红, 等, 2014. 维生素 D 与成年人骨骼健康应用指南 (2014 年标准版). 中国骨质疏松杂志, 20 (9): 1011-1030.

Li H, Xu Z, Kong LQ, 2020. High-dose vitamin D supplementation and bone health. JAMA, 323 (1): 92-93.

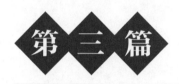

第三篇

甲状旁腺功能亢进症

第十章 原发性甲状旁腺功能亢进症

一、概述

原发性甲状旁腺功能亢进症（PHPT），简称原发性甲旁亢，系甲状旁腺本身病变（增生或肿瘤）引起的甲状旁腺激素（PTH）合成与分泌过多而导致的钙代谢失常性疾病，PTH通过对骨与肾等靶器官的作用，导致血钙增高和血磷降低。PHPT是一种可经手术治愈的疾病，多见于25～65岁成年人，也可见于儿童和老年人，女性多于男性。

部分PHPT患者可有家族史，常为多发性内分泌腺瘤病（MEN）的一部分，属常染色体显性遗传。PHPT可与胰岛素瘤及垂体瘤同时存在，即MEN-1；也可与甲状腺髓样癌及嗜铬细胞瘤同时存在，即MEN-2A。

二、病因与发病机制

PHPT的病因尚不明。部分患者有家族史，系常染色体显性遗传，有的患者可能与颈部受X线辐射有关，也有报道与生长因子异常表达有关。甲状旁腺组织原发病变，导致PTH分泌增加是PHPT的关键环节。目前有研究认为，部分PHPT并非原发，而是因维生素D缺乏或钙摄入不足，由继发性甲旁亢（SHPT）演变成的三发性甲旁亢（THPT），被误诊为PHPT。PTH分泌增加，使骨钙溶解释放入血，引起高钙血症，开始可为间歇性，大多数患者仅有轻度血钙增高，随后可发生较明显的高钙血症。而由于甲状旁腺增生或肿瘤的自主性，血钙过高不能抑制甲状旁腺PTH的分泌，故血钙持续增高。PTH可在肾促进 25-(OH)D$_3$ 转化为活性更高的 1, 25-(OH)$_2$D$_3$，后者可促进肠道对钙的吸收，进一步加重高钙血症。从肾小球滤过的钙增多，尿钙排出增加；同时，肾小管对无机磷再吸收减少，尿磷排出增加，导致血磷降低。PTH促进骨基质分解，羟脯氨酸、黏蛋白等代谢产物自尿排泄增加，形成泌尿系统结石或肾钙盐沉着症，加重肾脏负荷，影响肾功能，严重时甚至发展为肾功能不全。持续增加的PTH，引起广泛骨吸收、脱钙等改变，严重时可形成囊性纤维性骨炎。血钙过高还可导致迁徙性钙化，如肺、胸膜、胃肠黏膜下血管内、皮肤等的钙盐沉积，如发生在肌腱与软骨，可引起关节疼痛。PTH抑制肾小管重吸收碳酸氢盐，使尿液呈碱性，进一步促进肾结石的形成，同时还可引起高氯血症性酸中毒，后者使游离钙增加，加重高钙血症。高浓度钙离子可刺激胃泌素的分泌，使胃壁细胞分泌胃酸增加，形成高胃酸性多发性胃、十二指肠溃疡；高浓度钙离子还可激活胰管内胰蛋白酶原，引起胰腺自身消化和胰腺的氧化应激反应，导致急性胰腺炎。

三、病理与病理生理

甲旁亢的甲状旁腺组织病理有腺瘤、增生和腺癌三种。

（一）腺瘤

甲状旁腺腺瘤占 PHPT 的 75%～80%，绝大多数为单发。6%～10%的甲状旁腺腺瘤可异位于胸腺、心包或食管后。腺瘤体积一般较小，重 0.5～5.0g，也可至 10～20g。有完整的包膜，呈黄褐色、棕黄色或黄红色，可呈囊性结构。腺瘤多为主细胞型，其次为水样透明细胞型，嗜酸性细胞型少见。有时组织学上腺瘤与增生不易区分。PHPT 可呈家族性发病而不伴有其他内分泌疾病，或是 MEN 的一部分。

（二）增生

10%～20%的 PHPT 由甲状旁腺增生引起，通常累及 4 个腺体，但也可以某个腺体增生为主。多数为主细胞增生，外形不规则、无包膜，有时增生组织周围可形成假包膜，镜下难与腺瘤区分。

（三）腺癌

甲状旁腺癌较少见，可分为功能性和非功能性。伴有功能亢进的甲状旁腺癌占 PHPT 的 1%～2%或以下，非功能性甲状旁腺癌血钙和 PTH 正常。肿瘤通常生长较慢，重量可达 10g，包膜不完整，呈灰白色，较硬，瘤细胞可侵破包膜或进入血管，发生淋巴或血行转移。

四、临床表现

PHPT 包括无症状型和症状型两类。无症状型病例可仅有骨质疏松等非特异性表现，常在普查时因血钙升高而被确诊。我国目前以症状型 PHPT 多见。按其症状大致可分为三型：Ⅰ型，最为多见，以骨病为主，也称骨型；Ⅱ型，以肾结石为主，也称肾型；Ⅲ型，为混合型，兼有上述两型特点。实际上，该病有多方面的临床表现。

（一）泌尿系统病变

PHPT 主要表现为泌尿系统结石，部分有肾实质广泛钙盐沉积，晚期出现肾功能损害。长期高血钙可致肾小管损害，使肾小管浓缩功能下降，加之大量钙从尿中排出，可引起多尿、夜尿、口渴，甚至失水、电解质紊乱和酸碱失衡。尿路结石还可诱发尿路感染或尿路梗阻，或发展成慢性肾盂肾炎，影响肾功能。肾钙质沉着症可导致肾功能减退，最后可引起肾功能不全。

（二）骨骼系统病变

PHPT 早期表现为广泛的骨骼脱钙病变及骨膜下骨吸收，出现骨痛，多发生于腰背、髋部、胸胁和四肢，局部有压痛。后期可表现为囊性纤维性骨炎，可出现骨骼畸形与病理性骨折、身材变矮、四肢骨弯曲、行走困难，甚至卧床不起。部分可出现骨囊肿，表现为局部骨质隆起。此时易误诊为骨病，甚至进行了骨科手术，术后因症状无改善而进一步检查方确诊此病。

（三）高钙血症

PHPT 临床表现涉及多个系统，与血钙升高幅度和速度及患者的耐受程度有关。

1. 中枢神经系统　神经精神症状的发生主要是由于高钙对脑细胞的毒性，可干扰脑细胞电生理活动，引起记忆力减退、情绪不稳定、淡漠、抑郁、性格改变，有时可被误诊为神经症。高钙危象时出现谵妄、惊厥甚至昏迷。

2. 神经肌肉系统　轻者只有乏力、倦怠、四肢无力，以近端肌肉明显，重者可出现肌萎缩，常伴有肌电图异常。

3. 消化系统　可出现食欲缺乏、腹胀、消化不良、腹痛、便秘、恶心、呕吐，重者发生麻痹性肠梗阻；钙可刺激胃泌素和胃酸分泌，导致消化性溃疡。钙离子易沉积于有碱性胰液的胰管和胰腺内，导致急性或慢性胰腺炎。一般胰腺炎时血钙降低，如血钙增高，应考虑伴有甲旁亢。

4. 心血管和呼吸系统　可引起血压升高和各种心律失常。高钙血症可引起肾排水增多和电解质紊乱，使支气管分泌物黏稠，黏膜细胞纤毛活动减弱，支气管分泌物引流不畅，易引发肺部感染、呼吸困难甚至呼吸衰竭。

5. 钙异位沉着　高钙血症易发生异位钙沉着，钙可沉着于血管壁、角膜、鼓膜、关节周围和软骨，引起肌肉萎缩、角膜病、听力减退和关节功能障碍等。软组织钙化影响肌腱、软骨等，可引起非特异性关节痛；皮肤钙盐沉积可引起皮肤瘙痒等。

甲旁亢患者血清钙>3.75mmol/L 时称高钙危象（hypercalcemia crisis），又称甲状旁腺危象（parathyroid crisis），可威胁生命，患者表现为进行性肌肉无力、多尿、恶心、呕吐、疲劳、消瘦、昏睡和谵妄、明显脱水，常因急性心力衰竭或肾衰竭而死亡，应紧急处理。部分老年 PHPT 患者以高钙危象起病。

五、诊断与鉴别诊断

（一）辅助检查

1. 血液检查 早期患者血清钙可有波动，故多次测定较为可靠。血清总钙多次超过 2.75mmol/L（血清总钙正常值为 2.11～2.52mmol/L）或血清游离钙超过 1.28mmol/L 应高度怀疑 PHPT。血清总钙可根据血白蛋白浓度进行简单的校正，即校正钙（mg/dl）= 实测钙（mg/dl）+ 0.8×[4.0（g/dl）–白蛋白（g/dl）]。血浆钙离子不受血浆蛋白干扰，患者伴低蛋白血症的血清总钙可不高，但钙离子增高，故应测定离子钙水平。血清磷一般降低，但在肾功能不全时血清磷可正常甚至增高。血清碱性磷酸酶（ALP）水平常增高，并且以骨骼病变显著者明显。血氯常升高，血碳酸氢盐常降低，可出现代谢性酸中毒。血清 1, 25-(OH)$_2$D$_3$ 偏低或明显降低。

2. 尿液检查 尿钙常增高，但合并骨软化或由于 PTH 降低钙的清除率，当血清钙低于 2.87mmol/L 时，尿钙可无明显增加。尿磷常增加，但由于受磷摄入量等因素的影响，诊断意义不如尿钙增多。尿羟脯氨酸常增加，与 ALP 增加一样，均提示骨骼已明显受累。

3. 血清 PTH 测定 可直接了解甲状旁腺功能。血清 PTH 水平常明显增高，可作为甲旁亢的诊断依据之一。血清钙增高时 PTH 水平增高对 PHPT 有特殊诊断意义。血 PTH 水平增高结合血清钙值分析有助于鉴别 PHPT 和某些 SHPT。

4. 其他实验室检查 较大剂量的糖皮质激素具有抗维生素 D 的作用（抑制肠道吸收钙等），泼尼松 15mg，每天 2 次，共 10 天，PHPT 患者血清钙不下降；其他原因引起的高钙血症如结节病、多发性骨髓瘤、维生素 D 中毒和乳碱综合征等血清钙明显下降，但多数恶性肿瘤伴发高钙血症时血清钙不一定下降。氢氯噻嗪试验：氢氯噻嗪 50～100mg，每天 2 次，共 4 天，如果血清钙升高达 2.7mmol/L，则有甲旁亢的可能。

5. 影像学检查

（1）超声检查：是甲旁亢的首选影像学检查，对甲状旁腺病变的定位有帮助，常用于术前定位，但对异位和胸骨后甲状旁腺定位较困难，而且受仪器分辨率、操作者技术经验的影响较大。

（2）X 线检查：对甲状旁腺病变本身并无直接意义，但对以骨骼病变为首发症状的患者，可观察骨质变化和骨质受损情况，提示甲旁亢的可能。有骨骼系统表现的甲旁亢患者，最早的 X 线征象是骨膜下骨吸收，可发生在骨质疏松前。X线表现与病变的严重程度相关。典型表现是普遍性骨质疏松、弥漫性脱钙；头颅影像显示磨玻璃样或颗粒状改变，少见局限性透亮区；指（趾）有骨膜下吸收，皮质外缘呈花边样改变；牙周膜下牙槽骨硬板消失；纤维性囊性骨炎在骨的局部形成大小不等的透亮区，长骨骨干多见。腹部 X 线片有时可显示肾或输尿管结石、肾钙化。

（3）骨密度测定：可显示骨量丢失和骨强度减低。

（4）颈部及纵隔 CT 或 MRI 检查：对异位甲状旁腺定位有较大意义，有助于判断病变的具体位置及其与周围结构的关系。

（5）放射性核素检查：锝-99m-甲氧基异丁基异腈（^{99m}Tc-MIBI）甲状旁腺显像是敏感度比较高的检查方法，尤其对 PHPT 诊断具有重要意义。功能亢进的甲状旁腺组织对 ^{99m}Tc-MIBI 的摄取量明显高于正常甲状腺组织，而洗脱速度明显慢于周围的甲状腺组织，采用延时显像并与早期影像进行比较即能诊断功能亢进的甲状旁腺病灶。

（二）诊断

甲旁亢的诊断主要依据病史和临床表现，并结合实验室检查和定位检查确定。

1. PHPT 的定性诊断　如患者有反复发作的泌尿系统结石、骨痛，骨骼 X 线片有骨膜皮质吸收、囊样改变、多发性骨折或畸形等；实验室检查有高血钙、低血磷及 ALP 水平增高、尿钙增高，PHPT 诊断基本可以确立。明确诊断尚需做血清 PTH 测定，并结合血清钙测定。血清 PTH 水平增高的同时伴有高钙血症是诊断早期无症状 PHPT 患者的重要依据。其他原因所致高钙血症时，PTH 分泌被抑制，血清 PTH 水平常降低或低于正常范围。

2. PHPT 的定位诊断　定性诊断明确后，还需进行甲状旁腺超声、^{99m}Tc-MIBI甲状旁腺显像、颈部和（或）纵隔 CT 或 MRI、甲状旁腺 PET/CT 检查等定位诊断，这对手术治疗十分重要。

（三）鉴别诊断

在区分 PHPT、SHPT 和 THPT 基础上，甲旁亢还应与其他引起高钙血症的疾病进行鉴别。

1. 恶性肿瘤性高钙血症

（1）恶性肿瘤性高钙血症常见于肺癌、肝癌、乳腺癌和卵巢癌等恶性肿瘤的溶骨性转移。

（2）假性甲状旁腺功能亢进症（pseudohyperparathyroidism）：简称假性甲旁亢，指某些恶性肿瘤，如肺癌、肾癌等分泌一种蛋白质，其可与 PTH 受体结合，产生与 PTH 有相似作用的 PTH 相关肽（parathyroid hormone-related peptide，PTHrP），从而引起与 PHPT 相似的高钙血症与低磷血症。

（3）多发性骨髓瘤：也可出现骨痛、骨质疏松、高钙血症和肾脏损害，但患者常有贫血、红细胞沉降率加快、血清异常球蛋白增多、尿本周蛋白阳性，骨髓穿刺检查可确诊。

以上三类患者的血清 PTH 水平常降低或测不到，且常伴有原发恶性肿瘤的临床表现。但某些隐匿性肿瘤患者尚未出现症状时即可出现高钙血症。因此，原因不明的高钙血症应注意排除甲状旁腺外肿瘤的可能。

2. 某些良性疾病引起的高钙血症　如维生素 D 过量、结节病等，血清 PTH 水平正常或降低，皮质醇抑制试验可鉴别。长期应用噻嗪类利尿剂也可引起轻度高钙血症，但停药后可恢复正常。对于年轻无症状患者或血清 PTH 仅轻度增高者，高钙血症很可能是家族性低尿钙性高钙血症（familial hypocalciuric hypercalcemia，FHH）引起，这是一种常染色体显性遗传病，主要是钙敏感受体基因突变，导致甲状旁腺细胞钙受体的功能缺失，使钙对甲状旁腺和肾脏的作用受到部分拮抗所致。

六、治疗

甲旁亢治疗包括一般治疗、病因治疗、药物治疗、手术治疗等。PHPT、THPT 均应首选手术治疗，SHPT 主要是针对原发病治疗，甲状旁腺切除术通常是 SHPT 药物治疗失败后最后的治疗策略。

（一）药物治疗

1. 磷（酸盐）结合剂　通过形成难溶性磷复合物减少肠道中磷的吸收，降低血磷，维持钙磷平衡，用于 SHPT 的基础治疗。

2. 维生素 D 及其类似物　主要通过直接或间接抑制 PTH 合成和分泌发挥药理作用，但维生素 D（如骨化三醇、阿法骨化醇）也同时作用于肠道，促进钙吸收，导致发生高钙血症的风险增加。维生素 D 类似物（如马沙骨化醇、帕立骨化醇、度骨化醇、氟骨三醇等）选择性作用于甲状旁腺，抑制 PTH 分泌，在一定程度上降低了潜在的高磷血症、高钙血症风险，但维生素 D 类似物治疗时应注意监测钙、磷及 PTH 水平。

3. 钙敏感受体调节剂　如盐酸西那卡塞，通过别构调节激活钙敏感受体，抑制 PTH 分泌，同时降低血钙、血磷水平。主要用于治疗慢性肾脏病晚期进行透析治疗患者的 SHPT，也可用于重症高钙血症而不愿接受甲状旁腺切除术或有手术禁忌证的 PHPT 患者。

（二）手术治疗

1. 手术治疗的适应证
（1）有症状或有代谢并发症的 PHPT 患者。
（2）无症状 PHPT 具有以下任何一种表现者：①血清钙水平≥3mmol/L；②PTH

较正常值升高 2 倍以上；③肾功能减退或活动性尿路结石；④有骨吸收病变的 X 线表现或骨密度降低；⑤严重的精神症状、胰腺炎、溃疡病等。

2. 手术治疗原则　PHPT 患者中单发腺瘤约占 80%，若为腺瘤，手术切除是最佳治疗方法。手术探查时，若 4 个腺体均增大，提示为增生，可行甲状旁腺次全切除术（subtotal parathyroidectomy）。若为甲状旁腺癌，应做整块切除，并包括肿瘤周围一定范围的正常组织。手术时应注意是否有异位甲状旁腺。如手术成功，术后数小时血清 PTH 及血液和尿液中钙、磷水平即转为正常。

（三）并发症治疗

若术中探查范围广泛，有损伤喉返神经、喉上神经等周围重要结构的可能，可能致患者术后声音嘶哑、低沉，饮水呛咳及术后大出血等。术后出现血钙下降，往往提示手术成功，病变腺体已切除。术后 24～48 小时血钙会明显下降，患者会感到口周或四肢麻木，可出现低钙击面征（Chvostek sign）与低钙束臂征（Trousseau sign）阳性，严重者可出现手足抽搐。低钙症状轻者只需给予高钙饮食或口服钙剂。伴有明显骨病者，则因术后钙、磷大量沉积于脱钙的骨骼，出现骨饥饿综合征，可继发严重的低钙血症，或残留的甲状旁腺血液供应发生障碍，手术后出现严重低钙血症。可以 10% 葡萄糖酸钙 10～20ml 静脉注射或置于 5% 葡萄糖溶液中静脉滴注，必要时每天可重复 2～3 次，滴注速度取决于低钙症状的程度和对治疗的反应。如 2～3 天仍不能控制症状，可加用活性维生素 D 制剂，如骨化三醇 0.25～1.0μg/d。如补钙后血钙正常而仍有搐搦，尚需考虑补镁。

（四）预后

绝大多数 PHPT 可获得根治，治疗越早，预后越好，同时部分 PHPT 可能源于 CVI，因此术后仍需加强维生素 D 和钙剂的补充，以预防甲旁亢复发。肌无力和精神症状在手术成功后多可消失，骨质疏松也可得以改善，但已经发生的肾功能损害或纤维性囊性骨炎等则难以恢复。甲状旁腺癌首次手术是否规范是能否获得根治的决定性因素。

七、预防

PHPT 目前尚无明确的病因预防措施，已有研究认为，部分 PHPT 并非原发，而是因 CVI，由 SHPT 演变而成，加强维生素 D 和钙剂的补充可部分预防此类疾病的发生。SHPT 预防以治疗原发病为主，对于低钙引起者应积极补充维生素 D 及钙剂，对于存在肾源性诱发因素者应积极针对原发病对症处理。

（魏余贤）

参 考 文 献

陈孝平，汪建平，赵继宗，等，2018. 外科学. 9 版. 北京：人民卫生出版社.

孔令泉，吴凯南，厉红元，等，2021. 乳腺肿瘤骨代谢病学. 北京：科学出版社：68-73.

孔令泉，伍娟，田申，等，2020. 关注乳腺癌患者维生素 D 缺乏/不足及相关甲状旁腺功能亢进症的防治. 中华内分泌外科杂志，14（5）：353-357.

王鸿程，陈炯，2019. 原发性甲状旁腺功能亢进的诊断及治疗. 中国临床新医学，12（3）：252-255.

Silva BC, Cusano NE, Bilezikian JP, 2018. Primary hyperparathyroidism. Best Prac Res Clin Endocrinol Metab, 32（5）：593-607.

第十一章 继发性甲状旁腺功能亢进症

第一节 钙摄入不足和（或）维生素 D 缺乏/不足相关甲状旁腺功能亢进症

甲状旁腺功能亢进症（简称甲旁亢）是指各种原因致甲状旁腺激素（PTH）分泌过多，继而引起钙磷比例失调和骨代谢紊乱的一种全身性疾病，易继发泌尿系统结石、肾病及骨量异常、骨折、转移性血管钙化和全身迁徙性异常钙质沉着等相关疾病，严重影响患者的生活质量和预后。目前，按病因不同，甲旁亢分为原发性甲旁亢（PHPT）、继发性甲旁亢（SHPT）和三发性甲旁亢（THPT）。PHPT是指由甲状旁腺本身病变或不明原因致 PTH 分泌过多而引起的一种全身性疾病，被认为是影响人类健康的第三大常见内分泌系统疾病。SHPT 是指由甲状旁腺自身以外的原因所致的低血钙或高血磷，刺激甲状旁腺增生，代偿性分泌过多的PTH，其常见的类型有钙摄入不足和（或）维生素 D 缺乏/不足（CVI）所致的 SHPT及慢性肾脏病所致的 SHPT。在 SHPT 的基础上，甲状旁腺由于受到持久性刺激，发生失代偿而过度增生，转变成能自主分泌 PTH 的增生或腺瘤，称为 THPT。近年由于慢性肾脏病透析疗法增多，THPT 发病率显著增加。

目前多认为，临床最常见的甲旁亢类型是 PHPT 和 SHPT。但笔者在长期临床实践中发现，很多PHPT 可能是CVI引起的长期负钙平衡导致的SHPT 和 THPT。以往认为，最易患 SHPT 的是需长期透析的肾衰竭患者，但人群中广泛存在 CVI和负钙平衡，由此引起的 SHPT 数量远远多于慢性肾脏病 SHPT。临床上大量尿毒症患者因 CVI 致 SHPT 及 THPT 受到重视；而普通人群中由 CVI 和负钙平衡引起的 SHPT 转归却常被忽视，其中一部分发展为 THPT 而需手术时，往往被误诊为 PHPT。

一般认为，PHPT 是甲状旁腺自身病变，不可防、不可控。笔者在临床实践中发现，与肾性 SHPT 的低钙和维生素 D 不足的病因相似，目前普通人群中诊断的部分 PHPT 并非原发，可能与 CVI 和长期负钙平衡所致甲状旁腺功能增强及SHPT 相关，是有病因、可防可治（内科治疗）的。因此，对钙摄入不足和（或）维生素 D 缺乏/不足相关继发性甲旁亢（calcium and/or vitamin D insufficiency associated secondary hyperparathyroidism, CVIASHPT）或负钙平衡相关继发性甲旁亢（NCBASHPT）的积极预防和早期诊治至关重要。

一、病因和发病机制

我国人群普遍存在 CVI，这将引起负钙平衡和相对低钙血症，刺激甲状旁腺增生、肿大，分泌过量的 PTH，引起甲状旁腺功能增强，并可逐渐演变为 CVIASHPT，破坏骨质、释放骨钙入血，导致全身多器官组织病变。具体病因、发病机制和转归参见第八章。

二、病理改变

CVI 所致负钙平衡相关甲旁亢，其甲状旁腺组织病理改变主要有甲状旁腺增生和腺瘤，而腺癌少见。

（一）腺体增生

CVI 所致负钙平衡相关甲旁亢，是由负钙平衡和相对低血钙导致的甲状旁腺增生和肿大引起的，通常累及 4 个腺体，但多以一两个腺体明显增生为主。其多数为主细胞增生，初期可伴脂肪变，外形不规则，无包膜，有时增生组织周围可形成假包膜，镜下与腺瘤多难以区分。

（二）腺瘤

部分 CVIASHPT 相关甲状旁腺增生可演变为甲状旁腺腺瘤，绝大多数为单发，有完整的包膜，呈黄褐色、棕黄色或黄红色，可呈囊性结构。腺瘤多为主细胞型。有时组织学上腺瘤与增生不易区分。当 CVIASHPT 相关甲状旁腺增生发展为自主分泌 PTH 的甲状旁腺增生或腺瘤时，称为 THPT，目前多被误诊为 PHPT。

（三）腺癌

CVI 致甲状旁腺增生极少发展为甲状旁腺癌，甲状旁腺癌可分为功能性和非功能性。肿瘤通常生长较慢，包膜不完整，呈灰白色，较硬，瘤细胞可侵破包膜或进入血管，发生淋巴或血行转移。

三、危害

CVIASHPT 分泌过多的 PTH，通过激活体内破骨细胞等机制加速骨吸收，使骨量下降，导致全身骨关节和肌肉疼痛不适、身高变矮、驼背、骨质疏松，或骨质脆性增加、易骨折；钙盐不断从骨质中流失释放入血，导致转移性血管钙化（如动脉斑块、血管硬化狭窄、高血压及其他心脑血管病变等）和全身迁徙性异常钙质沉着（如肾实质广泛钙盐沉积、肾结石、胆结石、全身多血管和脏器钙化等）。CVIASHPT 处于可逆阶段时，可经足量补充钙剂和（或）维生素 D 等逆转病情，使甲状旁腺恢复正常生理功能；但若任其发展，将进一步致甲状旁腺过度增生，转变成能自主分泌 PTH 的增生或腺瘤，即演变成 THPT（目前多被误诊为 PHPT）。

四、临床表现

CVI 所致负钙平衡相关甲旁亢与 CVI 相关甲状旁腺功能增强的临床表现类似，可见于任何年龄人群，临床可引起骨骼肌肉系统病变、泌尿系统病变、转移性血管钙化、全身迁徙性异常钙质沉着、低钙血症和高钙血症等，具体表现为肾实质钙盐沉积、肾结石、前列腺结石、胆结石、心脏病及瓣膜钙化、全身多脏器钙化、动脉斑块、血管硬化狭窄、高血压及其他心脑血管病变等。除 CVIASHPT 的临床表现外，也常包括 CVI 的临床表现。如未及时控制，其伴发的肾钙质沉着症和反复发作的肾结石可导致肾功能不全和尿毒症。CVIASHPT 还可有短暂性或持续性高钙血症的临床表现。具体临床表现详见第八章。

五、诊断

血钙及 PTH 正常值范围、维生素 D 缺乏/不足的诊断参见第八章。CVI 所致负钙平衡相关甲旁亢的诊断，主要依据病史或生活史（日常饮食的钙摄入量或补充是否充足、是否接受充足的日光照射或维生素 D 制剂补充）、临床表现、血液学骨代谢指标及影像学辅助检查。多数患者的症状不明显或被忽略，常因体检而发现或因顽固性泌尿系统结石、骨折等行血液学骨代谢指标检查而发现，而此时已有部分发展为 THPT。CVIASHPT 的早期诊断仅能通过甲状旁腺超声筛查和血液学骨代谢指标定性诊断，因此将骨代谢指标和甲状旁腺超声检查等纳入健康体检非常重要，普通人群每年查一次骨代谢指标，必要时行骨密度、甲状旁腺超声和 ECT 等检查。对有全身肌肉和关节疼痛不适、驼背、身高变矮、骨量下降、骨质疏松、骨折、肾结石、全身迁徙性异常钙质沉着和血管钙化、心脑血管病变、胃肠道疾病、反复口腔溃疡、反复胰腺炎、记忆力和情绪改变、焦虑抑郁、睡眠障碍等临床表现的人群，尤应加强甲旁亢相关指标的筛查与防治。

笔者在临床实践中发现，目前所谓 PTH 正常值（12~88pg/L）涵盖人群包括了甲状旁腺功能增强和一部分甲旁亢患者：PTH 65pg/L 以上应考虑甲旁亢，但更准确的切点值及范围需进一步的临床实践和大样本量的研究论证。甲状旁腺超声检测值长径大于 4mm 者应除外甲状旁腺功能增强和亢进，长、短径都大于 5mm 者应进一步评估是否有手术指征，必要时需行甲状旁腺 ECT 或 PET/CT 检查。

六、治疗

CVIASHPT 确诊后，应在钙负荷试验指导下，积极补充钙和维生素 D 并接受充足的日光照射以促进皮肤合成维生素 D；还可给予骨化三醇冲击治疗，必要时可给予抗骨质疏松药（如阿仑膦酸钠、唑来膦酸、地舒单抗等），尽快使甲状旁腺功能恢复正常。相对正常血钙型 CVIASHPT 冲击治疗无效时，应及时行甲状旁腺彩超、ECT 或 PET/CT 检查以明确是否需行手术治疗，必要时可应用西那卡塞冲击治疗。确诊需行手术切除肿大甲状旁腺的患者，术后应积极纠正血钙和维生素 D不足，以避免其余甲状旁腺发展成 CVIASHPT。CVIASHPT 重在预防和早期筛查诊治，应在监测血钙镁磷、碳酸氢根、25-(OH)D、PTH、降钙素等骨代谢指标，以及行甲状旁腺超声、骨密度检查等基础上，及时补充维生素 D 和钙剂（参见表 8-1）。

（伍　娟　孔令泉）

第二节　慢性肾脏病继发性甲状旁腺功能亢进症

一、概述

流行病学调查显示，2017 年全球慢性肾脏病（CKD）的平均患病率为 9.1%，患病总人数 6.975 亿，而中国患病人数高达 1.32 亿。随着肾功能逐渐下降，CKD患者会出现维生素 D、钙、磷、甲状旁腺激素（PTH）等代谢异常，导致骨质流失、骨折、心血管疾病风险和死亡率增加，称之为慢性肾脏病矿物质和骨异常（chronic kidney disease-mineral and bone disorder, CKD-MBD）。CKD-MBD 涉及全身多个系统，临床表现多样，症状突出，严重影响患者的生活质量和预后。

继发性甲状旁腺功能亢进症（SHPT）是 CKD-MBD 常见的严重并发症之一。早在 CKD2 期就发现有 PTH 水平升高。国内调查数据也显示，约 50%的患者从CKD3 期开始出现 PTH 异常。采用肾脏病预后质量倡议（Kidney Disease Outcomes Quality Initiative, K/DOQI）标准，以 PTH 150～300pg/ml 作为目标范围，我国维持性血液透析患者 PTH 水平达标率仅为 26.5%，显著低于同期透析预后与实践研究（Dialysis Outcomes and Practice Patterns Study, DOPPS）国家的平均水平（32.1%）。至 2020 年，根据全国血液透析病例信息登记系统（Chinese National Renal Data System, CNRDS）数据报告，我国维持性血液透析患者 PTH 年控制率已达60.1%，但血钙、血磷和 PTH 三者同时达标率仅 14.5%。

SHPT 与 CKD 患者预后密切相关。国内外多项研究显示，无论有无基础心脏疾病，PTH 水平增高均与心血管事件和全因死亡风险增加相关。但如果 PTH 过低也可能引发无动力性骨病，同样会增加死亡风险。因此，对于 CKD 患者，其 PTH水平应控制在合适的范围。

总之，CKD 患者中 SHPT 发生率高、致残率高，但认识率和控制率较低，加之新型药物（如非含钙磷结合剂、选择性活性维生素 D 和拟钙剂等）进入我国较晚，目前我国 SHPT 防治形势依然严峻，尤其是 CKD-MBD 的综合管理，需要多部门协同、多学科联动，共同提升防治水平。

二、发病机制

慢性肾脏病继发性甲旁亢的发病机制目前仍未完全阐明，主要涉及以下方面。

（一）高磷血症是始动因子

磷可与血钙结合成磷酸钙沉积于软组织，并抑制肠道钙吸收，导致低钙血症；磷可抑制肾脏 1α-羟化酶活性，减少 1, 25-$(OH)_2D_3$ 合成；刺激成纤维细胞生长因子 23（FGF23）生成；引起骨抵抗。通过以上途径间接促进 PTH 合成及释放。磷还可直接刺激甲状旁腺组织增生，使 PTH 分泌增多。因此，CKD 早期 PTH、FGF23 水平代偿性升高可减少磷的肠道吸收和肾小管重吸收，促进尿磷排泄，暂时维持血磷平衡。但随着 CKD 进展，上述调节机制逐渐不能维持磷稳态，最终出现高磷血症。中国慢性肾脏病队列研究数据显示，CKD G3a、G3b、G4 和 G5 期非透析患者高磷血症（血磷>1.62mmol/L）发生率分别为 2.6%、2.9%、6.8%和 27.1%。

（二）低钙血症和钙敏感受体下调

低钙血症可刺激甲状旁腺细胞释放储存于分泌泡中的 PTH，同时抑制 PTH 泡内降解；刺激 PTH mRNA 表达，使 PTH 合成增加；促进甲状旁腺细胞增生，导致 PTH 分泌增加。SHPT 患者钙调定点上调，需要更高浓度的钙才能抑制 PTH 分泌。细胞外钙离子浓度升高会激活甲状旁腺细胞膜上的钙敏感受体（CaSR），通过磷酸肌醇途径迅速提升细胞内钙离子浓度，从而抑制 PTH 释放。但是，在 SHPT 患者的甲状旁腺组织中，CaSR 减少、表达下调，使甲状旁腺调节血钙的敏感性降低，PTH 分泌增加。研究还表明，高磷可以阻止 CaSR 激活，刺激 PTH 分泌。

（三）1, 25-$(OH)_2D_3$ 和维生素 D 受体减少

1, 25-$(OH)_2D_3$ 与甲状旁腺细胞膜上具有高度亲和性和特异性的维生素 D 受体（VDR）结合，引起 VDR 磷酸化，再与维甲酸受体（retinoic acid receptor，RXR）形成 1, 25D/VDR/RXR 复合体，进而与 DNA 上的维生素 D 反应元件（vitamin D response element, VDRE)结合，抑制 PTH 基因转录及激素合成。同时 1, 25-$(OH)_2D_3$ 还促进胃肠道对钙的吸收，通过升高血钙抑制 PTH 分泌。随着 CKD 进展，1, 25-$(OH)_2D_3$ 合成减少，加上 VDR 的数目减少、敏感性降低，导致对 PTH 的抑制作用明显减弱。

（四）FGF23 浓度增加，Klotho 表达下降

Klotho 是一种影响 CKD 发生发展的重要跨膜蛋白，在人体多种组织中表达，其中肾脏及甲状旁腺是主要表达器官。FGF23 由成骨细胞和骨细胞分泌，能促进尿磷排泄和抑制 $1, 25\text{-}(OH)_2D_3$ 合成，参与调控磷转运和骨矿化。FGF23 主要通过经典的 Klotho 依赖型及非依赖型两种途径发挥生理作用，并需要受体 FGFR1c 或 FGFR4 参与。Klotho 蛋白与 FGF 受体 1 结合，激活细胞丝裂原活化蛋白激酶（mitogen-activated protein kinase，MAPK）信号转导途径，发挥抑制 PTH 分泌的作用。分泌型 Klotho 蛋白还能通过与 Na^+，$K^+\text{-}ATP$ 酶形成复合物，直接抑制 PTH 分泌。

随着 CKD 进展，为了维持血磷稳态，FGF23 水平越来越高，导致 $1, 25\text{-}(OH)_2D_3$ 水平降低，进而引起 PTH 增加。同时，甲状旁腺细胞中 FGF 受体 1、Klotho 表达下调，对高 FGF23 的调节作用产生抵抗，使得 FGF23 不能有效抑制甲状旁腺分泌 PTH，加重 SHPT。

（五）其他机制

在 CKD 中，骨骼对 PTH 血钙调节功能的抵抗可促进 SHPT 的发生，其机制可能涉及高磷血症、骨化三醇作用降低、PTH 受体下调、PTH 氧化修饰、循环骨保护素（osteoprotegerin，OPG）和骨硬化蛋白水平升高。此外，PTH7-84 片段对 PTH1-84 片段的潜在拮抗作用可能也促进了 PTH 浓度升高。新近研究还表明，转化生长因子-α-表皮生长因子受体（TGF-α-EGFR）、核因子 κB（NF-κB）和环氧合酶 2-前列腺素 E_2（COX2-PGE$_2$）信号通路、雷帕霉素靶蛋白（mTOR）信号通路、微 RNA（miRNA）、PTH 相关蛋白通路都与甲状旁腺细胞增殖相关。

三、病理特征

正常生理情况下甲状旁腺细胞处于静止状态，很少分裂。钙磷和 $1, 25\text{-}(OH)_2D_3$ 等代谢紊乱可诱发 CKD 患者 SHPT，其病理特征主要为甲状旁腺组织增生，分为弥漫性增生、结节性增生及弥漫性增生/结节性增生 3 种病理类型。

1. 弥漫性增生 甲状旁腺细胞肥大，呈弥漫性增生，灶状脂肪混杂分布，无纤维间隔及小叶结构形成，间质中散在分布脂肪细胞。

2. 结节性增生 所有甲状旁腺腺体内均可见单或多中心的膨胀性生长且边界清楚的增生结节，结节内细胞成分一致，细胞间无脂肪细胞，结节周围可见纤维间隔或包膜形成。腺体重于 0.5g 的大部分是结节性增生。

3. 弥漫性增生/结节性增生 介于弥漫性增生与结节性增生之间，有纤维间隔形成趋势，但尚未形成明显及完整的纤维间隔。

甲状旁腺细胞最初表现为弥漫性增生，随病情进展，部分弥漫性增生的甲状旁腺细胞进一步增大，形成单克隆结节性增生，最后可演变为腺瘤。结节性增生和腺瘤样改变的甲状旁腺细胞上的维生素 D 受体、钙敏感受体、FGF 受体 1、Klotho 的表达减少，不受各种反馈调节，多具有自主分泌 PTH 功能，易对维生素 D 药物产生抵抗。因此，分析甲状旁腺增生的病理类型对提高 SHPT 治疗的有效性至关重要。

四、临床表现

SHPT 引起的损害可累及全身多脏器、多系统，但在早期可无任何症状，只是通过血液检查发现钙磷和甲状旁腺激素水平异常，到中晚期才会出现明显症状，并随着疾病进展而加重。常表现为以下几个方面。

（一）骨骼系统

骨痛是最常见的症状，可以是广泛的关节痛或深部不固定的疼痛，常发生在承重骨如足跟、髋骨、腰、背等部位，可伴明显压痛和肌无力，并进行性加重，严重时会影响走路，难以上下楼梯，甚至卧床不起；还可发生骨骼变形，出现自发性骨折或轻微碰撞就发生脆性骨折。我国研究发现，终末期肾病（ESRD）患者发生脆性骨折的比例为 8.2%，年平均发病率约为 7.95‰，以椎体骨折最多见，其次为股骨上段骨折。椎体压缩骨折可致身高变矮、脊柱侧凸、鸡胸驼背。严重者可出现 Sagliker 综合征，常见于女性，其突出临床表现为外表丑化、身高缩短、颅骨改变、上颌骨膨大、口腔黏膜软组织良性增生、双手手指类杵状指畸形、膝关节及肩胛骨畸形、构音及听力障碍和精神心理问题等。儿童可出现生长障碍、骨骺滑脱和膝外翻。部分患者还可能出现自发性肌腱断裂。

（二）心血管系统

SHPT 可出现异位钙化，常见部位有血管、皮肤软组织、眼部、关节周围及心、脑、肺等。CKD 患者有两种类型的血管钙化，中膜钙化原因包括血管平滑肌细胞向成骨样细胞表型转化，以及局部炎症，内膜钙化继发于已形成的动脉粥样硬化。引起中膜钙化的很多因素也会加重内膜钙化。钙化的冠状动脉、瓣膜、心肌及传导系统叠加在心肌肥厚的心脏上极易发生突发性致命心脏事件、心力衰竭和心律失常，称为 CKD-MBD 特异性心脏复合体综合征（CKD-MBD specific cardiac complex symptom）。此外，还有一种罕见但致死率高的皮肤小动脉钙化，常见于腹部、乳房、臀部和四肢，可导致血栓性闭塞和组织缺血坏死，出现紫罗兰色的疼痛性斑块样皮下结节、皮肤溃疡、坏死和坏疽，易继发感染，称为钙化性尿毒症性小动脉病（calcific uremic arteriolopathy，CUA），也称为钙化防御

（calciphylaxis）。

（三）血液系统

SHPT 难以纠正的肾性贫血，对红细胞生成素治疗产生抵抗。部分患者表现为全血细胞减少，凝血功能异常。

（四）皮肤

全身或局部不同程度的阵发性皮肤瘙痒，可自行缓解。部分患者可出现结节性痒疹、角化性丘疹和单纯性苔藓，甚至皮肤溃疡。

（五）神经、肌肉系统

早期常表现为注意力不集中、记忆力减退、易激惹、失眠、情绪低落、性格和行为异常、定向力障碍、幻觉，甚至自杀倾向，晚期可出现肢体震颤、抽搐。尿毒症肌病表现为对称性肌无力和肌萎缩，以肢体近端为主，进展缓慢，可出现肌肉疼痛，还可以出现小腿难以形容的不适感、酸痛、胀痛等，常在夜间出现，导致不能入睡，活动或步行后症状可消失，称为不安腿综合征。

（六）其他

CKD 患者存在全身蛋白质和能量储存减少，可导致肌肉、脂肪损失及恶病质，称为蛋白质-能量消耗（protein-energy wasting, PEW）。PEW 常发生于 SHPT 患者，后者除合并营养不良外，还常常继发免疫功能受损，合并感染的风险也相应增加。研究发现，慢性肾衰竭患者的高水平 PTH/PTH 相关肽（PTHrP）可通过其受体 PTHR 在继发恶病质中发挥重要作用。在甲旁亢小鼠动物模型的研究中也发现，PTH 水平升高可刺激脂肪组织褐变，从而导致能量消耗增加、脂肪含量降低及体重减轻。

五、诊断

慢性肾脏病继发性甲旁亢的诊断主要根据病史、临床表现、实验室及影像学检查综合判断。其多见于长期慢性肾功能不全及透析患者，常伴有钙磷代谢异常和甲旁亢造成的多系统损害的临床表现，如骨痛、骨骼畸形、骨质疏松、肌无力、皮肤瘙痒、血管及软组织钙化等。实验室检查项目主要有血清钙、磷、PTH、维生素 D、ALP。2019 年《中国慢性肾脏病矿物质和骨异常诊治指南》推荐 CKD 各期相关生化指标监测频率见表 11-1。此外，血骨钙素、血清 I 型胶原前肽、血抗酒石酸酸性磷酸酶、24 小时尿钙、血清及尿电解质、尿酸化功能和血气分析等也有助于 SHPT 的诊断。

表 11-1 CKD 各期矿物质与骨代谢相关生化指标监测频率

CKD 分期	血磷	血钙	ALP	PTH	25-(OH)D
G1~G2	每6~12个月一次	每6~12个月一次	每6~12个月一次	根据基线水平和CKD进展情况决定	
G3					根据基线水平和CKD进展情况决定
G4	每3~6个月一次	每3~6个月一次	每6~12个月一次,PTH升高可增加监测频率	每6~12个月一次	
G5	每1~3个月一次	每1~3个月一次		每3~6个月一次	

　　未行骨活检时,PTH 水平是识别低骨转换或高骨转换的最佳参数:CKD 患者极低的 PTH 水平(<100pg/ml)常提示动力缺失性骨病,尤其是合并高钙血症时。中等 PTH 水平(100~450pg/ml)难解读,不能排除动力缺失性骨病。改善全球肾脏病预后组织(Kidney Disease:Improving Global Outcomes,KDIGO)建议,使用 PTH 趋势而非使用绝对目标值来指导治疗决策。高骨特异性碱性磷酸酶(bone-specific alkaline phosphatase,BALP)有助于排除无动力性骨病,如 BALP>33.1U/L,可部分排除动力缺失性骨病;BALP>42.1U/L,是辨别高骨转换与非高骨转换性能最佳的指标,而无动力性骨病很少出现血清 BALP 水平升高,除非近期发生骨折。

　　通常建议在 PTH>500pg/ml 时完善甲状旁腺影像学检查,了解甲状旁腺的形态及定位,主要包括甲状旁腺超声、薄层 CT、核素显像及骨骼 X 线检查等。其中,超声检查具有无创、操作简便、可重复性强及费用低等优点,已成为确诊 SHPT 的常规检查方法。^{99m}Tc-MIBI 双时相平面显像结合 SPECT/CT 显像,可获取精确解剖位置,提高诊断的敏感度及精确度。此外,骨密度(BMD)检查和骨组织活检也可帮助判断骨转运和骨容量状态。2019 年《中国慢性肾脏病矿物质和骨异常诊治指南》建议,对CKD G1~G2期患者测定腰椎及髋关节 BMD以评估是否合并骨质疏松,对 CKD G3a~G5D 期有 CKD-MBD 证据和(或)有骨质疏松风险患者测定 BMD 以评估骨折风险。骨组织活检是诊断 SHPT 的金标准,是诊断不同类型肾性骨营养不良(骨软化症、甲旁亢或动力缺失性肾性骨病)最可靠的检查。但骨活检属于有创检查,临床实施困难,目前尚未广泛应用。

六、治疗

(一)靶目标值

　　多项研究表明,PTH>400pg/ml 时易发生高转化性骨病和混合性骨病,而

PTH 降至正常值上限的 2 倍以下时，动力缺失性骨病的患病率又会升高。DOPPS 研究显示，全段 PTH(iPTH)在 150～300pg/ml 时，患者全因死亡风险最低。KDIGO 指南推荐 CKD5 期患者 iPTH 的靶目标控制在正常值的 2～9 倍，日本透析治疗学会（JSDT）指南推荐 iPTH 控制在 60～180pg/ml。2019 年《中国慢性肾脏病矿物质和骨异常诊治指南》也建议 CKD G5D 期患者的 PTH 控制在 2～9 倍，但较多专家推荐 PTH 控制在 150～300pg/ml。CKD G3a～G5 期非透析患者最佳 iPTH 水平目前尚不清楚，对 iPTH 水平进行性升高或持续高于正常值上限的患者，建议先评估是否存在高磷血症、低钙血症、维生素 D 缺乏等可干预因素。

（二）营养治疗

我国 2017 年《慢性肾脏病患者膳食指导》推荐 CKD 患者限制蛋白质摄入量，详见表 11-2，同时建议补充复方 α-酮酸制剂，并保障充足的能量，再根据患者的年龄、性别、身高、体重、饮食习惯、活动量、合并疾病及应激状况进行调整，总能量中控制糖类供能占比 55%～65%，脂肪供能占比 25%～35%。

表 11-2　CKD 患者蛋白质及热量推荐摄入量

CKD 患者	蛋白质摄入量[g/(kg·d)]
CKD1～2 期	0.8～1.0
CKD3～5 期（非透析）	0.6～0.8
维持性透析	1.0～1.2
	高分解状态时 1.3

CKD 患者	热量摄入量[kcal/(kg·d)]
CKD1～3 期	维持目标体重
CKD4～5 期	35（≤60 岁）
	30～35（>60 岁）

磷摄入量建议<800mg/d。磷的摄入主要有 3 个来源：①天然食物。天然食物中的磷主要来自蛋白质，限制磷摄入要以不损害患者的营养状况为前提。尽量选择磷/蛋白值低的动物蛋白（如新鲜肉、蛋、鱼等）及磷不易被吸收的植物蛋白（如豆腐、水发木耳等）。同时，通过烹饪前浸泡和煮沸等方式可以减少食物中的磷含量。②食品添加剂。添加剂中的磷是无机磷，易被肠道吸收，约 90%可被人体吸收。③药物赋形剂。药物赋形剂中如含有磷酸盐会显著增加磷的摄入，如氨氯地平、比索洛尔、福辛普利、赖诺普利、可乐定、瑞舒伐他汀、帕罗西汀、西格列汀等药物都是磷负荷的潜在来源。

（三）药物治疗

目前针对 SHPT 的治疗药物主要包括磷结合剂、活性维生素 D 及其类似物和拟钙剂。

1. **磷结合剂**　限制饮食中磷的摄入、增加透析磷的清除和使用磷结合剂是治疗 CKD 患者高磷血症的三大基石，简称 3D（diet，dialysis，drug）原则。限制磷的摄入往往也会限制蛋白质的摄入，可能引发营养不良，而仅靠常规的血液透析（每周可清除 1800～3600mg 磷）和腹膜透析（每周可清除 2100～2520mg 磷）又很难维持血磷在理想范围，故磷结合剂的使用有重要的临床意义。

对于 CKD3a～5D 期患者，2017 KDIGO 指南建议血磷应控制在接近正常水平，2019 中华医学会肾脏病学分会（CSN）指南也建议血磷控制在 0.87～1.45mmol/L。两者均推荐 CKD3a～5D 期患者在血磷进行性、持续性升高时，应开始降磷治疗。血磷水平和患者预后之间存在 U 形曲线关系，血磷过高或过低都会使患者的心血管不良事件发生率和死亡率增加。

（1）含铝磷结合剂：铝剂最早用于降磷治疗，但长期使用可导致铝在骨骼、神经系统蓄积，诱发骨软化和神经毒性，因此 2017 KDIGO 指南建议，应避免长时间使用含铝磷结合剂。在没有条件使用其他磷结合剂且高钙高磷时，含铝磷结合剂的使用不超过 4 周。

（2）含钙磷结合剂：如碳酸钙、醋酸钙和枸橼酸钙等能有效结合磷酸盐，减少肠道对磷的吸收，且价格低，目前仍被广泛应用，尤其是合并低钙血症的患者。常见副作用是便秘，长期使用会导致正钙平衡，增加血管、软组织钙化风险。因此，应避免长期大量使用含钙磷结合剂，尤其是出现高钙血症或伴有血管钙化或持续性无动力性骨病时。枸橼酸钙会促进肠道铝吸收，在透析患者中较少使用。建议元素钙的摄入总量（包括饮食来源的钙）不超过 2000mg/d，磷结合剂中的元素钙不应超过 1500mg/d（各种常见钙剂的元素钙含量见表 11-3），分 2 次或 3 次服用。建议校正后总血清钙水平维持在＜9.5mg/dl（＜2.37mmol/L）。

表 11-3　各种常见钙剂的元素钙含量对比

对比项	醋酸钙胶囊	醋酸钙片	碳酸钙片	碳酸钙 D_3 片	枸橼酸钙片
规格（g）	0.6	0.667	1.25	1.5	0.5
元素钙（mg）	152.1	169.1	500	600	100

（3）非含铝非含钙磷结合剂

1）司维拉姆（sevelamer）：包括盐酸司维拉姆和碳酸司维拉姆，是不可吸收的阳离子多聚体，通过离子交换与磷酸盐结合后从粪便排出。盐酸司维拉姆可能诱导代谢性酸中毒，而碳酸司维拉姆以碳酸作为缓冲剂，有助于纠正酸中毒。常见的副作用是恶心、胃肠胀气和便秘等胃肠道反应。司维拉姆可能会结合食物中的脂溶性维生素，降低口服环丙沙星的生物利用度和罗沙司他血药浓度，还会降低器官移植患者环孢素、他克莫司、麦考酚酯的血药浓度，必要时需监测血药浓度。

2）碳酸镧（lanthanum carbonate）：镧是一种稀土元素，其3价阳离子在胃肠道与磷酸盐结合形成不溶性、不易被吸收的磷酸镧，最后通过粪便排出，极少量被人体吸收的镧则80%通过胆汁排泄。常见不良反应是恶心、呕吐、胃肠胀气和腹泻等胃肠道反应。碳酸镧可提高胃液pH，可能与阳离子抗酸剂（如碳酸钙、氧化镁、氢氧化铝等）相互作用，还会影响血管紧张素转换酶抑制剂、喹诺酮类、氨苄西林、四环素类、他汀类、甲状腺激素、氯喹及羟氯喹等的生物利用度，故碳酸镧与以上药物同时服用时，须间隔至少2小时。

3）其他药物：包括氢氧化亚铁、枸橼酸铁、烟酰胺、坦帕诺、考来替兰等，其中部分药物尚未获批或上市。氢氧化亚铁的疗效和安全性与司维拉姆几乎相当，不良反应主要是胃肠道反应。枸橼酸铁利用3价铁离子结合磷酸根，被吸收的枸橼酸在肝脏转换成碳酸氢根，有助于纠正代谢性酸中毒，铁吸收后还可改善肾性贫血。有研究显示，接受枸橼酸铁治疗的患者并未出现铝中毒。烟酰胺是烟酸（维生素 B_3）的代谢产物，可减少胃肠道对磷的吸收。坦帕诺是肠钠氢交换体3抑制剂，通过细胞旁途径（paracellular pathway，膳食磷酸盐吸收的主要途径）减少磷酸盐吸收，从而降低血清磷水平。考来替兰是一种阴离子树脂，可促进胆汁酸与肠道中磷结合，最后随着胆汁酸排泄而减少磷酸盐的吸收。常见非含铝非含钙磷结合剂的用法见表11-4。

表 11-4　常见非含铝非含钙磷结合剂的用法

药物名称	不同血磷水平（mmol/L）的对应剂量和用法	
	<2.42	≥2.42
司维拉姆	0.8g/次，一日3次	1.6g/次，一日3次
碳酸镧	0.25g/次，一日3次	0.5g/次，一日3次
枸橼酸铁	0.5g/次，一日3次，最大剂量不超过6g/d	

2. 活性维生素D及其类似物　目前大部分指南推荐，当CKD5期患者PTH＞300pg/ml时，开始使用活性维生素D及其类似物，JSDT指南则推荐PTH＞180pg/ml时即可使用，注意需先排除高钙血症。口服活性维生素D有小剂量持续疗法和大剂量间歇疗法（冲击疗法），常见用法见表11-5。治疗过程中每4～8周检测血钙、磷、PTH水平，若出现血钙＞10.2mg/dl（2.54mmol/L）或血磷＞6.0mg/dl（1.94mmol/L），需减量或停止使用。

表 11-5　活性维生素 D 口服的常见用法

血 PTH 水平（pg/ml）	活性维生素 D	
	起始剂量和用法	调整方法
<300	0.25～0.5μg/次，每日 1 次	达标：减量 25%～50%，后长期最小剂量维持
		不达标：加量 25%～50%，或改为冲击疗法
300～500	1～2μg/次，每周 2 次	血 PTH：下降，维持原剂量；无下降，加量
500～1000	2～4μg/次，每周 2 次	25%～50%；达标，减量 25%～50%，后最
>1000	4～6μg/次，每周 2 次	小剂量维持

　　帕立骨化醇是具有生物活性的维生素 D 类似物，可选择性激活维生素 D 受体，抑制 PTH 合成和甲状旁腺增生。对于接受血液透析的患者，推荐起始剂量为 0.04～0.1μg/kg，每周 3 次，经透析通路给药。每 2～4 周监测一次血 PTH，若 PTH 不变、上升或下降<30%，加量 50%；若 PTH 下降 30%～60%，维持原剂量；若 PTH 下降>60%或<300pg/ml，减量 50%。使用期间注意监测血钙磷水平，若出现高钙血症或校正后钙磷乘积持续高于 65mg^2/dl^2，则帕立骨化醇应减少剂量或停止用药，直到这些参数恢复正常。

　　3. 拟钙剂（calcimimetic）　又称为钙敏感受体（CaSR）激动剂，通过结合器官组织中的 CaSR，提高 CaSR 对钙离子的敏感性，从而激活 CaSR 发挥相应的药理作用，在甲状旁腺组织中发挥抑制 PTH 分泌和甲状旁腺细胞增殖的作用。与活性维生素 D 相比，拟钙剂不会增加肠道对钙磷的吸收。目前拟钙剂包括西那卡塞（cinacalcet）、依特卡肽（etelcalcetide）和伊万卡塞（evocalcet）3 种，西那卡塞是唯一在中国上市的拟钙剂。

　　西那卡塞通过增加甲状旁腺腺体上 CaSR 对钙的敏感性，以及上调甲状旁腺 CaSR mRNA 和 VDR mRNA 的转录与翻译，抑制 PTH 的合成。常见不良反应是低血钙及胃肠道不适。建议初始剂量为 25mg，每日 1 次，在充分监测血 PTH、钙、磷的基础上逐渐递增剂量，增量调整幅度为每次 25mg，增量调整间隔不少于 3 周，最大剂量为 100mg。最大剂量使用 2 个月 PTH 水平无下降，考虑治疗无效，此时若无高磷、高钙血症发生，可联用活性维生素 D 及其类似物。

　　依特卡肽末端的半胱氨酸可以直接与 CaSR 上 482 位的半胱氨酸通过二硫键结合，引起 CaSR 变构激活，从而发挥药理作用。依特卡肽属于长效制剂，是目前降低血 PTH 最有效的拟钙剂。在血液透析患者中，依特卡肽在透析后通过静脉注射给药，每周 3 次，起始剂量为每次 5mg，每 4 周调整一次用药，以 2.5～5mg 的增量递增，每日最大剂量 15mg。有研究显示，依特卡肽降低 PTH 水平达 30% 以上的发生率优于西那卡塞（68.2% vs. 57.8%）。

　　伊万卡塞是目前最新的拟钙剂，药理作用与西那卡塞相似，但具有更高的生物利用度，消化道不良反应更少。推荐起始剂量为口服 1mg（PTH＞500pg/ml 时加量至 2mg），每日 1 次，在充分观察血 PTH 和钙浓度的情况下适当调整剂量，最大剂量 12mg。

慢性肾脏病继发性甲旁亢的综合管理还需要考虑各地区经济发展不平衡所引起的用药水平的差异，因地制宜制定个性化的治疗方案。

（四）透析处方调整

1. 血液透析 提高透析血流速度、透析液流速，改变透析模式（如血液透析滤过、血液透析+血液灌流），延长透析时间，增加透析频次（如长程夜间血液透析、每日短时血液透析），使用高通量、生物相容性及吸附能力好的透析器，可有效改善血液透析的充分性，增加磷和 PTH 的清除。推荐使用 1.25～1.5mmol/L 钙浓度的透析液。

2. 腹膜透析 保护残余肾功能，使用高生物相容性的腹膜透析液，延长留腹时间，增加总治疗剂量，以提高腹膜透析的充分性，有助于磷的清除。推荐使用 1.25mmol/L 钙浓度的腹膜透析液。

（五）手术治疗

甲状旁腺切除术（PTX）目前主要针对难治性 SHPT 患者，和药物治疗相比具有快速起效的优势。各国手术指征有差异，其中日本的最为积极，对于持续性 PTH＞500pg/ml 及内科治疗不能控制的高磷和（或）高钙血症 SHPT，均推荐行 PTX。KDIGO 指南建议 CKD3～5 期药物治疗无效的重度 SHPT 应进行 PTX。我国 CKD-MBD 指南建议的 PTX 指征：①iPTH 持续＞800pg/ml；②药物治疗无效的持续性高钙和（或）高磷血症；③具备至少 1 个甲状旁腺增大的影像学证据，如超声显示甲状旁腺增大，直径＞1cm 且有丰富的血流；④既往对活性维生素 D 及其类似药物治疗抵抗。目前，PTX 在我国尚未普及，DOPPS 研究显示，与其他国家相比，我国透析患者中接受 PTX 治疗的患者比例非常低，仅有 2%。

目前临床应用较广泛的 PTX 术式包括甲状旁腺次全切除术（subtotal parathyroidectomy，STPX）、甲状旁腺全切除术（total parathyroidectomy，tPTX）和甲状旁腺全切除+自体移植术（total parathy- roidectomy with autotransplantation，tPTX+AT）3 种。

其他方式还有如颈丛阻滞麻醉下的小切口计划性分期手术、介入治疗。介入治疗主要有超声引导下化学消融术（向增生甲状旁腺内注射乙醇、乙酸或骨化三醇）和经皮热消融术（如射频消融、微波消融、激光消融）。

（文 雯 杜晓刚）

第三节　药物性继发性甲状旁腺功能亢进症

本节将介绍药物原因导致的继发性甲旁亢，即药物性继发性甲旁亢（drug-induced secondary hyperparathyroidism）。

一、病因与机制

（一）药物性低钙血症

低钙血症是甲状旁腺增生的刺激因素，因长期服用某些药物而发生的低血钙，可刺激甲状旁腺细胞增生，腺体肥大，这是机体的适应性反应，但通常是可逆的。同时，细胞外钙浓度是调节 PTH 分泌的主要因素，当细胞外钙离子浓度降低时，位于甲状旁腺细胞膜上的 CaSR 表达降低，细胞内抑制 PTH 分泌的作用减弱，使 PTH 释放增加，从而引起 PTH 水平升高，导致甲旁亢。

1. 钙螯合剂　如膦甲酸、氟化物、乙二胺四乙酸等，通过螯合血清中的钙离子，引起血钙水平降低。

2. 抑制破骨细胞类药物　双膦酸盐是一类用于治疗高钙血症、肿瘤骨转移、骨质疏松症等疾病的药物，如唑来膦酸、阿仑膦酸钠等。唑来膦酸给药后，药物迅速与骨结合，抑制破骨细胞活性，同时也抑制 PTH 刺激破骨细胞溶解骨质作用，继发甲状旁腺功能增强或亢进。地舒单抗也是一种有效的破骨细胞骨吸收抑制剂，可抑制破骨细胞的分化和活性，抑制骨吸收，且较唑来膦酸更容易导致低钙血症。雌激素也可抑制破骨细胞的骨吸收作用，进而引发低钙血症。

3. 糖皮质激素　主要通过拮抗维生素 D 的作用和降低十二指肠钙通道的表达减少肠道对钙离子的吸收，并能增加尿钙排泄，导致负钙平衡，还可减少破骨细胞的骨吸收作用。钙离子代谢正常的健康人群中糖皮质激素导致明显的低钙血症少见。在甲状旁腺功能减退症、维生素 D 缺乏的患者中更容易发生糖皮质激素相关的低钙血症。

4. 质子泵抑制剂　影响钙吸收，也会导致胃液 pH 上升，引起反射性高胃泌素血症，动物实验已证明，高胃泌素血症和奥美拉唑均会引起甲状旁腺增生及功能亢进。同时奥美拉唑对破骨细胞的空泡型质子泵也有抑制作用，并增加成骨细胞的活性，抑制骨吸收，从而导致低钙血症。

（二）药物性高磷血症

血磷升高可直接刺激甲状旁腺细胞肥大，导致 PTH 合成和释放增加，并参与甲状旁腺组织的增生。在培养的甲状旁腺细胞中可观察到，高磷培养液能明显增加 PTH 的分泌（可达低磷培养液的 6 倍以上）。严重的急性高磷血症也可迅速导致低钙血症发生，间接刺激甲状旁腺分泌 PTH。但它仍不能使血钙恢复正常，继续通过低钙血症放大对甲状旁腺的刺激作用。

1. 含有磷酸盐的泻药或灌肠剂　可诱导使用者出现高磷血症和低钙血症，长期使用可持续性刺激甲状旁腺增生。

2. 过量摄入磷酸钠　服用磷酸钠后，会出现高磷血症、低钙血症的相应症状，有时甚至会出现危及生命的高磷血症和低钙血症，但主要发生在肾功能受损患者。

3. 细胞毒性药物化疗　恶性肿瘤患者在使用细胞毒性药物化疗后，会出现肿瘤溶解综合征，可观察到高磷血症伴高钾血症、高尿酸血症和低钙血症。

（三）维生素 D 缺乏

维生素 D 的代谢产物活性维生素 D，是机体调节 PTH 分泌和甲状旁腺增生的一种重要物质，活性维生素 D 对甲状旁腺组织的生长也有一定的抑制作用。维生素 D 缺乏导致 PTH 分泌增多、抑制甲状旁腺增生的作用减弱，引发甲旁亢。同时，长期维生素 D 缺乏的患者，血钙水平相应降低，也可刺激甲状旁腺增生，引发甲旁亢。

1. 抗惊厥类药物　如苯妥英钠、苯巴比妥等，这些药物是细胞色素 P450 酶的诱导剂，可导致维生素 D 降解增加，减少肠道中的钙吸收，降低血清钙离子水平。

2. 卡马西平、异烟肼、茶碱和利福平　均可增加细胞色素 P450 酶的活性，将维生素 D 转化为无活性的代谢物，从而导致维生素 D 缺乏或失去作用。

（四）药物性低镁血症

继发于低镁血症的低钙血症患者，其血液循环中 PTH 缺乏或浓度很低，尽管低钙血症刺激甲状旁腺增生、产生 PTH 的作用很强，但 PTH 的释放却在减少，即引起急性但可逆的甲状旁腺功能不全。

1. 顺铂、氨基糖苷类抗生素（庆大霉素、新霉素）、两性霉素　是药物诱导性低镁血症最常见的原因，此类药物多会损伤肾脏，导致肾功能受损、镁的重吸收障碍。

2. 袢利尿剂　不仅可以通过增加肾脏对钙的排泄诱导低钙血症，也可引起低镁血症，二者共同刺激甲状旁腺增生与 PTH 产生，从而进一步加重低钙血症，引发甲旁亢。

二、诊断与治疗

可结合患者病史、实验室及影像学检查做出诊断，但在确诊之前一定要排除原发性甲旁亢。药物性继发性甲旁亢可由多种药物经不同机制引起，且多为可逆性的代偿性临床综合表现。因此，应充分了解患者药物接触史，暂停使用该药物，并明确该药物致病机制，给予对症治疗，如使用较大剂量的活性维生素 D，同时补钙、补镁，使 SHPT 得到缓解。

（王　茜）

参 考 文 献

蔡盼盼，李孜，唐晓红，2017. 生物相容性腹膜透析液在终末期肾病中应用的进展. 华西医学，32（4）：626-629.

陈慧敏，邢昌赢，张丽娜，等，2017. 慢性肾脏病 5 期患者血浆 iPTH、（1-84）PTH、（7-84）PTH 水平的特点及甲状旁腺切除术的影响. 中华肾脏病杂志，33（1）：15-21.

陈靖，林善锬，2001. 继发性甲状旁腺功能亢进研究及治疗进展. 中华内科杂志，40（11）：784-787.

崔铭，王鸥，廖泉，2020. 原发性甲状旁腺功能亢进症诊断及手术治疗进展. 协和医学杂志，11（4）：395-401.

戴威，孔令泉，吴凯南，2018. 甲状旁腺功能亢进症的诊断与治疗进展. 中华内分泌外科杂志，12（1）：82-84.

贺西南，石宏斌，2019. 慢性肾脏病继发性甲状旁腺功能亢进的研究进展. 中国中西医结合肾病杂志，20（5）：456-459.

姜鸿，徐志宏，张凌，等，2012. 慢性肾脏病 3～5 期透析前患者矿物质及骨代谢紊乱的调查分析. 中国血液净化杂志，11（7）：360-364.

孔令泉，李姝，李浩，等，2021. 关注甲状旁腺功能增强和正常血钙型原发性甲状旁腺功能亢进症的防治. 中华内分泌外科杂志，15（1）：5-9.

孔令泉，吴凯南，2021. 乳腺肿瘤内分泌代谢病学. 北京：科学出版社.

孔令泉，吴凯南，厉红元，2020. 关爱甲状旁腺健康——肾病、骨病与尿路结石患者必读. 北京：科学出版社.

孔令泉，吴凯南，厉红元，2021. 乳腺肿瘤骨代谢病学. 北京：科学出版社.

孔令泉，伍娟，田申，等，2020. 关注乳腺癌患者维生素 D 缺乏/不足及相关甲状旁腺功能亢进症的防治. 中华内分泌外科杂志，14（5）：353-357.

廖祥鹏，张增利，张红红，等，2014. 维生素 D 与成年人骨骼健康应用指南（2014 年标准版）. 中国骨质疏松杂志，20（9）：1011-1030.

刘洋，马春华，梁连春，2021. 膦甲酸钠注射液致周身麻木、呼吸困难 1 例分析. 中国药物警戒，15（2）：196-198.

刘志红，李贵森，2019. 中国慢性肾脏病矿物质和骨异常诊治指南. 北京：人民卫生出版社：1-198.

童南伟，邢小平，2015. 内科学·内分泌科分册. 北京：人民卫生出版社.

吴唯，钱立元，陈学东，等，2014. Sagliker 综合征 1 例报道并文献复习. 中南大学学报：医学版，39（10）：1100-1104.

詹亚丽，王晓禾，王德光，等，2018. 肾性继发性甲状旁腺功能亢进患者甲状旁腺病理类型与临床的相关性. 中华肾脏病杂志，34（3）：179-184.

张洪彬，赵寒辉，王素霞，等，2021. 继发性甲状旁腺功能亢进的发病机制和诊治. 临床肾脏病杂志，21（11）：950-956.

中国医师协会肾内科医师分会，2020. 维生素 D 及其类似物在慢性肾脏病患者中应用的中国实践方案（2019 版）. 中华内科杂志，59（2）：104-116.

Akizawa T，Shimazaki R，Shiramoto M，et al.，2018. Pharmacokinetics，pharmacodynamics，and safety of the novel calcimimetic agent evocalcet in healthy Japanese subjects：first-in-human phase I study. Clin Drug Investig，38（10）：945-954.

Andersson P，Rydberg E，Willenheimer R，2004. Primary hyperparathyroidism and heart disease—a review. Eur Heart J，25（20）：1776-1787.

Bikbov B，Purcell CA，Levey AS，et al.，2020. Global，regional，and national burden of chronic kidney disease，1990-2017：a systematic analysis for the Global Burden of Disease Study 2017. Lancet，395（10225）：709-733.

Block GA，Bushinsky DA，Cheng S，et al.，2017. Effect of etelcalcetide vs cinacalcet on serum parathyroid hormone in patients receiving hemodialysis with secondary hyperparathyroidism：a randomized clinical trial. JAMA，317（2）：156-164.

Block GA，Rosenbaum DP，Yan A，et al.，2019. Efficacy and safety of tenapanor in patients with hyperphosphatemia receiving maintenance hemodialysis：a randomized phase 3 trial. J Am Soc Nephrol，30（4）：641-652.

Chen Y，Zhao X，Wu H，2020. Arterial stiffness：a focus on vascular calcification and its link to bone mineralization. Arterioscler Thromb Vasc Biol，40（5）：1078-1093.

Cunningham J，Locatelli F，Rodriguez M，2011. Secondary hyperparathyroidism：pathogenesis，disease progression，and therapeutic options. Clin J Am Soc Nephrol，6（4）：913-921.

Fizazi K，Carducci M，Smith M，et al.，2011. Denosumab versus zoledronic acid for treatment of bone metastases in men with castration-resistant prostate cancer：a randomised，double blind study. Lancet，377（9768）：813-822.

Fujii H，Joki N，2017. Mineral metabolism and cardiovascular disease in CKD. Clin Exp Nephrol，21（1）：53-63.

Gagnemo-Persson R，Samuelsson A，Hakanson R，et al.，1997. Chicken parathyroid hormone gene expression in response to gastrin，omeprazole，ergocalciferol，and restricted food intake. Calcif Tissue Int，61（3）：210-215.

Ganesan C，Weia B，Thomas IC et al.，2020. Analysis of primary hyperparathyroidism screening among us veterans with kidney stones. JAMA Surg，155（9）：861-868.

Garabed E，Norbert L，Bertram LK，2017. Kidney Disease：Improving Global Outcomes（KDIGO）CKD-MBD Update Work Group. KDIGO 2017 Clinical practice guideline update for the diagnosis，evaluation，prevention，and treatment of chronic kidney disease-mineral and bone disorder（CKD-MBD）. Kidney Int Suppl，7（1）：1-59.

He Y，Liu RX，Zhu MT，et al.，2019. The browning of white adipose tissue and body weight loss in primary hyperparathyroidism. EBioMedicine，40（1）：56-66.

Hu B，Wu H，Shi Z，et al.，2019. Effects of sequential treatment with intermittent parathyroid hormone and zoledronic acid on particle-induced implant loosening：evidence from a rat model. J Orthop Res，37（7）：1489-1497.

Hyun JJ，Chun HJ，Keum B，et al.，2010. Effect of omeprazole on the expression of transcription factors in osteoclasts and osteoblasts. Int J Mol Med，26（6）：877-883.

Kawai M，2016. The FGF23/Klotho axis in the regulation of mineral and metabolic homeostasis. Horm Mol Biol Clin Investig，28（1）：55-67.

King AJ，Siegel M，He Y，et al.，2018. Inhibition of sodium/hydrogen exchanger 3 in the gastrointestinal tract by tenapanor reduces paracellular phosphate permeability. Sci Transl Med，10（456）：eaam6474.

Kinoshita Y，Masuoka K，Miyakoshi S，et al.，2008. Vitamin D insuffificiency underlies unexpected hypocalcemia following high dose glucocorticoid therapy. Bone，42（1）：226-228.

Kir S，Komaba H，Garcia AP，et al.，2016. PTH/PTHrP receptor mediates cachexia in models of kidney failure and cancer. Cell Metab，23（2）：315-323.

Kong X，Zhang L，Zhang L，et al.，2012. Mineral and bone disorder in Chinese dialysis patients：a multicenter study. BMC Nephrol，13（1）：116.

Li C，Chen XM，Du XG，et al.，2019. Factors and outcome of renal osteodystrophy-associated initial fragility fracture in end-stage renal disease patients. Kidney Dis（Basel），5（2）：118-125.

Li H，Xu Z，Kong LQ，2020. High-dose vitamin D supplementation and bone health. JAMA，323（1）：92-93.

Liamis G，Milionis H，Elisaf M，2009. A review of drug-induced hypocalcemia. J Bone Miner Metab，27（9）：635-642.

Locatelli F，Rossi F，2005. Incidence and pathogenesis of tumorlysis syndrome. Contrib Nephrol，147：61-68.

Milionis HJ，Alexandrides GE，Liberopoulos EN，et al.，2002. Hypomagnesemia and concurrent acid-base and electrolyte abnormalities in patients with congestive heart failure. Eur J Heart Failure，4（2）：167-173.

Palmer SC，Mavridis D，Johnson DW，et al.，2020. Comparative effectiveness of calcimimetic agents for secondary hyperparathyroidism in adults：a systematic review and network meta-analysis. Am J Kidney Dis，76（3）：321-330.

Portillo MR，Rodríguez-Ortiz ME，2017. Secondary hyperparthyroidism：pathogenesis，diagnosis，preventive and therapeutic strategies. Rev Endocr Metab Disord，18（1）：79-95.

Rodríguez-Ortiz ME，Rodríguez M，2020. Recent advances in understanding and managing secondary hyperparathyroidism in chronic kidney disease. F1000Res，9：F1000 Faculty Rev-1077.

Van Buren PN，Lewis JB，Dwyer JP，et al.，2015. The phosphate binder ferric citrate and mineral metabolism and inflammatory markers in maintenance dialysis patients：results from prespecified analyses of a randomized clinical trial. Am J Kidney Dis，66（3）：479-488.

Wolf M，2010. Forging forward with 10 burning questions on FGF23 in kidney disease. J Am Soc

Nephrol, 21 (9): 1427-1435.

Woo YM, Crail S, Curry G, et al., 2006. A life threatening complication after ingestion of sodium phosphate bowel preparation. BMJ, 333 (7): 589-590.

Zhou C, Wang F, Wang JW, et al., 2016. Mineral and bone disorder and its association with cardiovascular parameters in Chinese patients with chronic kidney disease. Chin Med J, 129 (19): 2275-2280.

第十二章 三发性甲状旁腺功能亢进症

一、概述

三发性甲旁亢（THPT）是指在继发性甲旁亢基础上，因甲状旁腺长期受到过度刺激，部分主分泌细胞代偿性增生、肥大，即使在去除引起继发性甲旁亢的病因后，仍有 PTH 持续性过多分泌及相关临床表现，甲状旁腺功能未能明显改善。

理论上，任何导致继发性甲旁亢的疾病都可能是 THPT 的诱因，包括慢性肾脏病、肾移植术后恢复期、慢性骨营养不良症、X 连锁低磷血症性佝偻病及严重的维生素 D 缺乏症等，其中最常见于肾移植术后。据统计，20%～50%合并有继发性甲旁亢的肾移植患者，术后仍有持续高甲状旁腺激素血症。慢性肾脏病患者长时间的透析治疗和超声提示的甲状旁腺增生也被视为 THPT 的重要诱因。此外，慢性胰腺炎导致的长期血钙调节紊乱，胃旁路手术所致的胃肠道对钙离子吸收减少及长期使用糖皮质类固醇等，均可引起继发性甲旁亢，并导致 THPT。

二、病理

持续高磷及低钙血症长期刺激甲状旁腺，导致一个或多个甲状旁腺结节性或弥漫性增生，以后者为主，增生细胞多为主细胞，约占 THPT 总数的 95%。嗜酸细胞弥漫性或结节性增生，少数有透明细胞，并常伴有出血、钙化及纤维化。核分裂象及核多形性不常见，散在间质脂肪细胞，且多位于增生结节之间。甲状旁腺腺瘤仅见于约 5%的患者中，多为单个甲状旁腺腺体发病。偶有异位甲状旁腺腺瘤，主要位于纵隔内。细胞成分主要为主细胞，增生的腺瘤可自主分泌 PTH，而且不受血钙的负反馈调节，可诱发持续的高钙血症。甲状旁腺癌罕见。

三、临床表现

THPT 临床表现包括无症状性和症状性两类。无症状患者通常仅有骨质疏松等非特异性症状，或无明显症状，在肾移植术后随访恢复期内因发现持续性血钙升高和高甲状旁腺激素血症而被确诊。我国目前以症状性 THPT 常见，其临床表现如下。

（一）骨骼系统

长期高 PTH 水平可激活破骨细胞，加剧骨量流失，促进骨质疏松发生及骨质软化，多见于中老年人群。患者可有不同程度的骨痛及关节痛表现，以腰椎及髋部最为明显。骨膜下骨吸收是 THPT 的特征之一，常见于中指桡侧及锁骨外侧。此外，还可有身高变矮、肢体畸形及病理性骨折。少数患者在 PTH 长期刺激下可进展为囊性纤维性骨炎，严重者可伴有 Sagliker 综合征。

（二）泌尿系统

THPH 患者常伴有高钙血症，加之慢性肾脏病者常出现磷酸盐潴留，易导致尿路结石，同时肾小管的稀释、浓缩功能下降，表现为多尿、高尿钙、血尿、肾绞痛等。钙盐及磷酸盐在肾实质的不断累积促进肾小管间质钙化及肾小球血管收缩，易引发急性肾小管坏死及间质性肾炎，造成肾功能恶化，最终导致肾衰竭及尿毒症。部分患者只能靠血液透析维持，这对处在肾移植术后恢复期的患者是致命的，其病情多进展迅速，预后不良。

（三）心血管系统

高钙血症是 THPT 的严重并发症之一，可增强心肌收缩功能，同时抑制心脏传导功能，诱发血压升高、心律失常或传导阻滞。持续的高甲状旁腺激素血症与心血管系统疾病高发密切相关。患者常有头晕、心悸、胸闷气短等症状，心电图提示 QT 间期缩短，ST 段缩短或消失，伴有 T 波增宽，严重者 PR 间期延长。同时，高血钙可增加心肌细胞对洋地黄药物的敏感性，易引起洋地黄中毒。

（四）神经系统

少数 THPH 可引起甲旁亢脑病，典型表现为表情淡漠、情绪低落或不稳定、记忆力减退、反应迟钝、注意力不集中、易激惹、失眠等，严重者偶有嗜睡、谵妄、木僵、听力和视力减退、反射消失，甚至惊厥或昏迷。脑病者可伴有不可逆性神经传导损害。

（五）钙异位沉积

血液中大量的钙离子可沉积在人体多个组织和器官，最常见于眼结膜和角膜，引发急性球结膜充血、角膜炎、急性细菌性结膜炎等。此外，钙离子也常沉积于肾小管、血管壁、关节、网膜、心脏瓣膜等，引发肾炎、高血压、关节炎等疾病。

（六）其他

部分患者还可出现顽固性肾性贫血、皮肤瘙痒、肌无力等。这些表现缺乏特异性，临床不易诊断及鉴别，需引起注意。

四、辅助检查

（一）实验室检查

1. 血钙测定 血钙增高是发现与诊断 THPT 的首要指标。

2. 血 PTH 测定 是诊断 THPT 最可靠、最直接的证据，继发性甲旁亢患者在肾移植术后血 PTH 水平会有不同程度下降，术后 3 个月一般会降至 300pg/ml 以下，若仍高于 600pg/ml，需考虑 THPT 的可能性。

3. 血磷测定 THPH 患者可有高磷血症，其诊断价值较血清钙小。

4. 尿环磷酸腺苷（cyclic adenosine monophosphate，cAMP）测定 THPT 患者尿 cAMP 排泄明显增加，PTH 可与肾小管上皮细胞的特异性受体结合，促进 cAMP 生成增加，可反映甲状旁腺功能。

5. 钙负荷试验 患者在空腹状态下静脉注射含钙溶液（如 10%葡萄糖酸钙注射液），钙摄入量为 3mg/（kg·h），时间为 2 小时，分别在输注开始后 0 分钟、20 分钟、40 分钟、60 分钟、80 分钟、100 分钟和 120 分钟采集血液，测定血清钙和 PTH 水平。因 THPT 患者的血钙负反馈调节受损，静脉输钙后 PTH 不会出现明显抑制。此外，通过计算试验中 PTH 的抑制率，可有效反映甲状旁腺的功能自主性，具有辅助诊断价值。应注意，此试验仅适用于高甲状旁腺激素血症伴正常血钙者，高钙血症者禁行此试验。

6. 其他 THPT 时，尿钙排泄增加，同时血钙磷比例升高，血清 25-(OH)D 水平降低，ALP 可有不同程度的升高，具有一定的诊断价值。

（二）影像学检查

1. 超声检查 术前超声检查有助于术中对病变腺体的寻找，是甲状旁腺疾病术前一线检查方法，具有经济、便捷等优点，约 75%的患者术中可探测到增生病变腺体。当提示一个或多个甲状旁腺呈结节性增生时，形态多样，呈不规则或分叶状，内部均呈低回声，血流信号丰富，应警惕甲状旁腺腺瘤的可能，少数还可伴有囊性变。

2. CT 或 MRI 检查 增强 CT 或 MRI 提示甲状旁腺腺瘤明显强化，常单发，病变位于甲状腺后方，呈椭圆形软组织密度肿块，边界清晰，密度不均匀，中心可有囊性坏死灶，血运丰富，周围淋巴结无增大。

3. 核素扫描 ^{99m}Tc-MIBI 双时相扫描是判断甲状旁腺高功能病变的首选影

像学检查，准确率超过 90%，尤其对既往接受过甲状腺及甲状旁腺手术或有异位甲状旁腺者的定性及定位诊断价值很高。钙通道阻滞剂可以降低甲状旁腺显像的敏感度，故检查前应停用此类药物以免干扰结果。

4. 其他　SPECT 联合 ^{99m}Tc-MIBI 核素扫描，可显著提升对高功能甲状旁腺病变的阳性预测值。其他检查还包括评估钙异位沉积部位的腹部及四肢 X 线检查、骨密度测定、双肾 ECT 等。

五、诊断与鉴别诊断

（一）诊断

目前对于 THPT 的诊断标准国际上尚无共识，主要根据患者临床表现，综合实验室及影像学检查结果进行诊断，主要包括以下几方面。

（1）患者有长期慢性疾病史，如慢性肾脏病、慢性骨营养不良症、肠吸收不良、长期维生素 D 严重缺乏等。

（2）患者有长期血液透析或磷制剂治疗史。

（3）患者有骨质疏松、骨痛、骨折、尿路结石等相关临床表现。

（4）实验室检查提示血钙尿钙升高、血磷升高、PTH 升高、ALP 升高、尿 cAMP 排泄增加，尤其在接受肾移植术后 2 周内出现上述异常。

（5）超声、CT 或 MRI 检查提示一个或多个甲状旁腺呈弥漫性或结节性增生；核素扫描提示甲状旁腺高功能性病变。

符合上述条件者基本可以诊断为 THPT。

（二）鉴别诊断

THPT 主要需与原发性及继发性甲旁亢相鉴别。

1. 原发性甲旁亢　常由甲状旁腺原发病变，如增生或肿瘤引起 PTH 分泌增加，其中以腺瘤常见，占 80%～90%，多为单个发病。腺癌少见，仅为 1%～3%。长期 PTH 增多可导致高钙血症及低磷血症，同时伴有尿钙和尿磷排泄增加，患者常以尿路结石或骨痛为临床表现就诊。甲状旁腺肿瘤可与垂体瘤及胰腺内分泌肿瘤同时存在，称为多发性内分泌腺瘤病 1 型（MEN-1）。当合并甲状腺髓样癌及嗜铬细胞瘤时，称为 MEN-2。

2. 继发性甲旁亢　为各种原因导致的低钙血症长期刺激甲状旁腺代偿性增生引起的甲旁亢，是慢性肾脏病终末期的常见并发症之一。患者常表现为慢性肾功能受损与骨质破坏，实验室检查提示血钙降低、血磷升高。长期继发性甲旁亢患者，在接受肾移植术后仍有 30%～50% 进展为 THPT。

三类甲旁亢的鉴别诊断见表 12-1。

表 12-1　原发性、继发性及三发性甲旁亢的鉴别诊断

项目	原发性甲旁亢	继发性甲旁亢	三发性甲旁亢
病因	增生、腺瘤、腺癌	肾病、维生素 D 缺乏	肾病、维生素 D 缺乏
血钙	升高或正常	降低或正常	升高或正常
血磷	下降	升高或正常	升高或正常
血 ALP	升高	正常	升高
尿钙	升高	降低或正常	升高或正常
尿磷	升高	不定	不定
血钙磷比	>33	<33	>33
骨病变	骨膜下骨皮质吸收伴囊性纤维性骨炎	骨膜下骨吸收伴长骨近骨骺端呈毛刷状	骨膜下骨皮质吸收伴囊性纤维性骨炎

THPT 仍需与其他引起高钙血症的原发疾病相鉴别，如假性甲旁亢、多发性骨髓瘤、家族性低尿钙性高血钙等。

六、治疗及预后

THPT 常合并多种代谢性疾病，如骨质破坏、尿路结石等，部分患者因 PTH 长期刺激可诱发严重的高钙危象，导致一系列并发症，包括心律失常及神经系统损伤等，引起多器官衰竭，甚至危及生命。KDIGO 建议慢性肾脏病患者 PTH 水平控制在 300pg/ml 以下，从而降低肾功能继续恶化风险。因此，患者一旦确诊 THPT，应积极治疗，早期干预。

1. **手术治疗**　手术切除病变腺体是治疗 THPT 最直接有效的措施，治愈率＞90%。目前针对手术时机及适应证的选择尚无循证指南可遵循，在国内外学者中仍存在争议。但一般主流意见认为，对于肾移植手术后 PTH＞600pg/ml 和（或）伴有高钙血症或肾功能恶化持续时间超过 1 年的患者，应积极行手术干预。对于症状性及药物治疗无效的患者，同样建议手术治疗。部分学者还建议将手术时机提前至肾移植术后 3 个月，从而降低出现移植肾衰竭的风险。对于透析时间超过 3 年的继发性甲旁亢，也可考虑行预防性手术治疗。

手术方式主要有甲状旁腺全切除+自体移植术（tPTX-AT）、甲状旁腺次全切除术（STPX）。STPX 即切除三个半腺体，保留半个腺体。对于术前检查明确为单侧甲状旁腺增生或腺瘤、对侧腺体无病变的患者，可行单侧甲状旁腺切除术。有研究报道，手术治疗可有效改善骨密度、认知障碍及动脉硬化，提高血红蛋白含量。手术治疗复发率低，还可有效降低肾功能继续恶化的风险，防止潜在的同种异体肾移植失败。患者最常见的术后并发症是低钙血症，尤其在 tPTX-AT 术后，发生率为 20%～30%，患者表现为手指刺痛、肌肉抽搐等症状。因此，术后应积

极监测患者 PTH 及血钙水平，对于血钙正常及降低者行口服补钙，同时给予维生素 D 及骨化三醇，必要时静脉补钙。

2. 药物治疗 适用于肾移植术后 1 年内及不能耐受手术治疗的 THPT 患者，应用最广泛的治疗药物为西那卡塞。研究表明，尽管西那卡塞可有效降低 THPT 患者血钙水平，但它无法促使已增生的甲状腺结节体积缩小，仍有超过 50% 的患者服药后 PTH 水平维持在 600pg/ml 以上。同时，患者停药后可出现血钙升高。甲状旁腺腺瘤中钙敏感受体的减少是部分患者对该药治疗无效的重要原因。

其他药物还包括司维拉姆、萨佛拉莫等磷酸盐结合剂。此外，针对长期维生素 D 缺乏症患者可给予口服补充维生素 D，但须密切监测血钙水平，警惕高钙血症等并发症的发生。

3. 消融治疗 包括射频消融（radiofrequency ablation，RFA）、微波消融（microwave ablation，MWA）和激光消融（laser ablation，LA）等，适用于病变直径不超过 2cm、同时不能耐受手术治疗的 THPT 患者，术中须注意对邻近重要结构如喉返神经等的保护。

4. 乙醇注射治疗 药物治疗无效又无法耐受手术治疗的患者，可考虑在超声或 CT 引导下，注射无水乙醇治疗甲状旁腺增生或腺瘤，需在同一病变部位多次注射，但术后复发率较高。

5. 栓塞治疗 对于不能耐受手术治疗的异位甲状旁腺腺瘤患者，可尝试行经皮血管栓塞治疗，但须警惕慢性肾脏病术后可能出现造影剂肾病的风险。

（马灵斐 汤凌浩）

参 考 文 献

Block GA, Bushinsky DA, Cheng S, et al., 2017. Effect of etelcalcetide vs cinacalcet on serum parathyroid hormone in patients receiving hemodialysis with secondary hyperparathyroidism: a randomized clinical trial. JAMA, 317（2）: 156-164.

Chou FF, Chen JB, Hsieh KC, et al., 2008. Cognitive changes after parathyroidectomy in patients with secondary hyperparathyroidism. Surgery, 143（4）: 526-532.

Ciappuccini R, Morera J, Pascal P, et al., 2012. Dual-phase ^{99m}Tc sestamibi scintigraphy with neck and thorax SPECT/CT in primary hyperparathyroidism: a single-institution experience. Clin Nucl Med, 37（3）: 223-228.

Collaud S, Staub-Zahner T, Trombetti A, et al., 2008. Increase in bone mineral density after successful parathyroidectomy for tertiary hyperparathyroidism after renal transplantation. World J Surg, 32（8）: 1795-1801.

Copley JB, Wuthrich RP, 2011. Therapeutic management of post-kidney transplant hyperparathyroidism. Clin Transplant, 25（1）: 24-39.

David DS, Sakai S, Brennan BL, et al., 1973. Hypercalcemia after renal transplantation. Long-term follow-up data. N Engl J Med，289（8）：398-401.

Evenepoel P，Claes K，Kuypers D，et al.，2004. Natural history of parathyroid function and calcium metabolism after kidney transplantation：a single-centre study. Nephrol Dial Transplant，19（5）：1281-1287.

Gilat H，Feinmesser R，Vinkler Y，et al.，2007. Clinical and operative management of persistent hyperparathyroidism after renal transplantation：a single-center experience. Head Neck，29（11）：996-1001.

Kandil E，Florman S，Alabbas H，et al.，2010. Exploring the effect of parathyroidectomy for tertiary hyperparathyroidism after kidney transplantation. Am J Med Sci，339（5）：420-424.

Koc NS，Yilmaz R，Yildirim T，et al.，2021. A new approach to tertiary hyperparathyroidism：percutaneous embolization：two case reports. Transplant Proc，53（3）：1010-1013.

Mallick R，Chen H，2018. Diagnosis and management of hyperparathyroidism. Adv Surg，52（1）：137-153.

Mathur A，Sutton W，Ahn JB，et al.，2021. Association between treatment of secondary hyperparathyroidism and posttransplant outcomes. Transplantation，105（12）：e366-e374.

Park JH，Kang SW，Jeong JJ，et al.，2011. Surgical treatment of tertiary hyperparathyroidism after renal transplantation：a 31-year experience in a single institution. Endocr J，58（10）：827-833.

Patel TV，Singh AK，2009. Kidney disease outcomes quality initiative guidelines for bone and mineral metabolism：emerging questions. Semin Nephrol，29（2）：105-112.

Perie S，Fessi H，Tassart M，et al.，2005. Usefulness of combination of high-resolution ultrasonography and dual-phase dual-isotope iodine-123/technetium Tc-99m sestamibi scintigraphy for the preoperative localization of hyperplastic parathyroid glands in renal hyperparathyroidism. Am J Kidney Dis，45（2）：344-352.

Pihlstrom H，Dahle DO，Mjoen G，et al.，2015. Increased risk of all-cause mortality and renal graft loss in stable renal transplant recipients with hyperparathyroidism. Transplantation，99（2）：351-359.

Yamamoto T，Tominaga Y，Okada M，et al.，2016. Characteristics of persistent hyperparathyroidism after renal transplantation. World J Surg，40（3）：600-606.

第十三章 假性甲状旁腺功能亢进症

异位激素综合征（ectopic hormone syndrome），是指起源于非内分泌组织的肿瘤（多为恶性肿瘤）产生了某种激素，或是起源于内分泌腺的肿瘤除产生此内分泌腺正常分泌的激素外，还释放其他激素所导致的综合征。异位激素综合征常见于肺癌、胃癌、肾癌、肝癌等恶性肿瘤。目前，常见的异位激素综合征包括促肾上腺皮质激素异位分泌、抗利尿激素异位分泌、生长激素异位分泌、生长激素释放激素异位分泌、绒毛膜促性腺激素异位分泌、降钙素异位分泌及甲状旁腺激素异位分泌等。本章将对异位甲状旁腺激素分泌综合征（ectopic parathyroid hormone syndrome，EPHS），即假性甲状旁腺功能亢进症（简称假性甲旁亢）进行介绍。

一、流行病学

假性甲旁亢是指甲状旁腺以外的恶性肿瘤产生甲状旁腺激素样物质而引起的高钙血症、低磷血症等一系列临床症候群。目前，已知能够分泌甲状旁腺激素及甲状旁腺激素样物质的恶性肿瘤有肺癌、肾癌、卵巢癌、口咽部鳞癌、头颈部和食管鳞癌、胃癌、原发性肝癌、胰腺癌、乳腺癌、腮腺癌、霍奇金淋巴瘤、黑色素瘤、网状细胞肉瘤、膀胱及阴茎癌等。本病虽不常见，但在引起高钙血症的原因中占第三位。其发病率尚无精确统计，全球范围内报道病例相对较少。

二、病因

假性甲旁亢的病因和发病机制复杂，至今尚未阐明。多认为肿瘤细胞中具有甲状旁腺激素分泌功能的基因被异常激活和表达，导致甲状旁腺激素或甲状旁腺样物质异常分泌。此时，肿瘤细胞 DNA 序列发生突变，异位甲状旁腺激素是相应基因的产物。相关基因去抑制作用使肿瘤细胞失去正常的分化抑制功能，表现为细胞去分化，肿瘤细胞处于较原始的水平，产生肽类激素。肿瘤细胞发育过程中也可能出现分化停滞，使其某一功能持续存在，从而分泌异位甲状旁腺激素。

三、好发人群

肿瘤患者和长期接触射线者是假性甲旁亢的好发人群。这可能与肿瘤本身产生激素样物质、肿瘤与甲状旁腺激素过多症候群并存、肿瘤刺激甲状旁腺使其分泌过多有关。而人体如果长期暴露在超安全辐射剂量下，细胞会被大面积杀伤或杀死，并且血液、淋巴液和细胞原生质发生改变，可诱发癌症并加速人体的癌细胞增殖，同时加速肿瘤细胞的 DNA 突变，如肿瘤细胞中具有甲状旁腺激素分泌功能的基因被异常激活，则会导致甲状旁腺激素或甲状旁腺样物质异常分泌。

四、诊断

假性甲旁亢的主要表现为高钙血症和低磷血症的相关症状。其起病急、病程短，患者体重下降明显，易被当作恶性肿瘤晚期而不易发现。因此，需根据病程长短、发病经过、合并症及体重、饮食、大小便改变等选择合适的检查并做出正确诊断。

假性甲旁亢的主要临床特点：①高血钙或同时伴有低血磷，实验室检查多提示血钙升高且血钙值容易波动，伴有血磷降低（在氮质血症时血磷可增高）。高钙综合征可影响多个系统或器官而出现相应临床表现：消化系统可表现为食欲缺乏、腹胀、恶心、呕吐、腹痛、便秘、口渴及脱水；泌尿系统可表现为多尿及蛋白尿，严重时有肾衰竭的表现；心脏受影响时可有心动过速或过缓、心律失常及心力衰竭；神经系统可表现为头痛、肌无力、神经反射减弱，也可出现脑脊液蛋白增加、嗜睡、失眠、记忆力障碍、木僵及昏迷。②影像学或尸检可以证明无骨转移，恶性肿瘤伴骨转移者容易出现高钙血症而被重视。某些无骨转移的恶性肿瘤出现高钙血症，应高度警惕是否为异位甲状旁腺激素分泌增多所致。因此，必须排除肿瘤广泛骨转移。③手术切除肿瘤可使血钙恢复至正常水平，提示血钙水平升高为恶性肿瘤异常分泌甲状旁腺激素所致。④肿瘤复发后，血钙水平可再次升高。⑤影像学或手术探查甲状旁腺未见异常，假性甲旁亢多表现为异位组织的甲状旁腺激素或甲状旁腺激素样物质分泌，因此患者甲状旁腺多无异常。⑥甲状旁腺激素水平可升高或正常，异位组织可分泌甲状旁腺激素或甲状旁腺激素样物质，从而可引起血甲状旁腺激素水平增高。因甲状旁腺激素样物质检测困难，故部分患者表现为甲状旁腺激素水平正常。⑦通过免疫学方法可从肿瘤浸出液中检测到甲状旁腺激素。

主要实验室检查约 3/4 的患者可表现出高钙血症，尿钙则处于持续增高状态。绝大多数患者有血磷降低的表现，仅在氮质血症时可出现血磷升高、血碱性磷酸酶升高，血氯水平一般正常。血甲状旁腺激素水平增高或者正常，可通过特殊的实验室检查方法检测异位甲状旁腺激素或甲状旁腺激素样物质，但相对复杂，一般临床实验室难以实现。此外，还可以在肿瘤组织中检测到甲状旁腺激素、维生素 D 类似物及前列腺素。

假性甲旁亢的影像学检查一般不显示甲状旁腺的特殊异常，但多可检测到其他部位可疑恶性肿瘤的表现。本病通常无纤维性骨炎和肾结石的表现，这也是区别于原发性甲旁亢的重要依据。

五、鉴别诊断

临床上假性甲旁亢应与原发性甲旁亢相鉴别，两者临床表现有相似性，容易混淆。因此，应注意两种疾病的特点并加以鉴别。主要鉴别点如下。

1. 是否有甲状旁腺病变　一般认为，绝大多数假性甲旁亢患者甲状旁腺正常；原发性甲旁亢多有甲状旁腺病变，如甲状旁腺增生、单发或多发的甲状旁腺腺瘤及甲状旁腺癌。

2. 甲状旁腺激素的分泌　假性甲旁亢多为甲状旁腺以外的组织，特别是恶性肿瘤产生甲状旁腺激素样物质，并引起相应症状；而原发性甲旁亢则是甲状旁腺分泌的甲状旁腺激素增加。

3. 手术对甲旁亢的影响　假性甲旁亢在肿瘤病灶切除后，甲旁亢的症状消失；而原发性甲旁亢则在切除有病变的甲状旁腺后甲旁亢症状消失。

4. 好发人群　假性甲旁亢的发病人群多为男性，特别是合并恶性肿瘤或长期接触射线者是好发人群；原发性甲旁亢以女性居多。

5. 发病时间　假性甲旁亢起病急，病史多在 2~6 个月；原发性甲旁亢病史长，发病时间从 1 年至 10 年不等。

6. 主要临床表现　假性甲旁亢患者体重下降明显，一般无肾结石的表现，纤维囊性骨病亦少见；原发性甲旁亢患者体重多正常或下降不明显，但常伴有肾结石，还常有纤维囊性骨病。

7. 实验室检查　假性甲旁亢的血钙常在 1.4mg/ml 以上，且容易波动，经过皮质醇治疗后血钙可能下降；而原发性甲旁亢的血钙较稳定（高钙危象者除外），1.4mg/ml 以上者较少见。此时，两种疾病均可表现出血磷降低（假性甲旁亢在氮质血症时血磷可增高），但高血钙合并低血磷强烈提示假性甲旁亢。假性甲旁亢的碱性磷酸酶水平和血氯水平大多正常，而原发性甲旁亢时碱性磷酸酶和血氯水平（呕吐时除外）大多增高。

六、治疗

假性甲旁亢因甲状旁腺以外的恶性肿瘤产生甲状旁腺激素样物质而引起，因此针对原发疾病的病因治疗是假性甲旁亢最主要的治疗方式。例如，通过手术、放疗或化疗等治疗消除肿瘤，可迅速并有效缓解假性甲旁亢引起的高钙血症。

有效控制高钙血症是本病病因治疗的主要目标之一，对高钙血症特别是高钙危象的处理尤为重要。临床上应迅速治疗以抢救生命和改善症状，并为病因诊断和治疗赢得时间。临床常用的治疗药物如下。

1. **磷酸盐**　口服可有效改善假性甲旁亢引起的高钙血症，具有较高的安全性，但应避免长期大剂量使用。一般情况下的初始剂量是1～3g/d，随后需根据病情调整。

2. **硫酸钠**　静脉输注等渗硫酸钠可迅速降低血钙，但作用较磷酸盐差。治疗过程中常可发生低钾血症，需及时纠正，并密切监测电解质变化。心功能不全、肾功能不全及高血压患者禁用。

3. **呋塞米**　口服呋塞米80mg可促进尿钙的排出，迅速降低血钙。治疗期间应注意补液及监测钾、钠、镁，防止发生低血容量和低钾血症等。

4. **普卡霉素**　起初认为，低钙血症是普卡霉素治疗恶性肿瘤时的不良反应。实际上，普卡霉素能使正常血钙者和高钙血症患者的血钙降低，其机制可能是抑制甲状旁腺激素对骨骼的作用及直接或间接增加对维生素D的对抗。

5. **降钙素**　具有抑制破骨性溶骨的特异作用，其对治疗甲旁亢虽然有效，但很少能使血钙降到正常，且对高钙危象无效。目前临床多认为，降钙素在治疗恶性肿瘤引起的高钙血症时，对多数患者有效。其副作用少，大剂量可引起恶心、呕吐。

（张　翔　厉红元）

参 考 文 献

孔令泉，吴凯南，厉红元，等，2020. 关爱甲状旁腺健康——肾病、骨病与尿路结石患者必读. 北京：科学出版社.

中华医学会骨质疏松和骨矿盐疾病分会，中华医学会内分泌分会代谢性骨病学组，2014. 原发性甲状旁腺功能亢进症诊疗指南. 中华骨质疏松和骨矿盐疾病杂志，7（3）：187-198.

Elizabeth ME，Appelman-Dijkstra NM，2017. Parathyroid hormone-related protein-induced hypercalcemia of pregnancy successfully reversed by a dopamine agonist. J Clin Endocrinol Metab，102（12）：4417-4420.

第十四章 多发性内分泌腺瘤病

多发性内分泌腺瘤病（MEN）是同一个患者同时或先后出现两个或两个以上的内分泌腺肿瘤或增生而引起的一种临床综合征，常表现为功能亢进。常见 MEN 分为 MEN-1 和 MEN-2。MEN-1 主要累及甲状旁腺、腺垂体、胰岛，以及肾上腺皮质、胸腺等。MEN-2 由 *RET* 原癌基因突变引起，主要临床表现为甲状腺髓样癌（MTC）、嗜铬细胞瘤（pheochromocytoma）和原发性甲状旁腺功能亢进症（PHPT），还可累及内分泌腺外器官或组织如肠、黏膜、角膜、骨骼等。MEN-2 分为 MEN-2A 和 MEN-2B（又被称为 MEN-3）。

一、多发性内分泌腺瘤病 1 型

（一）概述

MEN-1 是一种罕见综合征，典型特征为同时出现甲状旁腺肿瘤、十二指肠胰神经内分泌肿瘤和（或）垂体腺瘤。MEN-1 相关肿瘤与散发患者相比，发病年龄更小，同一器官中常有多个肿瘤。

MEN-1 最常见和最早的表现是甲状旁腺肿瘤引起的 PHPT，50 岁时绝大多数患者会发生 PHPT。除甲状旁腺、垂体和胰岛细胞肿瘤外，MEN-1 还可引起胃泌素瘤、胸腺类癌、支气管类癌、肾上腺皮质腺瘤、脂肪瘤、血管纤维瘤、血管平滑肌脂肪瘤和脊髓室管膜瘤等。这些肿瘤通常是良性的，但一些类癌、胰岛细胞肿瘤和胃肠道肿瘤的恶变是 MEN-1 患者死亡的重要原因。

（二）流行病学

MEN-1 的患病率估计为（1～3）/100 000。MEN-1 患者以女性稍多，占 55%～57%。所有年龄组，从婴儿到老年人均可发病，但绝大多数不超过 50 岁，诊断的平均年龄为 44～48 岁，功能性肿瘤诊断更早。

（三）遗传学

经典 MEN-1 为常染色体显性遗传病。70%～90% 的 MEN-1 家族有 *MEN-1* 基因突变，*MEN-1* 基因位于染色体 11q13，蛋白产物为 menin。*MEN-1* 突变致 menin 蛋白功能失活，使细胞失去肿瘤抑制功能，但 menin 蛋白功能与肿瘤发生的确切机制尚不清楚。携带相同突变的患者不一定会有相同的临床表型。

（四）临床表现

1. PHPT　甲状旁腺受累[增生和（或）肿瘤]是 MEN-1 最常见和最早的表现，总体外显率几乎为 100%。MEN-1 相关 PHPT 发病年龄为 10～39 岁，较散发患者年轻，男女比例均等，常由甲状旁腺弥漫性增生发展为多发性甲状旁腺肿瘤，不同腺体可有显著的大小差异；而散发性甲状旁腺功能亢进症发病年龄较大，女性居多，多为单个腺瘤。

MEN-1 的 PHPT 患者大部分无症状或症状较轻，可有多尿、烦渴、便秘等高钙血症表现，以及骨密度降低、肾结石等。高钙血症及血甲状旁腺激素（PTH）浓度升高可诊断 PHPT，MEN-1 患者发病年龄早，虽然血钙和 PTH 水平往往低于散发患者，但骨量降低常更为严重。

2. 垂体腺瘤　15%～20%的 MEN-1 患者存在垂体腺瘤，13%的患者首先表现为垂体瘤。在 MEN-1 相关垂体腺瘤中，泌乳素瘤最常见（占 65%），其次为生长激素瘤（占 6%～8%）、促肾上腺皮质激素瘤（<5%）和促性腺激素分泌瘤（<2%），高达 10%的患者会出现共分泌腺瘤。但近 10 年发表的病例系列显示通过筛查，无功能腺瘤的比例明显增高，达 40%。约 2/3 的垂体腺瘤为微腺瘤，但与散发性者相比，MEN-1 相关垂体腺瘤更大、侵袭性更强。

3. 胰岛细胞/胃肠内分泌肿瘤　有 1/3～2/3 的 MEN-1 患者存在功能性胰岛细胞或胃肠内分泌细胞肿瘤，症状性疾病的最常见原因是胃泌素瘤，又称佐林格-埃利森综合征（Zollinger-Ellison syndrome，ZES），可导致多发性消化性溃疡或腹泻，PHPT 伴高钙血症可加重 ZES 症状。与散发性胃泌素瘤不同，MEN-1 患者的胃泌素瘤呈多灶性，通常非常小，容易被忽略。十二指肠是最常见的胃泌素瘤发病部位。

约 20%的 MEN-1 患者发生胰岛素瘤，约 10%的患者因胰岛素瘤首诊。其常在 10～39 岁发生，早于散发者。患者表现为低血糖和血胰岛素水平升高。MEN-1 中的胰岛素瘤通常较小，可为多发，可能同时伴有其他胰岛细胞肿瘤。

MEN-1 相关胰高血糖素瘤、肠胰神经内分泌肿瘤罕见，临床表现为体重减轻、坏死性游走性红斑、糖尿病和恶病质。

4. 无功能胰腺瘤　无功能胰腺神经内分泌肿瘤是 MEN-1 患者胰十二指肠部位最常见的肿瘤。MEN-1 患者的此类肿瘤通常会合成多种激素，但存在无效分泌机制，肽类激素加工有缺陷，表现为无功能胰腺瘤。>3cm 的肿瘤可能是恶性肿瘤并可发生肝转移，而肿瘤<2cm 者，肿瘤转移和死亡的风险较低。

尚无检测这些无功能肿瘤的最佳方法，可联合使用 CT、MRI、超声内镜（endoscopic ultrasound，EUS）及多种检查方法。[68]Ga-DOTATATE PET/CT 检测神经内分泌肿瘤的敏感度较高，有利于检出惰性肿瘤及潜在侵袭性病变，[18]F-FDG

PET/CT 可预测胰腺神经内分泌肿瘤的恶性潜能。

5. 类癌　MEN-1 患者中胸腺类癌发生率为 2.6%～8%，男性多发，大量吸烟可能是危险因素；MEN-1 女性患者的类癌最常发生于支气管。胸腺类癌是 MEN-1 患者前纵隔肿块的最常见病因，常无功能，但多具有侵袭性，转移和复发风险高，严重影响预后。对接受甲状旁腺切除术的患者常需进行预防性胸腺切除术。

胃类癌和肠嗜铬样细胞增殖在有胃泌素瘤 MEN-1 患者中较常见。胃泌素瘤病程长、血清胃泌素水平高，若在胃镜下发现胃结节状隆起，多提示胃类癌。

6. 肾上腺肿瘤　20% 的 MEN-1 患者有肾上腺受累，呈单侧或双侧，从轻微增生到大肿瘤均有报道。大多数患者无症状，但 15% 的患者会出现激素分泌过多，导致促肾上腺皮质激素非依赖性库欣综合征、原发性醛固酮增多症或高雄激素血症，但嗜铬细胞瘤罕见。

7. 皮肤肿瘤　MEN-1 患者可出现多发性皮肤肿瘤，表现为血管纤维瘤、胶原瘤、脂肪瘤等，也有黑色素瘤和冬眠瘤的报道。

8. 乳腺癌　与一般人群相比，MEN-1 女性患者患乳腺癌风险比（HR）为 1.96，且平均发病年龄为 45 岁，比一般人群早 12～15 岁，故应于 40 岁起接受早期筛查。

9. 其他肿瘤　MEN-1 患者可伴发胃肠嗜铬样细胞类癌、血管平滑肌脂肪瘤、脑膜瘤和脊髓室管膜瘤，其他肿瘤出现概率也增加。

（五）诊断

患者有 2 种或 2 种以上主要的 MEN-1 肿瘤类型（如甲状旁腺肿瘤、腺垂体肿瘤和肠胰肿瘤）可临床诊断为 MEN-1；MEN-1 患者的家族成员若发生一种 MEN-1 相关肿瘤，可诊断为家族性 MEN-1。家系中无明确 MEN-1 临床表现，尚未出现肿瘤相关血清生化异常或影像学异常的无症状家族成员，具有 *MEN-1* 突变者，则符合 MEN-1 诊断的遗传标准。

（六）基因检测

MEN-1 基因突变的检测可证实先证者 MEN-1 综合征的临床诊断，确定先证者特定基因突变，对家族中的其他亲属进行基因筛查，可用于家系的遗传诊断、产前/胚胎植入前诊断。推荐对以下人群进行 *MEN-1* 突变分析：临床 MEN-1 先证者（存在≥2 种主要 MEN-1 肿瘤类型）、已知 *MEN-1* 基因突变携带者的所有一级亲属，以及疑似 MEN-1 的个体（如多发性甲状旁腺肿瘤、胃泌素瘤或多发性胰腺神经内分泌肿瘤）。

对于存在 MEN-1 风险的人群，在出现症状前进行 DNA 诊断能否预防并发症和死亡尚不明确。

（七）MEN-1 相关肿瘤的监测

对于 MEN-1 患者、已知 *MEN-1* 基因携带者及未经 DNA 检测排除风险的家族成员，可行 MEN-1 相关肿瘤监测：①MEN-1 相关肿瘤引起的症状或体征，包括肾结石、闭经、溢乳、性功能障碍、生长异常、类库欣综合征、头痛、视力减退、咳嗽、消化性溃疡、腹泻，以及低血糖引起的神经低血糖症状或交感肾上腺症状；②每年监测血钙、PTH、催乳素、胃胰相关激素（如胃泌素、胰高血糖素、血管肠多肽、胰腺多肽、嗜铬粒蛋白 A 和空腹胰岛素等）；③每 1～2 年行影像学检查以评估有无肠胰肿瘤。

（八）鉴别诊断

1. MEN-4　由细胞周期蛋白依赖性激酶抑制因子 1b 基因的种系突变引起。超过 90% 的患者发生甲旁亢，约 25% 的患者发生垂体腺瘤（可为无功能腺瘤、生长激素瘤、促肾上腺皮质激素瘤，但未报告泌乳素瘤），约 25% 的患者存在胃肠胰神经内分泌肿瘤。鉴别需行基因检测。

2. 家族性孤立性甲状旁腺功能亢进症（family isolated hyperparathyroidism, FIHPT）　罕见，有 2 名或 2 名以上家庭成员出现甲旁亢，排除其他综合征。FIHPT 的临床表现与 MEN-1 相关的甲旁亢相似，但严重高钙血症的发生率较高。鉴别需行基因检测。

（九）治疗

1. 甲状旁腺肿瘤

（1）手术指征：与散发性 PHPT 患者相似，包括明显的高钙血症、肾结石、肾功能减退、骨质疏松等。伴胃泌素瘤者因高钙血症通常会加重高胃泌素血症，可行甲状旁腺切除术。

（2）无症状患者的治疗：对于无症状或仅有轻微症状的甲旁亢患者，手术或不治疗都是可接受的选择方案，未手术者需随访临床表现、血钙、肾功能、骨密度等，以确定疾病有无进展和手术指征。

（3）手术方法：由于 MEN-1 甲状旁腺肿瘤常为多发性，手术后复发风险较高。对于具有手术指征的 MEN-1 患者，无论术前定位检查结果如何，都应探查双侧甲状旁腺，行甲状旁腺次全切除术（切除三个半甲状旁腺），同时进行双侧经颈胸腺切除术。近年，多建议行甲状旁腺全切除术，并在前臂或颈部肌肉中行自体甲状旁腺组织植入术。较积极手术患者持续性甲旁亢发生率更低，但甲旁减的发生率更高。

（4）内科治疗：对于复发的症状性 PHPT 患者，如果不适合或拒绝再次手术，可使用拟钙剂（如西那卡塞），此类药物可激活甲状旁腺中的钙敏感受体，抑制

PTH 分泌，降低患者的血钙水平。

2. 垂体腺瘤　MEN-1 相关垂体腺瘤治疗方法与散发性垂体腺瘤患者相同。泌乳素瘤采用多巴胺激动剂治疗，生长激素瘤的治疗包括手术切除和（或）应用生长抑素受体类似物，持续分泌过多者可行放疗，或应用卡麦角林或培维索孟治疗。对于促肾上腺皮质激素瘤、促性腺激素及共分泌腺瘤，手术切除是一线治疗方法。

3. 胰岛细胞瘤/胃肠道肿瘤

（1）胃泌素瘤：MEN-1 相关胃泌素瘤的治疗药物是质子泵抑制剂，常可有效控制消化性溃疡的症状和并发症。纠正 PHPT 后胃泌素瘤症状仍存在，或影像学显示胰十二指肠区域的肿瘤超过 2cm，可手术治疗，手术的主要益处在于降低转移性胃泌素瘤的死亡率。手术切除可触及的肿瘤，或在术中超声辅助下联合胰腺次全切除术，切除位于胰体尾或全胰的多灶性肿瘤。

（2）胰岛素瘤：MEN-1 患者的胰岛素瘤常为多发，术前或术中定位可能会漏诊小的胰岛素瘤，有术后持续存在胰腺肿瘤的发生风险。因此，除局部切除发现的所有肿瘤外，可能需联合远端胰腺次全切除术。

（3）临床无功能胰腺内分泌肿瘤：对无转移的 MEN-1 无功能胰腺神经内分泌肿瘤的治疗尚存争议。肿瘤≥2cm 时可考虑进行手术。肿瘤<1cm 时转移风险较低，可暂不手术，持续监测。

4. 胸腺及肺部肿瘤　行全胸腺切除，未完全切除的患者需接受放疗，转移性或不能切除者需接受化疗。肿瘤>5cm 和转移，以及诊断时年龄>43 岁，提示生存率低。5%～13%的 MEN-1 患者出现支气管肺神经内分泌肿瘤，大多为高分化，是否手术切除取决于肿瘤的位置，常不影响患者生存率。

5. 肾上腺肿瘤　治疗方法与散发性肾上腺肿瘤相似，对于有内分泌功能的肿瘤、放射检查怀疑恶性肿瘤、>4cm 的肿瘤、肿瘤 6～12 个月最大径增加 20%者，可考虑手术治疗。

（十）预后

MEN-1 患者的甲旁亢和垂体腺瘤均可有效治疗，但胰腺内分泌肿瘤和类癌的恶性倾向可能危及生命。目前尚不确定 MEN-1 患者的远期预后。有胸腺肿瘤、胰十二指肠神经内分泌肿瘤或无功能性肿瘤 MEN-1 患者与无这些肿瘤的 MEN-1 患者相比，死亡风险增加。

二、多发性内分泌腺瘤病 2 型

（一）概述

MEN-2 是一种常染色体显性遗传病，在人群中的患病率约为 1/30 000。MEN-2

表现为 MTC、嗜铬细胞瘤，以及原发性甲状旁腺增生或肿瘤。MEN-2 的遗传缺陷与 *RET* 原癌基因突变有关。MEN-2 可分为 MEN-2A 和 MEN-2B；MEN-2A 占 90% 以上，有 4 种亚型，包括经典型 MEN-2A、MEN-2A 伴苔藓样皮肤淀粉样变（cutaneous lichen amyloidosis，CLA）、MEN-2A 伴先天性巨结肠（congenital megacolon）和家族性甲状腺髓样癌（familial medullary thyroid cancer，FMTC）。

经典型 MEN-2A 是最常见的 MEN-2A 亚型，患者可出现 MTC、嗜铬细胞瘤和原发性甲状旁腺增生。MTC 发生率超过 90%，嗜铬细胞瘤为 10%～50%，甲状旁腺增生为 10%～20%，临床表型与 *RET* 基因突变位点有关。

MEN-2A 伴 CLA 由 *RET* 基因第 634 位密码子突变导致，CLA 的诊断可能早于 MTC，此型患者 MTC、嗜铬细胞瘤和甲状旁腺增生发生率与经典型 MEN-2A 患者相近。MEN-2A 伴先天性巨结肠由 *RET* 原癌基因的部分位点（如第 609、611、618 和 620 位密码子）突变所致，影响肠道发育期神经嵴细胞的迁移，无神经节支配的结肠段舒张受限，使肠道运动受阻，引起功能性阻塞。此型患者发生 MTC、嗜铬细胞瘤和甲状旁腺增生的概率与经典型 MEN-2A 患者相近。

FMTC 是 MEN-2A 中的罕见亚型，受累家族 MTC 易感性高，但无其他临床表现。MEN-2B 又称为 MEN-3，在 MEN-2 病例中占 6% 左右，其特征性表型为 MTC 伴嗜铬细胞瘤，但无甲状旁腺增生，往往合并黏膜神经瘤（唇、舌多见）和肠道节细胞神经瘤，可有肠功能紊乱和巨结肠。

（二）遗传学

MEN-2A 和 MEN-2B 呈常染色体显性遗传，与 10 号染色体上的 *RET* 原癌基因突变有关。RET 蛋白是一种受体酪氨酸激酶（receptor tyrosine kinase，RTK），*RET* 基因在甲状腺滤泡旁细胞、肾上腺髓质、神经元和其他组织中表达，与中枢神经系统神经元的分化与存活、周围神经系统的发育，以及肾脏和输尿管的发育有关。MEN-2A 各亚型具体 *RET* 基因突变存在差异，但有很大的重叠，其中 Cys634 突变约占所有 MEN-2A 突变的 85%；95% 的 MEN-2B 由 Met918 *RET* 基因突变引起。

（三）临床表现

1. MTC　是甲状腺滤泡旁细胞的神经内分泌肿瘤，往往从滤泡旁细胞多中心性增生进展为 MTC，MTC 常为 MEN-2 的首发表现，几乎所有 MEN-2 患者均有 MTC。患者发病年龄小，MEN-2A 患者 MTC 发病高峰年龄在 20～30 岁，MEN-2B 的 MTC 发病年龄稍晚，而散发性 MTC 发病年龄更大。MTC 常表现为可触及的颈部肿块，可有腹泻和（或）潮红，少数患者异位产生促肾上腺皮质激素，导致库欣综合征。MEN-2 的 MTC 呈多中心性且集中于甲状腺的上 1/3。颈部和纵隔淋巴结是局部转移最常见的部位，而远处转移通常累及骨、肝、肺或脑。MTC 是MEN-2 患者死亡的主要原因，因此早期检测和治疗非常重要，检测 *RET* 基因突变可及早识别突变基因携带者。

一旦怀疑为 MTC，应检测基线血降钙素水平。基线血降钙素水平通常与肿瘤大小有关，可触及肿瘤的患者血降钙素水平均增高，肿瘤较小或滤泡旁细胞增生患者中降钙素水平可正常，但钙或五肽胃泌素激发后升高。无症状者常因降钙素水平增高或通过 DNA 检测被识别。甲状腺包块细针吸取（fine-needle aspiration，FNA）活检显示细胞核大、偏心分布，多形性明显，细胞质可能有少许颗粒，通常呈泪滴状或拖尾状。

2. 嗜铬细胞瘤　是 MEN-2A 和 MEN-2B 第二常见肿瘤，约 40%的 MEN-2A患者和 50%的 MEN-2B 患者会发生，外显率与 *RET* 突变位点有关。MEN-2 中的嗜铬细胞瘤比散发性患者出现得更早。平均发病年龄为 25～32 岁，在 8～12 岁时即可发生。嗜铬细胞瘤出现在 MTC 之后，其发生比 MTC 晚 10 年左右。偶尔，嗜铬细胞瘤是 MEN-2 的首发表现。MEN-2 中嗜铬细胞瘤的症状与散发性嗜铬细胞瘤患者相似，典型者有阵发性高血压，呈头痛、心悸、出汗三联征，但症状可不典型。50%的 MEN-2 相关嗜铬细胞瘤为双侧病变，但肾上腺外嗜铬细胞瘤罕见，恶性比例也低于散发患者。

3. PHPT　约 30%的 MEN-2A 患者发生 PHPT，多在 30～40 岁起病，常无症状或仅有轻微症状。发生风险与 *RET* 基因型有关，10%～20%的 Cys634 突变患者会发生 PHPT，Met918 突变患者不会发生。对于定期接受筛查者，若有高钙血症且血 PTH 水平增高，可诊断为 PHPT。MEN-2A 中的 PHPT 常累及多个腺体。在行甲状旁腺次全切除术后，MEN-2 患者的复发率比 MEN-1 患者低，与散发性 PHPT患者相似。MEN-2A 中的甲状旁腺疾病可能与甲状腺滤泡旁细胞异常有关，因MTC 行甲状腺全切除术的患者，甲状旁腺疾病的发生率较低，但机制尚不明确。

4. 皮肤淀粉样变性苔藓　又称扁平苔藓样淀粉样变（lichen planus amyloidosis，LPA），是一种罕见的皮肤病，常有鳞屑、丘疹，伴色素沉着，瘙痒明显，位于肩胛间区或四肢伸肌表面。组织学检查提示为淀粉样沉积。

5. 先天性无神经节性巨结肠　为远端结肠副交感神经丛缺乏神经节细胞支配，从而导致慢性肠梗阻和巨结肠。

几乎所有 MEN-2 患者都有 MTC、嗜铬细胞瘤，但无 PHPT。与 MEN-2A 相比，MEN-2B 的 MTC 发病更早且更具侵袭性，死亡率更高。因此，早期诊断和预防至关重要。经基因筛查发现的 MEN-2B 患者需尽早行甲状腺切除术。约 50%的 MEN-2B 患者发生嗜铬细胞瘤，发病年龄小于散发患者。

MEN-2B 综合征也可出现肠道节细胞神经瘤和黏膜神经瘤。MEN-2B 患者还存在发育异常，如四肢细长、脊柱侧凸或前凸、关节松弛、马方样体型及角膜神经髓鞘化。结肠功能紊乱常见，包括慢性便秘和巨结肠。与马方综合征患者不同，MEN-2B 患者无晶状体异位或主动脉异常。

（四）诊断

对于 MTC 或嗜铬细胞瘤患者，肿瘤发病年龄小（＜35 岁）、呈多中心性，或多名家族成员受累时，应怀疑为 MEN-2。MEN-2 的诊断依据包括相应的临床表现、家族史和基因检测。

检测到 *RET* 突变的患者，有 1 或 2 项典型临床表现，可以诊断 MEN-2。一级亲属中发现 MEN-2 临床表现时，也可诊断 MEN-2。对于无家族史或 *RET* 突变者，临床诊断 MEN-2A 需至少 2 项典型临床表现（MTC、嗜铬细胞瘤和 PHPT）。对于无家族史或 *RET* 突变者，临床诊断为 MEN-2B 需满足大部分典型临床表现（如MTC、嗜铬细胞瘤、黏膜神经瘤、马方样体型、肠道节细胞神经瘤、角膜神经髓鞘化）。如家族中有 2 个以上具有 MEN-2 典型临床表现的患者，无须基因检测即可诊断 MEN-2。

（五）基因检测

RET 基因检测的广泛实施改变了对 MEN-2 患者的管理策略，通过基因检测识别具有更高疾病发生风险的个体，可以在幼儿期相关临床表现出现之前实施适当的监测和早期治疗。对所有怀疑 MEN-2 者均需检测 *RET* 突变，若检出 *RET* 突变，还应对其家系进行 *RET* 突变分析。*RET* 基因不同的突变位点与疾病表型及预后有关，可用于指导临床监测和治疗。

（六）筛查 MEN-2 相关肿瘤

MEN-2 患者及家族成员还需筛查 MEN-2 相关肿瘤，行血儿茶酚胺代谢产物、钙、PTH、降钙素检测，以及甲状腺、甲状旁腺超声检查，必要时应行肾上腺 CT 或 MRI 检查。

（七）治疗

1. MTC

（1）手术方法：由于 MEN-2 相关 MTC 均呈多中心和双侧分布，甲状腺全切除术及颈淋巴结清扫是推荐治疗方法。降钙素水平极低者可行单纯甲状腺全切除术，可以触及颈部包块或降钙素水平较高的患者常有颈部淋巴结转移，应常规预防性清扫颈部中央区淋巴结；颈侧区淋巴结和纵隔淋巴结有异常者，需行改良颈部和（或）纵隔淋巴结清扫术。术前要检查合并的其他肿瘤，如果发现嗜铬细胞瘤，应首先切除。MEN-2B 中的 MTC 更具侵袭性，部分患者即便行甲状腺全切除术仍无法治愈，但手术切除能减少肿瘤负荷，缓解症状。

（2）术后管理：术后给予甲状腺激素治疗维持正常甲状腺功能，但无须给予抑制剂量。应监测血降钙素和癌胚抗原水平，行颈部超声检查等。如降钙素＞150pg/ml，需行颈部 CT 或 MRI 检查，疑似骨转移者行骨扫描。对于甲状腺局部复发的患者，可再次行颈部手术或局部外照射治疗。局部放疗可减轻颈部肿瘤负荷并防止局部复发。不能接受手术和放疗的肿瘤转移患者，可行全身性化疗，如新型靶向药物高选择性 RET 抑制剂。

（3）预防性手术：MEN-2 患者 MTC 外显率接近 100%，对于已知携带 *RET* 突变但未患病者，应实施预防性甲状腺切除术。可根据发生 MTC 局部和远处转移的潜在风险，将 *RET* 突变分为中危、高危与极高危组，再根据特定年龄给出甲状腺切除术时机建议。

极高危：对于携带第 918 位密码子突变的儿童，建议在 1 岁以内手术，行甲状腺全切除术+中央区颈淋巴结清扫。对于术中难以辨认甲状旁腺的年幼儿童，且术前超声或术中未见可疑淋巴结，则可放弃中央区淋巴结清扫。高危：对于携带第 634 或 883 位密码子突变的儿童，建议在 5 岁或 5 岁前实施甲状腺切除术，血降钙素高于正常值上限可行手术。中危：对于携带除第 918、634 和 883 位密码子以外的 *RET* 基因如第 609、611、618、620、630、666、768、790、804、891 和912 位密码子突变的 MTC 患者，建议在儿童期或成年早期实施甲状腺全切除术，血降钙素高于正常值上限可行手术。

极少数 MEN-2 家族检测不到 *RET* 突变，则应在五肽胃泌素激发试验示降钙素峰值＞200pg/ml 时行预防性甲状腺切除术。

2. 嗜铬细胞瘤　MEN-2 患者若有嗜铬细胞瘤，应首先切除肾上腺。MEN-2的嗜铬细胞瘤多为双侧，需要接受双侧肾上腺切除术。单侧嗜铬细胞瘤患者大多首选单侧肾上腺切除术，但单侧病变患者若家族成员中有侵袭性强的双侧嗜铬细胞瘤，也建议行双侧肾上腺切除术。

3. PHPT

（1）手术治疗：MEN-2A 患者发生的 PHPT 推荐仅切除受累甲状旁腺，多腺体受累进行甲状旁腺次全切除术。PHPT 在 MEN-2A 中外显率不高，且临床症状常轻微，无须行预防性甲状旁腺全切除术。有症状患者手术指征与散发性患者一致。肾结石、明显高钙血症、明显高钙尿症和骨丢失为手术指征。无症状的 MEN-2A相关 PHPT 可以暂不手术。每年定期监测血钙、肌酐，以及每 1~2 年测髋、脊柱和前臂骨密度，若高钙血症加重、肾功能损伤和骨丢失进展，需要手术治疗。

（2）手术方法：MEN-2A 患者 PHPT 常累及多个腺体，应行双侧颈部探查寻找所有甲状旁腺。可只切除明显增大的腺体，并在术中监测血 PTH 水平，确认切除了功能亢进的甲状旁腺组织；对于 4 个腺体均增大的患者，可行甲状旁腺次全切除术（一般切除三个半腺体并联合颈部胸腺切除术），留下 1 个腺体或一小块腺体在原位或前臂行移植术。

（3）药物治疗：双膦酸盐可抑制 PHPT 患者的骨吸收，增加骨密度，还可降低血钙浓度。拟钙剂抑制 PTH 释放，维生素 D 类似物在 PTH 受体水平拮抗 PHPT。

（八）预后

MEN-2 的预后与 MTC 有关，MTC 的 10 年生存率为 61%～76%。发病年龄大、原发瘤范围广、淋巴结受累和远处转移常提示预后不良。

（李 蓉）

参 考 文 献

Al-Salameh A，Baudry C，Cohen R，2018. Update on multiple endocrine neoplasia type 1 and 2. Presse Med，47（9）：722-731.

Lodish M，2013. Multiple endocrine neoplasia type 2. Front Horm Res，41：16-29.

Raue F，Frank-Raue K，2007. Multiple endocrine neoplasia type 2：2007 update. Horm Res，68（5）：101-104.

Thakker RV，Newey PJ，Walls GV，et al.，2012. Clinical practice guidelines for multiple endocrine neoplasia type 1（MEN1）. J Clin Endocrinol Metab，97（9）：2990-3011.

第十五章 其他需要与甲状旁腺功能亢进症鉴别诊断的疾病

第一节 维生素 D 缺乏性骨软化症

骨软化症（osteomalacia，OP）是一种以新形成的骨基质（类骨质）矿化异常为特征的代谢性骨病。它与佝偻病的病理机制类似，佝偻病见于婴幼儿和儿童生长板闭合以前，而骨软化症在儿童和成年人中均可发生。其常见病因有维生素 D 代谢异常、矿物质缺乏、骨细胞或骨基质紊乱等，其中维生素 D 缺乏是最常见的原因。目前，由维生素 D 缺乏所致骨软化症的确切患病率还不清楚。有研究发现，此病患病率随着年龄的增长而增加，90 岁以上的人群中约 29% 患有骨软化症。其典型临床表现是骨痛、肌无力和脆性骨折。由于此病临床表现特异性不高，临床对其认识不足，常导致诊断困难和延误治疗。本节将对维生素 D 缺乏性骨软化症的诊治进行探讨。

一、病因

维生素 D 缺乏性骨软化症的病因可大致分为两大类，即外在因素与内在因素。外在因素包括膳食摄入维生素 D 不足，缺少日光照射，使用防晒霜、衣物遮挡日光，以及皮肤色素沉着。消化道疾病导致维生素 D 吸收不良是骨软化症最常见的内在原因，如乳糜泻（最常见）、胃切除术后、小肠疾病、原发性胆汁性胆管炎和胰腺功能不全等。此外，还有衰老导致皮肤产生的维生素 D 减少、病态肥胖、25-羟化酶受损或基因缺陷、1α-羟化酶受损或基因缺陷、慢性肾衰竭、应用抗惊厥药、缺钙伴继发性甲旁亢、原发性甲旁亢、佩吉特骨病等。

二、病理生理

长期维生素 D 缺乏，可导致肠道钙磷吸收减少，血中离子钙水平偏低，引起血 PTH 水平代偿性升高。升高的 PTH 可作用于骨骼，增加骨质吸收，还可作用于肾脏，增强肾脏 1α-羟化酶活性，使循环中的 $1,25\text{-}(OH)_2D$ 水平升高，增加肠钙吸收，促进肾小管对钙的重吸收，以维持血钙稳定，但是同时抑制了肾小管对磷的重吸收，使血磷水平进一步下降，致使骨骼矿化不良。因此，血 PTH 水平升高可被视为绝大多数维生素 D 缺乏症患者的特征性标志。生化指标变化包括血钙在正常低值或降低、血磷酸盐降低和血 ALP 升高。PTH 持续分泌过多，加上钙供应不足，导致骨密度降低（常被误认为骨质疏松症），易发生骨折，最具特征的是假性骨折。在组织学方面，骨软化症的演变有三个阶段，第一阶段是维生素 D 缺乏继发甲旁亢，第二阶段是骨骼矿化缺陷，第三节阶段是明显的骨软化症。

三、临床表现

（一）症状

由于成人新骨的骨骺端矿化不足，经历时间较长，骨软化症患者早期症状常不明显。其临床表现多无特异性，典型症状主要有骨痛、肌无力和脆性骨折。骨骼症状特异性较低，容易与骨关节炎（osteoarthritis，OA）或纤维肌痛相混淆。

1. 骨痛　是骨软化症患者最常见的临床表现，呈弥漫性骨痛和骨压痛。开始或间断发生，数月或数年后逐渐变为持续性骨痛。随着骨软化的进展，骨痛逐渐加重，并发展到严重、剧烈的弥漫性全身性骨痛。活动时加重，可出现跛行、弯腰和翻身困难。

2. 肌无力　肌病也是骨软化症的常见表现，与维生素 D 缺乏的程度和持续时间有关，44%～100%的骨软化症伴有肌无力。肌无力主要影响大腿和膝关节肌肉，并且由于无法将患肢抬离地面，表现出特征性的蹒跚步态。在肌无力严重时，活动能力非常有限，手无法持重物或上举，双腿不能自行站起，常需扶物或他人搀扶，不能自行翻身坐起，甚至卧床不起，近似瘫痪。长期活动减少可发生失用性肌萎缩，导致肌无力加重，容易与原发性肌病相混淆。

3. 脆性骨折　轻微外伤可导致病理性骨折，由于矿物质含量和骨骼强度降低，轴向和四肢骨骼都可能发生骨折，常发生肋骨骨折。

（二）体征

骨软化症早期的体征改变不明显，随着疾病的进展，可逐渐表现出肢体骨骼畸形。从力学的角度，未完全矿化的骨骼骨质变软，易发生变形，在身体重力作用下导致下肢长骨弯曲、腰椎前凸、胸椎后凸、脊柱侧凸、身高变矮。严重者骨质进一步软化，还可出现胸廓内陷、胸骨前凸、耻骨和骨盆畸形等。

四、实验室和影像学检查

（一）实验室检查

1. 25-(OH)D 水平降低　血 25-(OH)D 水平能较好地反映机体维生素 D 的储存情况，维生素 D 依赖性骨软化症患者血 25-(OH)D 水平明显降低。

2. 1, 25-(OH)$_2$D 水平先升高后正常或降低　在骨软化症初始阶段，血活性

1, 25-(OH)$_2$D 水平在 PTH 的作用下可出现升高。随着骨软化症进展，储存维生素 D 的消耗，1, 25-(OH)$_2$D 恢复到正常水平或减少。

3. 血钙和血磷正常低值或降低　由于维生素 D 缺乏，肠道钙磷吸收减少，血钙和血磷可出现降低。在 PTH 的作用下，血钙可维持稳定，但由于抑制了肾小管对磷的重吸收，血磷可进一步降低。

4. 尿钙减少、尿磷变化不一　尿磷与摄入量和有无继发性甲旁亢有关。

5. 血碱性磷酸酶升高　绝大多数骨软化症血碱性磷酸酶升高，常与病情的严重程度相关。

6. PTH 水平升高　长期维生素 D 缺乏，导致肠道钙吸收减少，血中离子钙水平偏低，均可刺激 PTH 分泌。

（二）影像学检查

1. 骨骼 X 线检查　早期 X 线检查可无特殊变化，部分患者有不同程度骨密度下降、骨皮质变薄、骨结构模糊、椎体双凹变、骨盆畸形等改变，有的发生病理性骨折。严重者可出现 X 线特征性改变：长骨、肋骨、肩胛骨和耻骨等出现假性骨折（Looser 带）。髌骨软化症的 X 线征象可表现为关节面锯齿样不平整、软骨下骨密度增高、骨质增生、髌骨后面骨质稀疏及皮质下囊性变等。

2. 骨密度检查　骨密度多降低，以脊柱、髋部和前臂等显著。骨密度检查对骨软化症的诊断价值有限，骨密度降低不能区分骨质疏松症和骨软化症。

3. 全身骨显像　整体表现为骨质疏松、代谢性骨病征，可有颅骨、脊柱、四肢长骨皮质及关节部位放射性物质摄取增多，并且呈对称性，部分患者出现"串珠肋"。假性骨折在骨显像上表现为局灶性点状放射性浓集区。

五、诊断与鉴别诊断

（一）诊断

维生素 D 缺乏性骨软化症的诊断需综合患者的病史、临床表现、实验室检查和影像学检查。典型患者多有明显骨痛、25-(OH)D 水平明显降低、血钙和血磷正常或降低、血碱性磷酸酶升高，尿钙排量常减少，X 线表现有骨密度下降、骨皮质变薄、骨结构模糊、椎体双凹变、骨盆畸形等改变，若出现假性骨折，多可诊断骨软化症。

（二）鉴别诊断

1. 骨质疏松　骨软化症及骨质疏松均可表现为骨密度降低，二者很容易混淆。骨质疏松较轻时通常无症状，原发性骨质疏松症患者血钙、血磷、血碱性磷酸酶常处于正常范围。X线片特点是骨密度减低、骨质稀疏、骨小梁清晰可见。

2. 多发性骨髓瘤　患者虚弱、疲劳和骨痛很常见，X线片通常显示溶骨性改变，以及弥漫性骨质减少和椎骨骨折，部分患者有贫血和肾功能异常，而骨软化症患者肾功能多正常。多发性骨髓瘤患者血碱性磷酸酶通常不升高，部分可有高钙血症。

3. 甲旁亢　患者通常血 PTH 和血钙均升高，而大多数骨软化症患者的血钙水平正常或降低。

六、治疗与预防

（一）治疗原则

（1）纠正导致维生素 D 缺乏的病因。
（2）积极补充维生素 D。
（3）恢复骨强度。

（二）治疗和预防措施

1. 调整生活方式
（1）加强营养，均衡膳食，增加摄入富含维生素 D 和钙的食物。
（2）增加日照：建议上午 11 点至下午 3 点间，裸露面部和四肢皮肤于阳光下 15~30 分钟（暴露时长取决于日照时间、纬度、季节等因素），但需要注意避免皮肤灼伤，每周 2~3 次，可预防维生素 D 缺乏。增加日照是预防维生素 D 缺乏最安全、经济、有效的方法。
（3）增强体育锻炼：建议进行有助于骨健康的体育锻炼，如散步、慢跑、打太极拳、跳舞等，运动有助于增加骨密度。

2. 药物治疗
（1）补充维生素 D：有不同的方案。方案一：每日服用 800~1200IU 的维生素 D。方案二：每周服用 50 000IU 的天然维生素 D，持续 8~12 周，然后每天服用 1000~2000IU 的维持剂量。为缩短使维生素 D 达到充足水平的时间，根据药理学原理，可以使用不超过 100 000IU 的更高负荷剂量。在胃肠道吸收受损的情况下，可能需要每日服用更高剂量的维生素 D（10 000~ 50 000IU）或可采用肌内注射方式补充维生素 D。补充维生素 D 期间需要定期监测 25-(OH)D，建议将 25-(OH)D 提高到 30ng/ml 以上，但需警惕维生素 D 中毒。
（2）补充钙剂：维生素 D 治疗的同时，还应补充足够的钙剂。建议成人钙摄入量 800mg/d，50 岁以上人群钙摄入量 1000mg/d，孕妇及哺乳期妇女钙摄入量 1200mg/d。吸收不良患者每天需要 2000~3000mg 的剂量，或可以使用骨化三醇；

对于严重继发性甲旁亢、伴有钙吸收不良或胃旁路手术患者及肾衰竭患者，可首选骨化三醇和维生素 D。如果出现手足抽搐，除了给予维生素 D 治疗外，还应静脉注射钙剂。定期监测血钙、尿钙水平，警惕高钙血症及高钙尿症等。

（李云海　殷雪东）

第二节　远端肾小管性酸中毒

一、概述

远端肾小管性酸中毒（distal renal tubular acidosis，DRTA）综合征是由尿酸分泌及肾脏远端肾小管排泄尿酸功能受损引起的慢性代谢性酸中毒，是一种罕见的远端肾小管疾病。其表现为远端肾小管异常泌氢、氢离子（H^+）排泄障碍及碳酸氢根（HCO_3^-）重吸收障碍。大多数病例与遗传因素有关，如 *ATP6V0A4*、*ATP6V1B1*、*FOXI1* 和 *SLC4A1* 等编码调节管道中转运蛋白的基因突变，这是一种慢性常染色体隐性遗传病。其临床特征是高氯性代谢性酸中毒、低钾血症、低钙血症、低钠血症、碱性尿、生长迟缓及佝偻病等。然而，有文献报道，通过及时补充碱剂，控制酸中毒，可防止大部分并发症。

二、临床表现

本病轻者无症状，典型者有以下表现。

1. 高氯性酸中毒　由于排氢障碍，尿酸和 NH_4^+ 排出减少，尿不能酸化，尿 pH 常＞6。此外，由于近端肾小管功能尚可，能再吸收 HCO_3^-，尿 HCO_3^- 排出量并不很多，持续性失钠，引起细胞外液容量减少，醛固酮分泌增加，重吸收氯增加，形成高氯血症。另有文献提出，高氯血症是由原因未明的肾单位对氯通透性增加引起的。

2. 电解质紊乱　由于远端肾单位的氢泵及皮质集合管的氢钾泵功能减退，肾脏不能保留钾和浓缩尿液，故发生低钾血症和代谢性酸中毒。如果不慎发生感染、腹泻等其他并发症，酸中毒和低钾血症加重甚至可致死亡。结肠氢钾泵缺乏也可加重低钾血症。低钾血症还能引起肌无力和肌麻痹，不少文献报道了远端肾小管性酸中毒并发低钾性瘫痪的病例。此外，由于小管液中氢钠离子交换减少，亦可引起尿中钠大量丢失。低钠血症患者偶可出现神经性耳聋。酸中毒抑制肾小管对钙离子的再吸收及维生素 D 的活性，引起高钙尿症与低钙血症，形成低钾血症、低钠血症、低钙血症和高氯血症的"三低一高"电解质紊乱。

3. 骨病　由于长期低钙血症导致甲状旁腺功能亢进，出现骨痛、骨折等骨质脱钙现象，并发展为成人软骨病或儿童维生素 D 缺乏症。

4. 肾钙化与肾结石　由于大量排钙，尿液偏碱性，极易使钙盐沉着形成肾钙化、肾结石、肾绞痛、血尿及尿路感染。

5. 肾功能损害　有报道，肾小球滤过率（glomerular filtration rate，GFR）的慢性降低在远端肾小管性酸中毒中常见。早期由于肾小管浓缩功能受损可出现多尿，晚期肾小球受累可出现尿毒症。

本病临床分为 4 型：肌病型、骨病型、尿路结石型及不完全型。

三、实验室和影像学检查

以下检测项目有助于明确诊断。

1. 尿 pH 测定　尿 pH 反映尿中 H^+ 含量，远端肾小管性酸中毒时，尽管血 pH < 7.35，但尿 pH 仍 ≥ 6.0，甚至可高达 7.0 以上。

2. 尿可滴定酸及尿 NH_4^+ 测定　远端肾小管分泌的 H^+ 大部分与 NH_3 结合成 NH_4^+ 排出，另一部分以可滴定酸的形式排出，在远端肾小管性酸中毒时，大多数患者两者的排泄量均明显降低。

3. 尿电解质及尿阴离子间隙测定　远端肾小管性酸中毒大多有尿钠及尿钙排泄量增高，尿钙/尿肌酐 > 0.21，24 小时尿钙 > 4mg/（kg·d），尿阴离子间隙可反映尿 NH_4^+ 水平，为正值时提示尿 NH_4^+ 排泄减少，尿 pH > 6.0，HCO_3^- 排泄分数多 < 5%，尿 NH_4^+ < 500mmol/d，24 小时尿 Na^+、K^+、Ca^{2+} 排出增多。

4. 血气分析与电解质测定　血钾降低也是远端肾小管性酸中毒的重要表现，甚至为不完全型远端肾小管性酸中毒的唯一表现，血钠及血钙可正常或降低。

5. 尿 CO_2 分压检测　远端肾小管性酸中毒时由于泌氢障碍，尿 CO_2 不升高，尿 CO_2 分压与血 CO_2 分压差值为 30mmHg。

6. 24 小时尿枸橼酸测定　远端肾小管性酸中毒时 24 小时尿枸橼酸排泄常减少。

7. 影像学检查　超声及 X 线检查可协助了解全身骨病情况并发现可能存在的尿路结石。

四、治疗

远端肾小管性酸中毒的特征是远端尿酸化功能障碍，导致代谢性酸中毒。本病的预后取决于是否及时发现并早期治疗原发病及并发症。继发性远端肾小管性酸中毒应先治疗原发疾病，控制和去除病因，如肾盂肾炎、尿路梗阻等（表 15-1）。对于目前尚无法去除病因的远端肾小管性酸中毒患者，需终身服药治疗，临床常使用硫化物及利尿剂（氢氯噻嗪）治疗。不仅可纠正代谢性酸中毒，也可延缓骨病和其他并发症的发生、发展，使肾功能长期稳定，减缓肾功能衰竭。药物治疗的选择如下。

表 15-1　远端肾小管性酸中毒的特征性表现及治疗措施

特征性表现	治疗措施
高氯性酸中毒	补碱治疗：碳酸氢钠、枸橼酸钠、枸橼酸钾
低钾血症	补钾治疗，同时补钠：枸橼酸钾合剂
低钙血症	氢氯噻嗪；补充钙剂与维生素 D

1. 纠正代谢性酸中毒　是治疗的关键，补碱治疗非常有效。常用的有碳酸氢钠、枸橼酸钠、枸橼酸钾。根据病情轻重可服用碳酸氢钠，重症代谢性酸中毒时碳酸氢钠可静脉注射，或用复方枸橼酸钠合剂口服。

2. 补钾　尿量不少时纠正酸中毒开始即予补钾，重症低血钾者，应在纠正酸中毒前即开始补钾，以避免诱发低钾危象。原则上不论血钾是否低，均要补钾，同时也应补钠，可选用枸橼酸钾合剂或枸橼酸合剂。

3. 补充钙剂与维生素 D　远端肾小管性酸中毒合并骨软化症、佝偻病等骨病或缺钙严重时，可补充钙剂与维生素 D。

远端肾小管性酸中毒与原发性甲旁亢都具有高钙血症相关特征性症状。肾脏在钙稳态中发挥着重要作用。远端肾小管功能障碍导致钙的异常沉积及磷酸盐异常，且高钙血症也是原发性甲旁亢引起远端肾小管性酸中毒的机制之一。补碱治疗及手术治疗原发性甲旁亢后，尿钙水平下降，血钙水平上升，血 PTH 水平下降，肾脏对磷的重吸收率升高，则高钙血症及远端肾小管性酸中毒症状相继改善。继发性甲旁亢可能是由甲状旁腺腺瘤导致的，亦可促进远端肾小管性酸中毒及相应的低钾血症、低钙血症，甚至病理性骨折。有研究表明，远端肾小管性酸中毒可能与继发性甲旁亢有关，并且过高的血 PTH 水平可导致肾结石。此外，自身免疫也可能是潜在的发病机制之一，有待进一步研究。

（魏嘉莹　冯一笑）

第三节　家族性低磷血症

家族性低磷血症（familial hypophosphatemia，FH），又称遗传性低磷血症性佝偻病、低血磷性抗维生素 D 佝偻病，有明显的家族发病倾向。FH 早在 1937 年由 Albright、Butler 等首先报道，是一组以肾脏排出磷过多引起的低磷血症，进而导致以骨矿化障碍为主要病理生理变化的全身性慢性疾病。

一、流行病学

FH 的发病率较低，据报道整体发病率为 1/（20 000～25 000）。各地报道有所差异，不同地区发病率、发病类型及比例有所不同，其中最常见的类型是 X 连锁显性遗传性低磷血症性佝偻病（X-linked dominant hypophosphatemic rickets, XLH），在活产婴儿中发病率约为 1/20 000。其中某些特殊基因型，如常染色体隐性遗传性低磷血症性佝偻病（autosomal recessive hypophosphatemic rickets, ARHR）2 型我国尚未有病例报道。

二、致病基因及机制

钙磷代谢平衡对骨骼健康和其他相关生理功能至关重要。在生理条件下，肠道吸收、肾脏排泄及骨骼和软组织中的钙磷进出保持平衡，以维持适当的矿物质稳态。其中，维生素 D、甲状旁腺激素（PTH）和成纤维细胞生长因子 23（FGF23）是磷酸盐稳态的主要调节因子。FH 可分为两种主要类型：①FGF23 依赖型，其中 FGF23 合成调节的紊乱被认为是决定肾脏过度排泄磷的主要因素。②FGF23 独立型，通过其他因素（除外 FGF23）导致肾磷排泄过多。

迄今为止，已有 400 多种与 FH 相关致病性基因突变被报道，包括错义、无义、缺失、插入、移码和剪接位点突变及多态性等。根据遗传方式及突变基因的不同，主要包括以下几种类型：①XLH；②ARHR1 型、ARHR 2 型、ARHR 3 型；③常染色体显性遗传性低磷血症性佝偻病（autosomal dominant hypophosphatemic rickets, ADHR）；④遗传性低血磷伴高尿钙性佝偻病（hereditary hypophosphatemic rickets with hypercalciuria, HHRH）。其中以 XLH 最为常见，占 FH 的 80%以上。它是由位于 X 染色体上与内肽酶同源的磷酸盐调节基因（phosphate-regulating gene with homologies to endopeptidases on X chromosome, *PHEX*）功能缺失突变引起。该突变导致循环中 FGF23 水平升高，抑制肾脏中钠-磷共转运体的转运，进而减少肾脏磷酸盐重吸收和 1, 25-(OH)$_2$D$_3$ 合成，引起低磷血症和血清 1, 25-(OH)$_2$D$_3$ 水平降低，最终导致佝偻病和骨软化症等。

三、临床表现

（一）一般表现

患者一般出生后即有低磷血症，多在幼儿期双下肢开始承重时其临床表现被发现，因 X 连锁显性遗传占此病绝大多数，故女性患者多于男性，但女性患者一般症状较轻，只有低磷血症，无明显骨骼畸形。患者在儿童期一般表现可有生长发育落后、口腔疾病、骨骼畸形。其中，口腔疾病常表现为牙齿早脱、牙周脓肿、龋齿、牙齿排列不齐或牙齿颜色发黄。常见骨骼畸形如下。①下肢畸形：主要表现为膝内翻、膝外翻、复杂畸形、手足镯征；②胸廓畸形：主要表现为串珠肋、鸡胸、漏斗胸；③颅骨软化、方颅、脊柱侧凸等；④骨痛及活动受限症状；⑤特殊步态：如步态不稳或步态摇晃。成年期患者临床表现一般在 30 岁左右出现，包括乏力、骨质疏松、骨痛、多发性骨折及身材矮小等。FH 由于均存在肾磷排泄过多的致病环节，有一定的共同表现，但致病因素有所差异，不同类型的 FH 临床表现具有其特异性。

（二）XLH 的临床表现

在儿童中，XLH 的主要临床症状是步态异常、下肢畸形和生长缓慢。其中骨骼畸形通常在 6 个月时变得明显。在第 2 年，患者表现为行走迟缓、蹒跚步态、渐进性下肢畸形（内翻畸形或外翻畸形），常伴有扭转（如胫骨扭转、胫骨股骨弯曲等），手腕和踝关节水平远端变宽，生长速度减慢，受影响的肢体生长与相对正常的躯干生长不协调导致不成比例的矮小身高。另外，还存在口腔疾病，可表现为牙周脓肿、釉质发育不全、牙髓腔扩大等。其生化特征为肾小管最大磷吸收/肾小球滤过率（renal tubules absorbed maximum phosphorus/glomerular filtration rate，TMP/GFR）值下降。

在未确诊的成年人中，XLH 的典型表现包括身材矮小、骨软化、骨痛、骨关节炎、假性骨折、关节僵硬、附着点炎和牙周炎等，可继发听力受损，这可能与内耳及耳软骨囊骨化不良有关；还可继发甲旁亢、肾脏钙沉积等。

（三）ARHR 的临床表现

ARHR 的临床表现与 XLH 基本一致。部分患者可有混合型听力障碍、心脏瓣膜疾病、异位钙化（如广泛的血管钙化及韧带钙化）、下肢畸形及膝外翻等表现。

（四）ADHR 的临床表现

ADHR 是由 *FGF23* 基因功能获得性突变所致，突变的 FGF23 蛋白不能被正常降解，使得体内 FGF23 水平持续增高，尿磷排泄增加，血磷下降。ADHR 发病无年龄规律性，其临床表现及生化特征和 XLH 类似，但一般无血管钙化、继发性甲旁亢及肾脏钙沉积的表现。部分幼年起病者多表现为下肢畸形、身材矮小，成年或青少年期发病者多表现为骨痛、乏力、骨质软化，患者在成年后可自发缓解或自愈。

（五）HHRH 的临床表现

HHRH 是一种常染色体隐性遗传病，由编码 Ⅱc 型钠-磷共转运体的 *SLC34A3* 基因失活突变导致。Ⅱc 型钠-磷共转运体突变后，肾小管重吸收磷减少，尿磷增加，血磷下降；低血磷抑制 PTH 与 FGF23 的分泌，使血 1, 25-(OH)$_2$D$_3$ 水平升高，继而导致血钙、尿钙增加，因此除与 XLH 相似的佝偻病特征外，HHRH 患者还合并高钙尿症的表现，如肾结石。

四、辅助检查及诊断

（一）生化检查

FH 患者尿磷增多，且相对于血磷水平，尿磷水平明显升高。血磷低，一般<1mmol/L，常为 0.32～0.78mmol/L，血 ALP 在活动期升高，血钙、血镁正常或稍低，血钙磷乘积<30mg^2/dl^2。PTH 正常或稍高，血 1, 25-(OH)$_2$D$_3$ 水平亦多正常，也可有降低，但未达到维生素 D 缺乏引起的佝偻病程度。XLH、ADHR 患者 FGF23 水平升高，为特征性生化改变。

（二）影像学检查

骨 X 线检查表现为典型佝偻病及骨软化、骨质疏松、各种骨骼发育畸形、假性骨折及骨折，常见于胫骨、股骨远端和桡尺关节。未成年患者主要表现为长骨远端杯口状和（或）毛刷样改变、骨质稀疏等，成年患者主要表现为骨质稀疏、骨软化及骨质增生等。骨密度检测可见骨矿物质含量明显减少，骨密度明显偏低。牙周脓肿、关节炎、肌腱和韧带钙化（起止点炎）通常在病程较长的患者中发生。

（三）诊断

FH 的诊断原则：有佝偻病临床表现、以血磷明显下降为主要特点的骨代谢异常、影像学特征、基因检测及阳性家族史。具体依据：在幼儿期或儿童期出现佝偻病表现，多有家族史（包括佝偻病或软骨病病史，或家族中有低磷血症）；实验室检查示血磷明显降低，1, 25-(OH)$_2$D$_3$ 及血钙水平正常，无抽搐病史；尿磷增多；常规及大剂量维生素 D 治疗无效。由于其临床异质性强，根据临床表现及辅助检查结果仅能得到可疑诊断，仍需进一步行分子学诊断明确。

五、鉴别诊断

FH 和营养性维生素 D 缺乏性佝偻病、遗传性维生素 D 依赖性佝偻病等低钙性佝偻病临床表现相似，鉴别较为困难，具体鉴别方法可参考《X 连锁显性遗传性低磷血症性佝偻病诊治专家共识》中的骨代谢分析表。

其余 FH 需与甲旁亢鉴别，多数患者鉴别并不困难，询问家族史及熟悉 FH 的临床特征是鉴别二者的重点，对于少数难以鉴别的患者，详尽的家族族谱分析及基因检测是鉴别和确诊的关键。

（一）FH 与继发性甲状旁腺功能亢进症鉴别

FH 发病具有家族倾向性，以肾脏排出磷过多引起的低磷血症为关键致病环节，多在幼儿期双下肢开始承重时其临床表现被发现，在儿童期一般表现为生长发育落后、牙齿异常、骨骼畸形等发育异常。继发性甲状旁腺功能亢进症（SHPT）几乎伴随慢性肾脏病的整个病程，初期可给予药物治疗，主要表现为血磷升高、血钙降低、PTH 水平升高，可通过药物控制。若前期认识不足、未积极治疗，则可发展成重度 SHPT，甚至出现严重的骨骼畸形、皮肤瘙痒、心血管钙化等，是慢性肾衰竭常见而严重的并发症之一。因此，结合明显不同的病史，血磷、血钙、PTH 检测结果可进行鉴别。

（二）FH 与原发性甲状旁腺功能亢进症鉴别

原发性甲状旁腺功能亢进症（PHPT）女性发病率约是男性的 3 倍，其中大部分发病年龄在 50～60 岁，绝经后女性好发。据国外报道，PHPT 在人群中发病率约为 0.86%。80%~·85%的 PHPT 由单侧单个甲状旁腺良性腺瘤所致，15%～20%的 PHPT 可表现为多个腺体增生或腺瘤。此外，本病较少见于儿童，若儿童期发病应考虑是否与遗传因素有关，PHPT 中 5%～10%的病例以遗传性 PHPT 的形式发病。

（1）FH 与散发性 PHPT 鉴别：散发性 PHPT 发病年龄大，根据患者既往病史、骨骼病变、泌尿系统结石等溶骨性改变和高钙血症临床表现及血钙升高和 PTH 水平升高同时存在可以诊断。

（2）FH 与遗传性 PHPT 鉴别：遗传性 PHPT 由 *MEN-1* 基因突变引起，呈常染色体显性遗传，致病基因定位在 11q13，是一种肿瘤抑制性基因。该基因失活可导致疾病发生。MEN-1 典型的临床表现是由 PHPT、胰腺神经内分泌肿瘤、垂体肿瘤组成的三联征，其他较少见的肿瘤包括肾上腺肿瘤、脂肪瘤、类癌、血管纤维瘤等。其可有 PHPT 的表现——血钙升高和 PTH 水平升高。若怀疑存在MEN-1，应确定甲状旁腺、垂体和胰腺有无病变，并采用分子遗传学方法筛查*MEN-1* 突变基因，可与 FH 鉴别。

六、治疗与随访管理

治疗目标是恢复下肢生物力学轴和步态，改善生长发育、骨骼及牙齿矿化和肌肉功能。随访管理应由包括内分泌、遗传代谢、骨科、风湿、心血管、肾脏和康复等多学科的团队参与，还需要社会支持、患者及家庭教育。

（一）磷酸盐和骨化三醇治疗

传统疗法为磷酸盐联合骨化三醇，治疗越早，效果越好，治疗目的是改善症状，而不是纠正血磷水平。XLH成人体内的内源性活性维生素D通常处于较低水平，加上磷制剂的使用，所以常可继发甲旁亢。需定期监测血钙、PTH及进行甲状旁腺超声检查。如果骨化三醇达到最佳剂量仍出现甲旁亢，特别是出现ALP水平升高，那么可以考虑使用西那卡塞治疗或行甲状旁腺切除术。

（二）布洛舒单抗治疗

布洛舒单抗（burosumab）是首个针对FGF23的全人源单克隆抗体，可通过直接与FGF23结合而抑制其下游信号通路，增加肾脏重吸收磷，升高血清活性维生素D水平，最终改善骨骼矿化和减少骨骼疾病。

（三）其他治疗

其他联合治疗方法尚未达成共识，如生长激素、拟钙剂等。长期使用生长激素可增加血磷水平、提高线性生长速度，但也可加剧上下部量比例失调，加重骨骼畸形并增加经济负担。FH的早期诊断和治疗尤为关键，可明显改善骨骼的变化和远期预后，但即使如此，仍有一部分儿童会发展至严重骨骼畸形、步态异常或活动受限，并因出现疼痛而需要外科手术。

（卢林捷　蒋知宇）

第四节　家族性低尿钙性高钙血症

原发性甲状旁腺功能亢进（PHPT）以前被误认为是一种罕见病，几乎都伴有并发症（尤其是肾结石和骨病），必须进行甲状旁腺切除手术。近年生物化学筛查表明，PHPT是一种常见病，许多症状较轻的患者被确诊。起初，这些病例常要进行手术治疗，但有些病例手术失败。正是由于这些病例手术治疗的失败，发现了早期家族性低尿钙性高钙血症（FHH）病例。1972年，Foley等报道了一个大家庭高钙血症，称其为家族性良性高钙血症，现在又称为FHH，该病是一种常染色体显性遗传病，据统计有一半的后代会遗传该疾病，而且由于其高外显率，所有病例都观察到高钙血症，其特征与典型的PHPT重叠。FHH患者可表现为终身轻至中度无症状高钙血症，伴有血PTH升高和低钙尿症，最典型的表现为尿钙肌酐清除率<0.01。FHH患病率估计在1/（10 000~100 000），是一个易遗漏的诊断。此病不像典型的PHPT，其慢性高钙血症一般开始于10岁之前，且不伴有高钙尿症或肾脏损害。

一、发病机制

FHH 的大多数病例都有钙敏感受体（CaSR）基因突变，CaSR 存在于甲状旁腺的主细胞、甲状腺滤泡细胞、肾细胞、肠道和骨骼中。CaSR 的主要功能是调节 PTH 的合成和分泌。一方面，通过 CaSR，细胞能够感知局部钙浓度的变化从而改变其功能。钙的增加激活 CaSR，导致 PTH 分泌减少；另一方面，血钙的减少在几秒或几分钟内使 CaSR 失活，引起 PTH 分泌增多。目前已发现 FHH1 患者中有 200 多个 CaSR 功能缺失突变，它们大多位于细胞外，错义突变是最常见的（超过 85% 的病例），但无义、缺失、插入和剪接突变也在 ＜15% 的病例中被报道。*CaSR* 编码细胞外钙传感器（CaSR），并优先表达在甲状旁腺细胞上。有时，FHH2 OMIM 145981 的 *GNA11* 基因和 FHH3 OMIM 600740 的 *AP2S1* 基因突变引起的编码蛋白，也可直接或间接地与 CaSR 相互作用。*GNA11* 编码 GNA11 蛋白，GNA11 是一种与 GTP 结合的传感器，可与 CaSR 结合并转换信号。*AP2S1* 编码网格蛋白相关接头蛋白 σ2 亚基 1（AP2；OMIM 602242），该分子参与膜循环，与 CaSR 的关系尚不清楚。突变体 GNA11 或 AP2S1 的表达对钙敏感性的影响与体内和体外 *CaSR* 的突变类似。因此，NA-11 和 AP2 可能与 CaSR 处于相同的代谢途径中，突变基因的表达降低了甲状旁腺细胞对细胞外钙的敏感性，从而使甲状旁腺分泌的抑制曲线向较高的血钙移动，引起甲状旁腺细胞突变，最终导致终身高钙血症。在肾脏中，CaSR 在所有肾单位节段均有表达，所以 *CaSR* 突变（可能是 *GNA11* 或 *AP2S1* 突变）在肾脏中表达后引起肾小管钙重吸收增加，可导致低钙尿症。

二、临床表现与诊断

FHH 通常被认为是一种良性且无症状的疾病。患者表现为不同程度的无症状高钙血症，通常为轻至中度，不超过正常值上限的 10%，可终身无进展。约 80% 的患者血 PTH 正常，另 20% 的患者轻度升高。有研究表明，血钙和 PTH 水平的升高，与错义 *CaSR* 突变（而非截断 *CaSR* 突变）发挥主导负作用有关。95% 的患者尿钙排泄量通常较低（即使尿钙绝对值正常），与高钙血症相比，患者表现为相对低钙尿症。在早期对相关病例及其亲属的分析中，有 FHH（当时基因型未知）轻度高钙血症的患者中肌无力、疲劳、关节疼痛和口渴等表现更多。其他病例也报道了合并急性胰腺炎、软骨钙质沉积，甚至肾结石等相关疾病和表现，但也有研究者质疑 FHH 与胰腺炎是否有关。

由于实验室和临床特征非常相似，很难对散发性 PHPT（尤其是轻度无症状 PHPT）和 FHH 进行准确的鉴别诊断。然而，这种鉴别诊断是必需的，因为二者的治疗方法不同。为了区分这两种疾病，测量钙肌酐（Ca/Cr）清除率（CCR）是有用的，即使它的特异性很低。一般 CCR＞0.02 提示 PHPT（＞90%），考虑到 20%

的 FHH 患者可能有 CCR>0.01，提示在维生素 D 充足且肾功能正常的情况下存在 FHH（>95%），而 PHPT 患者可能由于维生素 D 缺乏、肾衰竭或非裔美国人血统而有低 CCR。由于大多数 FHH 病例与单个基因（CaSR）功能缺失突变相关，因此基因检测可帮助诊断 FHH。无论是在 FHH 概率>95% 的情况下，还是在 CCR 为 0.01～0.02 的情况下，都建议对 CaSR、AP2S1 和 GNA11 基因进行检测。基因检测有助于消除临床疑问，对 PHPT 和 FHH 进行鉴别。

同时，高钙血症是成人常见生化异常。如未及时治疗，潜在的病因或高钙血症本身大多会随着时间推移导致严重的疾病。PHPT 是成人高钙血症的常见病因，它被确诊并非因其症状显示 PHPT，而是因血钙已是一项临床常规检查指标，PHPT 与 FHH 均有高钙血症，因此血钙水平也是早期判断 PHPT 及 FHH 的重要指标，有助于鉴别诊断。

三、治疗

大多数 FHH 病例临床表现轻微或无症状，不需要治疗，甚至禁忌行甲状旁腺切除术，因为存在种系 CaSR 突变者不能通过手术彻底治愈 FHH 引起的高钙血症。因此，必须对 FHH 和散发性 PHPT 进行鉴别诊断，以避免对无症状高钙血症患者行不必要的甲状旁腺切除术。过去不推荐用药物治疗高钙血症，认为其作用有限，但近期有研究表明，拟钙剂是 FHH 患者的有效治疗选择。西那卡塞是可口服的拟钙制剂，它作为 CaSR 的变构激动剂，不能直接激活 CaSR，但能增强 CaSR 对内源性配体（即钙离子）的反应，从而降低血 PTH 和血钙水平。研究已证明它可以显著改善 FHH 相关表现，包括缓解复发性胰腺炎，降低血 PTH 和血钙水平。有报道，在 16 例 FHH 病例中有 14 例（88%）采用了拟钙疗法，包括伴有复发性胰腺炎的 FHH1、FHH3、NSHPT 患者，西那卡塞治疗 FHH2 和 FHH3 的 3 例患者，血钙浓度均正常。这些实验室指标的改善并不是治疗成功的必要标志。在 8～12 周的试验期间，如果症状缓解或血钙浓度有所降低，临床应充分评估是否继续进行拟钙治疗；而如果症状持续且血钙水平没有改善，则应停药。甲状旁腺大部切除术一般是无效的，因此不推荐。甲状旁腺全切除术可导致永久性甲状旁腺功能减退，仅适用于最严重的病例。

（王安银　曾璞媛　包中会）

第五节　新生儿重症甲状旁腺功能亢进症

新生儿重症甲状旁腺功能亢进症（neonatal severe hyperparathyroidism，NSHPT）是一种罕见且可能致命的常染色体隐性遗传病。该病见于婴儿早期，通常在出生后 6 个月内，大多在出生后几周内发生危及生命的严重高钙血症，并伴有血 PTH 水平显著升高，若未能尽早发现并及时治疗，会导致神经发育受影响和高于 50% 的死亡率。

一、病因及发病机制

NSHPT 是一种罕见的常染色体隐性遗传病，由位于染色体 3q13.3—q21.1 的钙敏感受体基因（CaSR）纯合突变或复合杂合失活突变引起。CaSR 基因编码的 CaSR 蛋白是 G 蛋白偶联受体家族成员，存在于身体的各种组织中，但主要表达于甲状旁腺主细胞、肾小管上皮和骨骼，能与多种配体结合，并调节高度分化的下游信号通路。除 Ca^{2+} 外，CaSR 的配体还包括其他二价阳离子（如 Mg^{2+}、Ba^{2+}、Mn^{2+}、Ni^{2+}、Sr^{2+}）、三价阳离子（如 La^{3+}、Gd^{3+}）、碱性肽（如多精氨酸、鱼精蛋白、聚赖氨酸）、谷胱甘肽及 γ-谷氨肽类、激动剂（如 AMG416）、拮抗剂和药物。CaSR 的主要功能是通过调节胃肠道对钙的吸收、PTH 分泌、尿钙排泄及骨形成和再吸收以维持钙稳态。在正常情况下，胞外钙浓度升高激活 CaSR，减少 PTH 的释放，增加尿钙排泄。

CaSR 基因突变失活导致不同程度的高钙血症，杂合突变通常导致轻度高钙血症，见于家族性低尿钙性高钙血症（FHH），纯合 CaSR 突变导致 NSHPT。虽然 NSHPT 通常由 CaSR 双等位基因失活引起，但也有杂合 CaSR 基因突变导致 NSHPT 表型的报道，特别是致病性变异 Arg185Gln。错义变体 Arg185Gln 位于 CaSR 的细胞外结构域，该突变体对野生型 CaSR 具有显著抑制作用。在 NSHPT 中，高钙血症是由甲状旁腺、肾脏、骨骼（可能还有其他器官组织）的钙敏感性下降而引起的。具体而言，钙介导的信号通路缺失导致所有 4 个（或更多）甲状旁腺肿大，并显著增加 PTH 的分泌。同时，由于远端肾小管中 CaSR 作用的丧失，肾钙廓清分数减少到 1% 以下。循环中 PTH 水平的增加，刺激破骨细胞，导致骨吸收显著增加，从而增加血钙，这种作用加上肾钙清除率降低和可能存在的降钙素分泌减少，导致 NSHPT 患者出现严重的高钙血症和代谢性骨病。

二、甲状旁腺的病理改变

NSHPT 的甲状旁腺在病理学上表现为腺体明显增生（主细胞增生），这种病理改变累及所有甲状旁腺腺体。

三、临床表现

1. 全身表现　如肌张力减退（或软瘫）、呼吸窘迫、嗜睡、发育迟缓、吸吮不良、便秘、脱水或反应迟钝，但这些表现都是非特异性的。

2. 血生化改变　严重高钙血症，血 PTH 水平显著升高，可有血 ALP 升高、低磷血症、低钙尿症。*CaSR* 纯合突变比杂合突变具有更高的血钙和血 PTH，高于 4.5mmol/L 的极端高钙血症几乎可以确定是 *CaSR* 双等位基因致病突变（特异度约为 100%），这种生化改变在出生后的第一周即可测出。

3. X 线骨骼特征　可出现钟形胸廓、胸廓变窄、多处肋骨和（或）长骨骨折、干骺端生长紊乱、骨质减少、骨质疏松或骨膜下吸收。

4. 其他影像学检查　主要有 ^{99m}Tc-MIBI 显像、超声、CT 和 MRI 检查。^{99m}Tc-MIBI 显像对原发性甲旁亢患者的敏感度在 54%~100%，尤其是在显示异位甲状旁腺方面非常敏感，但假阴性率较高。值得注意的是，在新生儿期，这些检查都难以显示甲状旁腺。部分患儿腹部超声检查可见胰腺区钙化、肾钙质沉着。

5. 基因检测　NSHPT 的经典表现为 *CaSR* 纯合子遗传失活突变的结果，但一些NSHPT病例是由 *CaSR* 复合纯合子或杂合子失活突变或杂合子中的简单从头突变引起的。突变类型可以影响临床表现的严重程度和对治疗的反应。

四、诊断

NSHPT 的诊断应尽可能早，以利于稳定新生儿期的紧急情况和及早采取干预措施。诊断主要依据家族史、非特异性全身表现、典型的 X 线骨骼特征、血生化检验（严重的高钙血症及 PTH 水平显著升高）和基因检测。

NSHPT 通常存在 *CaSR* 双等位基因失活和致病突变的表达。*CaSR* 纯合突变的 NSHPT 患儿，其父母双方都存在 *CaSR* 突变，如果父母双方被证实为 *CaSR* 突变携带者和（或）有 FHH 临床症状，建议进行产前基因检测或出生时进行基因检测。在缺乏快速基因检测手段时，早期诊断依赖于全身症状的识别、典型的影像学特征和血生化改变。近亲结婚父母所生婴儿出现上述全身表现和严重高钙血症高度提示 NSHPT，进一步检查可见显著升高的 PTH 水平和典型的影像学特征。基因检测有助于 NSHPT 的确诊，并可确定 *CaSR* 基因突变的类型。

五、鉴别诊断

1. FHH　是一种常染色体显性遗传病，由于 *CaSR* 杂合失活突变而影响 PTH 和血钙水平，大部分是良性疾病，患者仅出现轻度高钙血症，通常无症状。但如果突变是父系遗传的，受影响的新生儿可能会出现短暂的新生儿甲状腺功能亢进症（neonatal hyperparathyroidism，NHPT）。如果病情严重，可以用拟钙剂西那卡塞治疗。

2. NHPT　*CaSR* 突变分析在区分 NSHPT 和 NHPT 中有一定的价值。一些医学中心区分 NSHPT 和 NHPT 是基于 *CaSR* 的突变类型，前者为纯合突变，后者为杂合突变。与 NSHPT 相比，NHPT 具有症状不明显的短暂性高钙血症，一些患者会发展为无症状的 FHH，不需要进行甲状旁腺手术。

3. Jeune 综合征　是一种常染色体隐性遗传的骨骼纤毛病，可表现为短肋骨胸廓发育不良、四肢短小及严重的胸廓狭窄。需注意与具有钟形胸廓及胸廓狭窄的 NSHPT 相鉴别，与 NSHPT 不同的是，Jeune 综合征没有高钙血症。父母的家族史也有助于鉴别这两种疾病。

此外，NSHPT 还应与引起新生儿高钙血症的其他疾病相鉴别，如特发性婴儿高钙血症、威廉姆斯综合征、新生儿皮下脂肪坏死、维生素 D 中毒，这些疾病的血 PTH 水平都不高。

六、治疗

NSHPT 是一种罕见的危及生命的疾病，需要尽早识别和及时干预，以挽救患儿生命和避免出现不可逆的并发症，如肾钙质沉着症、心脏异常、骨吸收或神经系统后遗症。其整体治疗需要一个包括新生儿专家、内分泌专家和小儿外科专家在内的多学科团队来完成。

首先需要紧急控制高钙血症以争取手术时机。高钙危象即使被控制，以后也可能再出现，因此一旦患儿具备手术条件，就必须尽快手术治疗，甲状旁腺切除术是确切的治疗方法。控制高钙血症的措施包括限制钙摄入，充足的静脉输液以纠正脱水，循环血容量恢复后，可添加祥利尿剂以防止循环超负荷并抑制肾脏对钙的重吸收，使用降钙素，静脉注射双膦酸盐（如帕米膦酸盐）和拟钙剂（如西那卡塞）。肾衰竭的患儿可能需要进行血液透析。降钙素可以减少骨和肾小管对钙的吸收，但作用短暂。

甲状旁腺功能亢进会刺激破骨细胞并导致骨吸收显著增加，从而加剧高钙血症。抑制破骨细胞骨吸收的双膦酸盐（如帕米膦酸盐）已越来越多地用于治疗高钙血症，但 NSHPT 对帕米膦酸盐的反应有个体差异。不能将帕米膦酸盐作为NSHPT 的一种确切的治疗药物，但短期应用有望改善患者的严重高钙血症。

西那卡塞作为一种 II 型拟钙剂，是 CaSR 的正变构激活剂，已被证明可用于治疗 NSHPT，但并非对所有患者都有效。对西那卡塞治疗有效的 NSHPT 病例大部分为 *CaSR* 杂合突变。

如果药物治疗无法改善临床症状和实验室指标，则必须急诊行甲状旁腺切除术。然而，NSHPT 作为一种罕见病，许多医疗中心没有婴儿甲状旁腺切除术的经验。既往甲状旁腺次全切除术（切除三个半腺体）被认为是一种有效的手术方法，但复发率高。也有采用甲状旁腺全切除+自体移植术的报道，移植失败率为 6%，移植相关的高钙血症发生率为 33%。因此，大多数外科医生施行甲状旁腺全切除术而不进行自体移植，现在甲状旁腺全切除术已成为治疗 NSHPT 的主要手术方式。在手术失败和术后 PTH 水平无法恢复正常时，必须警惕甲状旁腺切除不完全或异位甲状旁腺残留。这种情况通常需要进行第二次手术，但也有在手术失败后使用双膦酸盐和拟钙剂使 PTH 水平完全恢复正常的报道。术后甲状旁腺功能减退引起的低钙血症是甲状旁腺切除术最常见的并发症，需要密切监测血钙浓度，可以通过口服钙和骨化三醇补充剂来控制术后低钙血症。

七、预后

如果不进行治疗，NSHPT 在婴儿期往往是致命的。早期采用药物治疗和（或）甲状旁腺切除术可使患儿长期生存，但神经运动发育迟缓可能持续存在，这种发育迟缓可能与小头畸形和（或）高钙血症的程度或持续时间有关。如果患儿幸存并且得到适当的治疗，骨骼最终可能恢复正常，恢复的时间可能取决于骨骼缺损的严重程度和支持治疗的程度（如钙摄入量）。

（刘明学　刘　靖）

第六节　甲状旁腺功能亢进症-颌骨肿瘤综合征

甲状旁腺功能亢进症-颌骨肿瘤综合征（hyperparathyroidism-jaw tumor syndrome，HPT-JT）最早由 Jackson 等在 1990 年描述，是一种罕见的以甲状旁腺功能亢进症为特征的多发性肿瘤综合征，由甲状旁腺肿瘤和上下颌纤维骨性病变引起，患者还可合并肾肿瘤、囊肿及子宫肿瘤等。其发病率或流行学尚不清楚，通常发生在青春期晚期或成年早期，由于患者存在严重的高钙血症，具有较高的死亡风险。

一、病因

HPT-JT 是一种常染色体显性遗传病，由细胞分裂周期 73 基因（*CDC73*）的生殖系突变引起。该基因编码副纤维蛋白（parafibromin），这是一种具有抗增殖活性的含 531 个氨基酸的蛋白。HPT-JT 与肿瘤抑制基因 *CDC73* 的生殖细胞失活突变有关，2002 年 Carpten 等首次报道了 *CDC73* 基因突变与 HPT-JT 相关，被认为是与 HPT-JT 发病直接相关的致病基因之一。*CDC73* 基因是一种抑癌基因，定位于染色体 1q25—q31，共包含 17 个外显子，编码由 531 个氨基酸构成的副纤维蛋白。

二、临床表现

HPT-JT 的临床表现多样且不典型，主要为原发性甲旁亢（PHPT）引起的高钙血症，较难与其他遗传性甲旁亢相鉴别，通常约 80%的病例由单个甲状旁腺受累引起，与遗传性甲旁亢的其他变异不同，其中多腺体受累更为常见。HPT-JT 颌骨骨化性纤维瘤为良性肿瘤，发病率为 25%～50%，可发生在颌骨一侧或多发，多为膨胀性生长。此外，甲状旁腺癌可发生在约 20%的 HPT-JT 病例，而甲状旁腺癌在甲旁亢病例总数中不到 1%。HPT-JT 可表现为甲状旁腺腺瘤或腺癌、颌骨病损、肾囊肿或肿瘤。其中约 95%为甲状旁腺肿瘤；25%～50%的 HPT-JT 患者会发生颌骨骨化纤维瘤；肾肿瘤和囊肿占 15%，包括肾细胞癌、错构瘤、肾母细胞瘤、多囊肾等，内分泌系统的肿瘤也较常见；如果患者是女性，还有 75%可患子宫良恶性肿瘤；某些病例还可出现胰腺癌和生殖细胞的混合型肿瘤。

三、辅助检查

HPT-JT 的辅助检查包括生化检查、影像学检查、术后病理及 *CDC73* 基因检测。基因片段缺失往往难以通过传统的聚合酶链反应（PCR）等技术检测到。随着第二代测序技术的不断发展和普及，也有越来越多的大片段缺失或全基因丢失病例被报道。

四、诊断和鉴别诊断

HPT-JT 术前很难正确诊断，应综合临床表现及生化、影像学、手术、术后病理及 *CDC73* 基因检测结果进行诊断。很多患者可能被诊断为单纯 PHPT 或颌骨肿瘤，绝大多数患者需通过基因检测确诊。此综合征需要与原发性甲旁亢及单纯性颌骨骨化纤维瘤相鉴别。

五、治疗

出现高钙危象时，可给予降钙素、大量补液、呋塞米利尿，必要时行血液透析。甲状旁腺癌治疗原则是完整切除肿瘤，不要破坏肿瘤包膜，应将周围浸润、粘连组织一并切除，行选择性淋巴结清扫术。甲状旁腺腺瘤手术应酌情行甲状旁腺探查、甲状旁腺腺瘤切除。HPT-JT 手术治疗的主要目的是进行双侧甲状旁腺探查，切除所有已经增大的腺体。虽然 HPT-JT 合并甲状旁腺癌的风险较高，但鉴于术后顽固性甲状旁腺功能减退及低钙血症将严重影响患者的生活质量，是否有必要对正常甲状旁腺进行预防性切除尚有争议。因此，在遗传性 PHPT 的其他变体中，即使理论上认为自体移植在恶性累及的情况下有导致肿瘤扩散可能，仍建议采用甲状旁腺次全切除术或甲状旁腺全切除+自体移植术治疗。

颌骨骨化性纤维瘤与 PHPT 导致的囊性纤维性骨炎（又称棕色瘤）不同。行甲状旁腺切除术后，骨棕色瘤一般能自行消退，无须手术切除，而颌骨骨化性纤维瘤不会消退，必须手术切除。HPT-JT 的颌骨肿瘤虽为良性，但骨化纤维瘤可以破坏正常的牙本质和损害呼吸系统，导致功能和外形改变。此外，HPT-JT 中的骨化纤维瘤可能是双侧/多灶性的，并可能复发。因此，根据病变的大小、位置和症状，建议进行彻底的手术切除。有颌部肿瘤病史者应密切随访，因为有复发的可能性。

由于 HPT-JT 患者有多发、双侧肾肿瘤的风险，在其一生中或需多次行肾脏手术，为了保留肾功能，建议尽量采用保留肾单位手术而不是根治性手术。子宫肿瘤与 HPT-JT 相关，是 PHPT 后最常见的临床特征，尚无 HPT-JT 相关子宫肿瘤的治疗指南。有子宫肿瘤证据的患者应由妇科医生进行个体化处理。

六、预后

HPT-JT 预后与甲状旁腺肿瘤、颌骨肿瘤、肾肿瘤和子宫肿瘤预后相关，其中与甲状旁腺肿瘤预后最密切，需要终身随访。HPT-JT 是遗传性疾病，若家族中有人患该病，建议家族成员从 5～10 岁开始筛查，每半年到 1 年一次。颌骨肿瘤筛查从 10 岁开始，每 5 年一次。肾肿瘤筛查从考虑有该病开始，每 5 年一次。子宫肿瘤筛查从考虑有该病开始，每年一次。

（陈　浪　唐乐辉）

第七节　家族性孤立性甲状旁腺功能亢进症

家族性原发性甲状旁腺功能亢进症（family primary hyperparathyroidism，FPHPT）占原发性甲状旁腺功能亢进症（PHPT）的 2%～5%，不超过 10%，与其他亚型的 PHPT 相比，FPHPT 具有发病年龄偏早、首次手术后易复发、合并其他脏器受累的特点。

家族性孤立性甲状旁腺功能亢进症（FIHPT）是不伴发其他内分泌疾病或肿瘤的一种常染色体显性遗传病，是 FPHPT 的一种特殊表型，约占 FPHPT 的 10%，罕见。FIHPT 是没有甲状旁腺外特征表现的 FPHPT，也被认为是多发性内分泌腺瘤病 1 型（MEN-1）、家族性低尿钙性高钙血症（FHH）或甲状旁腺功能亢进症-颌骨肿瘤综合征（HPT-JT）的不完全表现型，或者由其他未知基因突变引起的特殊类型的唯一表现形式。

一、病因及基因特征

目前 FIHPT 病因不明确，尚未发现特异性相关基因，有研究表明可能与 MEN-1、CaSR、CDC73（HRPT2）等基因突变有关。MEN-1 和 CaSR 突变最常见，多见于合并多发性内分泌瘤病的年轻患者，HRPT2 基因突变常与恶性肿瘤相关。据报道,22%～57% 的 FIPHT 由 MEN-1 突变引起，国内常见的致病基因为 CDC73。有研究显示，在无 MEN-1、CaSR、CDC73 三者突变的 FIHPT 族群中，GCM2 突变占 17%。*GCM2* 基因突变会导致 FIHPT，也是甲状旁腺的原癌基因之一。

二、临床表现及诊断

患者起病年龄一般在 20～25 岁，常见临床表现为高钙尿症、多尿、烦渴、便秘、肾结石、骨质疏松、神经肌肉变化、嗜睡和认知功能障碍。晚期疾病的特征是纤维囊性骨炎，也可能没有明显症状。与 MEN-1 患者相比，FIHPT 患者更常出现较为严重的高钙血症或高钙危象。若患者有 *HPRT2* 基因突变，则其甲状旁腺有恶变倾向。

FIHPT 主要靠排除诊断，它是无 FPHPT 其他临床或遗传特征的病例，或被认为是 FPHPT 所涵盖的某些综合征的不完全表型，如 MEN-1、HPT-JT 或 FHH。因此，在诊断时需参考其特征性的表现，如高钙血症、PTH 水平升高和甲状旁腺腺瘤，同时排除 MEN-1 和 HPT-JT 等的特征性表现。

三、治疗

手术治疗可明显降低 FPHPT 复发率，因此建议施行以手术为主的综合治疗。手术方式以甲状旁腺次全切除为主，辅以双膦酸盐及西那卡赛内科治疗。此外，进行致病基因的检测非常重要，将直接影响相应治疗方案的制定。根据不同的基因可对 FIHPT 进行分类并治疗。

对于 *MEN-1* 基因突变患者，手术切除为首选治疗方法，目前指南推荐的手术为甲状旁腺次全切除术（即切除至少三个半腺体），或甲状旁腺全切除术，或甲状旁腺全切除+自体移植术。有手术禁忌时选择西那卡塞进行内科治疗。鉴于 *GCM2* 与 *MEN-1* 基因具有相似性且目前研究有限，*GCM2* 基因突变患者可参考 *MEN-1* 基因突变患者的治疗。

对于 *CDC73* 基因突变患者，其手术方式尚存争议，有学者认为，若无甲状旁腺癌，则切除所有明显增大的甲状旁腺是最佳的治疗方法；另一些学者认为，鉴于高复发率和甲状旁腺癌的可能，二次手术风险增加，根据病情可行甲状旁腺全切除术。

对于 *CaSR* 基因突变患者，一般来说手术治疗并不能使患者获益，因为手术不能改变基因突变引起的血钙调定点的异常功能。但当患者发展为 PHPT 时，即使存在术后持续性高钙血症的高风险，还是推荐进行甲状旁腺次全切除术。调节 CaSR 构型的拟钙剂西那卡塞能有效治疗高钙血症。

（武　赫　庞　敏）

第八节　其他原因引起的高钙血症

一、结节病

结节病（sarcoidosis）或称贝尼耶-伯克-绍曼病（Besnier-Boeck-Schaumann disease），是一种病因不明的系统性肉芽肿，其特征是在受累器官中形成免疫肉芽肿。组织学上，其特征是非干酪化巨细胞肉芽肿。可根据临床、亚临床和组织学（活检时）表现进行诊断。最常受累的是纵隔淋巴系统、肺、皮肤和眼睛。结节病中的高钙血症于1939年首次得到证实。之后又有研究发现血1,25-$(OH)_2D_3$水平增高与结节病高钙血症相关。结节病患者中高钙血症发生率为5%～10%，高钙尿症发生率较高，为40%～62%，慢性结节病患者中约10%有肾结石，患病率从1.3%到14%不等。

结节病高钙血症发生机制已经质谱分析证实，结节病中的肺泡巨噬细胞能够合成1,25-$(OH)_2D_3$。同时，活动性结节病中活化的淋巴细胞和肺泡巨噬细胞自发产生的γ干扰素能以剂量依赖性方式增加1,25-$(OH)_2D_3$的产生。结节病肉芽肿提供的非肾脏来源的1,25-$(OH)_2D_3$会导致肠道对钙的吸收增加，可能会出现高钙血症、高钙尿症、肾钙质沉着症和肾结石，而血清免疫反应性甲状旁腺激素会受到抑制，或处于正常值下限。而高钙血症通常在肠道吸收钙负荷非常高时或有肾功能不全时发生。

高钙血症与钙摄入量直接相关，而且暴露在阳光或紫外线下会诱导皮肤产生过多的维生素D_3。因此，高钙血症、高钙尿症和高钙血症肾病可以通过低钙饮食、摄入充足水分和尽量减少阳光照射来预防。同时，应避免牛奶、奶酪、含钙抗酸剂和维生素D的摄入。除了这些预防措施，皮质类固醇是治疗严重高钙血症的主要药物。其通过直接抑制巨噬细胞1α-羟化酶活性和抑制巨噬细胞的免疫激活，阻断骨化三醇的肾外合成。相对低剂量（10～20mg/d）的泼尼松可迅速有效地纠正高钙血症，肾功能也可在一定范围内得到恢复。

二、维生素D中毒

维生素D具有促进人体钙磷代谢和维持骨骼健康的作用。而随着研究的不断深入，维生素D在认知功能、呼吸系统、循环系统、自身免疫系统及癌症发生等方面的作用也逐渐被认识。婴幼儿、孕产妇及老年人等均需要补充适量维生素D。目前补充的人群有所扩展，补充的剂量也有所提高。然而，维生素D作为脂溶性类固醇衍生物，过量时可在人体内蓄积，导致高钙血症及一系列临床症状，发生维生素D过量或中毒。

　　临床上维生素 D 过量和中毒诊断的主要依据：大剂量维生素 D 摄入史、临床表现及血 25-(OH)D 水平增高、血钙升高等。维生素 D 过量致 25-(OH)D 水平升高，但尚无高钙血症时，一般无明显不适。只有当血钙升高时，才出现一系列继发于高钙血症的临床表现。维生素 D 中毒的症状主要取决于血钙水平及高钙血症的持续时间。通常，轻、中度维生素 D 中毒无明显临床症状，也可有轻度恶心、呕吐、厌食、倦怠、烦躁、低热、顽固性便秘和体重下降等；当发生重度维生素 D 中毒时，胃肠道、肾脏、中枢神经系统、心血管系统、肌肉骨骼系统、眼睛和皮肤等会出现症状，表现为惊厥、血压升高、心律不齐、烦渴、尿频，甚至脱水或酸中毒等。

　　维生素 D 过量或中毒的治疗目的是尽快控制高钙血症及相关症状，可以根据患者临床表现及血钙水平采取不同的治疗措施。无临床表现且血钙正常者，停止维生素 D 摄入，并控制钙的摄入量，给予低磷膳食，同时动态监测血钙和血 25-(OH)D 水平；有临床表现或血钙升高者，除上述治疗外，还应根据血钙水平进行不同的处理，如静脉输注生理盐水和利尿剂，以加速钙的排泄；给予糖皮质激素如泼尼松龙，以抑制肠道内钙结合蛋白的生成，减少肠道钙的吸收；给予双膦酸盐，如帕米膦酸二钠静脉滴注、阿仑膦酸钠口服等，减少肠道钙的吸收，并加速肠道钙的排出；亦可给予降钙素，甚至血液透析等。治疗过程中注意保持水和电解质平衡，同时动态监测血钙和血 25-(OH)D 水平。

三、锂盐中毒

　　锂盐是治疗双相情感障碍的主要药物之一，高钙血症是众所周知的锂盐治疗并发症之一，主要与药物引起的甲状旁腺功能亢进有关。接受锂盐治疗的双相情感障碍患者的高钙血症发生率在 8%~15%，单纯甲状旁腺激素浓度升高但无高钙血症患者发生率在 15%~47%。

　　锂对钙调节的 PTH 释放有直接影响。它以剂量依赖的方式提高 PTH 分泌所需钙的调定点（即抑制 PTH 释放所需的血钙浓度）。同时，锂会干扰甲状旁腺细胞的跨膜信号转导，诱导甲状旁腺增生和多发性腺瘤的发生。锂引起的甲状旁腺功能亢进患者中超过 50% 有多发性甲状旁腺病变，远高于原发性甲状旁腺功能亢进患者。除了对甲状旁腺细胞的作用外，锂还能增强肾脏对钙的重吸收，导致低尿钙性高钙血症。

　　锂引起的甲状旁腺功能亢进症随着治疗时间的延长而增加。部分患者停止锂盐治疗后高钙血症可缓解；但是长期锂盐治疗者，甲状旁腺功能恢复正常的概率很低。无症状和（或）轻度高钙血症时，在定期监测血钙的情况下，可继续锂盐治疗。患者有严重和（或）症状性高钙血症但需继续锂盐治疗时，应进行甲状旁腺切除手术。

四、肾上腺皮质功能减退症

肾上腺皮质功能减退症是指肾上腺皮质激素的合成和释放功能受损，它可能是由肾上腺疾病、垂体促肾上腺皮质激素分泌异常或下丘脑促肾上腺皮质激素释放激素分泌异常引起的。肾上腺皮质功能减退症引起的高钙血症并不常见，其机制也不清楚，目前认为可能的机制：循环中斯坦尼钙调节蛋白（肾上腺分泌的旁分泌激素）减少，可能导致循环中钙水平降低；肾上腺激素缺乏可能会刺激骨骼钙进入血液循环，引起高钙血症；肾上腺功能不全导致血容量不足，肾小球滤过率降低，并引起肾小球滤过的钙量减少，近端肾小管对钙的重吸收增加；1α-羟化酶的活性可能在肾上腺功能不全时增加，从而增加肠道对钙的吸收。补液治疗和糖皮质激素替代治疗可有效纠正由肾上腺功能减退引起的高钙血症。

五、甲状腺功能亢进症

甲状腺功能亢进症（简称甲亢）是甲状腺激素水平过高导致的一系列症状和体征，包括心悸、震颤、体重减轻及与代谢率增加相关的并发症。甲亢最常见的原因是毒性弥漫性甲状腺肿。此外，短暂性甲状腺毒症也可能导致高钙血症。甲亢引起高钙血症的发病机制是多因素的。破骨细胞活性增加很可能是高钙血症的主要原因。其他体液机制，如高肾上腺素状态也可能导致高钙血症；而甲状腺激素增加 β 肾上腺素能受体对儿茶酚胺的敏感性是另一种可能的机制。

高钙血症合并甲亢，严重高钙血症者应及时降低血钙。除了生理盐水和利尿剂等一般治疗药物外，其他治疗药物如普萘洛尔、降钙素和帕米膦酸盐也可有效控制高钙血症。对于轻度高钙血症或正常高限血钙者，在甲状腺功能正常的情况下，血钙会恢复到正常范围。在甲亢引起高钙血症的成年人中，治疗高钙血症的主要方法是控制甲亢。

六、肢端肥大症

肢端肥大症是一种以生长激素和胰岛素样生长因子 1（insulin like growth factor-1，IGF-1）分泌过多为特征的慢性疾病。肢端肥大症中明显的高钙血症很少见，多发生在疾病晚期。肢端肥大症的高钙血症可以是非甲状旁腺激素介导的，如生长激素、IGF-1 和泌乳素均可介导 1, 25-$(OH)_2D_3$ 合成增加，从而导致钙通过十二指肠和远端肾小管的吸收增加。部分肢端肥大症患者同时会由于生长激素诱导的甲状旁腺过度分泌而发生高钙血症。针对肢端肥大症的治疗可以逆转这些代谢变化。

七、乳碱综合征

乳碱综合征（milk-alkali syndrome，MAS）包括高钙血症、不同程度的肾衰竭和由摄入大量钙及可吸收碱导致的代谢性碱中毒。此综合征最开始是在用牛奶和碳酸氢钠治疗消化性溃疡后发现的。MAS 最初被认为是一种罕见的疾病，现在被认定是继甲状旁腺功能亢进和恶性肿瘤之后，高钙血症住院的第三大常见原因。随着消化性溃疡新疗法的推出，之前因牛奶和碱使用发生的 MAS 已很少见。然而，现在 MAS 因为消化不良患者、绝经后妇女、接受长期皮质类固醇治疗的患者及肾衰竭患者等对含钙补充剂的摄入量增加而再次出现。碳酸钙成为钙和碱的主要来源。同时，进行甲状旁腺功能减退症治疗的患者，尤其是使用碳酸钙和维生素 D 制剂的患者也可发生 MAS。

　　MAS 导致高钙血症的原因包括肠道吸收钙增加、骨钙缓冲饱和及肾脏排泄钙减少。一旦发生高钙血症，由高钙血症激活钙敏感受体引起的利尿和尿钠排出量减少、肾小球滤过率降低减少钙的滤过，以及由代谢性碱中毒和容量消耗导致肾脏对钙的再吸收增加等因素有助于维持高钙血症。但是 MAS 的确切发病机制仍未明确。

　　MAS 的诊断需要有过量摄入钙和碱的病史，存在高钙血症、代谢性碱中毒和不同程度肾功能损害的临床表现。这些症状在可吸收碱和钙开始治疗后的几天到几周甚至几个月内出现。MAS 有急性、亚急性（Cope 综合征）和慢性（Burnett 综合征）三种形式。

　　大多数情况下，MAS 的治疗策略是停药后予以支持和水化治疗。急性期的恢复通常发生在一两天内。对于慢性期，症状改善是一个缓慢的过程。部分难治性病例有时可能需要进行血液透析。

（刘　洪　邢　雷）

参 考 文 献

田文，贺青卿，姜可伟，等，2016. 慢性肾功能衰竭继发甲状旁腺功能亢进外科临床实践专家共识. 中国实用外科杂志，36（5）：481-486.

中国妇幼保健协会儿童疾病和保健分会儿童遗传代谢疾病与保健学组，北京医学会罕见病分会遗传代谢病学组，中华预防医学会出生缺陷预防与控制专业委员会遗传病学组，2022. X连锁显性遗传性低磷血症性佝偻病诊治专家共识. 中国实用儿科杂志，37（1）：6-10.

中国医师协会外科医师分会甲状腺外科医师委员会，中国研究型医院学会甲状腺疾病专业委员会，2018. 甲状旁腺功能亢进症的诊断与治疗进展. 中华内分泌外科杂志，12（1）：93-97.

朱庆龄，盛晓阳，2015. 维生素 D 过量及中毒的研究进展. 中华儿科杂志，53（3）：235-237.

Abdullayev T，Korkmaz M，Kul M，et al.，2020. A rare cause of neonatal hypercalcemia：neonatal severe primary hyperparathyroidism：a case report and review of the literature. Int J Surg Case Rep，66（4）：365-369.

Ahmad N，Bahasan M，Al-Ghamdi BAA，et al.，2017. Neonatal severe hyperparathyroidism secondary to a novel homozygous CASR gene mutation. Clin Cases Miner Bone Metab，14（3）：354-358.

Alizadeh-Naderi AS，Reilly RF，2010. Hereditary disorders of renal phosphate wasting. Nat Rev Nephrol，6（11）：657-662.

Al-Khalaf FA，Ismail A，Soliman AT，et al.，2011. Neonatal severe hyperparathyroidism：further clinical and molecular delineation. Eur J Pediatr，170（5）：625-631.

Annweiler C，Dursun E，Féron F，et al.，2016. Vitamin D and cognition in older adults：international consensus guidelines. Geriatr Psychol Neuropsychiatr Vieil，14（3）：265-273.

Anthony JR，Ioachimescu AG，2014. Acromegaly and bone disease. Curr Opin Endocrinol Diabetes Obes，21（6）：476-482.

Arshad MF，McAllister J，Merchant A，et al.，2021. Urinary calcium indices in primary hyperparathyroidism（PHPT）and familial hypocalciuric hypercalcaemia（FHH）：which test performs best? Postgrad Med J，97（1151）：577-582.

Attie MF，Gill JJ，Stock JL，et al.，1983. Urinary calcium excretion in familial hypocalciuric hypercalcemia. Persistence of relative hypocalciuria after induction of hypoparathyroidism. J Clin Invest，72（2）：667-676.

Balwani MR，Pasari A，Meshram AK，et al.，2018. An initial evaluation of hypokalemia turned out distal renal tubular acidosis secondary to parathyroid adenoma. Saudi J Kidney Dis Transpl，29（5）：1216-1219.

Batlle D，Moorthi KM，Schlueter W，et al.，2006. Distal renal tubular acidosis and the potassium enigma. Semin Nephrol，26（6）：471-478.

Beall DP，Henslee HB，Webb HR，et al.，2006. Milk-alkali syndrome：a historical review and description of the modern version of the syndrome. Am J Med Sci，331（5）：233-242.

Bhan A，Qiu S，Rao SD，2018. Bone histomorphometry in the evaluation of osteomalacia. Bone Rep，8（2）：125-34.

Bilezikian JP，Cusano NE，Khan AA，et al.，2016. Primary hyperparathyroidism. Nat Rev Dis Primers，2：16033.

Brown EM，Gamba G，Riccardi D，et al.，1993. Cloning and characterization of an extracellular Ca（2+）-sensing receptor from bovine parathyroid. Nature，366（6455）：575-580.

Cardoso L，Stevenson M，Thakker RV，2017. Molecular genetics of syndromic and non-syndromic forms of parathyroid carcinoma. Hum Mutat，38（12）：1621-1648.

Carling T，Udelsman RJ，2005. Parathyroid surgery in familial hyperparathyroid disorders. J Intern Med，257（1）：27-37.

Carpten JD，Robbins CM，Villablanca A，et al.，2002. HRPT2，encoding parafibromin，is mutated in hyperparathyroidism-jaw tumor syndrome. Nat Genet，32（4）：676-680.

Cavaco BM，Barros L，Pannett AA，et al.，2001. The hyperparathyroidism-jaw tumour syndrome in a Portuguese kindred. QJM，94（4）：213-222.

Cetani F，Pardi E，Ambrogini E，et al.，2006. Genetic analyses in familial isolated hyperparathyroidism：Implication for clinical assessment and surgical management. Clin Endocrinol（Oxf），64（2）：

146-152.

Cetani F, Saponaro F, Borsari S, et al., 2019. Familial and hereditary forms of primary hyperparathyroidism. Front Horm Res, 51（1）: 40-51.

Chen K, Xie Y, Zhao L, et al., 2017. Hyperthyroidism-associated hypercalcemic crisis: a case report and review of the literature. Medicine（Baltimore）, 96（4）: e6017.

Chen YG, Kan LP, Lee CH, et al., 2015. Symptomatic hypercalcemia in a rabies survivor underwent hemodialysis. Hemodial Int, 19（2）: 347-351.

Christensen SE, Nissen PH, Vestergaard P, et al., 2011. Familial hypocalciuric hypercalcaemia: a review. Curr Opin Endocrinol Diabetes Obes, 18（6）: 359-370.

Cipriani C, Romagnoli E, Pepe J, et al., 2013. Long-term bioavailability after a single oral or intramuscular administration of 600,000 IU of ergocalciferol or cholecalciferol: implications for treatment and prophylaxis. J Clin Endocrinol Metab, 98（7）: 2709-2715.

Conron M, Young C, Beynon HL, 2000. Calcium metabolism in sarcoidosis and its clinical implications. Rheumatology（Oxford）, 39（7）: 707-713.

Cristina E, Alberto F, Endocrinology R, et al., 2018. Management of familial hyperparathyroidism syndromes: MEN1, MEN2, MEN4, HPT-jaw tumour, familial isolated hyperparathyroidism, FHH, and neonatal severe hyperparathyroidism, Best Pract Res Clin Endocrinol Metab, 32（6）: 861-875.

Dershem R, Gorvin CM, Metpally R, et al., 2020. Familial hypocalciuric hypercalcemia type 1 and autosomal-dominant hypocalcemia type 1: prevalence in a large healthcare population. Am J Hum Genet, 106（6）: 734-747.

Eastell R, Brandi ML, Costa AG, et al., 2014. Diagnosis of asymptomatic primary hyperparathyroidism: proceedings of the Fourth International Workshop. J Clin Endocrinol Metab, 99（10）: 3570-3579.

Forero-Delgadillo JM, Gil-Peña H, Alonso-Varela M, et al., 2021. Kidney function in patients with primary distal renal tubular acidosis. Pediatr Nephrol, 36（7）: 1931-1935.

Fox L, Sadowsky J, Pringle KP, et al., 2007. Neonatal hyperparathyroidism and pamidronate therapy in an extremely premature infant. Pediatrics, 120（5）: e1350-e1354.

Francis RM, Selby PL, 1997. Osteomalacia. Baillieres Clin Endocrinol Metab, 11（1）: 145-163.

Fuster DG, Moe OW, 2018. Incomplete distal renal tubular acidosis and kidney stones. Adv Chronic Kidney Dis, 25（4）: 366-374.

Gannon AW, Monk HM, Levine MA, 2014. Cinacalcet monotherapy in neonatal severe hyperparathyroidism: a case study and review. J Clin Endocrinol Metab, 99（1）: 7-11.

Gitanjali J, Suprita K, Deepak J, 2019. Distal renal tubular acidosis with hemolytic anemia and myotonia: unusual phenotype of a known mutation. Asian Journal of Pediatric Nephrology, 2（2）: 91-93.

Glaudo M, Letz S, Quinkler M, et al., 2016. Heterozygous inactivating CaSR mutations causing neonatal hyperparathyroidism: function, inheritance and phenotype. Eur J Endocrinol, 175（5）: 421-431.

Goltzman D, 2010. Do calcimimetics directly alter bone remodeling? Am J Physiol Renal Physiol, 298（6）: F1313-F1314.

Gómez-Conde S，García-Castaño A，Aguirre M，et al.，2021. Molecular aspects and long-term outcome of patients with primary distal renal tubular acidosis. Pediatr Nephrol，36（10）：3133-3142.

Gorbacheva AM，Eremkina AK，Mokrysheva NG，2020. Hereditary syndromal and nonsyndromal forms of primary hyperparathyroidism. Probl Endokrinol（Mosk），66（1）：23-34.

Guan B，Welch JM，Vemulapalli M，et al.，2017. Ethnicity of patients with germline GCM2-activating variants and primary hyperparathyroidism. J Endocr Soc，1（5）：488-499.

Gunaratne W，Dissanayake D，Jayaratne K，et al.，2018. A case series of distal renal tubular acidosis，Southeast Asian ovalocytosis and metabolic bone disease. BMC Nephrol，21（1）：327.

Haffner D，Emma F，Eastwood DM，et al.，2019. Clinical practice recommendations for the diagnosis and management of X-linked hypophosphataemia. Nat Rev Nephrol，15（7）：435-455.

Hannan FM，Babinsky VN，Thakker RV，2016. Disorders of the calcium-sensing receptor and partner proteins：insights into the molecular basis of calcium homeostasis. J Mol Endocrinol，57（3）：R127-R142.

Hashim R，Levine MA，Somasundarum K，et al.，2019. Neonatal severe hyperparathyroidism due to a homozygous mutation of calcium-sensing receptor：a challenging case. Ceylon Med J，64（4）：155-157.

Haven CJ，Wong FK，van Dam EW，et al.，2000. A genotypic and histopathological study of a large Dutch kindred with hyperparathyroidism-jaw tumor syndrome. J Clin Endocrinol Metab，85（4）：1449-1454.

Hobbs MR，Pole AR，Pidwirny GN，et al.，1999. Hyperparathyroidism-jaw tumor syndrome：the HRPT2 locus is within a 0.7-cM region on chromosome 1q. Am J Hum Genet，64（2）：518-525.

Hordon LD，Peacock M，1990. Osteomalacia and osteoporosis in femoral neck fracture. Bone Miner，11（2）：247-259.

Igarashi T，Sekine Y，Kawato H，et al.，1992. Transient neonatal distal renal tubular acidosis with secondary hyperparathyroidism. Pediatr Nephrol，6（3）：267-269.

Kallistrou E，Architha NN，Pal SK，et al.，2021. Severe hypokalemia secondary to transient distal renal tubular acidosis in a previously healthy woman. Cureus，13（1）：e12765.

Kamphuis LS，Bonte-Mineur F，van Laar JA，et al.，2014. Calcium and vitamin D in sarcoidosis：is supplementation safe? J Bone Miner Res，29（11）：2498-2503.

Kato A，Shinozaki S，Goga T，et al.，2003. Isolated adrenocorticotropic hormone deficiency presenting with hypercalcemia in a patient on long-term hemodialysis. Am J Kidney Dis，42（2）：E32-E36.

Kirsch AH，Smaczny N，Riegelbauer V，et al.，2013. Regulatory T cells improve nephrocalcinosis but not dystrophic cardiac calcinosis in DBA/2 mice. Am J Pathol，183（2）：382-390.

Lecoq AL，Livrozet M，Blanchard A，et al.，2021. Drug-related hypercalcemia. Endocrinol Metab Clin North Am，50（4）：743-752.

Lee JY，Shoback DM，2018. Familial hypocalciuric hypercalcemia and related disorders. Best Pract Res Clin Endocrinol Metab，32（5）：609-619.

Lieben L，Masuyama R，Torrekens S，et al.，2012. Normocalcemia is maintained in mice under conditions of calcium malabsorption by vitamin D-induced inhibition of bone mineralization. J Clin Invest, 122 (5): 1803-1815.

Linglart A, Biosseduplan M, Briot K, et al., 2014. Therapeutic management of hypophosphatemic rickets from infancy to adulthood. Endocr Connect, 3 (1): 13-30.

Lo TE, Tan IT, 2015. Distal renal tubular acidosis due to primary hyperparathyroidism. Endocr Pract, 14 (9): 1133-1139.

Lopez-Garcia SC, Emma F, Walsh SB, et al., 2019. Treatment and long-term outcome in primary distal renal tubular acidosis. Nephrol Dial Transplant, 34 (6): 981-991.

Lucaccioni L, Coccolini E, Dozza A, et al., 2019. Severe metabolic alkalosis due to diuretic treatment in a patient with distal renal tubular acidosis: a rare association. Acta Biomed, 90 (2): 348-352.

Lyseng-Williamson KA, 2018. Burosumab in X-linked hypophosphatemia: a profile of its use in the USA. Drugs Ther Perspect, 34 (11): 497-506.

Manroa P, Kannan S, Hatipoglu B, et al., 2014. Hypercalcemia and acromegaly—clarifying the connections. A case report and review of the literature. Endocr Pract, 20 (5): e86-e90.

Marcocci C, Cetani F, Rubin MR, et al., 2008. Parathyroid carcinoma. J BoneMiner Res, 23 (12): 1869-1880.

Marini F, Cianferotti L, Giusti F, et al., 2017. Molecular genetics in primary hyperparathyroidism: the role of genetic tests in differential diagnosis, disease prevention strategy, and therapeutic planning. A 2017 update. Clin Cases Miner Bone Metab, 14 (1): 60-70.

Marx SJ, 2000. Hyperparathyroid and hypoparathyroid disorders. N Engl JMed, 343 (25): 1863-1875.

Marx SJ, Sinaii N, 2020. Neonatal severe hyperparathyroidism: novel insights from calcium, PTH, and the CASR gene. J Clin Endocrinol Metab, 105 (4): 1061-1078.

Mayr B, Schnabel D, Dorr HG, et al., 2016. Genetics in endocrinology: gain and loss of function mutations of the calcium-sensing receptor and associated proteins: current treatment concepts. Eur J Endocrinol, 174 (5): R189-R208.

Meehan AD, Wallin G, Järhult J, 2020. Characterization of calcium homeostasis in lithium-treated patients reveals both hypercalcaemia and hypocalcaemia. World J Surg, 44 (2): 517-525.

Mohebbi N, Wagner CA, Pathophysiology, 2018. Diagnosis and treatment of inherited distal renal tubular acidosis. J Nephrol, 31 (4): 511-522.

Naramala S, Dalal H, Adapa S, et al., 2019. Lithium-induced hyperparathyroidism and hypercalcemia. Cureus, 11 (5): e4590.

Newey PJ, Bowl MR, Cranston T, et al., 2010. Cell division cycle protein 73 homolog (CDC73) mutations in the hyperparathyroidism-jaw tumor syndrome (HPT-JT) and parathyroid tumors. Hum Mutat, 31 (3): 295-307.

Ozderya A, Temizkan S, Gul AE, et al., 2018. Biochemical and pathologic factors affecting technetium-99m-methoxyisobutylisonitrile imaging results in patients with primary hyperparathyroidism. Ann Nucl Med, 32 (4): 250-255.

Parker KI, Loftley A, Charles C, et al., 2013. A case of apathetic thyroid storm with resultant hyperthyroidism-induced hypercalcemia. Am J Med Sci, 346 (4): 338-340.

Pearce S, Steinmann B, 1999. Casting new light on the clinical spectrum of neonatal severe hyperparathyroidism. Clin Endocrinol（Oxf），50（6）：691-693.

Pontikides N，Karras S，Kaprara A，et al.，2014. Genetic basis of familial isolated hyperparathyroidism：a case series and a narrative review of the literature. J Bone Miner Metab，32（4）：351-366.

Porzionato A，Macchi V，Barzon L，et al.，2006. Immunohistochemicalassessment of parafibromin in mouse and human tissues. J Anat，209（6）：817-827.

Queiroz DM，Valenzuela RGV，Marinho AWGB，et al.，2020. Atypical clinical presentation of distal renal tubular acidosis：a case report registered in Amazonas，Brazil. J Bras Nefrol，42（3）：380-383.

Rubinstein JC，Majumdar SK，Laskin W，et al.，2017. Hyperparathyroidism-jawtumor syndrome associated with large-scale 1q31 deletion. J Endocr Soc，1（7）：926-930.

Sadacharan D，Mahadevan S，Rao SS，et al.，2020. Neonatal severe primary hyperparathyroidism：a series of four cases and their long-term management in India. Indian J Endocrinol Metab，24（2）：196-201.

Savas-Erdeve S，Sagsak E，Keskin M，et al.，2016. Treatment experience and long-term follow-up data in two severe neonatal hyperparathyroidism cases. J Pediatr Endocrinol Metab，29（9）：1103-1110.

Shen DF，Liu X，Yang XF，et al.，2016. The roles of parafibromin expression inovarian epithelial carcinomas：a marker for differentiation and prognosis and a target for gene therapy. Tumour Biol，37（3）：2909-2924.

Silveira LG，Dias EP，Marinho BC，et al.，2008. HRPT2-related familial isolated hyperparathyroidism：could molecular studies direct the surgical approach? Arq Bras Endocrinol Metabol，52（8）：1211-1220.

Simonds WF，James-Newton LA，Agarwal SK，et al.，2002. Familial isolated hyperparathyroidism：clinical and genetic characteristics of 36 kindreds.，Medicine，81（1）：1-26.

Simonsen JK，Rejnmark L，2021. Endocrine disorders with parathyroid hormone-independent hypercalcemia. Endocrinol Metab Clin North Am，50（4）：711-720.

Simpson AM，Schwartz GJ，2001. Distal renal tubular acidosis with severe hypokalaemia，probably caused by colonic H（+）-K（+）-ATPase deficiency. Arch Dis Child，84（6）：504-507.

Skwarek A，Pachucki J，Bednarczuk T，et al.，2018. Milk-alkali syndrome（MAS）as a complication of the treatment of hypoparathyroidism：a case study. Endokrynol Pol，69（2）：200-204.

Stehberger PA，Shmukler BE，Stuart-Tilley AK，et al.，2007. Distal renal tubular acidosis in mice lacking the AE1（band3）Cl^-/HCO_3^- exchanger（slc4a1）. J Am Soc Nephrol，18（5）：1408-1418.

Stinebaugh BJ，Schloeder FX，Tam SC，et al.，1981. Pathogenesis of distal renal tubular acidosis. Kidney Int，19（1）：1-7.

Stokes VJ，Nielsen MF，Hannan FM，et al.，2017. Hypercalcemic disorders in children. J Bone Miner Res，32（11）：2157-2170.

Szabo J，Heath B，Hill VM，et al.，1995. Hereditary hyperparathyroidism-jaw tumor syndrome：the endocrine tumor gene HRPT2 maps to chromosome 1q21-q31. Am J Hum Genet，56（4）：944-950.

Takamoto S，Tsuchiya H，Onishi T，et al.，1985. Changes in calcium homeostasis in acromegaly treated by pituitary adenomectomy. J Clin Endocrinol Metab，61（1）：7-11.

Teh BT, Farnebo F, Twigg S, et al., 1998. Familial isolated hyperparathyroidism maps to the hyperparathyroidism-jaw tumor locus in 1q21-q32 in a subset of families. J Clin Endocrinol Metab, 83 (6): 2114-2120.

Töke J, Czirják G, Enyedi P, et al., 2021. Rare diseases caused by abnormal calcium sensing and signalling. Endocrine, 71 (3): 611-617.

Trepiccione F, Walsh SB, Ariceta G, et al., 2021. Distal renal tubular acidosis: ERKNet/ESPN clinical practice points. Nephrol Dial Transplant, 36 (9): 1585-1596.

Walker MD, Silverberg SJ, 2018. Primary hyperparathyroidism. Nat Rev Endocrinol, 14 (2): 115-125.

Wei J, Lian H, Zhong B, et al., 2015. Parafibromin is a component of IFN-γ triggered signaling pathways that facilitates JAK1/2-mediated tyrosine phosphorylation of STAT1. J Immunol, 195 (6): 2870-2878.

Wells SA Jr, Farndon JR, Dale JK, et al., 1980. Long-term evaluation of patients with primary parathyroid hyperplasia managed by total parathyroidectomy and heterotopic autotransplantation. Ann Surg, 192 (4): 451-458.

Wilhelm-Bals A, Parvex P, Magdelaine C, et al., 2012. Successful use of bisphosphonate and calcimimetic in neonatal severe primary hyperparathyroidism. Pediatrics, 129 (3): e812-e816.

Woodard GE, Lin L, Zhang JH, et al., 2005. Parafibromin, product of thehyperparathyroidism-jaw tumor syndrome gene HRPT2, regulates cyclin D1/PRAD1 expression. Oncogene, 24 (7): 1272-1276.

Wrong O, Bruce LJ, Unwin RJ, et al., 2002. Band 3 mutations, distal renal tubular acidosis, and southeast Asian ovalocytosis. Kidney Int, 62 (1): 10-19.

Zhang Y, Gao Y, Zhang J, et al., 2014. Thyrotoxicosis and concomitant hypercalcemia. Chin Med J (Engl), 127 (4): 796-798.

第十六章 甲状旁腺功能亢进症的外科治疗及相关问题处理

第一节 甲状旁腺手术的术前超声定位

准确定位病变是甲状旁腺手术的关键。目前对其定位的方式可分为术前与术中两种。术前定位的方式以超声和放射性核素显像为主，由于高频超声具有较高的分辨率，且有无创、经济、实时、方便和安全等优点，已成为甲状旁腺病变检查及术前定位的首选方法。

一、甲状旁腺疾病的术前超声定位诊断方法

（一）超声体表标记定位

超声体表标记定位是一种体表无创定位，通过超声描述及体表标记，给手术医生提供一个具体的甲状旁腺空间定位。此方法简单、方便、易行，可在术前当天进行。

1. 定位方法及步骤

（1）超声扫查确定即将接受手术切除的甲状旁腺肿块，测量其三个径线。

（2）描述甲状旁腺肿块的位置及其与周围组织器官的关系，尤其是与甲状腺的关系：①肿块浅面与体表的距离，可分上、中、下三处分别描述；②肿块上下缘与甲状腺的关系，如肿块上下缘与甲状腺上下极的距离；③肿块内外侧缘与周围器官的关系，如内侧与气管、外侧与颈总动脉的距离；④在患者颈部体表标记肿块位置。

2. 注意事项

（1）超声医生在体表标记定位时，最好有手术医生在场，现场直观了解甲状旁腺及病灶的位置，确定其与甲状腺及周围器官的关系，有利于拟定手术方式及术中寻找定位。

（2）体表标记宜沿甲状旁腺肿块的长轴方向，且垂直于肿块处皮肤。

（二）超声引导下甲状旁腺肿块穿刺染色标记示踪定位

1. 染色剂 目前常用的是亚甲蓝和纳米碳混悬液。

（1）亚甲蓝：价格低，着色快速，基本不经过代谢即随尿排出；但注入体内或靶器官后，容易氧化，染色在数小时后很快消退。一般建议甲状旁腺经亚甲蓝定位标记后立即或尽快接受手术，建议间隔时间不超过 4 小时，用量 0.05～0.1ml。

（2）纳米碳混悬液：是目前常用的一种淋巴结示踪剂，在甲状腺手术中常用来保护甲状旁腺。基本无不良反应，但价格相对高，用量为 0.05～0.1ml。

2. 穿刺针　建议使用软组织细针（21～23G 较好）穿刺活检，细针长度≥5cm。不建议使用空芯针针头，其管径较粗，容易致甲状旁腺破碎，并且对于部分位置较深的甲状旁腺病灶可能长度不够。

3. 操作步骤　甲状旁腺穿刺区域常规消毒、铺巾，用无菌保护套包裹探头，在超声引导下，将穿刺针穿入甲状旁腺包膜旁，并在超声引导及监控下注射染色剂 0.05～0.1ml。

4. 注意事项

（1）穿刺过程中动作一定要轻柔，因为单纯性弥漫性增生的甲状旁腺质地非常软，包膜菲薄，穿刺过程中极易破碎。

（2）穿刺过程中尽量避开甲状腺组织，由于甲状旁腺的位置特殊，经常难以避免穿过甲状腺组织到达甲状旁腺旁，应尽量避开甲状腺内的病灶和大的血管。所以选择细针是非常必要的。

（3）染色剂的注射剂量控制在 0.05～0.1ml。不宜注入甲状旁腺内，染色剂注射过多容易引起甲状旁腺破碎。

（4）一般情况下，每个包块穿刺 1 针即可，因采用的是细针，故一般不需要局部麻醉。

二、影响甲状旁腺术前超声定位的因素

（一）检查者的经验

目前高频超声虽然能够诊断小于 0.5mm 的病变，但由于超声医生对甲状旁腺及其病变的认识和诊断水平普遍偏低，对某些微小病灶和异位甲状旁腺诊断的能力有限，对甲状旁腺、甲状腺结节及淋巴结的区分能力普遍欠缺，而对甲状旁腺病变的诊断极大地依赖操作者的经验和检查的仔细程度，因此做甲状旁腺病变术前定位检查时，建议选择经验丰富、与临床手术医生沟通良好的超声医生，这样可能有更好的效果。

（二）颈部正常组织结构的影响

早期有将颈长肌、食管、局部脂肪结缔组织等正常组织结构误认为甲状旁腺肿块的报道。但随着超声诊断仪的改进，对甲状旁腺正常声像图及其毗邻结构有

了清楚的认识，通常有经验的医生很少犯这样的错误。一般可凭借经验或借助其他方式区分，如可通过吞咽来鉴别食管。

（三）肿块内部回声和边界的影响

多数甲状旁腺肿块为低回声，与甲状腺间有条状膜样高回声。但当甲状旁腺肿块与甲状腺实质回声相似，或肿块呈混合回声或大部分囊性变时，其容易被误诊为甲状腺结节。当甲状旁腺肿块较小、呈低回声时，与气管旁的淋巴结常难以区分。

（四）肿块位置的影响

超声检查中，正常位置的甲状旁腺肿块明显较异常位置者容易发现和诊断。但是当甲状旁腺肿块位置异常，尤其当甲状旁腺肿块向甲状腺内生长时，很容易与甲状腺结节相混淆，有时甚至需要穿刺活检或手术病理才能鉴别。而甲状旁腺异位至其他部位时，超声的发现率极低，应结合 CT 或其他辅助检查以提高诊断准确率。

（五）肿块大小的影响

超声可显示 5mm 左右甚至更小的甲状旁腺肿块，尤其是位于正常位置的小肿块或正常甲状旁腺内部回声的小肿块超声显示率均较高。但是较小的甲状旁腺肿块常不易与颈部六区小淋巴结区别。通常甲状旁腺肿块越大，超声越容易发现。但当甲状旁腺肿块较大时，特别是挤压同侧甲状腺使其移位，甚至突入甲状腺实质内时，与甲状腺肿块不易鉴别。

（六）肿块数量的影响

当甲状旁腺多个腺体有肿块时，部分肿块容易出现位置或形态异常，超声常常难以避免漏掉其中一两个。另外，当多个腺体受累，表现为增生时，增生病灶有的较小，有的腺体仅轻微增大甚至正常大小，超声对其诊断准确率较低。

（七）甲状腺肿大的影响

当甲状腺明显肿大，尤其是前后径明显增厚时，其背侧的甲状旁腺可能受压变形、变小或者移位，造成寻找和分辨困难；而且当甲状腺过于肿大时，为了显示甲状旁腺病变，常须采用低频探头，从而使分辨率降低；另外，靠近甲状腺背侧的甲状腺结节、甲状腺呈分叶状等因素都将给甲状旁腺肿块的辨认带来困难，尤其在甲状旁腺肿块较小时更难以寻找。

（八）颈部外科手术的影响

颈部外科手术后解剖关系紊乱和术后改变的影响，可造成假阳性。也有些患者甲状旁腺术后又出现甲状旁腺功能亢进，多数是由多发增生或异位甲状旁腺增生所致。

三、甲状旁腺术前超声定位的优点

（1）有助于准确完整地切除病变甲状旁腺，减少遗漏，也可明显降低术后再发甲状旁腺功能亢进症的概率。

（2）可明显缩短手术时间，减少术中出血量，从而明显减少术后各种并发症的发生率。

（3）术前精确定位的前提下，甚至可以改变甲状旁腺的手术或麻醉方式，如从全身麻醉改为局部麻醉。

（4）可明显缩短患者住院时间，具有良好的社会和经济效益。

总之，准确定位甲状旁腺病变是手术成功的关键。目前超声对甲状旁腺病变的术前定位已经为临床接受，并日益受到重视。但超声对微小病灶和异位甲状旁腺的诊断能力有限，对甲状旁腺、甲状腺结节及淋巴结的区分能力有限，同时还受到很多因素的影响，因此做甲状旁腺病变术前定位时，建议选择经验丰富、与临床手术医生沟通良好的超声医生。另外，可结合其他影像学检查手段，如放射性核素显像以更好地定位甲状旁腺病变；结合 MIBI SPECT/CT 检查能更好地发现异位或位于深部的甲状旁腺。

（刘丽萍　彭晓琼）

第二节　颈侧小切口甲状旁腺探查切除术

一、颈侧小切口术式简介

（一）定义

颈侧小切口甲状旁腺探查切除术是一种术前采用彩超等影像学定位和（或）术前超声引导下纳米碳或亚甲蓝定位甲状旁腺、术中采用颈侧小切口探查切除肿大甲状旁腺及术后严密监测相关实验室指标的甲状旁腺手术方式。

（二）优势

1. 颈侧小切口入路　该术式采用颈侧下份小切口，即顺皮纹方向，距颈正中线 1cm，偏右或左侧向外取长 2～3cm 的小切口，可直接暴露甲状旁腺，术中视野清晰，可较为迅速、准确地找到染色标记的病变甲状旁腺，免去暴露甲状腺等气管旁操作，明显减少了受累组织或器官，具有手术时间短、术中出血少、术后并发症低、术后引流量少等优势。此术式既可避开甲状腺组织直达术区完成甲状腺、甲状旁腺探查及甲状旁腺切除术，必要时也可同时行甲状腺结节探查、切除术或甲状腺腺叶切除术。此切口操作简单快捷、手术适应性宽，较传统低领弧形切口美观，适合各年龄段患者，尤其是继发性甲旁亢伴多脏器功能减退或高龄等全身情况较差者。

2. 术前精准定位　随着彩色多普勒高频超声及同位素双时相检测技术的进步，根据同位素双时相检测结果，在彩超引导下多可实现对肿大甲状旁腺的精准定位。目前国内多采用彩超引导下亚甲蓝注射定位肿大甲状旁腺，但由于亚甲蓝在组织代谢较快，需术前较短时间内完成定位，有一定的局限性。而纳米碳具有较强的淋巴趋聚性，显影迅速，不易代谢，对人体安全无害，将其注射入甲状旁腺包膜旁，可使甲状旁腺包膜周围持久黑染，而甲状腺无染色，从而使甲状旁腺正显影，可更加安全切除甲状旁腺，且术前定位时间充足、可控。

3. 麻醉方式选择灵活　可根据患者基本情况充分评估后选择局部麻醉、局部麻醉+颈神经丛阻滞或全身麻醉等麻醉方式。

（三）不足

（1）该术式对参与的彩超医生及主刀医生要求较高，需对甲状旁腺疾病的处理有丰富的经验。

（2）术前彩超定位注射纳米碳时，操作不慎有可能会破坏包膜、打碎甲状旁腺组织，影响甲状旁腺的寻找。

（3）该术式无法对异位甲状旁腺进行手术切除。

（3）该手术开展时间相对较短，尚需积累更多的临床资料以开展更为深入的研究。

二、手术适应证及禁忌证

（一）原发性甲旁亢的手术适应证

（1）具有肾脏、骨骼、胃肠道、精神神经等任一器官系统症状，或肌无力、功能障碍及睡眠障碍等不典型症状。

（2）血钙水平高于正常值上限 0.25mmol/L。

（3）有肾结石、肾钙质沉着症、高钙尿症（24 小时尿钙＞400mg/d）或肾功能受损（肾小球滤过率＜60ml/min）等任一肾脏受累客观证据者。

（4）有骨质疏松证据（任何部位骨密度降低 2.5 个标准差）和（或）出现脆

性骨折影像学证据者。

（5）难以进行随访观察的原发性甲旁亢患者。

（二）继发性甲旁亢的手术适应证

（1）有骨痛、骨质疏松、皮肤瘙痒等严重影响生活质量的症状。

（2）对钙敏感受体激动剂、维生素 D 及其类似物等药物抵抗，内科治疗无效的高钙血症或高磷血症。

（3）持续性 PTH＞800pg/ml。

（4）超声检查提示至少 1 个甲状旁腺增大且其直径＞1cm 或最大体积＞500mm^3 或 ^{99m}Tc-MIBI 显示高密度影。

（5）甲状旁腺热消融、无水乙醇注射等治疗无效。

（三）手术禁忌证

（1）严重骨骼畸形无法显露颈部术区者。

（2）合并严重心、肺、脑功能障碍及肿瘤等全身性疾病不能耐受麻醉者。

（3）严重凝血功能障碍者。

（4）未能控制的严重高血压者。

（5）各类感染急性期者。

三、术前准备

1. 原发性甲旁亢患者　术前实验室或影像学检查有异常者应及时处理。发现其他系统疾病时，评估后应及时请相关科室会诊，根据会诊意见及时处理，必要时应暂缓手术。对于疑为多发性内分泌腺瘤病（MEN）的患者，应对其内分泌器官做全面系统的评估。

2. 继发性甲旁亢患者　一般准备同原发性甲旁亢。慢性肾功能不全者多合并其他脏器功能受损，除术前一天继续规律透析外，应行多学科协作讨论，综合评估继发性甲旁亢患者的手术适应证、手术和麻醉风险、围手术期管理及术后管理随访等。

四、手术方法

1. 术前精准定位　术前在彩色多普勒超声引导下向肿大甲状旁腺包膜旁注射纳米碳混悬液或亚甲蓝注射液约 0.05ml。彩超检查由经验丰富的超声科医生完成，注射时动作轻柔，缓慢注射，以防破坏包膜。完成后等待当日或次日手术。

2. 原发性甲旁亢手术过程　患者取平卧位，头轻度后仰，适当垫高颈部，充分暴露颈前手术野。常规消毒铺巾后，以 1%利多卡因溶液做皮肤及皮下组织局部浸润麻醉，或酌情加行颈神经丛阻滞，或气管插管全身麻醉。麻醉满意后，顺皮纹方向，距颈部正中线 1cm，偏右和（或）左侧向外取 2～3cm 长的颈侧小切口。切开颈阔肌筋膜，纵行钝性分离胸锁乳突肌前缘与带状肌间隙，暴露手术野。避开甲状腺组织，直接寻找并充分暴露染色肿大的甲状旁腺，沿包膜仔细剥离，最后用蚊氏钳夹闭血管蒂后剪断，细线结扎血管残端。离体甲状旁腺组织送术中冰冻，排除甲状旁腺癌后，探查甲状腺和甲状旁腺有无其他可疑病灶。颈部创面放置引流条或引流管，逐层缝合至皮下及皮内缝合，结束手术。

3. 继发性甲旁亢手术过程　基本过程同原发性甲旁亢。不同的是，继发性甲旁亢患者需行甲状旁腺全切除术，颈前区左右两侧需分别取 2～3cm 长的颈侧小切口。离体全部甲状旁腺组织后，选取其中体积最小且非结节增生的甲状旁腺，切取约 1/4 浸泡于冰冻液中备用。所有离体甲状旁腺送术中冰冻切片病理检查，排除甲状旁腺肿瘤后，取非动静脉造瘘侧前臂，平行于手臂长轴做 2～3cm 的小切口，分离肌层，暴露肱桡肌，将留用甲状旁腺切成约 1mm³ 大小颗粒，埋入肌层，逐层缝合。

五、术后管理

1. 原发性甲旁亢　术后根据血钙镁磷、PTH 和 25-(OH)D 监测结果决定给予静脉或口服补钙及补镁，肌内注射维生素 D_2 或口服维生素 D。出院后门诊密切随访监测 PTH 及钙镁磷水平，根据其结果调整补充剂量，逐渐延长随访时间。

2. 继发性甲旁亢　术后建议入外科重症监护室监护，观察患者有无活动性出血、高钾血症、心律失常、甲状腺毒症等术后并发症，必要时床旁血液透析治疗。术后当天每 3 小时监测动脉血气，若提示离子钙低于 1.25mmol/L，则给予 10%葡萄糖酸钙 4～5 支+10%葡萄糖溶液 40～50ml 持续静脉泵入。术后次日如患者病情平稳即可转回普通病房，根据血钙镁磷监测结果继续给予静脉或口服补钙镁磷，并行规律血液透析治疗。其余管理同原发性甲旁亢患者。

所有患者术后监测 PTH、血钾钠氯钙镁磷等电解质、甲状腺功能、引流瓶颜色及量，有无声音嘶哑、饮水呛咳、手足抽搐、口面部麻木等症状，并根据具体情况调整治疗方案。

建议甲旁亢患者术后门诊长期随访，术后第一个月每周随访一次，以后根据随访结果延长随访间隔。

（宋靖宇　孔令泉）

第三节　颈前低领横切口甲状旁腺探查切除术

甲状旁腺探查切除术的目的主要是探查甲状旁腺的个数、位置及病变，切除甲状旁腺以治疗甲旁亢。

一、适应证

（1）原发性甲旁亢：手术是原发性甲旁亢最有效的治疗方法，甲状旁腺切除术适用于有症状和无症状的患者。

（2）继发性甲旁亢：是慢性肾脏病患者的常见并发症，目前手术是肾性继发性甲旁亢的有效治疗方法。

（3）三发性甲旁亢：手术是治疗三发性甲旁亢的唯一有效方法。

在甲状腺手术中，也需进行甲状旁腺探查，以避免误切。

二、禁忌证

合并严重基础疾病、不能耐受麻醉和患者忌用甲状旁腺探查切除术。

三、术前准备

（1）应详细了解病史、体检、化验及甲状旁腺显像等各项辅助检查资料，对病情有足够的分析和判断。

（2）测定血钙、尿钙、血磷、PTH 及血 BALP 等。

（3）检测肾功能及检查泌尿系统有无结石。

（4）检测骨密度，了解有无骨量减少或骨质疏松。

（5）X 线检查骨骼脱钙情况。如有严重骨质疏松和脱钙变化，应嘱患者避免剧烈活动，以免发生病理性骨折。术前摄颈及胸部 X 线片，注意有无气管移位或上纵隔异常阴影，可疑者应行食管钡餐 X 线检查，观察有无食管受压现象。

（6）进行超声、CT 检查，必要时做上纵隔充气造影或锁骨下动脉造影，以协助确定甲状旁腺位置。

（7）禁食：所有患者必须进行 6～24 小时的术前准备，以改善全身情况，能耐受手术治疗。

（8）静脉输液：当患者有长期肾功能受损、一般情况差时，术前应积极改善营养状况等。

（9）肾性继发性甲旁亢患者应术前充分透析。

（10）根据病情决定是否预防性使用抗生素。

四、麻醉

一般选择气管内插管全身麻醉。

五、手术步骤

1. 体位　仰卧位，肩部垫高、头后仰，以充分显露颈部。头两侧用小沙袋固定，以防术中头左右移动影响手术操作并污染切口。常规消毒铺巾。

2. 切口　行颈部低领式切口，于胸骨上切迹上方 2 横指处，沿皮纹做弧形切口，两端达胸锁乳突肌外缘。

3. 暴露

（1）切开皮肤、皮下组织及颈阔肌。

（2）用组织钳牵起上、下皮瓣，显露颈前肌及颈前静脉。

（3）于颈正中线切开颈前肌群，打开颈白线，用刀在颈阔肌深面疏松组织间进行分离，上至甲状软骨下缘，下达胸骨切迹。此间隙血管较少，过深或过浅分离时常易出血。

（4）用无菌巾保护切口，用小拉钩拉开切口，分离颈前肌与甲状腺之间的组织，充分暴露甲状腺。

（5）钝性分离甲状腺周围疏松组织，充分游离甲状腺。应尽量减少出血。

4. 探查甲状旁腺

（1）探查 4 个甲状旁腺正常所在部位：探查顺序为先右后左、先下后上，先探查常见部位及易暴露区域。从甲状腺右叶开始，切断、结扎右侧甲状腺中静脉。用止血钳或牵引线把甲状腺向内前方牵引，钝性分离右叶侧后面疏松组织，直达食管及颈椎体侧肌膜，即可在甲状腺背侧、甲状腺上动脉和甲状腺下动脉终末支分布区见到右侧上甲状旁腺或腺瘤，包膜光滑、发亮，呈牛肉红色，与周围组织无粘连。右侧甲状旁腺腺瘤的典型部位，靠近喉返神经和甲状腺下动脉交叉点。手术操作务必轻柔，使甲状旁腺"自动"游离，尽量避免不必要的解剖。正常甲状旁腺呈橘黄色，卵圆形，大小约 4mm×3mm×2mm，左、右侧各 2 个。如其中 1 个腺体呈红褐色肿大，多为腺瘤，易于发现。如有 2 个以上腺体比正常增大且大小不一，颜色呈黄红褐色，则应考虑为增生。甲状旁腺癌多呈圆形，因被膜增厚而呈灰白色，常与周围组织粘连。如探查右侧未发现可疑病变或增生，应继续同法探查左侧。

（2）探查异位甲状旁腺腺瘤：通常分三个解剖区域探查。①颈部甲状腺区及周围；②胸骨柄后区；③上纵隔区，常需劈开胸骨探查胸腺。也可循上、下甲状旁腺胚胎期发生过程的变异部位寻找。常可在颈根部见到伸长的胸腺，下甲状旁腺肿瘤常可部分埋于胸腺实质内，如果颈部找不到病变腺体，应劈开胸骨探查上纵隔或胸腺，必要时可切除胸腺加以解剖，寻找病灶。因为在纵隔内的旁腺瘤很多在胸腺内，因此可切除部分胸腺，寻找胸腺内甲状旁腺。难以寻找的上甲状旁腺也可位于椎前间隙，直接位于食管和咽喉后方。应仔细检查咽喉后方靠近甲状腺上极的区域。如未能发现上甲状旁腺，则应显露气管食管沟，自甲状腺上极至后上纵隔，小心去除所有脂肪组织和腺体组织，避免损伤喉返神经。异位于胸腔的甲状旁腺，可有明显的血管蒂来自甲状腺下动脉，该血管蒂可帮助寻找腺瘤。经上述步骤仍未找到病变时，应打开该侧颈动脉鞘，继续寻找，最后可将未见甲状旁腺一侧的甲状腺做腺叶切除，因甲状旁腺可深埋于甲状腺实质内。如仍未发现腺瘤，则应终止颈部探查，继续做纵隔探查。

5. 摘除病变的甲状旁腺

（1）如诊断为甲状旁腺增生：当探查发现 2 个以上甲状旁腺明显肿大时，可判定为增生，应探查 4 个后选其中 1 个于腺体蒂部对面取一片组织做快速病理检查。待病理证实为增生时，可摘除 3 个，仅留下 1 个不大于 40mg 的甲状旁腺即可维持正常功能。

（2）如诊断为甲状旁腺腺瘤：当探查后病理诊断为甲状旁腺腺瘤时，仔细分离甲状旁腺腺瘤周围组织。从中钝性分离肿大的腺瘤，切断、结扎出入的血管，钳夹后切断甲状旁腺腺瘤的蒂部，以丝线结扎，完整地摘除腺瘤。

（3）如诊断为甲状旁腺癌：应将同侧甲状腺叶及峡部与颈总动脉前疏松结缔组织、气管周围脂肪组织及淋巴结一并切除。如肿瘤被膜未破溃，可保留喉返神经。如肿瘤已溃破或与喉返神经粘连、浸润，则应一并切除。

6. 缝合颈前肌及皮肤切口　甲状旁腺腺瘤摘除后，将双侧甲状腺残面缝合止血，间断缝合颈白线、颈阔肌及皮下组织。

此时抽出患者肩下垫物，使其颈部放松，再查整个创面确认无出血点，在左、右腺体窝处分别置管形胶皮片或引流管，自胸锁乳突肌内缘和切口两角引出并固定。逐层缝合切口。

六、术中注意事项

（1）甲旁亢症状可由增生、腺瘤或癌三种不同性质的病变引起，手术方法各异。因此，在术中一定要按顺序和区域探查寻找有病变的甲状旁腺。找到后迅速做冰冻切片，根据病理报告结果，采取相应术式。

（2）手术关键在于寻找病变腺体，但手术中探查寻找病变的甲状旁腺有时并不容易，为此必须熟悉其胚胎发育过程及解剖，既要熟悉甲状旁腺的正常解剖部位，又要知晓可能的变异部位。必须按顺序仔细查找。如果在正常位置或颈部区域找不到病灶，必须探查前纵隔或胸腺。可由颈部切口胸骨上窝开始轻柔地逐渐由浅而深地分离胸腺，最后由胸骨后将胸腺拉出。如果分离有困难，可劈开上段胸骨，探查或切除胸腺。

（3）喉返神经与甲状腺下动脉交叉点是探查甲状旁腺常用的标志。上极腺体通常位于交叉点之上，背邻喉返神经。如果此区域未发现腺体，应继续探查喉返神经的腹侧。当沿着甲状腺下动脉探查时，有时在朝向后纵隔的食管旁探及甲状旁腺。如果以上区域均未探及上甲状旁腺，应仔细探查甲状腺上动脉周围区域、喉返神经的前内侧区域（毗邻 Berry 韧带）。此外，探查的区域还应包括食管和颈动脉鞘的外侧和后部区域。下甲状旁腺通常位于标记点和喉返神经腹侧的下方。如果在这个区域未发现腺体，应探查甲状胸腺韧带，同时由颈部切口切除同侧的胸腺组织。解剖气管旁的脂肪组织及甲状腺的上极部位，可能探及未下降的甲状旁腺。下甲状旁腺有时会位于胸腺内，当发现胸腺未降时应将其切除。此外，颈动脉周围及气管背侧也是常需探查的区域。

（4）术前影像学定位诊断十分重要。甲状旁腺手术前应常规行影像学定位。定位方法分为无创性检查（超声、核医学扫描和断层成像）和有创性操作（血管造影和血液取样），其中无创性检查是首选方式。目前，国内首选的是 ^{99m}Tc-MIBI 显像技术，其次是 CT 和高分辨率超声，最好联合应用，并在体表标出部位。结合影像学证据进行有针对性的手术探查将会进一步提高甲状旁腺手术的准确率。

七、术后处理及并发症防治

（1）观察引流液性状和引流量。

（2）术后应注意血钙变化，由于甲状旁腺功能不足，血钙过低，可发生面部、手、足麻木和抽搐等。必须监测血钙、血磷变化，若甲状旁腺腺瘤已切除，术后24～48 小时血钙会下降，术后 5～7 天恢复正常。出现低钙血症时，可静脉注射10%氯化钙或 10%葡萄糖酸钙注射液，同时口服大量钙剂和维生素 D_3。

（3）由于甲状旁腺激素不足，原发性甲旁亢术后应注意尿量。如尿量过少或无尿，应充分静脉输液纠正。

（汤小江　郝　娜）

第四节　经内镜甲状旁腺探查切除术

一、概述

甲状旁腺功能亢进在临床上可分为原发性、继发性和三发性 3 种，以原发性甲状旁腺功能亢进症（PHPT）和继发性甲状旁腺功能亢进症（SHPT）多见。外科手术是甲状旁腺疾病的主要治疗手段，微创理念和内镜技术在甲状旁腺疾病的外科治疗中得以贯彻并广泛应用，总体发展趋势是手术切口逐渐变小且隐蔽，美容效果更佳。1996 年 Gagner 成功开展首例腔镜甲状旁腺切除手术，得益于腔镜设备和技术的迅速发展。2004 年 Profanter 首次将达芬奇外科手术系统成功应用于 SHPT 手术中，2015 年贺青卿等在国内首次报道将其应用于甲状旁腺手术。在临床实践中逐渐衍生出多种术式及入路，本文就内镜甲状旁腺手术的现状予以阐述。

二、经内镜甲状旁腺切除术的适应证与禁忌证

（一）手术适应证

对于有美容需求的 PHPT 或 SHPT 患者，根据国内专家共识、KDIGO、K/DOQI 及 JSDT 等指南，经内镜甲状旁腺切除术采用标准如下。

（1）定位及定性诊断明确的 PHPT。

（2）SHPT：①伴有严重的骨痛、骨质疏松、肌痛、皮肤瘙痒等症状，影响生活质量者；②经规范的内科治疗无效的持续性高钙血症（血钙＞10mg/dl 或＞4mmol/L）或高磷血症（血磷＞6mg/dl）；③持续性 iPTH＞800ng/L；④术前高频超声联合 MIBI SPECT/CT 核素显像定位甲状旁腺位于颈部。此类手术应由具有丰富内镜手术经验的专科医生完成。

（二）手术禁忌证

经内镜甲状旁腺切除术禁忌证：①术前定位不明确者；②严重骨骼畸形和骨质疏松不能取卧位者；③合并严重心、肺、脑功能障碍等全身性疾病不能耐受手术者；④严重凝血功能障碍者；⑤甲状腺巨大且合并严重桥本甲状腺炎无操作空间者；⑥颈部短平、进行过较大范围颈部手术、有放疗病史或合并各种感染性疾病者。

三、术前准备

（一）术前评估

1. 全身评估 应详细了解患者病史及临床症状，以及基础疾病治疗及控制情况，具体术前检查如喉镜检查声带运动情况，骨密度测定评价钙丢失状况，抽血检查甲状腺和甲状旁腺功能、血电解质（Ca^{2+}、K^+）、凝血功能及肝肾功能，完成心脏超声、肺功能、腹部超声、胸部 CT、骨密度及心电图等常规术前检查，必要时备血和血浆。尤其是 SHPT 患者，由于病程较长，常合并骨骼畸形、异位钙化引起的循环系统、呼吸系统及血液系统等多系统异常，需要充分评估患者对内镜手术的耐受情况。而所有疑诊 PHPT 患者均需要检测血 25-(OH)D 水平，排除由维生素 D 缺乏负反馈引起的 PTH 水平升高，还应确认是否合并多发性内分泌腺瘤病，应做好定性诊断。

2. 局部评估　术前定位检查方法有高频超声、SPECT/CT、薄层 CT/四维 CT（4D-CT）成像及 MRI 等。对 PHPT 患者应充分了解病变甲状旁腺的位置，与周围毗邻结构的相对解剖关系。对 SHPT 患者，由于要切除全部甲状旁腺，而甲状旁腺存在数目和位置变异，故手术前应充分进行定位诊断及其他准备。此外还要评估甲状腺的状态，如是否存在需要外科处理的肿瘤、是否合并会对甲状旁腺手术产生影响的桥本甲状腺炎等。如存在甲状腺恶性肿瘤等，则应考虑同期进行手术治疗。建议术者亲自进行影像学评估。

（二）特殊准备

（1）SHPT 患者术前多学科诊疗模式常规会诊，合理安排透析日程，纠正电解质紊乱，选择透析间期手术，且术前 1 天无肝素透析。对存在高钙危象的 PHPT 患者，应给予补液、降钙素、利尿剂、双膦酸盐等对症处理。

（2）经口腔前庭入路需要术前 2 天常规清洁口腔，浓替硝唑含漱液（0.2%）三餐后和睡前漱口，必要时进行牙周洁治术。手术前 30 分钟预防性使用抗菌药物（以第二代头孢菌素为主），如手术时间超过 3 小时，则加用一次。

四、手术器械

1. 腔镜手术器械　高清晰度摄像与显示系统（内镜主机、内镜光源、监视器和 30° 镜头）、气腹机、甲状腺手术器材包（皮下钝性分离棒、弯分离钳、剪刀、标本袋、无损伤抓钳、专用拉钩、持针器、缝针缝线、吸引器管等）、超声刀、Trocar 套管、引流管、术中喉返神经监护系统及麻醉用品等。

2. 机器人手术器械　达芬奇外科手术系统：①手术医生操控台；②机械臂、摄像臂及手术器械组成的床旁机械臂系统；③三维成像视频影像平台。手术器械一般包括机器人系统专用的抓钳、超声刀和分离钳（依据手术需要更换手术器械）、Trocar 套管（支持达芬奇系统的一次性 Trocar 直径 12mm、8mm、5mm）、甲状腺手术腔镜器材包（皮下钝性分离棒、专用拉钩、无损伤抓钳、标本袋、吸引器等）。

五、手术步骤与操作要点

（一）机器人体位及手术入路

1. 胸前入路　胸骨切迹下 10～15cm 处胸骨旁取切口置入 12mm 套管连接镜头臂，双侧锁骨中线内上乳晕边缘及单侧腋窝前皱襞切口置入 8mm 套管连接机械臂。

2. 双侧腋窝和乳晕入路　双侧乳晕切口均沿内上乳晕边缘选取，双侧腋窝切口在站立时选取，沿胸壁外侧近腋窝皱襞选取，以保持隐蔽。术前于体表标记甲状旁腺位置、手术径路及游离皮瓣范围。具体手术入路等同机器人甲状腺手术。

3. 经口腔前庭入路　于下唇正中距系带上方取约 2cm 倒 "U" 形切口，电刀逐层切开后沿骨膜表面分离至下颌骨下缘，取两侧第一磨牙正对唇处 1cm 纵向切口，分离棒钝性分离建腔。

（二）传统腔镜体位及手术入路

1. 胸前入路　均采用仰卧 "大" 字体位，肩下垫高使颈部轻度后仰。3 个手术切口分别是左、右乳晕边缘 11 点位置各一个 0.5cm 切口，右乳晕边缘 2～4 点位置一个 1.2cm 弧形切口。

2. 经口腔前庭入路　与机器人经口腔前庭入路类似。

（三）麻醉和手术方法

1. 机器人胸前入路及双侧腋窝和乳晕入路　均选择全身麻醉，平卧位，头后仰，充分暴露颈部。常规消毒铺巾，床旁机械臂系统位于患者头侧，助手位于患者右侧，器械护士位于患者左侧，主刀医生位于患者足侧操作。双侧乳晕旁内上方切口或双侧腋窝皱褶处取手术切口。可以选择注射或不注射肿胀液。以双侧腋窝和乳晕入路为例，以切口为注射点沿路径用注水针向颈部深筋膜层注入肿胀液（生理盐水 500ml+罗哌卡因 40mg+肾上皮下腺素 1mg）约 250ml，用皮下分离棒经此切口在浅筋膜深层向胸骨上窝方向呈扇形潜行分离皮下，建成皮下隧道后，吸引、挤压出多余的液体。在患者头侧的床旁机械臂系统入位，保持中心柱与镜头套管在同一直线上，经右侧乳晕切口置入 12mm 套管，接入镜头臂并充入 CO_2 气体（气腹压力维持在 5～6mmHg），在监视下，于左侧乳晕切口、双侧腋下切口置入 8mm 套管针，分别接入机器人 2、1、3 号机械臂，分别连接超声刀、抓钳及分离钳，完成机器人入位。入位确认：摄像头套管与床旁机械臂系统的中心柱和手术目标区域在同一直线上；摄像头、手术器械 Trocar 距手术目标区域保持 10～15cm；套管间距保持 10cm 左右，以防机械臂之间碰撞。

2. 经口腔前庭入路　患者取颈过伸半卧位，保护眼耳鼻，柔巾包扎并用护皮膜包裹。常规消毒铺巾，碘伏冲洗浸泡消毒口腔并用温生理盐水反复冲洗。颈前皮下套管通路注入约 50ml 肿胀液，分离棒钝性分离建腔。正中切口置入 12mm 一次性套管连接机器人镜头臂，左侧切口置入 5mm 套管连接 2 号机械臂，右侧切口置入 8mm 套管连接 1 号机械臂，床旁机械臂系统入位，位于手术床右前方，保持镜头套管与中心柱在同一直线上，入位后连接 1、2 号机械臂及镜头臂，对应连接超声刀、分离钳，气腹压力维持在 5～6mmHg。

术者坐在无菌区外的操作台上用内镜观察术区三维图像，术野被放大 10～15

倍,通过 2 个手持主控制器和脚踏板来控制摄像机械臂及 2～3 个操作机械臂的手术器械,完成上下、左右、旋转等连续动作,其灵活性超过人手。手术台旁应有 1 名医生助手和 1 名刷手护士,负责替换手术器械。术者可在操作台上任意切换操作臂,完成显露、钳夹、切割和缝合等操作。颈前游离范围及显露甲状腺过程等同甲状腺手术。显露甲状腺腺体后,分离钳钝性分离并凝闭甲状腺中静脉,利用具有 EndoWrist 功能的抓钳向内侧牵拉翻转甲状腺,结合术前影像学定位,常规显露并保护喉返神经后,探查病变甲状旁腺,如探查困难,可紧贴甲状腺凝闭上下极血管,游离上下极并翻转牵拉甲状腺后探查。注意切除病变甲状旁腺时需保证其被膜完整,必要时可切除周围部分纤维脂肪组织,将切除的甲状旁腺置入标本袋内经 2 号臂切口取出。

3. 腔镜手术方法　气管内插管全身麻醉后,患者取仰卧“大”字位,肩下垫高使颈部轻度后仰,手术野常规消毒铺巾,主刀医生站在患者两腿之间,助手位于患者颈部两侧。用由肾上腺素 1mg 与 500ml 生理盐水配成的肿胀液在右乳晕内侧边缘皮下注射,沿乳晕边缘 2～4 点位置做 12mm 的弧形切口,由注水针向胸骨切迹下方皮下深筋膜层注入肿胀液约 50ml。用皮下分离棒经此切口在浅筋膜深层向胸骨上窝方向呈扇形潜行分离皮下,建成皮下隧道后,吸引、挤压出多余的液体。置入内径 10mm 套管,置入 10mm 30º 腹腔镜,CO_2 气体维持 6mmHg 恒压。在左、右侧乳晕边缘 11 点位置各放置一个 5mm 套管为主操作孔和辅助操作孔,分别置入超声刀和无损伤抓钳,其余操作步骤等同机器人手术。内镜手术术后管理等同常规开放手术。

六、手术探查策略及术中注意事项

1. 手术探查策略　建议由甲状旁腺外科手术经验丰富的医生操作,如术中探查少于 4 个甲状旁腺,或术中 PTH 检测结果提示有残留甲状旁腺,除探查甲状旁腺的正常解剖位置外,需探查有无异位甲状旁腺。应注意气管后方、胸腺、食管周围、颈动脉鞘、甲状腺腺体内及前纵隔等甲状旁腺异位好发部位。

2. 手术终点的判定　手术切除的病变组织均送快速冰冻病理检查。SHPT 患者在甲状旁腺切除完毕后 20 分钟抽取下肢静脉血,行术中 PTH 水平测定,较术前下降80%可认定甲状旁腺已彻底摘除,如甲状旁腺数目少于 4 个,且甲状旁腺切除 40 分钟后持续性 PTH>400ng/L,需要根据 PTH 水平及术者经验进一步探查。PHPT 则切除病变甲状旁腺后,经术中冰冻病理检查及 PTH 测定确认手术成功后结束手术,否则需要探查其余甲状旁腺,排除多腺体病。采用 Miami 标准,即腺体切除后 10 分钟,PTH 下降值≥切皮前或切除腺体前最高 PTH 值的 50%。术毕仔细止血,大量蒸馏水冲洗术区,留置负压吸引装置,缝合切口后手术结束。

七、并发症的防治

1. 术中与术后出血　出血作为常见并发症之一应引起足够的重视，出血部位包括术中建立的隧道、颈前皮下、甲状腺腺体和甲状腺床等。预防出血应注意以下几个方面：①建立手术通道时应使套管走行在合适的分离层面；②术中操作应轻柔，避免暴力牵拉甲状腺，超声刀凝闭血管时可采用无张力"防波堤式"操作；③对 SHPT 患者，术前、术后应采取无肝素透析或改用普通肝素钠注射液，并反复监测凝血状态。有严重凝血功能障碍的患者不推荐内镜手术。

2. 喉返神经损伤　识别和保护喉返神经是经内镜甲状旁腺术中必须掌握的技术，术中应注意在喉返神经区域尽量钝性分离，牵拉、分离等操作要轻柔，还要注意使用超声刀的技巧等，此外，借助术中神经监测系统可减少喉返神经损伤。

3. 其他相关并发症　主要包括出血、感染、术后皮下气肿、皮肤挤压伤、红肿及瘀斑、口角撕裂、颏神经损伤等。为避免以上并发症，在建立操作空间的过程中，要熟悉解剖层次。助手应及时观察并判断有无皮下气肿发生，采用高流低压力注入气体，以避免皮下气肿。

八、展望

由于精确定位技术的普遍应用，临床上已将内镜应用于甲状旁腺手术中。外科医生不断突破传统开放手术技术的限制，在不降低疗效的前提下取得美容和微创的效果，是当前甲状旁腺外科手术发展的方向。经内镜甲状旁腺切除术为外科医生提供了新的选择，在临床实践中如何严格把握手术指征，制定个体化的手术方案是外科医生需要关注的焦点。

（周　鹏　贺青卿）

第五节　慢性肾脏病继发性甲状旁腺功能亢进症甲状旁腺切除术后甲状腺毒症的防治

一、概述

继发性甲旁亢（SHPT）最常见于慢性肾脏病（chronic kidney disease，CKD），尤其是终末期肾病（ESRD）。SHPT 的手术治疗方式主要有三种：甲状旁腺次全切除术、甲状旁腺全切除+自体移植术、甲状旁腺全切除术。内科治疗无效的 SHPT 患者行甲状旁腺切除术（parathyroidectomy，PTX）治疗，可显著降低血钙、血磷、PTH 等水平，改善临床症状，明显降低全因死亡率和心血管事件死亡率，提高患者的长期生存率。

有报道，原发性甲旁亢（PHPT）行 PTX 后短暂性甲状腺功能亢进的发生率为 20%～29%。然而，目前关于 ESRD 继发甲旁亢患者，PTX 术后发生短暂性甲状腺毒症的报道较少。有研究显示，SHPT 患者 PTX 术后甲状腺毒症的发生率明显高于 PHPT 患者，在 SHPT 患者术后第 1 天开始出现甲状腺功能亢进症，随后患病率逐渐升高，术后第 3 天最高可达 61.5%，之后逐渐下降。在国内，笔者曾对重庆医科大学附属第一医院 36 例 SHPT 患者围手术期甲状腺功能进行分析，发现患者术后短暂性甲状腺毒症发生率较高，达 54.2%。

二、病因

甲状腺毒症可分为两大类：甲状腺功能亢进型甲状腺毒症和非甲状腺功能亢进型甲状腺毒症。甲状腺功能亢进型甲状腺毒症是甲状腺腺体自身产生过多甲状腺激素而引起的甲状腺毒症，主要包括毒性弥漫性甲状腺肿（Graves disease）、毒性结节性甲状腺肿和甲状腺自主高功能腺瘤等。而非甲状腺功能亢进型甲状腺毒症主要包括破坏性甲状腺毒症及外源性甲状腺激素服用过量。破坏性甲状腺毒症主要是由于甲状腺滤泡被炎症、创伤等破坏，滤泡内储存的大量甲状腺激素释放进入血液循环引起甲状腺毒症。ESRD 患者伴 SHPT 时，甲状旁腺长期受到高磷血症和低钙血症的刺激发生增生、肿大，与甲状腺粘连紧密，同时 ESRD 患者甲状腺组织充血肿大，凝血功能异常。术中分离显露甲状腺及解剖结扎甲状旁腺时，不可避免地刺激并造成甲状腺的机械损伤，引起机械性甲状腺炎，导致大量甲状腺激素及甲状腺球蛋白释放进入血液循环并引起短暂性甲状腺功能亢进或甲状腺毒症，因此也称之为接触性甲状腺炎。

三、对机体的影响

（一）对心血管系统的影响

SHPT 患者行 PTX 术后短暂性甲状腺毒症，较常出现心血管系统症状和体征。短暂性甲状腺激素释放引起患者机体外周需氧量和心肌收缩力增加，导致心排血量增加，引发循环系统改变。有报道，10%～25%的甲状腺功能亢进患者出现心房颤动，并随年龄增长而增多。还有研究表明，慢性肾脏病是发生冠状动脉疾病和冠心病的独立危险因素。此类患者短暂甲状腺毒症诱发心律失常的概率明显增加，并触发房性期前收缩、室上性心动过速、心率变异性降低和心率加快，还可能导致心房扑动、心房颤动和阵发性房性心动过速。已有此类患者发生心房颤动的报道，该患者术前甲状腺功能正常，甲状腺相关抗体均正常，术后第 3 天出现心悸和胸痛等症状，心电图提示心房颤动，术后复查甲状腺功能提示甲状腺毒症。

术后第 12 天，患者甲状腺功能恢复正常，后随访 1 年，未再出现心房颤动，表明术后短暂性甲状腺毒症可诱发心房颤动。

（二）对呼吸系统的影响

甲状腺毒症可使机体耗氧量和二氧化碳生成量增加，患者发生呼吸肌无力，易出现低氧血症和高碳酸血症，并有呼吸困难等症状。有报道，一例 SHPT 患者 PTX 术后第 8 天出现呼吸困难、胸痛等症状，复查甲状腺功能提示甲状腺毒症，经采取透析等措施控制甲状腺毒症后患者上述症状好转。

（三）对消化系统的影响

短暂性甲状腺毒症患者，机体处于高代谢状态，胃肠道蠕动加快，食物在消化道停留时间过短，导致其出现吸收不良及大便次数增加，甚至脂肪泻，部分患者可能还有恶心、呕吐症状。患者也可能因代谢旺盛而食欲增加，但部分老年患者可能表现为厌食。

（四）对血液系统的影响

研究显示，低甲状腺激素水平将止血系统转向低凝和高纤维蛋白溶解状态而导致患者出血风险增加；而高水平的甲状腺激素可使促血栓形成因子水平升高、纤维蛋白溶解减少，使患者处于高凝状态，增加了静脉血栓的风险。SHPT 患者 PTX 术后短暂性甲状腺毒症可能增加静脉血栓形成的风险，而 ESRD 透析患者，还可能增加透析通路的血栓形成风险，应引起临床重视。

（五）对精神神经系统的影响

短暂性甲状腺毒症患者可能发生性格、情绪和行为的变化，包括躁动、焦虑、易激惹、情感不稳定及失眠等，但在较轻的甲状腺毒症患者中表现并不明显。在老年患者中可能会有精神活动不太活跃的表现，如抑郁和嗜睡，即淡漠型甲状腺毒症。短暂性甲状腺毒症还可诱发癫痫发作，表现为局灶性或全身性发作，当甲状腺功能恢复正常后，一般不再出现癫痫，且预后良好。短暂性甲状腺毒症还可诱发急性甲状腺毒症性肌病，主要表现为近端及远端肌无力。

（六）对皮肤的影响

短暂性甲状腺毒症患者代谢增强，血流加快，由于热量产生增加而多汗，易导致水电解质紊乱，还可伴有不耐热，有时可出现皮肤发红。笔者曾报道 1 例术前甲状腺功能正常的肾性 SHPT 患者接受甲状旁腺切除术后发生短暂性甲状腺毒症，术后第 1 天开始出现怕热、多汗等症状，并逐渐加重，当增加透析次数后症状明显好转。

四、临床表现及诊断

（一）主要临床表现

（1）高代谢表现：怕热（一些患者术后穿衣单薄，不愿盖被子）、皮肤温暖、潮湿多汗等。

（2）精神神经系统：紧张不安、焦躁易怒、失眠，部分患者伸手、伸舌时可有细微震颤等。

（3）心血管系统：心悸、心动过速、心律失常等。

（4）消化系统：多食易饥、大便次数增加、腹泻（少数患者可有脂肪泻表现）等，少数有恶心、呕吐或厌食表现。

（5）肌肉骨骼系统：手足乏力、震颤、麻痹等。

（6）生殖系统：部分女性患者可出现月经周期紊乱或闭经等。

（二）实验室检查

血清游离甲状腺素（free thyroxine，FT_4）、游离三碘甲状腺原氨酸（free triiodothyronine，FT_3）、总甲状腺素（total thyroxine，TT_4）、总三碘甲状腺原氨酸（total triiodothyronine，TT_3）和甲状腺球蛋白水平升高，血清促甲状腺激素（thyroid-stimulating hormone，TSH）水平降低。一般术后第 1 天开始 FT_4、FT_3、TT_4、TT_3 和甲状腺球蛋白水平升高明显，至第 3 天左右开始下降；而 TSH 由于负反馈滞后，通常在术后第 1 天有所下降但多在正常水平，到第 3 天后多数开始下降至正常水平以下。其中，甲状腺球蛋白是反映机械性甲状腺炎（接触性甲状腺炎）较为敏感的指标。

五、预防和治疗

ESRD 伴 SHPT 患者的甲状旁腺肿大且与甲状腺紧密粘连，同时甲状腺组织脆弱、充血肿大，手术中要求术者在游离、显露、探查、切除甲状旁腺时均应尽量轻柔操作，减少对甲状腺的机械性刺激和损伤。传统手术方式切口较大，手术过程对甲状腺的扰动更大，而孔令泉教授团队目前正在积极开展的"甲旁亢颈侧小切口"手术切口小、出血少、创伤小，对甲状腺的扰动大大减少。手术对甲状腺的显露、牵拉和挤压有时难以避免，因此 SHPT 患者接受 PTX 后应密切观察有无甲状腺毒症的临床表现，并常规监测甲状腺功能和甲状腺球蛋白。这类甲状腺毒症通常是短暂、自限性的，症状轻者可密切观察，当上述症状较重时，则应给予以下相应处理。①卧床休息，加强营养，严格计算出入水量，补充机体因大量出汗所丢失的液体，维持水电解质和酸碱平衡；②加强透析：甲状腺毒症引起心房颤动等严重并发症时，需加强血液透析的频率和持续时间；③β受体阻滞剂：对于心动过速者，可使用β受体阻滞剂，以充分控制心率；④皮质激素：糖皮质激素可用于减少 T_4 向 T_3 转换并促进血管舒缩稳定，还可治疗伴随的肾上腺储备功能不足；⑤胆汁酸螯合剂：可通过干扰甲状腺素的肝肠循环及再循环，降低患者的甲状腺素水平；⑥硫脲类药物：用于阻断甲状腺素的合成，对于症状较重者可考虑短期应用。

ESRD 伴 SHPT 患者，术后短暂性甲状腺毒症或高甲状腺素血症是 PTX 术后的常见并发症，可引起体液丢失和水电解质紊乱、心房颤动，诱发恶性心律失常、心力衰竭及动脉栓塞。还可增加静脉血栓形成和术后透析通路发生血栓等风险。因此，应引起临床重视，降低围手术期并发症和死亡风险。术者在游离、显露甲状腺和探查、切除甲状旁腺时操作应尽量轻柔，以减少对甲状腺的机械性刺激和损伤，围手术期要密切观察有无甲状腺毒症的临床表现，定期监测甲状腺功能和甲状腺球蛋白，及时诊断和防治此并发症。

（邹宝山　陈元文　孔令泉）

第六节　甲状旁腺与甲状腺术后骨饥饿综合征的防治

骨饥饿综合征（hungry bone syndrome，HBS）目前国际上尚无统一的诊断标准和定义，一般指与低磷血症和低镁血症相关的快速、严重和持续的低钙血症，并因甲状旁腺激素水平受到抑制而加剧影响。通常为术前已有骨骼高转换状态的甲旁亢患者，进行甲状旁腺切除术后出现严重（血钙＜2.1mmol/L）和长期（超过术后 4 天）的低钙血症。部分甲状腺术后患者也会出现 HBS。其临床表现多与血钙降低的程度和速度有关，主要有口周、指尖麻木或刺痛，部分患者可出现心律失常、充血性心力衰竭、血压降低或癫痫发作等，严重低钙血症（血钙＜1.7mmol/L）可导致喉肌和呼吸肌痉挛，危及生命。

一、甲状旁腺术后骨饥饿综合征

（一）甲旁亢手术后发生骨饥饿综合征的原因

甲旁亢会分泌大量的 PTH，影响骨骼代谢平衡。成年后的骨代谢主要是骨吸收和骨形成交替进行的骨重建。破骨细胞负责老化或受损骨质表面有机物或矿物质的分解，成骨细胞促进新骨合成。PTH 刺激破骨细胞增殖、活跃，加速骨吸收，过量的钙、磷、I型胶原蛋白分解产物释放入血，肾脏来不及排泄时，则会导致高钙低磷血症、骨转换相关指标水平升高。活跃的破骨细胞使得血钙、血磷异常，无法形成充足且有效的羟基磷灰石，导致骨质破坏。要注意，成骨细胞的活性并不会因此受到影响，反而因骨质的破坏加强骨重建。一旦患者行甲状旁腺切除术，PTH水平迅速降低，破骨细胞活性快速下降，成骨细胞仍处于增殖状态且活性更强，大量钙、磷迅速沉积形成羟基磷灰石，故血中游离钙、磷迅速且持续下降，出现HBS。

1. 术前高骨转换状态　高骨转换状态患者甲状旁腺被成功切除后，PTH短时间内迅速减少，显著抑制破骨细胞的再吸收，导致新重塑部位的激活频率降低，并且重塑空间减少，从而导致骨量增加，出现持续低钙血症。因此，术前高骨转换状态被认为是术后迅速发生严重、持续HBS的原因。反映骨骼高转换状态的指标，除患者术前的血PTH和血钙、血磷水平外，还包括临床症状、体征及骨代谢相关指标等。故而术前仔细询问病史、查体，检测血液中PTH、钙、磷、I型胶原蛋白代谢产物、碱性磷酸酶、抗酒石酸酸性磷酸酶等指标水平，对预防术后HBS的发生尤为重要。

2. 维生素D缺乏/不足和（或）钙摄入不足　人群中普遍有维生素D缺乏和（或）钙摄入不足，导致负钙平衡，刺激甲状旁腺增生，出现骨骼高转换状态。术后维生素D缺乏进一步影响肠道对钙的吸收，增加HBS风险。

3. 甲状旁腺切除手术时患者年龄　年龄对术后发生HBS的影响尚存争议，有报道198名因原发性甲旁亢行甲状旁腺切除术的患者，发生HBS的患者年龄较未发生HBS者大10岁[（61±3）岁 vs.（51±1）岁，$P<0.05$]。有报道指出，高龄（>60岁）是术后发生HBS的危险因素，但也有研究认为年龄越小，发生HBS的风险越高。

4. 切除甲状旁腺腺瘤重量与体积　有研究认为，切除甲状旁腺腺瘤的重量和体积越大，术后发生HBS的风险越高。

5. 骨骼病变　原发性甲旁亢相关骨病的放射学证据是发生HBS的重要危险因素，18例HBS病例中有14例报告了放射性物质所致骨骼异常，如骨膜下糜烂、溶骨性病变、棕色瘤和多处骨折。有47%～100%发生HBS的患者出现了囊性纤维性骨炎。有原发性甲旁亢相关骨病放射学证据的25%～90%患者发生了HBS，而无骨骼受累的患者只有0～6%。

（二）甲旁亢术后骨肌饿综合征的防治

因甲旁亢术后发生HBS的风险因素较多，故术前应采取必要的预防措施，以避免甲状旁腺术后发生HBS。维生素D的缺乏普遍存在于人群中，术前补充维生素D至正常水平是降低HBS风险的必要措施。大量的案例报道和回顾性研究证实，术前使用双膦酸盐的甲旁亢患者，术后HBS发生率显著降低。有研究证实术前补充活化维生素D(包括阿法骨化醇和骨化三醇)也有助于降低HBS发生风险。

HBS 治疗的基本原则：为骨骼修复提供充足的原料，以使骨骼恢复到最佳状态，同时维持血钙磷等指标稳定。

1. 术后严密监测，积极静脉补钙

（1）建议术后 24 小时监测血 PTH 及血钙水平，术后第 1 天 PTH 值能直接反映手术效果，甲状旁腺切除成功后，血 PTH 及血钙水平往往会显著降低，多低于正常值，而骨代谢相关指标术后第 1 天常无明显变化。需积极静脉补充钙剂的情况如下：①患者出现低钙相关症状，如口周和指尖及四肢麻木和抽搐、低血压、喉痉挛、心律失常等，无论监测是否有低钙血症，均应静脉补钙，原因是术前患者已适应明显的高血钙，术后血 PTH 水平显著下降，血钙突然降至正常，反而出现低钙血症症状。②血总钙浓度＜1.9mmol/L（经血清白蛋白校正后），无论有无症状，均建议直接静脉补钙，以预防 HBS。

（2）术后 72 小时除监测血钙、血磷浓度外，还可以复查血 ALP，有条件的医院还应该复查相关骨形成指标和骨吸收指标。甲旁亢患者体内成骨细胞与破骨细胞代谢均活跃，血 ALP 水平升高。甲状旁腺切除后成骨细胞活性增强，血 ALP 水平更高。有研究发现，原发性甲旁亢患者术后血 ALP 水平可持续升高 9 个月。Wong 等研究表明，若血 ALP 水平升高，则无论血钙浓度是否正常，均应静脉补充葡萄糖酸钙。补钙剂量根据术前血 ALP 水平而定，术前血 ALP 水平越高，需补充的葡萄糖酸钙越多。

2. 口服补钙　口服补钙可以和静脉补钙同时进行，一般停用静脉补钙后，HBS 患者也需口服补钙以维持血钙正常水平。通常选择元素钙含量较高的碳酸钙，若胃酸缺乏或存在尿路结石，可酌情选择枸橼酸钙等其他钙剂。补钙期间需随访血钙和尿钙，以便调整补钙剂量。

3. 血磷和血镁的维持　食物和乳制品含磷丰富，且肠道对磷的吸收通常比较充足，一般多食用含磷食物即可，HBS 伴明显低磷血症者，可补充磷制剂。若术后出现顽固性低钙血症同时合并低镁血症，应考虑适当补镁，术后早期可酌情静脉补充，轻度的低镁血症可口服适量含镁制剂。

4. 补充维生素 D 制剂　我国人群普遍存在维生素 D 缺乏或不足，因继发性甲旁亢多与维生素 D 缺乏或不足相关，故甲旁亢患者中维生素缺乏者更多。甲旁亢患者术前是否补充维生素 D 仍有争议，因术前存在高 PTH 与高钙血症，补充维生素 D 会进一步增加钙的吸收，加剧血钙的升高。但有研究证实，术前补充维生素 D 非但未升高血钙及尿钙水平，反而使血 PTH 下降，骨密度增加。而对于术前 25-(OH)D 正常的甲旁亢患者，术后应积极补充维生素 D，首选口服普通维生素 D_3 制剂。不论如何补充、剂量多少，其目标值建议长期维持血 25-(OH)D 水平在 75～150nmol/L 的理想范围，并每 3 个月复查 1 次。对于活性维生素 D，术前应用仍存在争议，术后补充活性维生素 D，一般推荐使用骨化三醇 0.25～

2.0μg/d，具体用量根据血钙浓度及 ALP 水平调整。需注意，此时补充活性维生素 D 是为了增加钙磷的吸收和骨骼矿化，并不能使用活性维生素 D 纠正维生素 D 缺乏的状态。

甲旁亢术后发生 HBS 的患者，更应重视对术后血 PTH、25-(OH)D、钙、磷、ALP，以及相关骨吸收指标和骨形成指标，骨密度和骨钙 CT 等的随访。根据随访结果决定补充普通维生素 D、活性维生素 D 及钙剂的量。

二、甲状腺术后骨饥饿综合征

（一）甲状腺切除术后发生骨饥饿综合征的原因

目前甲状腺较常见的手术方式有甲状腺腺叶切除术或甲状腺全切除术±中央区淋巴结清扫±颈侧区淋巴结清扫，具体手术方式根据患者病情决定。不论何种术式，均可能影响位于甲状腺后方的甲状旁腺功能甚至误切甲状旁腺，使血 PTH 水平降低。如前述，人群中维生素 D 缺乏和（或）钙摄入不足者越来越多，接受甲状腺手术的患者中，同样有较多人术前即有无症状甲状旁腺功能增强或亢进，出现术前血钙降低或轻微升高、PTH 水平升高、高骨转换状态等。因此，接受甲状腺手术后，若有甲状旁腺功能受损，则会发生 HBS。

甲状腺手术后发生 HBS 的危险因素：①高血压，因高血压患者多有小动脉硬化，不利于缺血的甲状旁腺术后及时建立有效侧支循环帮助其功能恢复；②术前血 PTH 高，术中一旦发生甲状旁腺受损，术后 PTH 水平下降幅度会较大；③术前禁饮禁食，术中失血，尿液排钙增加，从而加重术后 HBS；④术中地塞米松等糖皮质激素的应用，可抑制成骨细胞活性，增加钙磷排泄，抑制肠内钙的吸收及增加骨细胞对甲状旁腺激素的敏感性，从而加重术后 HBS；⑤术中机体应激水平升高，影响血钙水平而使血钙下降，从而加重术后 HBS。

（二）甲状腺术后骨饥饿综合征的防治

根据前文所述甲状腺术后 HBS 发生的原因及危险因素，在其发生前应采取必要的预防措施。术前应做好甲状旁腺功能评估，查血 PTH、血钙、尿钙、血 25-(OH)D、血 ALP、骨密度等相关指标。若术前检查确诊甲状腺癌或甲状腺疾病患者合并甲状旁腺功能增强或亢进，应术前给予降钙素（伴有骨质疏松者应给予唑来膦酸或地舒单抗），对骨钙降至正常范围者可开始补钙，同时给予维生素 D 制剂，积极纠正维生素 D 缺乏和负钙平衡，以促进骨质合成，减少骨流失，减少术后 HBS 的发生。术中仔细操作，尽量保留甲状旁腺，甲状旁腺周围组织避免用电刀剥离，以免发生热传导，影响甲状旁腺周围血供。术中若于切下组织中发现疑似甲状旁腺组织，应切取部分组织送术中冰冻切片病理检查，待报告为甲状旁腺组织后，将其移植于前臂或颈部肌肉等血供丰富部位，避免因术后 PTH 迅速、持续降低而导致 HBS。术中若非必需，避免使用糖皮质激素。

甲状腺术后 HBS 的发生，常由甲状旁腺血供受损和术前甲状旁腺功能增强或亢进所致（常由维生素 D 缺乏或不足，血钙降低导致），因此甲状腺术后第 1 天应检测血 PTH、血钙水平。若出现血 PTH 及血钙下降，立即采取积极的静脉补钙措施。若患者血 PTH 及血钙均处于正常范围，但有手足、口周、四肢麻木，以及低血压、喉痉挛、抽搐、心律失常等低血钙表现，也应积极静脉补钙。因患者术前可能是无症状甲旁亢，甲状旁腺功能受损后，血 PTH 和血钙反而恢复到正常值，但要注意，此类患者若不积极补充钙剂及维生素 D，在甲状旁腺血供恢复后，又可发展为甲旁亢，并出现相关症状。若血清总钙浓度小于 1.9mmol/L（经血清白蛋白校正后），不论有无症状，均建议直接静脉补钙，以预防 HBS。具体静脉补钙剂量根据血 PTH 及血钙浓度而定。术后需长期随访血 PTH、血钙、尿钙、血 25-(OH)D、血 ALP、骨密度等相关指标，并长期口服补充维生素 D 和（或）钙剂。

综上，无论是甲状旁腺还是甲状腺接受手术治疗，避免发生术后 HBS 均应以预防为主。若术后发生 HBS，会增加患者住院及静脉补钙时间，增加治疗费用，加重患者病情及心理负担，严重者甚至危及患者生命。为降低术后发生 HBS 的风险，术前应给予患者维生素 D 和钙剂补充。

（李　欣　曹益嘉　孔令泉）

参　考　文　献

孔令泉，伍娟，黎颖，等，2022. 钙剂摄入不足和（或）维生素 D 缺乏/不足相关甲状旁腺功能增强和亢进症的转归与防治. 中华内分泌外科杂志，15（4）：337-341.

孔令泉，伍娟，田申，等，2020. 关注乳腺癌患者维生素 D 缺乏/不足及相关甲状旁腺功能亢进症的防治. 中华内分泌外科杂志，14（5）：353-357.

孔令泉，伍娟，田申，等，2022. 关注甲状腺癌术后骨饥饿综合征及甲状旁腺功能增强或亢进的防治. 中华内分泌外科杂志，16（1）：1-4.

吴承健，卢春燕，2021. 术后骨饥饿综合征. 中国普外基础与临床杂志，28（2）：265-270.

袁建明，刘涛，靳晓丽，等，2020. 不同钙剂和维生素 D_3 补充方案对甲状腺癌双侧甲状腺切除术后并发症及预后情况的影响. 中华普外科手术学杂志（电子版），14（5）：522-525.

Ajmi S, Sfar R, Trimeche S, et al., 2010. Scintigraphic findings in hungry bone syndrome following parathyroidectomy. Rev Esp Med Nucl, 29（2）：81-83.

Ben-Dov IZ, Galitzer H, Lavi-Moshayoff V, et al., 2007. The parathyroid is a target organ for FGF23 in rats. J Clin Invest, 117（12）：4003-4008.

Bilezikian JP, Brandi ML, Eastell R, et al., 2014. Guidelines for the management of asymptomatic primary hyperparathyroidism: summary statement from the Fourth International Workshop. J Clin

Endocrinol Metab, 99（10）: 3561-3569.

Brown EM, 2013. Role of the calcium-sensing receptor in extracellular calcium homeostasis. Best Pract Res Clin Endocrinol Metab, 27（3）: 333-343.

Graal M, 1998. Consequences of long-term hyperparathyroidism. Neth J Med, 53（1）: 37-42.

Huang R, Wang Q, Zhang W, et al., 2021. The predictive factors for postoperative hypoparathyroidism and its severity on the first postoperative day after papillary thyroid carcinoma surgery. Eur Arch Otorhinolaryngol, 278（4）: 1189-1198.

Liu JM, Cusano NE, Silva BC, et al., 2013. Primary hyperparathyroidism: a tale of two cities revisited—New York and Shanghai. Bone Res, 1（2）: 162-169.

Ma YL, Cain RL, Halladay DL, et al., 2001. Catabolic effects of continuous human PTH（1-38） *in vivo* is associated with sustained stimulation of RANKL and inhibition of osteoprotegerin and gene-associated bone formation. Endocrinology, 142（9）, 4047-4054.

Naveh-Many T, Rahamimov R, Livni N, et al., 1995. Parathyroid cell proliferation in normal and chronic renal failure rats. The effects of calcium, phosphate, and vitamin D. J Clin Invest, 96（4）: 1786-1793.

Rolighed L, Rejnmark L, Sikjaer T, et al., 2014. Vitamin D treatment in primary hyperparathyroidism: a randomized placebo controlled trial. J Clin Endocrinol Metab, 99（3）: 1072-1080.

Turner J, Gittoes N, Selby P, 2016. Society for Endocrinology Endocrine Emergency Guidance: emergency management of acute hypocalcaemia in adult patients. Endocr Connect, 8（6）: X1.

Williams BA, Orebaugh SL, Kentor ML, 2011. Post-operative nausea and vomiting prevention with perphenazine: long overdue. Eur J Anaesthesiol, 28（2）: 141-142.

Witteveen JE, van Thiel S, Romijn JA, et al., 2012. Hungry bone syndrome: still a challenge in the post-operative management of primary hyperparathyroidism: a systematic review of the literature. Eur J Endocrinol, 168（3）: R45-R53.

Wolf M, Bushinsky DA, 2017. Something old, something new, something borrowed, something black. Curr Opin Nephrol Hypertens, 26（4）: 241-242.

Wong J, Fu WH, Lim ELA, et al., 2020. Hungry bone syndrome after parathyroidectomy in end-stage renal disease patients: review of an alkaline phosphatase-based treatment protocol. Int Urol Nephrol, 52（3）: 557-564.

Yeh MW, Ituarte PH, Zhou HC, et al., 2013. Incidence and prevalence of primary hyperparathyroidism in a racially mixed population. J Clin Endocrinol Metab, 98（3）: 1122-1129.

Zamboni WA, Folse R, 1986. Adenoma weight: a predictor of transient hypocalcemia after parathyroidectomy. Am J Surg, 152（6）: 611-615.

第十七章 甲状旁腺功能亢进症的射频消融治疗

甲状旁腺功能亢进症（简称甲旁亢）可分为原发性甲旁亢（PHPT）、继发性甲旁亢（SHPT）和三发性甲旁亢（THPT）。外科手术切除是其主要治疗方法，但是部分患者难以耐受手术和麻醉的风险。随着介入技术的发展，影像技术引导下消融治疗在临床应用逐渐增多，具有微创、易于控制、可重复治疗等特点，给甲旁亢的治疗提供了新的选择。

一、消融方法

借助超声等影像技术的引导对病变组织开展微创治疗，主要有化学消融和热消融。化学消融方法有经皮无水乙醇注射（PEI）、经皮活性维生素 D 或其类似物注射等。热消融有射频消融（RFA）、微波消融（MWA）、激光消融（LA）、高强度聚焦超声（high intensity focused ultrasound，HIFU）、冷冻消融等。

甲状旁腺病灶的化学消融常需要重复注射，极易导致周围组织粘连，增加了后续手术的难度。目前，在介入治疗中化学消融已逐渐被热消融所取代。

PEI：经皮直接向病变组织内注射无水乙醇，可使蛋白质产生凝固性坏死，同时引起病变组织的血管内皮细胞变性、坏死，继而形成血栓，导致组织缺血坏死，从而灭活病灶或减少 PTH 分泌。PEI 的主要缺点是消融不全、复发率高、注射时疼痛及注射后无水乙醇弥散的不可控性。

经皮活性维生素 D 或其类似物注射：经皮直接向病变组织内注射活性维生素 D 或其类似物（如骨化三醇、帕立骨化醇等），与 PEI 机制不同，它不直接导致病变组织坏死，其机制可能是通过上调维生素 D 受体及钙敏感受体的水平诱导甲状旁腺细胞凋亡，从而抑制 PTH 分泌。

RFA：经皮将射频电极插入病变组织内，利用射频电极产生的交变电流引发电场极性的改变，发生振荡，从而摩擦生热，使病变区组织产生高温，导致病变细胞蛋白质发生凝固和灭活坏死，坏死的组织通过机体免疫吞噬而吸收清除。

MWA：微波是一种高频电磁波，目前治疗中常用的微波频率为 915MHz 或 2450MHz。经皮将微波针穿刺至病变组织内，微波发生器发射出的微波可使病变区域内的极性分子（主要是水分子）和离子发生高频振荡产生热量，使病变细胞蛋白质发生凝固和坏死。与 RFA 相比，MWA 的消融范围不受生物导电性质的影响，故 MWA 的热效率和热密度更高，更适合体积较大的病灶。

LA：通过激光光纤将激光传输至病变组织，光能被组织吸收，转化成热能，导致局部组织升温，从而使病变细胞蛋白质变性、凝固性坏死。LA 可精准定位病灶，对周边重要脏器损伤小。但 LA 的消融范围比 RFA 和 MWA 均小，对于较大范围的病灶需要多针治疗。

HIFU：通过超声聚焦换能器从体外将超声波聚焦于体内病变组织，通过聚焦区高能超声产生的瞬时高温效应（60℃以上）及空化效应、机械效应、声化学效应等非热机制共同作用，使病变细胞蛋白质变性、凝固性坏死，达到治疗目的。但目前较少应用于甲状旁腺疾病，疗效尚不确切。

冷冻消融：目前临床以液氮冷冻、氩气和氮氩冷冻消融系统应用较多。借助液氮或低温探头末端快速减压的氩气使组织迅速降温冷却，之后再使组织快速升温解冻。通过反复冷却-解冻循环，极端的温度变化造成病变细胞损伤、凋亡及血管损伤。损伤细胞所释放的细胞内物质可作为抗原，激活机体产生抗肿瘤的免疫效应。

消融技术已经在肝、肺、肾、甲状腺等部位的肿瘤治疗中得到了较为广泛的应用。目前甲状旁腺的介入治疗以 RFA 和 MWA 最为常用，两者操作方法基本相似，本部分主要介绍 RFA 和 MWA 两种热消融方式。

二、甲旁亢热消融治疗的适应证与禁忌证

（一）适应证

1. 原发性甲旁亢热消融的适应证　《原发性甲状旁腺功能亢进热消融治疗专家共识（2021 版）》建议满足以下条件者可以进行热消融治疗：①有症状的 PHPT 患者。②无症状的 PHPT 患者合并以下任意一种情况——血 PTH 高于正常值；血钙高于正常值上限 0.25mmol/L；骨骼及肾脏受累者[肌酐清除率<60ml/min；任何部位骨密度值低于峰值骨量 2.5 个标准差和（或）出现脆性骨折]；患者不能/不愿意接受常规随访或药物治疗效果欠佳。③核素和超声均可见 PHPT 病灶，或核素未显示但超声及超声造影显示典型 PHPT 病灶影像学特征。④术前有明确病理诊断，或无病理诊断但有典型良性 PHPT 病灶影像学特征。⑤超声评估有安全的进针入路。

2. 继发性甲旁亢热消融的适应证　《继发性甲状旁腺功能亢进热消融治疗专家共识（2021 版）》建议满足以下条件者可以进行热消融治疗：①慢性肾功能不全合并 SHPT；②药物抵抗或顽固性高钙、高磷血症；③经充分透析或药物治疗后，血 PTH>500pg/ml，或血 PTH<500pg/ml 但合并高钙、高磷血症，有典型临床症状；④超声显示至少 1 个 SHPT 病灶，最大径>0.6cm，且有安全进针入路；⑤核素扫描早期和延迟期浓聚，或核素扫查阴性但有典型超声影像学特征；⑥术前有明确病理诊断，或无病理诊断但有典型良性 SHPT 病灶影像学特征。另外，

《慢性肾脏病继发甲状旁腺功能亢进外科临床实践中国专家共识（2021版）》指出，外科切除术后复发的患者也可选择热消融治疗。

（二）禁忌证

甲旁亢热消融的禁忌证：①有精神疾病或意识障碍不能配合；②严重凝血功能障碍；③未能控制的严重高血压；④各类感染急性期；⑤影像学所显示的甲状旁腺病灶射频电极或微波针无法到达；⑥甲状旁腺病灶与周围重要结构（如食管、气管、喉返神经、大血管）存在严重粘连且无法有效分离，不能避免上述结构热损伤；⑦甲状旁腺病灶有明显恶性征象，如病灶直径>3cm，生长速度快，回声不均匀，形态不规则，被膜不光滑，边缘浸润，周围异常肿大淋巴结等。

三、术前诊断

（一）定性诊断

结合患者病史、临床症状及甲状旁腺功能的实验室检查可明确甲旁亢的诊断。目前对甲状旁腺病灶穿刺活检必要性的循证医学证据尚不足，且甲状旁腺病灶血供丰富，穿刺有出血和种植风险。对部分需要病理诊断的病灶，可于消融中利用消融针对病灶滋养血管行"热阻断血流"后穿刺活检，或消融完成后对病灶进行穿刺活检。

（二）定位诊断

甲状旁腺数量和位置有一定的变异，术前对甲状旁腺数量和位置的准确评估对疗效及预后至关重要。常用的术前定位方法包括高频超声、CT、MRI、^{99m}Tc-MIBI 双时相平面显像、SPECT/CT 等。多个指南及专家共识推荐，将高频超声联合 MIBI 或薄层 CT 作为 PHPT 和 SHPT 术前定位诊断的主要方法。

四、术前评估及准备

（一）术前评估

（1）了解相关病史（如 PHPT 或 SHPT 病史、透析史、既往手术史、抗凝药物使用史等），评估患者精神意识状态，以及是否存在可能影响手术操作的因素（如胸廓/短颈畸形、驼背、气管造瘘等）。

（2）甲状旁腺功能检查

1）钙磷代谢指标：血 PTH、钙、磷、降钙素及 25-(OH)D 等。

2）骨代谢指标：碱性磷酸酶（ALP）、骨特异性碱性磷酸酶（BALP）、骨钙素（OCN）等。

（3）甲状旁腺影像学评估：甲状旁腺高频超声、SPECT/CT 核素显像、薄层CT、超声造影检查等；根据患者及医院实际情况合理选择影像学方法；专家共识推荐，有条件者行超声造影检查评估病灶的增强模式并做鉴别诊断。良性病变，如甲状旁腺腺瘤及增生的超声造影主要表现为动脉相高增强，增强早于相邻甲状腺实质，整体呈均匀或不均匀性增强，边界清晰，典型腺瘤周边会形成增强环，造影剂的消退时间晚于或同步于相邻甲状腺实质。若甲状旁腺病灶有明显的恶性影像学特征，建议手术治疗。

（4）常规检查：如血常规、凝血功能、肝功能、肾功能、胸部 X 线片、心电图、心脏彩超检查和传染病学筛查等，评估患者一般情况及手术风险。

（5）临床症状评估：有无骨关节痛、皮肤瘙痒、失眠、手抖、肌无力等。

（6）其他术前准备：①术前行电子喉镜检查，确定喉返神经有无麻痹；②对高龄、体质虚弱、心肺功能不全、高钙危象等患者，术前还应进行有针对性的评估，并制定应对措施。

（二）设备和材料

设备和材料包括消融治疗仪、射频电极针/微波针、超声设备、超声造影剂、无菌耦合剂、消融手术操作必备注射针具、导管、局部麻醉药物、心电监护仪、急救设备和常用急救药品等。

（三）术前准备

1. 详细了解病史　了解患者有无使用抗凝药物，如有则术前 1 周停用抗凝药物（如阿司匹林、氯吡格雷、丹参、红景天等），血液透析患者术前 1 天应行无肝素或枸橼酸钠血液透析治疗，降低出血风险。

2. 术前沟通　充分告知风险，术前患者及家属应签署知情同意书。告知患者术中应避免咳嗽及吞咽动作。

3. 建立静脉通道，连接心电监护仪，监测患者生命体征

4. 制定消融方案

（1）消融数量：对原发性甲状旁腺腺瘤或增生，常规一次性消融全部病灶。对继发性甲状旁腺增生，根据病变腺体的数量确定消融病灶的数目：1～3 个增生者一次性全部消融；4 个或以上增生者 3 个一次性完全消融，剩余者部分消融，保留部分腺体的目的在于降低术后低血钙的风险。

（2）消融顺序：有多个病灶时遵循先深后浅、由远及近的原则进行消融。对于双侧病灶，原则上优先消融大结节或经证实的 PTH 优势分泌的结节，一侧术毕确定无喉返神经损伤后再消融对侧。

（3）分次消融：出现以下几种情况可考虑分次消融。

1）病灶太大，常紧邻喉返神经，一次性完全消融发生神经损伤的风险较大。

2）高龄患者或体质虚弱者伴有多个病灶。

3）双侧病灶，消融一侧后发现喉返神经损伤而暂停对侧消融，二次手术应在喉返神经功能完全恢复后进行。

4）消融后发现其他病灶或复发病灶，二次手术应在相关科室会诊后择期进行。

（4）消融方法的选择：文献报道，当病变腺体最大径＜1.5cm 时推荐使用RFA；当病变腺体最大径≥1.5cm 时推荐使用 MWA；多个腺体病变时，只要其中任一病灶的最大径≥1.5cm，则推荐全部使用 MWA。

五、射频/微波消融操作基本过程

（1）术前进行常规超声及超声造影检查再次明确病灶部位、数量、大小及周围毗邻重要结构，规划消融路径。

（2）体位：患者仰卧，颈后垫软枕使颈部处于过伸位，充分暴露手术部位，常规皮肤消毒三遍，消毒范围以穿刺点为中心至少向外扩展 15cm，消毒上界应达下颌水平，下界应达胸骨上窝与双乳头连线垂直距离中点水平，两侧应达耳后水平，常规铺巾。

（3）麻醉：麻醉方式推荐局部麻醉或颈神经丛阻滞。局部麻醉即注射麻醉药物对颈部皮肤穿刺点、穿刺路径周围神经进行局部阻滞麻醉。颈神经丛阻滞即在超声引导下于患侧颈神经丛周围注射麻醉药物，使药液环形包绕胸锁乳突肌后方融合的颈神经丛。若患者对麻醉药物过敏，可使用电刺激穴位麻醉；若局部麻醉或颈神经丛阻滞效果欠佳，患者无法配合，可适量使用静脉复合麻醉。

（4）建立液体隔离带：专家共识推荐，RFA 使用无菌蒸馏水作为隔离液，MWA使用无菌生理盐水作为隔离液。超声引导下将隔离液注射到病变甲状旁腺的被膜与周围重要结构（如食管、气管、喉返神经、颈动静脉）之间，保持消融期间病灶与周围重要结构分离始终＞5mm，防止消融过程中重要结构发生热损伤。

（5）消融：在超声引导下，确保食管、气管、喉返神经、颈动静脉等重要结构位于超声视野内，将射频电极/微波针穿刺进入病灶内。射频电极较锋利，一般可直接经皮穿刺；微波针较射频电极略粗，锋利程度不如射频电极，当穿越皮肤、皮下组织和病灶包膜阻力较大时可先使用引导针穿刺，当接近或进入病灶时退出引导针的内芯，经引导针套管将微波针插入病灶内。待系统蜂鸣连续信号变为断续信号时，表示消融系统工作一次结束，调整射频电极/微波针至下一个消融区，并保持与前一次消融区有部分重叠。完全消融应使消融区叠加，无缝覆盖全部腺体；部分消融则保留紧贴甲状腺的少量腺体不予消融。专家共识推荐，RFA 使用的射频电极发射端＜7mm，最高功率40W；MWA 使用的微波针发射端＜3.5mm，最高功率 30W。

（6）停止消融的指征：消融过程中组织受热瞬间爆破产生气体，气体向消融灶周围扩散产生气化区，常规超声下显示为椭圆形或类圆形的强回声区，同时彩色多普勒显示，消融区域内无血流信号，可根据消融的气化范围推测实际消融范围，当消融范围完全覆盖目标病灶时可停止消融。专家共识推荐，使用超声造影评估消融范围，以指导和判断消融的彻底性。被灭活坏死的消融组织超声造影表现为消融区持续无增强。当超声造影显示持续无增强区范围完全覆盖或大于目标病灶时，可停止消融。若消融区内出现结节状增强或消融范围没有完全覆盖目标病灶，则重复上述操作，直至完全消融。术中记录每个甲状旁腺病灶消融的时间、功率及超声表现（常规或超声造影模式下消融病灶的形态、大小、血供情况）。术后颈部冰敷加压30分钟，24小时内应密切观察，以防止迟发性出血或其他并发症发生。

（7）注意事项

1）术中严密监测患者血压、呼吸、心率等生命体征。

2）术中间断地同患者对话，如果出现发音、呼吸困难，或超声显示假声带运动失常，则应立即停止消融。

六、术后疗效评估

专家共识推荐将 PHPT 热消融治疗后的疗效分为治愈、持续性 PHPT、复发性 PHPT。治愈：热消融后血钙及血 PTH 均正常，持续时间＞6 个月；持续性 PHPT：血钙及血 PTH 术后未能达到正常值范围；复发性 PHPT：血钙及血 iPTH 术后达到正常值范围，但 6 个月后又高于正常值。

专家共识推荐将 SHPT 热消融治疗后的疗效分为有效、部分有效及无效。有效：治疗后影像学评估完全灭活 SHPT 病灶，术后 1 天血 PTH 下降≥80%，血钙、血磷降至正常范围内，相关临床症状明显改善或消失。部分有效：影像学评估目标 SHPT 病灶灭活，术后 1 天血 PTH 下降≥50%，血钙、血磷代谢优化，相关症状改善或消失。无效：治疗后影像学评估目标 SHPT 病灶灭活或未完全灭活，术后 1 天血 PTH 无明显变化甚至升高，血钙、血磷代谢无明显优化，临床症状无改善。

在具体观察病灶方面，可采用综合目标病灶影像学评估、实验室评估和临床症状改善情况来综合判断消融疗效。影像学评估推荐采用超声造影，根据超声造影判断病灶是否灭活，若超声造影结果显示目标病灶全程持续无增强，视为完全灭活；若超声造影结果显示目标病灶局部回声增强，则视为不完全灭活。超声造影可在术中进行，有利于发现未达消融目标的区域，以便及时补充消融。

实验室评估包括钙磷代谢指标[如血 PTH、钙、磷、降钙素及 25-(OH)D 等]及骨代谢指标（如 ALP、BALP、OCN 等）。临床症状评估：患者骨关节痛、皮肤瘙痒、失眠、手抖、肌无力等症状较术前改善情况，以及术后是否出现不良反应和并发症。

七、术后随访

随访内容：影像学、实验室检查和临床症状改善情况的监测。

影像学检查首选高频超声检查，观察病灶消融区的形态、大小、血供情况。需注意 MWA 治疗后病灶体积的缩小速度较 RFA 治疗慢，病灶体积的缩小幅度较 RFA 治疗小，其原因可能是 MWA 的治疗热密度明显高于 RFA，导致组织过度硬化，后期病灶吸收不如 RFA。通过超声造影判断消融区的充盈缺损是否完全和稳定，同时关注消融灶有无局部复发、是否存在其他病灶，尤其在血 PTH 水平持续增高时，必要时可结合核素扫描。

实验室检查主要包括钙磷代谢指标及骨代谢指标检测。需注意血 PTH 反弹在 PHPT 患者中不常见，若 PHPT 患者消融治疗后血 PTH 水平升高，应警惕新生病灶。对于消融术后血 PTH 再次反弹的患者，应及时配合活性维生素 D、西那卡塞等药物治疗，使血 PTH 等钙磷代谢相关指标尽可能控制在理想范围，必要时可再次进行介入治疗。

随访时间推荐在消融术后 1 天、7 天、1 个月、3 个月、6 个月、9 个月和 12 个月，1 年后可选择每半年复查 1 次。如遇严重低血钙，应在补钙过程中根据病情增加血钙监测频次。

八、并发症的预防及处理

1. 疼痛　在充分局部麻醉和颈神经丛阻滞的情况下，疼痛一般不剧烈。局部麻醉时将麻醉药注射至甲状腺包膜层可有效减轻疼痛。文献报道，颈神经丛阻滞的疼痛发生率较局部浸润麻醉低。

2. 出血　颈部大量出血、大血肿可压迫气管，导致患者呼吸困难甚至窒息。因此，在术前应停用抗凝药物，术前 1 天行无肝素或枸橼酸钠透析。完善血常规、凝血功能等检查也非常必要。进针前在灰阶超声的基础上叠加彩色多普勒显示进针入路，避让粗大血管。少量出血通过局部压迫可有效止血；出血量较大时可在超声引导下以消融针热凝止血或在出血部位注射凝血酶止血，必要时行气管插管，送手术室或监护室。

3. 喉返神经损伤　术前应行喉镜检查评估喉返神经的功能。一过性声音嘶哑可能是由于麻醉药物对神经的短暂性麻痹作用；短期声音嘶哑可能是热损伤、神经粘连所致。可通过在甲状旁腺病灶周围建立液体隔离带，将病灶与喉返神经分离，以降低神经热损伤的风险；经峡部进行穿刺，将甲状旁腺挑起以远离喉返神经可有效避免其损伤。分步多次消融也可减少双侧喉返神经同时损伤等严重并发症的发生。术中还应进行喉返神经功能的评估：可在术中每隔一段时间与患者对话，如果出现发音或呼吸困难，则应停止手术。专家共识建议，采用术中经皮喉部超声检查判断喉返神经功能状态，主要是观察真、假声带和杓状软骨的双侧对称活动度及其形态结构。喉返神经损伤的超声表现主要是声带运动幅度变小、消失，声门裂闭合不全、增宽或固定等。喉返神经功能一旦受损，应避免对侧病灶的消融，直到神经功能恢复。一过性声音嘶哑，一般术后数小时内可自行恢复；短期声音嘶哑，可给予神经营养药物治疗，一般3个月内可自行恢复。

4. **迷走神经刺激**　术中当消融针刺激到迷走神经时，患者会出现恶心、呕吐、血压一过性降低或心动过缓等症状，应立即停止操作，抬高患者双下肢，以上症状通常在数分钟内缓解。

5. **低钙血症**　是术后最常见、最严重的并发症，术后由于血PTH水平急剧下降，骨骼快速摄钙引起HBS，患者出现低钙血症。术后应即刻监测血钙水平，并及时补充钙、活性维生素D等，确保血钙恢复至稳态。术后1周血钙水平达最低，需要加强血钙、血磷监测。对术后重度低钙血症发生风险大的患者，尤其是体质虚弱者，应通过分次消融避免或减轻术后重度低钙血症的发生。对于部分SHPT患者，消融时可保留适量甲状旁腺组织，以避免过度消融所导致的术后顽固性低钙血症。

九、局限性

消融治疗对病灶位置有较高的要求，且有出血、神经损伤、低血钙等风险。其不同于开放手术，可于术中切除或保留甲状旁腺，消融治疗存在消融不足和消融过度的问题。当甲状旁腺病灶消融不足时，术后数日内血PTH可迅速反弹，导致治疗效果不佳；而甲状旁腺病灶消融过度会导致顽固性低钙血症。如何有效降低患者血PTH水平，同时避免各类并发症是甲状旁腺微创治疗研究和努力的方向。

影像引导下的消融治疗具有损伤小、恢复快、疗效好、可重复治疗等优点，但对病灶位置有较高的要求，并存在消融不足、消融过度及神经损伤等问题。临床诊疗中应结合患者和医院的实际情况，选择最佳治疗方式，同时加强术后随访，使患者最大获益。

（李茂萍　肖楚凡）

参 考 文 献

白求恩精神研究会内分泌和糖尿病学分会介入内分泌专业委员会（学组），中国健康促进基金会骨代谢疾病防治专项基金管委会，2021. 继发性甲状旁腺功能亢进热消融治疗专家共识（2021版）. 中日友好医院学报，35（4）：195-202.
白求恩精神研究会内分泌和糖尿病学分会介入内分泌专业委员会（学组），中国健康促进基金会骨代谢疾病防治专项基金管委会，2021. 原发性甲状旁腺功能亢进热消融治疗专家共识（2021 版）. 中日友好医院学报，35（5）：259-264.

李世文，华兴，2018. 超声评价甲状腺癌术前声带麻痹的研究. 临床超声医学杂志，20（5）：340-342.

李秀梅，李军，王宏桥，等，2018. 高频超声、超声造影与 ^{99m}Tc-MIBI SPECT/CT 在难治性甲状旁腺功能亢进术前定位中的比较. 中华医学超声杂志（电子版），15（7）：522-529.

史婧文，陈云云，杨晔，等，2018. 不同离体组织射频消融气化范围的对比研究. 中国医科大学学报，47（1）：13-16，21.

吴静静，陆志强，刘凌晓，2020. 射频消融术（RFA）治疗继发性甲状旁腺功能亢进（SHPT）的安全性及有效性分析. 复旦学报：医学版，47（2）：187-191.

姚春，陈林丽，涂美琳，等，2018. 超声引导下颈丛神经阻滞在甲状腺及甲状旁腺良性病变射频消融术中的应用. 中华超声影像学杂志，27（4）：314-317.

余力，勾常龙，李芳，等，2015. 甲状旁腺全消融与部分消融对继发甲状旁腺功能亢进疗效的观察. 介入放射学杂志，24（6）：498-501.

张先增，谢树森，叶青，2009. 脉冲激光辐照生物组织的体内温度分布及其对消融的影响. 福建师范大学学报（自然科学版），25（4）：57-61.

章建全，仇明，盛建国，等，2013. 超声引导下经皮穿刺热消融治疗甲状旁腺结节. 第二军医大学学报，34（4）：362-370.

赵军凤，钱林学，祖圆，2013. 超声引导下经皮热消融治疗继发性甲状旁腺功能亢进的疗效. 中华医学超声杂志：电子版，10（11）：898-902.

中国医师协会外科医师分会甲状腺外科医师委员会，中国研究型医院学会甲状腺疾病专业委员会，2021. 慢性肾脏病继发甲状旁腺功能亢进外科临床实践中国专家共识（2021 版）. 中国实用外科杂志，41（8）：841-848.

中华医学会骨质疏松和骨矿盐疾病分会，中华医学会内分泌分会代谢性骨病学组，2014. 原发性甲状旁腺功能亢进症诊疗指南. 中华骨质疏松和骨矿盐疾病杂志，7（3）：187-198.

Agha A，Hornung M，Stroszczynski C，et al.，2013. Highly efficient localization of pathological glands in primary hyperparathyroidism using contrast-enhanced ultrasonography（CEUS）in comparison with conventional ultrasonography. J Clin Endocrinol Metab，98（5）：2019-2025.

Cercueil JP，Jacob D，Verges B，et al.，1998. Percutaneous ethanol injection into parathyroid adenomas: mid- and long-term results. Eur Radiol，8（9）：1565-1569.

Dupuy DE，Zagoria RJ，Akerley W，et al.，2000. Percutaneous radiofrequency ablation of malignancies in the lung. Am J Roentgenol，174（1）：57-59.

Goldberg SN，2001. Radiofrequency tumor ablation: principles and techniques. Eur J Ultrasound，13（2）：129-147.

Lee DH，Lee JM，Lee JY，et al.，2014. Radiofrequency ablation of hepatocellular carcinoma as first-line treatment: long-term results and prognostic factors in 162 patients with cirrhosis. Radiology，270（3）：900-909.

Yu J，Liang P，2016. Status and advancement of microwave ablation in China. Int J Hyperthermia，33（3）：278-287.

第十八章　甲状旁腺功能亢进症合并心血管疾病的术前麻醉风险评估与围手术期处理

严重的原发性和继发性甲旁亢患者常需手术治疗，手术是治疗甲旁亢的主要方法，手术的基本原则在于切除病变腺体，以有效降低血钙。

一、麻醉风险评估

应从患者自身因素风险、手术风险和麻醉风险三方面进行手术患者的围手术期风险评估。手术创伤引起的患者应激反应，麻醉药物对循环功能的干扰，麻醉中的操作如气管插管、正压通气、气管拔管，以及术中出血和血容量变化、体温变化等均对机体有较强的刺激，尤其当甲旁亢患者合并缺血性心脏病、瓣膜性心脏病、高血压等心血管疾病时，施行甲状旁腺手术的并发症和死亡率都明显高于非心脏病患者。部分甲旁亢由慢性肾功能不全所致，此类患者常合并肾性高血压、肾性贫血、心功能不全等。因此，在麻醉和手术前，应综合考虑手术的必要性与迫切性、手术时机与危险程度、患者的耐受能力等，进行充分的术前评估和准备及合理的围手术期管理，以降低围手术期并发症的发生率和病死率。术前麻醉风险评估及准备的主要内容：①全面了解患者心血管疾病发生发展过程、用药情况及疗效；②评估患者心脏等重要脏器功能状况，以及对手术和麻醉的耐受能力；③依据评估结果，针对性地改善心血管等功能，提高患者对手术和麻醉的耐受能力。

（一）总体评估

1. **全身情况**　对患者全身健康状况的概括性观察，包括性别、年龄、体温、呼吸、脉搏、血压、意识状态、面容表情、姿势与步态、消瘦或肥胖、语言表达、精神状态、对周围环境的反应，同时对有无骨质疏松、骨折等进行综合评估，对判断患者耐受麻醉和手术的能力均有价值。

2. **合并内科疾病及治疗情况**　重点是对心血管和呼吸系统的评估与准备，了解患者有无其他疾病及治疗情况，如果并存一种或多种疾病，则手术和麻醉的风险可能会增加。这类患者对手术和麻醉的耐受能力取决于重要器官功能状况，因此，术前准备可改善或恢复器官功能，提高患者对手术和麻醉的耐受能力。

3. **手术的复杂性**　手术治疗过程并不十分复杂，但合并心血管疾病的甲旁亢患者术前可能出现贫血、高血压、心功能不全等，导致围手术期管理较为棘手。因甲状旁腺的解剖位置及功能都很重要，麻醉和手术的风险会相应增加。

（二）心血管风险评估

合并心血管疾病的甲旁亢患者手术时，术前主要危险因素取决于是否合并不稳定性冠脉综合征和心功能状况，具体的禁忌证包括近期出现心肌梗死、失代偿性心力衰竭、严重的心律失常和重度主动脉瓣狭窄或二尖瓣狭窄等。此外，继发性甲旁亢患者高磷血症可直接引起冠状动脉及周围血管钙化、内皮细胞凋亡等变化，导致高血压，心脏后负荷增加间接引起左心室肥厚，持续存在的心肌重构使心血管疾病发生率增加。长期依赖透析的继发性甲旁亢患者，会出现多系统并发症，以心血管疾病最为危险，常因随之而来的各种并发症需要接受手术治疗，因此对心血管功能全面而细致的评估是患者平稳度过围手术期，减少术后并发症的关键。

1. 围手术期心血管危险因素　目前，对有心脏疾病的甲旁亢患者围手术期心血管风险予以量化的方法尚少，美国心脏病学会（ACC）和美国心脏协会（AHA）把一些临床危险因素，从高风险到低风险进行分类，为临床提供围手术期心血管风险的预测。合并高危因素患者，围手术期发生心肌梗死、心力衰竭、完全性房室传导阻滞风险极高，对甲旁亢这样的限期手术，应充分权衡患者心血管风险与患者手术治疗获益，必要时应首先转心脏内科或者心脏外科治疗心血管疾病，之后再施行甲状旁腺手术。ACC 和 AHA 规定的心血管风险因素分类如下。

（1）高危因素

1）不稳定性冠脉综合征：急性或 2 个月以内的心肌梗死，临床症状或无创检查提示有心肌缺血表现；不稳定型或严重心绞痛。

2）恶化或新出现的心力衰竭，心功能Ⅳ级。

3）严重心律失常，如高度房室传导阻滞、有症状的室性心律失常、心室率难以控制的室上性心律失常、有症状的心动过缓、室性心动过速。

4）重度主动脉瓣狭窄、重度二尖瓣狭窄。

（2）中危因素

1）既往心肌梗死病史，心力衰竭已代偿。

2）药物控制下的稳定型心绞痛。

3）代偿或早期的心力衰竭。

4）糖尿病（尤其是胰岛素依赖型）。

5）肾功能不全。

（3）低危因素

1）高龄（＞75 岁）。

2）异常心电图（如左心室肥厚、左束支传导阻滞、ST-T 异常）。

3）非窦性心律如心房颤动、起搏心律。

4）心功能差（如轻度负重不能爬一层楼梯）。

5）脑卒中病史。

6）未控制的高血压。

2. 心脏功能评估　日常生活运动耐量是围手术期心血管风险的重要预测因素之一，运动耐量低预示心脏功能低下。运动耐量通常用代谢当量（metabolic equivalent，MET）表示，心脏风险等级与 MET 呈负相关。＞7MET 者体能良好，可耐受手术与麻醉；4～7MET 者为中等，手术与麻醉风险较低；＜4MET 者的体能较差，手术与麻醉有一定的危险性。具体评估见表 18-1。MET 评估主要基于患者的主观描述进行风险判断，因此具有一定的主观性。近年，有学者提出基于客观评价的杜克活动状况指数（Duke activity status index，DASI）来预测风险，能够避免将部分高风险患者错误划分为低风险患者。

表 18-1　代谢当量评估

代谢当量（MET）	患者活动能力
1MET	能自己进食、穿衣，看电脑、阅读
2MET	能室内步行，下楼，或能胜任烹调
3MET	能步行 1～2 个街区
4MET	能完成花园修剪、除草等工作
5MET	能爬一层楼梯，或跳舞，或骑自行车
6MET	能打高尔夫球
7MET	能胜任单打网球
8MET	能快速爬楼梯、慢跑
9MET	能慢速跳绳或骑独轮车
10MET	能快速游泳、跑步
11MET	能滑雪或打满场篮球
12MET	能快跑较长距离

继发性甲旁亢如由慢性肾功能不全长期透析所致，这些患者的心脏功能可能已发生不可逆损伤，但未必有特异性的表现或明显的临床症状。

3. 床旁简易试验

（1）屏气试验（憋气试验）：患者数次深呼吸后深吸气并屏住呼吸，记录屏气时间。一般以屏气 30 秒以上为正常，若屏气时间短于 20 秒，提示患者心肺功能不全。

（2）吹气试验：患者在尽量深吸气后做最大呼气，若呼气时间不超过 3 秒，表示用力肺活量基本正常。如呼气时间超过 5 秒，表示存在阻塞性通气障碍。

（三）呼吸功能评估

呼吸系统危险因素：肺功能损害、慢性肺部疾病、合并中到重度呼吸功能不全、动脉血氧分压（PaO_2）<60mmHg、动脉血二氧化碳分压（$PaCO_2$）>45mmHg、有长期吸烟史而未戒烟、有哮喘病史、急性呼吸道感染。术后呼吸系统并发症是围手术期死亡的重要原因，仅次于心血管系统并发症。

对于气道高反应性患者（如支气管哮喘者），术前应重点了解其哮喘严重程度、诱发因素、控制哮喘药物、使用 β_2 受体激动剂的频率、急诊就医病史、口服糖皮质激素情况、近期是否有呼吸道感染病史等。

目前呼吸功能评估仍是围手术期呼吸管理的重要依据，对部分患者应结合呼吸功能测定和动脉血气分析进行评估。

（四）抗凝治疗与深静脉血栓形成风险评估

任何引起静脉损伤、静脉血流淤滞及血液高凝状态的原因都是深静脉血栓形成的高危因素，通常认为甲旁亢手术并发深静脉血栓形成的风险较高，但是合并心血管疾病尤其是心功能不全、肾衰竭的甲旁亢患者是高危人群。总的风险因素包括恶性肿瘤、高龄、肥胖、中心静脉置管等；心血管因素包括心功能不全或衰竭、卧床、高脂血症等；围手术期因素包括手术方式、手术时间及采取的具体麻醉方式等。

二、术前准备

（一）改善全身状况

麻醉前尽可能改善患者全身情况，采取措施调控器官功能尤其是心血管功能处于最佳状态，以接受麻醉及甲旁亢手术治疗。准备要点：改善营养状况，纠正贫血，提高缺血性心脏病的携氧能力，纠正水电解质紊乱，以及患者心理和精神状态的准备。在排除呕吐误吸风险的情况下，围手术期尽可能缩短禁食禁饮时间，也不必进行清洁肠道准备。近年来随着快速康复外科（enhanced recovery after surgery，ERAS）理念的实施，麻醉前 2 小时，可以口服 5ml/kg 的清饮料，包括水、无果肉果汁、不含奶的咖啡、茶及碳水化合物，总量不超过 400ml，在 20～30 分钟饮完，避免口渴、饥饿感和脱水、低血容量。

（二）心血管系统的准备

围手术期准备的关键是准确评估并改善心功能，心功能直接关系到手术和麻醉的风险。

1. 高血压　甲旁亢患者由于 PTH 分泌增加，钙磷代谢紊乱，引起心脏肥厚、心肌纤维化、血管钙化、高血压，可导致心肌缺血、心功能不全等严重并发症。高血压很常见，长期未控制的高血压会促进动脉粥样硬化，损害心、脑及肾等靶器官功能，其围手术期并发症包括心肌梗死、脑卒中、肾衰竭甚至主动脉破裂。术前血压控制比较理想的高血压患者，且无代谢紊乱或心血管系统异常，可如期进行甲旁亢手术。

　　许多高血压患者并未严格进行规范治疗，术前血压显著升高未经控制的患者，如收缩压＞180mmHg 和（或）舒张压＞110mmHg，术中易出现心肌缺血、心律失常或严重高血压或低血压事件，导致麻醉管理难度大，血流动力学易出现波动，致风险增加。此时，应综合考虑术前血压升高的程度，是否合并有心肌缺血、心功能不全、脑出血或肾功能不全等靶器官受损状况，决定是否延期手术。至于手术当天是否停药，大多主张手术当天早晨继续服用抗高血压药物，以防止麻醉前和麻醉过程中出现明显的血压波动，有利于术中麻醉管理。

　　2. 缺血性心脏病　缺血性心脏病，尤其是不稳定型心绞痛和心肌梗死，是甲旁亢手术患者围手术期并发症和死亡的主要危险因素。心肌缺血的原因可能是心肌耗氧量增加超过了氧供，也可能是供氧量减少或者二者兼有，因此缺血性心脏病围手术期准备的关键是维持心肌氧供需平衡。

　　（1）降低氧耗：心肌耗氧量主要取决于心率、后负荷、心室壁张力和心肌收缩力。术前应注意治疗高血压，纠正发热、心动过速等增加心肌耗氧量的因素。应用 β 受体阻滞剂以减慢心率、减少心肌做功，从而减少心肌耗氧量，延长舒张期供血时间。同时，应用 β 受体阻滞剂对冠心病患者还有心血管保护作用，可降低死亡率。对于冠心病患者，既往服用过 β 受体阻滞剂者推荐围手术期继续应用；对于高风险患者（如有糖尿病、心力衰竭、冠心病、肾功能不全或脑血管意外病史者），以及同时有多个风险者可以考虑术前尽早使用 β 受体阻滞剂。如果没有以上风险因素，既往未用过 β 受体阻滞剂，不建议术前临时加用。

　　（2）增加氧供：心肌的氧供取决于冠状动脉的直径、阻力、灌注压、心率和动脉血氧含量等。其中心率是舒张期长短的决定因素，影响冠脉供血。术前尽可能扩张冠脉，适当降低心率，以增加冠脉血流量，改善心肌氧供；此外，血红蛋白量是影响携氧能力的主要因素，一般术前血红蛋白在 100g/L 以上可维持循环的携氧能力。

　　（3）抗血小板治疗与手术治疗：冠心病患者常需要抗血小板治疗，这必然会增加甲旁亢手术出血风险，但停止抗血小板治疗又会增加急性冠脉事件的风险，这是临床治疗的矛盾。临床医生应权衡中止抗血小板治疗的心血管事件风险与延迟手术的后果。甲状旁腺手术多属于中低风险出血类型，围手术期综合考虑急性冠脉事件与出血风险，可继续单抗抗血小板治疗。

（4）服用双联抗血小板药物的冠脉支架植入患者：对于接受冠脉支架植入术的患者，需要推迟至针对具体支架类型推荐的最短双联抗血小板治疗持续时间之后才能手术，以尽可能减少不良心血管事件的发生。拟行甲旁亢手术的患者，应在综合考虑外科手术情况后，选择手术治疗的时机或调整抗血小板药物。

1）推迟外科手术至金属裸支架植入后至少 6 周、药物洗脱支架植入后至少 6 个月，围手术期可以继续服用阿司匹林，术前 5 天停用氯吡格雷即可。

2）裸支架植入后 6 周或药物洗脱支架植入后 6 个月内，需要行甲旁亢手术，选取创面较小的术式，推荐术前继续双联抗血小板治疗，若发生严重出血，可以输血小板或者使用其他止血药物。

3. 心脏瓣膜性疾病

（1）合并重度瓣膜疾病的甲旁亢手术：重度瓣膜狭窄和关闭不全是行甲旁亢手术的高危因素，其中瓣膜狭窄与反流的程度、血流动力学状态、是否合并肺动脉高压等，是评估风险的重要因素。对于无症状重度瓣膜病成年患者，在恰当的术中和术后管理与血流动力学监测下，可以接受择期的中度风险非心脏外科手术治疗。对于有症状的重度瓣膜病患者，限期非心脏外科手术治疗应在权衡各种治疗方案的风险与患者获益后慎重施行，如患者解剖结构允许，可以先做经皮二尖瓣球囊扩张术，然后再行甲旁亢手术等非心脏手术。

（2）关于心脏瓣膜病抗凝治疗与手术时机：心脏瓣膜病合并心房颤动或者瓣膜置换手术后患者，大多于甲旁亢手术前 3~5 天停用华法林，国际标准化比值（international normalized ratio，INR）术前目标值为小于 1.5，假如 INR 高于 1.5，可于术前 1 天口服小剂量维生素 K 以将 INR 降至目标值，术后 2~3 天恢复使用华法林。抗凝的桥接指征是机械瓣膜置换后，合并有心房颤动、既往有血栓栓塞病史、高凝状态、左心室射血分数小于 30%、超过一个机械瓣等，停用华法林 2~4 天后，INR 低于 2.0 时就可以考虑低分子肝素等桥接治疗，术前 12 小时停止注射低分子肝素，术后 72 小时内尽早恢复低分子肝素注射；术后 12 小时低分子肝素注射，24 小时患者血流动力学稳定，也可以直接恢复华法林治疗。

4. 其他准备

（1）心律失常的防治：高血钙状态下心肌细胞膜的钠内流受到抑制，心肌的兴奋性和传导性降低，T 波变宽，QT 间期延长，患者可发生致命性心律失常或心搏骤停。室性或室上性心律失常是围手术期急性冠脉事件的危险因素，无症状的室性心律失常并不增加甲旁亢手术后心脏并发症发生率，但应尽可能明确心律失常的原因，排除心肌缺血等危险因素。对于频发室性期前收缩、复杂异位室性期前收缩，或者室性、室上性心动过速等，尤其是伴有血流动力学不稳定，出现晕厥、心悸等症状者，应积极寻找病因，暂缓手术。

（2）心脏起搏器：对于高度房室传导阻滞、窦房结功能障碍、双束支或三束支传导阻滞、心动过缓且药物治疗无效等患者，术前应安装临时起搏器，以提高术中安全性。

安装有心脏起搏器的患者应该明确心脏起搏器类型及安装部位，患者对其是否有依赖及心脏起搏器的程序控制调整和电池状态。如对起搏器存在依赖，应将其预先程控为非同步模式，关闭埋藏式心脏复律除颤的治疗模式，术后再恢复。

（3）深静脉血栓的预防：甲旁亢合并心血管疾病患者，是围手术期深静脉血栓形成的高危人群，可以考虑使用下肢间歇气囊压迫和梯度弹力袜进行预防及治疗；必要时可考虑使用低分子肝素等药物进行抗凝预防治疗，但是不推荐甲旁亢患者单独使用阿司匹林预防深静脉血栓。

（三）呼吸功能的准备

部分甲旁亢患者入院时病情较重，心肺功能较差，要对患者进行肺功能练习和心功能观察。

手术患者术前合并有慢性阻塞性肺疾病、肺部感染、低蛋白血症，以及较长手术时间、高龄、全身麻醉、吸烟等，都可能是术后肺部并发症的风险因素。术前应积极进行风险因素的控制，并鼓励患者进行呼吸锻炼、吸气肌训练和有氧运动。长期吸烟患者，术前应停止吸烟至少 1 周。

呼吸系统感染患者需择期手术时，应暂缓手术，待感染充分控制后 1 周再行手术，否则术后呼吸道并发症发生率会明显升高。对于慢性阻塞性肺疾病患者，应评估其病情是否处于相对稳定状态，评估是否有哮鸣、痰量增多、静息或者轻微活动时喘息等急性发作表现，术前控制呼吸系统感染，促进排痰，治疗支气管痉挛，进行呼吸功能锻炼，入院后进行低流量吸氧治疗等。

气道高反应常见于支气管哮喘、支气管痉挛发作性疾病，此类患者应至少提前 1 周对病情进行评估，以便留有足够的时间对治疗方案进行调整，将哮喘控制在最佳状态再行手术。哮喘控制较差的患者应由呼吸科医生评估和调整优化药物治疗方案，并将控制哮喘药物应用至手术当天。进行全身麻醉气管插管前 30 分钟，可吸入短效 β_2 受体激动剂如沙丁胺醇 2～4 次。发作期哮喘患者应暂缓手术，并积极控制哮喘发作至少 1 周方可手术。

（四）高钙血症的观察

高钙血症是甲旁亢病理生理变化的主要临床表现，对人体器官有不同程度的损害。通常根据血钙水平决定患者是否需要手术。每天动态监测血钙，血钙＞2.75mmol/L 为高钙血症，血钙＞3.75mmol/L 为高钙危象，死亡率高达 60%。如血钙高于 2.75mmol/L，即使无症状也应手术治疗，注意观察，避免大量 PTH 入血导致高钙危象的各种诱因，如高热、精神刺激、脱水、服用过量钙剂和维生素 D 等，密切观察患者有无头痛、肌无力、恶心呕吐、口渴、多尿甚至低血压、嗜睡、昏迷、心律失常或心搏骤停等症状和体征。术前当患者血钙＞3.2mmol/L 时应及时给予降血钙药物和利尿剂进行预防，使血钙降至 3.5mmol/L 以下方可安全手术。保持出入平衡，监测血钾，以防大量排尿导致低钾血症。当血钙＞3.75mmol/L 时，无论有无高钙危象的表现，均应按高钙危象进行抢救和护理。

三、术中麻醉管理

（一）麻醉方式的选择

目前多采取全身麻醉完成甲旁亢手术。近年，神经阻滞复合全身麻醉等复合麻醉日益受到重视，该麻醉方式具有减少术中阿片类药物的使用、苏醒快、术后恶心呕吐发生率低、可用于术后镇痛、降低术后慢性疼痛发生率等优点，适用于甲旁亢合并肾功能不全者。

（二）麻醉管理的基本原则

1. 制定血流动力学管理目标　依据合并的心血管疾病的病理解剖、病理生理改变特点，结合术前血流动力学状况，制定麻醉过程中血流动力学管理目标，维持循环稳定和心肌氧供需平衡。麻醉期间血压的波动尽可能维持在术前基础水平，避免出现伴有心率增快的血压下降等危险状况。

2. 术中监测与调控　依据合并心血管疾病类型、手术方式等，在常规心电监护基础上，进行有创动脉血压等血流动力学监测，以及钙、钾等电解质监测，依据特定患者如心功能不全者情况，进一步选择经食管超声监测、肺动脉楔压监测及连续心排血量监测等，更容易实现维持循环功能和机体内环境稳定的目的。

3. 容量管理　合并有心血管疾病的患者，麻醉期间容量管理难度较大，须在避免低血容量和补液过量之间保持平衡，过量补液可导致肺水量过多，损害肺功能，可选择实施目标导向液体治疗，更精准实现术中容量治疗，以维持血流动力学稳定。

4. 体温管理　麻醉期间手术野暴露、全身麻醉等因素可导致低体温，引起凝血功能障碍、心肌氧耗量增加、心律失常和手术切口感染及抵抗力减弱等。麻醉中及恢复期应给予适当的保温措施，避免出现低体温。

5. 其他　通气和氧合的监测与调控、内环境的维持及凝血功能调控等，都是合并心血管疾病患者行甲旁亢手术的监测措施。

（三）恢复期心血管并发症等注意事项

合并心血管疾病患者全身麻醉恢复期间，容易出现低血压、高血压或心律失常引起的血流动力学不稳定，以及心肌缺血甚至失代偿性心力衰竭等并发症。此外，恢复期恶心呕吐、低体温及寒战、呼吸功能不全、低钙血症等，与血流动力学不稳定等相互交织和影响，可导致全身麻醉恢复期管理复杂化，是合并心血管疾病患者围手术期主要风险之一。

1. 心血管问题　麻醉恢复期是围麻醉期管理的延续，良好的术前评估与准备和术中麻醉管理，是保障恢复期血流动力学稳定的重要基础。术后恢复期患者的心血管并发症与原有的心血管疾病密切相关，如术后高血压大多与原有的高血压有关。

麻醉恢复期间，麻醉药物代谢、麻醉深度变浅和患者逐渐苏醒，血流动力学波动较大，心脏负荷较重，容易出现低血压、高血压、缓慢型或快速型心律失常，循环的波动和心律变化会减少冠脉灌注，导致心肌缺血的风险。因此，恢复期应尽可能维持血流动力学稳定，去除诱发因素，减少吸痰等刺激，及时治疗术后疼痛、导尿管等引流管道的刺激，处理尿潴留，维持内环境和电解质稳定，充分给氧维持氧供需平衡等。

2. 其他问题

（1）呼吸系统并发症：患者进入恢复期，应进一步评估气道通畅情况、呼吸频率及血氧饱和度，并反复对气道通畅情况进行评估，及时处理并存的呼吸道疾病及麻醉因素导致呼吸功能不全的风险。其中，应注意呼吸功能不全导致的低氧血症和高碳酸血症可能影响循环功能的恢复，合理掌握气管拔管时机，尽量减少对心血管功能的干扰。

（2）术后恶心、呕吐的防治：术后恢复期恶心、呕吐的危险因素包括女性，非吸烟者，既往有晕动病或术后恶心、呕吐病史，术后使用阿片类药物等。对高危患者可以预防性应用 5-羟色胺受体拮抗剂，或者应用糖皮质激素治疗呕吐。

（3）低体温与寒战：术后寒战可发生于低体温、高热或体温正常的患者。寒战会使患者心肌耗氧量显著增加，应及时处理导致寒战的原因，如低体温引起者应注意保温。

（4）低钙血症：甲旁亢患者术后最显著的变化是高钙血症的逆转。甲状旁腺切除后，由于 PTH 分泌减少或骨骼大量摄取血钙，血钙突然降低，导致神经、肌肉兴奋性增高，出现口唇、面部、手足麻木或抽搐，低钙血症严重时可出现喉、支气管痉挛甚至窒息，血钙越低，症状越重。低钙血症在术后 24 小时内即可出现，一般为暂时性，通常在术后 2~3 周逐渐恢复正常。术后应动态监测血钙，根据血PTH 和血钙的下降程度，决定是否静脉补钙和调整补钙量，以缩短低钙血症发生的时间、减轻低血钙带给患者的各种不适症状。

四、术后管理

（一）呼吸困难或窒息的防治

呼吸困难或窒息多发生在术后 24～48 小时，如不及时发现和处理可危及生命。常见原因有出血及血肿压迫、喉头水肿、黏痰堵塞、双侧喉返神经损伤。术后应给予持续吸氧（1～2L/min），备气管切开包，避免剧烈咳嗽和大声讲话，并保持切口引流管通畅，观察引流液的颜色、性质、量的变化，以及颈部有无肿胀等。如患者出现呼吸困难、口唇青紫、烦躁、坐立不安等情况，应立即给予对症处理，必要时行气管插管或气管切开。

（二）术后深静脉血栓的防治

甲旁亢手术后患者深静脉血栓形成的风险相对较低。对心肺功能良好者，可以鼓励其尽早下床活动，预防深静脉血栓形成；心肺功能较差、下床活动有障碍者，是深静脉血栓形成的高危人群，可使用下肢梯度弹力袜等物理治疗及药物预防，如低分子肝素等。

（三）术后镇痛

术后镇痛治疗是促进患者康复的重要措施，良好的术后镇痛能够改善患者休息质量，减少心血管并发症。目前有口服、肌内注射镇痛药，以及患者自控镇痛等多种方式。其中，联合应用不同的镇痛药和镇痛方式，分别通过不同机制进行术后镇痛，包括阿片类药物、非阿片类药物镇痛，以及神经阻滞和其他辅助治疗等镇痛措施，以达到改善术后镇痛效果、降低药物相关副作用的目的。

（四）其他

1. 术后饮食　术后缩短禁食禁饮的时间，无恶心、呕吐者，鼓励术后 2 小时开始少量饮水，从小于 20ml 的饮水量开始，观察有无呛咳反应，并根据胃肠道耐受情况逐渐增加饮水量；依据饮水情况，术后几小时后逐步过渡到半流质和普通饮食，补充高热量饮品以减少术后负氮平衡，并尽早停止静脉补液。甲状旁腺腺瘤或增生切除后，血钙一般在 24～48 小时降至正常范围，以后多数转入低钙血症阶段，通常 7～14 天逐渐恢复正常。术后进食高钙高磷食物，如水果、蔬菜、牛奶、豆制品、虾皮等，并补充适量维生素 D，以帮助钙吸收，维持钙磷平衡。

2. 导尿管及各种引流管　术中酌情考虑是否安置导尿管，短时小手术可以不安置导尿管；术中安置导尿管的患者，可在恢复期或者回病房后尽早拔除导尿管，减少导尿管留置带来的不便和尿路感染的风险。术后根据外科情况安置引流管，应尽早拔除引流管，减少伤口感染风险，方便患者活动并及早过渡到正常生活状态。

3. 早期活动　无重度骨质疏松致下床活动障碍者，应尽早恢复下床活动，在术后几天逐渐恢复到术前日常活动量，以降低术后肺炎及静脉血栓形成的风险，但应注意避免意外跌伤。

（吕碧琼）

参 考 文 献

陈雪娇，尹毅青，布特格勒其，等，2018. 继发性甲状旁腺功能亢进患者术前心功能评估. 中日友好医院学报，32（6）：339-343.

郭曲练，2016. 临床麻醉学. 4 版. 北京：人民卫生出版社.

孔令泉，吴凯南，2021. 乳腺肿瘤内分泌代谢病学. 北京：科学出版社.

王国华，2011. 慢性肾病患者甲状旁腺功能亢进与心血管疾病关系的研究进展. 实用医学杂志，27（23）：4332-4334.

叶任高，陆再英，2002. 内科学. 5 版. 北京：人民卫生出版社.

Devereaux PJ, Mrkobrada M, Sessler DI, et al., 2014. Aspirin in patients undergoing noncardiac surgery. N Engl J Med, 370（16）: 1494-1503.

Fleisher LA, Fleischmann KE, Auerbach AD, et al., 2014. 2014 ACC/AHA guideline on perioperative cardiovascular evaluation and management of patients undergoing noncardiac surgery: executive summary: a report of the American College of Cardiology American Heart Association Task Force on Practice Guidelines. Circulation, 130（24）: 2215-2245.

Fujii T, Shibata Y, Akane A, et al., 2019. A randomised controlled trial of pectoral nerve-2（PECS 2）block vs. serratus plane block for chronic pain after mastectomy. Anaesthesia, 74（12）: 1558-1562.

Futier E, Lefrant JY, Guinot PG, et al., 2017. Effect of individualized vs standard blood pressure management strategies on postoperative organ dysfunction among high-risk patients undergoing major surgery: a randomized clinical trial. JAMA, 318（14）: 1346-1357.

Nishimura RA, Otto CM, Bonow RO, et al., 2014. 2014 AHA/ACC guideline for the management of patients with valvular heart disease: a report of the American College of Cardiology/American Heart Association Task Force on Practice Guidelines. J Am Coll Cardiol, 63（22）: e57-e185.

Wijeysundera DN, Pearse RM, Shulman MA, et al., 2018. Assessment of functional capacity before major non-cardiac surgery: an international, prospective cohort study. Lancet, 391（10140）: 2631-2640.

第十九章　甲状旁腺功能亢进症合并甲状腺结节

一、概述

甲状腺结节比较常见，一般人群中通过触诊的检出率为 3%～7%，借助高分辨率彩超的检出率可高达 20%～76%；5%～15%的甲状腺结节为恶性（甲状腺癌）。对甲旁亢合并甲状腺结节（尤其是甲状腺癌）目前临床较少关注。笔者所在医院 79 例接受甲状旁腺手术治疗的甲旁亢患者中，有 3.8%（3 例）并发甲状腺癌，与文献报道相似。有报道对我国台湾地区 5360 例终末期肾病（ESRD）进行回顾性队列研究发现，ESRD 伴继发性甲旁亢（SHPT）患者的甲状腺癌发病风险比 ESRD 不伴 SHPT 患者增加 10.1 倍，提示 ESRD 伴 SHPT 与甲状腺癌有关，可能与甲状旁腺激素水平过高致免疫系统功能紊乱有关，但具体机制有待研究。此外，有文献报道原发性甲旁亢（PHPT）合并甲状腺癌可能与颈部射线照射史、多发性内分泌腺瘤病（MEN）有关。

临床上，时有甲旁亢患者行甲状旁腺手术时，因术前对甲状腺结节的评估和术中对甲状腺的探查不够，漏诊了并存的甲状腺癌，延误了最佳手术时机，因此进一步增强这两种疾病可能合并存在的诊治意识非常重要。

二、甲状旁腺功能亢进症合并甲状腺结节的临床表现及诊断

甲旁亢合并甲状腺癌患者，多因骨痛、骨质疏松、反复泌尿系统结石等甲旁亢表现就诊，甲状腺癌的临床表现较少，有时仅有彩超发现的甲状腺结节，容易漏诊，需提高警惕，尤其对触及肿大甲状腺、颈部淋巴结肿大者及 ESRD 伴 SHPT 者。部分甲旁亢患者可有家族史，常为 MEN 的一部分，为常染色体显性遗传，可与胰岛素瘤及垂体瘤同时存在，即 MEN-1；还可与甲状腺髓样癌及嗜铬细胞瘤同时存在，即 MEN-2A。甲状腺髓样癌患者血降钙素水平常升高。

甲旁亢患者术前常规行甲状腺超声检查有利于甲状腺癌检出和手术方式选择，尤其对于颈部超声提示甲状腺内占位性病变伴微钙化者，应高度警惕甲状腺癌可能。甲状腺超声造影检查有助于进一步判断甲状腺结节的良恶性。有研究认为，微钙化对诊断甲状腺癌有高度特异性，特别是乳头状癌。影像学提示甲状腺可疑结节患者，甲状腺细针穿刺活检加穿刺液 *BRAF* 等基因检测，可进一步确定甲状腺病变性质。此外，术中仔细的颈部探查和可疑结节冰冻切片病理学检查，也有助于甲状旁腺切除术中发现甲状腺癌。

三、甲状旁腺功能亢进症合并甲状腺结节的处理

对于甲旁亢合并甲状腺结节，影像报告与数据系统（TI-RADS）3 类以下较小的甲状腺结节不需要手术处理，TI-RADS 4 类以上的甲状腺结节，建议术前行甲状腺细针穿刺活检加穿刺液 *BRAF* 基因等检测，明确为甲状腺癌者，在施行甲状旁腺手术的同时行甲状腺癌手术。对于病理学检查没有明确的甲状腺结节者，术中应进行仔细的颈部探查和对可扪及的结节行冰冻切片病理检查，除外异位甲状旁腺和甲状腺恶性病变。若术中病理检查为甲状腺癌，则同时施行甲状腺癌手术。一般甲状腺深面背部 0.5~1.0cm 以下的良性结节术中不易扪及，但恶性结节因质地较硬，如术中仔细探查有可能发现。在行甲状旁腺探查时需充分解剖游离甲状腺后包膜，此时有助于充分探查全部甲状腺，易于发现较小的甲状腺结节。

综上，临床医生应重视甲状旁腺切除术术前常规筛查甲状腺结节、术中充分探查甲状腺，对探及的甲状腺结节应及时切除送冰冻切片病理检查，以避免漏诊、漏治甲状腺癌。

（陈钰玲　曾　育　孔令泉）

参 考 文 献

戴威，孔令泉，吴凯南，2018. 甲状旁腺功能亢进症的诊断与治疗进展. 中华内分泌外科杂志，12（1）：82-84.

戴威，卢林捷，孔令泉，等，2017. 甲状旁腺功能亢进症合并甲状腺乳头状癌 3 例报道. 中华内分泌外科杂志，11（1）：86-87.

戴威，武赫，孔令泉，2018. 甲状腺结节入院后确诊为合并无症状原发性甲状旁腺功能亢进症二例. 中华内分泌外科杂志，12（4）：348-349.

郝儒田，张筱骅，潘贻飞，2007. 甲状腺乳头状癌与甲状腺结节钙化的关系探讨. 中国肿瘤临床，34（20）：1178-1180.

Almeida MQ, Stratakis CA, 2010. Solid tumors associated with multiple endocrine neoplasias. Cancer Genet Cytogenet，203（1）：30-36.

Lin SY, Lin WM, Lin CL, et al., 2014. The relationship between secondary hyperparathyroidism and thyroid cancer in end stage renal disease：a population based cohort study. Eur J Intern Med，25（3）：276-280.

Nguyen QT, Lee EJ, Huang MG, et al., 2015. Diagnosis and treatment of patients with thyroid cancer. Am Health Drug Benefits，8（1）：30-40.

Wilson SD, Doffek KM, Wang TS, et al., 2011. Primary hyperparathyroidism with a history of head and neck irradiation：the consequences of associated thyroid tumors. Surgery，150（4）：869-877.

第二十章　甲状旁腺功能亢进症合并乳腺癌

乳腺癌是女性最常见的恶性肿瘤，也是女性癌症死亡的主要原因。随着乳腺癌早期诊断和综合治疗水平的提高，患者生存期不断延长，乳腺癌经常合并其他疾病，需要共同干预治疗。而甲旁亢与乳腺癌有一些共同的病因，原发性甲旁亢与乳腺癌也有类似的发病年龄和性别。甲旁亢常见临床表现包括高钙血症和低磷血症等，同时高钙血症也是多种恶性肿瘤的常见代谢并发症。据报道，在乳腺癌病程中，有 30%～40%的患者发生高钙血症。在乳腺癌患者中发现高钙血症通常意味着预后不良，因为它多发生在局部溶骨性高钙血症和多灶骨转移时，或为肿瘤细胞产生的甲状旁腺激素相关蛋白（parathyroid hormone related protein，PTHrP）等引发的恶性肿瘤体液性高钙血症。此外，高钙血症也可能与甲旁亢有关。本章将从甲旁亢和乳腺癌的关系及其临床表现、诊治等方面予以阐述。

一、原发性甲状旁腺功能亢进症合并乳腺癌

20 世纪 70 年代，有研究报道 3 例原发性甲旁亢合并乳腺癌患者，在切除甲状旁腺腺瘤后高钙血症逐渐恢复。一项美国研究指出，癌症中心在 27 年内收治的 23 240 名乳腺癌患者中，仅有 35 人（0.15%）存在原发性甲旁亢。在同一时期同一医院收治的总人群中有类似的发病率，因此笔者认为乳腺癌和原发性甲旁亢之间无明显关系。随后研究发现，肾癌、结肠癌、鳞癌、甲状腺癌等肿瘤也曾在原发性甲旁亢患者中出现，恶性肿瘤和原发性甲旁亢共存被认为与遗传或环境因素有关。瑞典一项研究纳入了 9835 名接受甲状旁腺腺瘤手术的女性，在随后99 929 人·年的随访中发现 331 名乳腺癌患者，标准化发病率为 1.27。此外，在乳腺癌患者中，甲状旁腺腺瘤的发病率也在增加。笔者认为由于甲状旁腺激素过度分泌而导致的血钙水平升高，可能会诱发乳腺导管内组织的钙沉积。已发现在乳腺癌病例中，导管腔内的钙质沉积物和微钙化的单位体积大于良性乳腺疾病。这可能会导致检测偏差，因为钙沉积会导致在乳房 X 线检查中发现更多的乳腺癌。有报道，2.88%不伴骨转移的原发性乳腺癌患者合并原发性甲旁亢，明显高于普通成年女性的原发性甲旁亢发病率。近期研究指出，乳腺癌合并原发性甲旁亢患者中 80%是激素受体阳性乳腺癌。此外，与健康对照组相比，乳腺癌治疗患者的甲状旁腺腺瘤发病率增加，血钙和甲状旁腺激素水平也明显升高。

虽然目前原发性甲旁亢和乳腺癌之间的关系及潜在机制仍不明确，但应将原发性甲旁亢视为非侵袭性乳腺癌患者高钙血症的可能原因之一，早期诊治和鉴别

尤为重要。

二、继发性甲状旁腺功能亢进症合并乳腺癌

继发性甲旁亢常见于慢性肾脏病。然而，导致继发性甲旁亢最常见的原因是维生素 D 缺乏/不足，其可导致肠道钙磷吸收功能减弱，发生低钙血症，进而引起继发性甲旁亢，出现一系列代谢紊乱。维生素 D 缺乏不仅造成骨骼疾病，还与多种骨骼外疾病密切相关，包括心血管疾病、代谢综合征、恶性肿瘤等。

维生素 D 与细胞核上的维生素 D 受体结合后可调节多条与癌症风险和预后相关的细胞通路，包括血管生成、增殖、分化、侵袭、转移和凋亡等。乳腺癌患者中普遍存在维生素 D 缺乏/不足，同时维生素 D 缺乏/不足也是乳腺癌发生和不良预后的危险因素。有报道，对上海人群 593 例乳腺癌病例和 580 例健康对照样本进行血 25-(OH)D 水平及其与乳腺癌患病风险的关联性分析发现，我国健康女性和乳腺癌人群中，处于维生素 D 缺乏状态[血 25-(OH)D 浓度小于 20ng/ml]者分别占 80%和 96.1%。研究人群中血 25-(OH)D 水平每增加 1ng/ml，乳腺癌风险降低 16%。一篇纳入了 68 篇研究的荟萃分析表明，血 25-(OH)D 水平与绝经前女性的乳腺癌发展之间存在负相关关系。这可能与维生素 D 和 IGF-1 之间的作用有关。IGF-1 可以刺激乳腺上皮细胞增殖，增加肿瘤转化的风险。而活性维生素 D 代谢物能够阻断 IGF-1 的促有丝分裂作用，导致增殖减少和凋亡增加。由于随着年龄增长，IGF-1 水平生理性下降，IGF-1 途径和维生素 D 之间的相互作用对于绝经前女性可能比绝经后女性更强，从而导致绝经前乳腺癌的风险降低更明显。

目前，关于继发性甲旁亢和乳腺癌关系的研究较少，但是可以从共同病因中推测它们之间有一定的联系，如维生素 D 缺乏/不足等。

三、临床表现及诊断

乳腺癌的早期临床表现有乳房包块及体检发现乳房钙化等。甲旁亢患者若在自检时发现乳房包块，应尽早行乳腺超声或 X 线等检查。应注意，甲旁亢患者容易出现包括乳房在内的各种软组织钙化,这种钙化可能会干扰乳腺 X 线检查结果，因此医生在评估乳腺 X 线检查时应特别注意对钙化灶良恶性的鉴别，必要时需要结合超声和磁共振等检查手段辅助诊断。

甲旁亢患者常见的临床表现有记忆力减退、食欲减退、腹胀、便秘、消化不良、恶心、呕吐等，这些症状也会在乳腺癌患者综合治疗期间出现，因此容易被掩盖。此外，乳腺癌的系统治疗会通过影响性腺激素的产生和抑制外周其他激素经芳香化酶转化成雌激素等方式干扰机体骨代谢。如果乳腺癌患者出现血钙升高、骨质疏松、骨痛、骨折等情况，除了排除骨转移等疾病进展和治疗相关并发症外，还需要考虑甲旁亢的存在。如出现高钙血症，尚需与其他疾病相鉴别，由于骨转

移引起的高钙血症和恶性肿瘤的体液性高钙血症都伴有甲状旁腺激素水平的降低，故通常很容易区分。甲旁亢的诊断详见前述章节。

四、治疗

甲旁亢合并乳腺癌患者，应尽量在控制血钙水平基础上再行乳腺癌手术等治疗。对于有严重骨质疏松和骨折风险的甲旁亢患者，在乳腺癌围手术期间应注意患者的搬运及手术体位固定等问题，避免造成医源性损伤。

对于慢性肾脏病继发性甲旁亢患者，若拟行乳腺癌手术，手术和麻醉风险较大。术前应进行全身状况的综合评估和手术风险评估，治疗和纠正肾衰竭导致的一系列生理、生化异常，如纠正肾性贫血、酸碱失衡和电解质紊乱等。手术时应尽量减少创伤性出血，缩短手术时间。围手术期采用无肝素透析可避免患者处于低凝状态，减少术中及术后出血风险，排出体内蓄积的代谢毒素，改善内环境。尤其是术前 24 小时行无肝素血液透析，可有效减轻心脏负荷，纠正水、电解质紊乱。麻醉时应选择对肾功能影响较小的麻醉药，尽量避免使用具有肾毒性的药物。同时由于钙磷代谢紊乱和甲状旁腺激素本身引起的各种心血管功能异常，应提前备好血管活性和抗心律失常等药物。术后加强透析，密切监测电解质及脑钠肽（BNP）等指标。

乳腺癌患者因化疗、内分泌治疗等系统治疗导致雌激素水平下降或功能抑制，发生骨量下降、骨质疏松、骨关节炎等骨健康问题和泌尿系统结石的风险更大，若加上维生素 D 缺乏、甲旁亢等原因，则骨丢失及骨折的风险会进一步增加。研究证明，绝经后乳腺癌患者接受芳香化酶抑制剂治疗会加速骨丢失，相关指南已推荐此类患者补充钙剂及维生素 D，同时对于 $T<-2.0$ 者建议每半年输注唑来膦酸一次，可明显减少骨质丢失。为了保证骨健康，甲旁亢合并乳腺癌患者应定期随访复查血维生素 D、钙、BALP、甲状旁腺激素等骨代谢指标，以及进行骨密度和甲状旁腺超声检查，加强维生素 D 和钙剂的补充。

乳腺癌患者如需施行甲旁亢手术，需预防术后骨饥饿综合征的发生。骨饥饿综合征是指术后由于甲状旁腺激素水平快速下降，肠道钙吸收减少，但是骨骼仍处于高转运状态，大量吸收血钙、血磷而发生低钙血症，表现为甲状旁腺术后几小时至 1 周内，患者出现除骨骼肌抽搐外的呼吸肌强直性痉挛，严重者可发生低钙危象，导致呼吸困难，甚至危及生命。由于乳腺癌综合治疗可能涉及化疗及内分泌治疗等，导致骨矿物质密度降低，进一步加重骨饥饿的发生，因此对于高龄、患病时间长、术前血钙升高、骨骼受累严重、术前甲状旁腺激素水平高等患者，术前应进行有效的评估，从而减少骨饥饿综合征导致的低钙危象发生。研究表明，碱性磷酸酶是甲状旁腺切除术后骨饥饿综合征的主要预测指标，而术前骨钙素是另一个独立的预测指标。骨钙素水平高的患者可能对钙的补充有更高的需求。同时术后需严密监测血甲状旁腺激素及血钙水平，加强维生素 D 及钙、磷的补充，必要时采用静脉和口服联合补钙、高钙透析液透析等措施维持血钙水平。

（徐　周　程　波　孔令泉）

参 考 文 献

戴威，孔令泉，吴凯南，2019. 乳腺癌伴随疾病全方位管理之骨健康管理. 中国临床新医学，12（2）：145-149.

戴威，卢林捷，孔令泉，等，2017. 甲状旁腺功能亢进症合并甲状腺乳头状癌三例报道. 中华内分泌外科杂志，11（1）：86-87.

孔令泉，李浩，厉红元，等，2018. 关注乳腺癌伴随疾病的诊治. 中华内分泌外科杂志，12（5）：353-357.

孔令泉，吴凯南，2021. 乳腺肿瘤内分泌代谢病学. 北京：科学出版社.

孔令泉，吴凯南，果磊，2019. 乳腺癌伴随疾病学. 北京：科学出版社.

孔令泉，吴凯南，厉红元，2020. 关爱甲状旁腺健康——肾病、骨病与尿路结石患者必读. 北京：科学出版社.

孔令泉，伍娟，田申，等，2020. 关注乳腺癌患者维生素 D 缺乏/不足及相关甲状旁腺功能亢进症的防治. 中华内分泌外科杂志，14（5）：353-357.

廖祥鹏，张增利，张红红，等，2014. 维生素 D 与成年人骨骼健康应用指南（2014 年标准版）. 中国骨质疏松杂志，20（9）：1011-1030.

王琪，王金保，蔡增华，等，2016. 慢性肾功能不全尿毒症期患者的麻醉管理. 临床合理用药杂志，35（2）：168-169.

中国乳腺癌内分泌治疗多学科管理骨安全共识专家组，2015. 绝经后早期乳腺癌芳香化酶抑制剂治疗相关的骨安全管理中国专家共识. 中华肿瘤杂志，37（7）：554-558.

Ameri P，Giusti A，Boschetti M，et al.，2013. Interactions between vitamin D and IGF-I：from physiology to clinical practice. Clin Endocrinol（Oxf），79（4）：457-463.

Axelrod DM，Bockman RS，Wong GY，et al.，1987. Distinguishing features of primary hyperparathyroidism in patients with breast cancer. Cancer，60（7）：1620-1624.

Castellanos MR，Paramanathan K，El-Sayegh S，et al.，2008. Breast cancer screening in women with chronic kidney disease：the unrecognized effects of metastatic soft-tissue calcification. Nat Clin Pract Nephrol，4（6）：337-341.

Chen P，Li M，Gu X，et al.，2013. Higher blood 25(OH)D level may reduce the breast cancer risk：evidence from a Chinese population based case-control study and meta-analysis of the observational studies. PLoS One，8（1）：e49312.

Estébanez N，Gómez-Acebo I，Palazuelos C，et al.，2018. Vitamin D exposure and risk of breast cancer：a meta-analysis. Sci Rep，8（1）：9039-9045.

Gómez JM，2006. The role of insulin-like growth factor I components in the regulation of vitamin D. Curr Pharm Biotechnol，7（2）：125-132.

Katz A，Kaplan L，Massry S，et al.，1970. Primary hyperparathyroidism in patients with breast carcinoma. Arch Surg，101（5）：582-585.

Knight JA, Wong J, Blackmore KM, et al., 2010. Vitamin D association with estradiol and progesterone in young women. Cancer Causes Control, 21（3）: 479-483.

Ko WC, Liu CL, Lee JJ, et al., 2020. Osteocalcin is an independent predictor for hungry bone syndrome after parathyroidectomy. World J Surg, 44（3）: 795-802.

Michels KB, Xue F, Brandt L, et al., 2004. Hyperparathyroidism and subsequent incidence of breast cancer. Int J Cancer, 110（3）: 449-451.

Miller BS, Dimick J, Wainess R, et al., 2008. Age- and sex-related incidence of surgically treated primary hyperparathyroidism. World J Surg, 32（5）: 795-799.

Nilsson IL, Zedenius J, Yin L, et al., 2007. The association between primary hyperparathyroidism and malignancy: nationwide cohort analysis on cancer incidence after parathyroidectomy. Endocr Relat Cancer, 14（1）: 135-140.

Rodrigo A, Margain D, Sánchez J, et al., 2011. Breast cancer associated with primary hyperparathyroidism: a nested case control study. Clin Epidemiol, 3: 103-106.

Strodel WE, Thompson NW, Eckhauser FE, et al., 1988. Malignancy and concomitant primary hyperparathyroidism. J Surg Oncol, 37（1）: 10-12.

Tanaka Y, 2010. Primary hyperparathyroidism with breast carcinoma. Breast Cancer, 17（4）: 265-268.

第二十一章　肾上腺偶发瘤

一、概述

肾上腺偶发瘤（adrenal incidentaloma）是指临床无明确症状和体征，影像学检查时偶然发现的直径＞1cm 的肿块类病变。该病的发现是临床广泛应用 CT 和 MRI 影像学检查的结果。这使得肾上腺偶发瘤成为一个常见的临床问题。目前报道，成人肾上腺偶发瘤的患病率为 1%～6%。此患病率将随着影像学技术使用的增多、技术发展及人口老龄化而升高。老年人患病率高，在 50～70 岁达高峰（≤7%）。大多数肾上腺偶发瘤是无功能的良性肿瘤，75%是无功能皮质腺瘤；约 14%是有功能的肾上腺皮质肿瘤，可单独或同时（罕见）分泌过多的皮质醇、醛固酮；还有 7%为嗜铬细胞瘤；4%为原发性或转移性肾上腺癌。

肾上腺偶发瘤多为单侧包块，10%～15%可为双侧。双侧肾上腺包块见于转移性病变、先天性肾上腺皮质增生症、皮质腺瘤、淋巴瘤、感染（如结核杆菌或真菌感染）、出血、促肾上腺皮质激素（adrenocorticotropic hormone，ACTH）依赖性库欣综合征、嗜铬细胞瘤、原发性醛固酮增多症、淀粉样变性、肾上腺浸润性疾病和双侧肾上腺大结节增生（bilateral macronodular adrenal hyperplasia，BMAH）。

二、临床表现

肾上腺偶发瘤通常无症状，尤其是无功能的良性肿瘤。恶性肿瘤，可能有肿瘤压迫症状，如腹痛；转移性癌（如肺癌、肝癌、肾癌、乳腺癌、黑色素瘤）可能有相关癌症特异性症状。有内分泌功能的肾上腺偶发瘤，可能出现亚临床库欣综合征（如高血压、血脂异常、糖尿病、体重增加、骨质疏松等），嗜铬细胞瘤症状（如阵发性或持续性高血压、头痛、心悸、出汗等），或原发性醛固酮增多症（如高血压、低血钾）的临床表现。

三、诊断

当偶然发现肾上腺肿块时，需要明确的关键问题是，是否有功能和是否为恶性。这需要根据临床表现、影像学特征和生化结果判断。

（一）恶性肿瘤的评估

如果既往无癌症史，肾上腺偶发瘤很少为恶性。包块大小和影像学特征有助于判定肿瘤的良恶性。

1. **包块大小** 肾上腺肿瘤的最大径有助于良恶性的预测，肾上腺皮质癌与肿瘤大小显著相关。肾上腺皮质癌被发现时，90%的包块≥4cm。以 4cm 为临界值检出肾上腺皮质癌的敏感度为 93%，但特异度有限，在≥4cm 的包块中 76%为良性。

2. **影像学特征** 薄层 CT 或 MRI 有助于预测肾上腺肿瘤的组织学类型。

（1）CT 扫描：CT 扫描的放射线衰减可协助判断肿瘤良恶性，通常用亨氏单位（Hounsfield unit，HU）值表示。平扫 CT 的肾上腺包块衰减值 HU 可协助肿瘤良恶性判断。

平扫 CT 显示密度均匀、边缘光滑且衰减值<10HU 的肾上腺包块为良性腺瘤可能性大。

平扫 CT 衰减值>10HU 的肾上腺包块诊断恶性肿瘤的敏感度为 100%，特异度为 33%。

延迟增强 CT：在腺瘤中造影剂廓清快速，而非腺瘤则延迟。注射造影剂后10 分钟，绝对廓清超过 50%者诊断腺瘤的敏感度和特异度均为 100%。

（2）MRI 和 PET/CT：临床多推荐 CT 为主要的肾上腺显像方式，但在特定临床情况下 MRI 具有优势，如用 MRI 进行复查可避免重复 CT 成像的辐射暴露。MRI 的 T_1 和 T_2 加权像可区分良恶性肿瘤和嗜铬细胞瘤；在增强 MRI 图像上，腺瘤显示出轻度增强和造影剂快速廓清，而恶性病变显示出快速且显著的增强和造影剂较慢廓清；MRI 化学位移成像根据肾上腺皮质腺瘤胞质内脂肪量升高，可准确区分肾上腺皮质腺瘤与非腺瘤。

^{18}F-FDG 或 [11]C-美托咪酯（metomidate，MTO）PET/CT，对具有恶性肿瘤既往史的患者或通过平扫 CT 衰减或廓清分析结果不确定或怀疑为恶性肿瘤的患者有用，其检测恶性肿瘤的敏感度高。

3. **细针吸取（fine-needle aspiration，FNA）** 活检不能区分良性肾上腺皮质包块与不常见的肾上腺癌，但可以区分肾上腺肿瘤与转移瘤。对已知有其他部位原发性恶性肿瘤的患者，若新近发现有肾上腺包块且影像学特征提示转移性病变，可能需要在 CT 引导下进行 FNA 协助诊断，但需先通过生化检查除外嗜铬细胞瘤。

（二）激素分泌的评估

对所有诊断为肾上腺偶发瘤的患者，应考虑以下三种类型的肾上腺功能亢进：①如果平扫 CT 衰减>10HU，考虑嗜铬细胞瘤；②若不存在其他诊断（如嗜铬细胞瘤），考虑亚临床库欣综合征；③如果有高血压或低钾血症，考虑原发性醛固酮增多症。

1. **亚临床库欣综合征** 进行 1mg 过夜地塞米松抑制试验（dexamethasone

suppression test，DST），以排除亚临床库欣综合征。1mg 过夜 DST 不被抑制，血清皮质醇>50nmol/L（1.8μg/dl）提示存在非 ACTH 依赖性库欣综合征。应进一步查 24 小时尿游离皮质醇、血清 ACTH 浓度，以及行大剂量（8mg）过夜 DST。8mg 过夜 DST 不被抑制，血清皮质醇浓度>50nmol/L（1.8μg/dl）可确诊有临床意义的库欣综合征。

双侧肾上腺包块和亚临床库欣综合征：临床越来越多见。当 CT 影像显示双侧肾上腺包块符合孤立性双侧腺瘤时，应考虑行肾上腺静脉取血。对于肾上腺 CT 影像符合 BMAH 的患者，则不需要行肾上腺静脉取血。

2. 嗜铬细胞瘤　如果平扫 CT 衰减≥10HU，应进行针对嗜铬细胞瘤的生化检查。血儿茶酚胺代谢产物测定是最好的筛查试验，血儿茶酚胺代谢产物（甲氧基肾上腺素和甲氧基去甲肾上腺素）水平升高要高度怀疑嗜铬细胞瘤。小嗜铬细胞瘤（如<1.5cm）的生化检查结果可能是正常的。

3. 醛固酮瘤　是肾上腺偶发瘤的罕见病因（<1%）。但对伴高血压和（或）自发性低钾血症的肾上腺偶发瘤患者，均应常规筛查原发性醛固酮增多症。最广泛使用的初筛指标是立位醛固酮与肾素比值，若比值增高(笔者所在医院为>20)，需要做进一步的确诊试验，如盐水负荷试验、卡托普利抑制试验、氟氢可的松抑制试验。

四、治疗

对于恶性和有内分泌功能的肾上腺偶发瘤，应选择手术切除，对于影像学检查呈良性表现的无功能偶发瘤可随访观察。

（一）手术切除

肾上腺切除术有腹腔镜手术和开放性手术。与开放性肾上腺切除术相比，腹腔镜手术疼痛感较轻、住院时间较短、失血较少且恢复较快。大部分肾上腺包块可采用腹腔镜手术切除，但对于>10cm 的肾上腺包块，即使具有良性影像学特征，也推荐行开放性肾上腺切除术。

1. 嗜铬细胞瘤和肾上腺癌　所有嗜铬细胞瘤、肾上腺皮质癌或怀疑肾上腺皮质癌的患者，均应尽快接受肾上腺切除术。

2. 醛固酮瘤　应接受手术以治愈原发性醛固酮增多症。

3. 亚临床库欣综合征　较年轻、可能存在糖皮质激素自主分泌的疾病（如近期发病的高血压、糖尿病、肥胖和低骨量）患者，以及确诊临床库欣综合征（1mg 过夜 DST 不被抑制、血清 ACTH 水平降低、大剂量过夜 DST 不被抑制）患者，有手术指征。

BMAH 患者应根据皮质醇自主分泌的程度指导手术决策。存在临床库欣综合征的 BMAH 患者最好行双侧肾上腺切除术，而存在亚临床库欣综合征的 BMAH 患者通过切除较大的肾上腺来治疗。孤立性双侧肾上腺瘤伴不依赖 ACTH 的库欣综合征或亚临床库欣综合征患者，应根据肾上腺静脉取样结果指导手术治疗。

4. 乏脂性肾上腺包块　有可疑的影像学特征或≥4cm 的肾上腺包块，应考虑手术切除。

5. 肾上腺髓脂瘤　是一种良性肿瘤，通常随访而不行手术。但当直径＞6cm 或引起局部占位效应相关症状时，应考虑手术切除。

（二）随访观察

对于影像学检查呈良性表现的偶发瘤，应在 12 个月后重复影像学检查，以再次确认良性肾上腺包块的初始诊断。根据个体的临床情况、影像学表现和临床判断，决定是否需要额外的影像学检查，一般于初始检查后 3、6、12 和 24 个月进行。

（龚莉琳　程庆丰）

参 考 文 献

Kebebew E，2021. Adrenal incidentaloma. N Engl J Med，384（16）：1542-1551.

Sherlock M，Scarsbrook A，Abbas A，et al.，2020. Adrenal incidentaloma. Endocr Rev，41（6）：775-820.

第二十二章　甲状旁腺危象

　　甲状旁腺危象，指在甲状旁腺功能亢进（简称甲旁亢）的基础上急骤发生的严重高血钙症候群，一般由良性原发性甲旁亢经长期轻度或无症状高钙血症演变而来，但以本病为首发表现者在我国也不少见。甲状旁腺危象病情凶险，既往报道死亡率可达 50%～60%，是甲旁亢最严重的表现和主要死因之一。近年来，本病的发生率呈下降趋势，经及时识别、多学科协作处理，大多预后良好，但仍需引起临床高度重视。

一、定义和流行病学

　　高钙危象尚无统一的定义，给临床和文献解读带来困扰。通常认为，当白蛋白纠正的血钙浓度超过 3.75mmol/L，且伴有多器官功能受损时，即为高钙危象。若高钙血症由甲旁亢或主要由甲旁亢所致，也可称为甲状旁腺危象、甲状旁腺中毒或急性甲旁亢。甲旁亢系高钙危象的常见原因，但高钙危象在甲旁亢临床表现谱中的构成比各研究者报道不一。一项来自 20 世纪 70 年代的手术系列研究，共纳入 882 例原发性甲旁亢，发现其中 1.6%有甲状旁腺危象；另一项近期的单中心 40 年研究，连续收录了 1310 例经手术证实的原发性甲旁亢，危象的发病率达 6.7%。另外，最大样本的甲状旁腺危象队列描述了本病的人口学特征，该研究收录了 1978～2007 年的 252 例甲状旁腺危象，发现其中女性占比约为 65%，各年龄段均可发生，无优势年龄分布，有 4 例女性妊娠期发生危象。

二、病因和病理生理

　　根据定义甲状旁腺危象的基础疾病应该是明确的，但其特征性高钙血症的原因却可多样，且在临床上相对多见。甲旁亢是引起高钙血症的根本原因。多种恶性肿瘤如骨转移癌、乳腺癌、肺癌、支气管癌、肝癌、胃癌、肾上腺癌、胰腺癌、白血病、多发性骨髓瘤是肿瘤性高钙血症的常见原因。其他如结节病、甲亢、艾迪生病、维生素 D 中毒、噻嗪类利尿剂等也是导致高钙血症的原因。偶尔上述因素叠加，更易导致高钙危象。

　　甲状旁腺危象的病理生理机制目前仍不清楚，病理研究证实，甲状旁腺危象大多由甲状旁腺主细胞腺瘤所致，且多为单个腺瘤，占原发性甲旁亢的 80%～90%，电镜下主细胞溶酶体明显增生，表明其甲状旁腺激素（PTH）合成和分泌活跃。其次是甲状旁腺增生或甲状旁腺癌。有回顾性研究发现，与非甲状旁腺危象者相比，甲状旁腺危象者甲状旁腺癌的比例更高。进一步病理检查发现，甲状旁腺危象者腺瘤更大，出血、囊性退行性变更为多见，推测与发生甲状旁腺危象时更多的 PTH 释放入血，加重高钙血症相关。另有研究发现，甲状旁腺危象者较非危象者异位甲状旁腺更多见，更多分布于胸腺、纵隔、气管食管沟等，但异位甲状旁腺为何更易引起甲状旁腺危象，尚需更多深入研究。

三、临床表现

甲状旁腺危象临床症状与血钙升高水平或速度呈正相关。当血钙水平升至 3.75mmol/L（15mg/dl）以上时则发生高钙危象。所以高钙危象是甲旁亢患者血钙在短时间内急剧严重升高的急性危重发作表现。其临床表现包括以下几个方面。

（1）长期慢性高血钙表现：①消化系统，如食欲减退、烦渴多饮、腹胀、恶心呕吐、顽固性便秘、多发性消化性溃疡合并出血、急/慢性胰腺炎。②神经肌肉症状，如肌张力低下、极度软弱乏力，记忆力减退、情绪不稳、性格改变。

（2）骨骼系统表现：腰背、髋部及四肢关节持续性疼痛，行走困难，由于骨质疏松常反复发生骨折。

（3）肾脏病变：原发性甲旁亢者 2/3 发生肾脏病变，表现为多饮、多尿、尿比重低下。多发性、反复性尿路结石者可达 1/3 之多。

（4）当血钙浓度超过 3.75mmol/L 时患者出现严重失水、尿少、尿闭、氮质血症、抽搐、嗜睡和意识模糊，甚至昏迷、休克等。

四、诊断

甲状旁腺危象诊断标准：①确诊为甲旁亢；②血钙＞3.75mmol/L；③临床出现甲状旁腺危象的症状；④血 PTH 水平明显升高。甲状旁腺危象患者血 PTH 水平常常是其他甲状旁腺功能亢进者的 3～4 倍，一般较正常参考值高出 10 倍。诊断时应密切结合甲状旁腺危象的先兆（如恶心、呕吐、心率增快，尤其是精神神经系统改变等），以及危象诱因（如感染、出血、高热等），不应拘泥于血钙阈值，力争早期诊断，及时救治。

对于严重高钙血症者，当其血 PTH 水平仅轻度增高，甚至正常时，应考虑到除孤立性原发性甲旁亢外，可能还合并其他引起高钙血症的因素。例如，轻度原发性甲旁亢合并结节病、甲状腺功能亢进症或制动，可导致失代偿危象的发生。一旦定性诊断成立，应进行定位诊断，超声和核医学成像是广泛采用的方法，需注意危象者更易伴随异位甲状旁腺。

五、治疗原则

甲状旁腺危象一旦发生，必须立即进行抢救，采取内科措施有效降低血钙水平；若情况允许，应手术切除肿瘤，可使患者病死率明显下降。近 20 年来，甲状旁腺危象内科治疗方案一直包括扩容及应用破骨细胞抑制剂、袢利尿剂等，各种药物联合方式均有报道。

（1）扩容、利尿、维持电解质平衡：扩容一直是改善甲状旁腺危象患者血容量不足和稳定其生命体征的首要治疗方案。输注速度取决于患者的年龄，是否有伴随疾病，特别是心脏或肾脏等基础疾病。在未发生水肿的情况下，合理的治疗方案是初始以 200～300ml/h 的速度输注等渗盐水，然后调整输液速度，以维持尿量在 100～150ml/h。袢利尿剂如呋塞米可以减少肾小管重吸收钙，促进尿钙排泄，但如果患者无肾衰竭或心力衰竭，则不推荐使用袢利尿剂直接增加钙排泄，以防引起并发症。对于存在肾功能不全或心力衰竭的患者，需要密切监测并谨慎使用袢利尿剂，以防液体过剩。噻嗪类利尿剂可增加肾小管对钙的重吸收，不应使用。治疗期间应每 4～6 小时测定血钙、镁、钠、钾，注意维持电解质平衡。

（2）降钙素的应用：鲑降钙素（4U/kg）通常每 12 小时肌内注射或皮下注射 1 次；剂量可增至最多每 6 小时 6～8U/kg。用药后 4～6 小时开始起效，最多可使血钙浓度降低 1～2mg/dl（0.3～0.5mmol/L）。需注意患者可能在 24～48 小时后对降钙素发生快速耐受，因此通常仅在该时间段内治疗，之后停药。降钙素的鼻喷剂对高钙血症疗效不佳。

（3）双膦酸盐的应用：双膦酸盐类药物在用药 2～4 天达到最大疗效，因此通常与生理盐水和（或）降钙素联合给药，生理盐水和降钙素可更快地降低血钙水平。帕米膦酸二钠（60～90mg，输注 2 小时）或唑来膦酸（4mg，输注 15 分钟），可抑制破骨细胞介导的骨吸收并诱导破骨细胞凋亡。但双膦酸盐可以通过胎盘屏障，妊娠期患者禁用。对于双膦酸盐治疗无效或因重度肾损害而禁用双膦酸盐类药物者，可选择地舒单抗。

（4）血液透析可迅速降低血钙。

（5）迅速术前准备后行手术治疗。

甲状旁腺危象临床虽不多见，却病情凶险，诊治中需要全面的钙稳态诊治思路、丰富的内科药物应用经验、果断的手术时机和方式选择、一体化的多学科协作。

（周　波　传丰宁）

参 考 文 献

王志新，左庆瑶，陈佳，等，2017. 原发性甲状旁腺功能亢进症合并高钙危象患者临床特点分析. 医学研究杂志，46（12）：112-115.

中华医学会骨质疏松和骨矿盐疾病分会，2014. 原发性甲状旁腺功能亢进症诊疗指南. 中华骨质疏松和骨矿盐疾病杂志，7（3）：187-198.

Ahmad S，Kuraganti G，Steenkamp D，2015. Hypercalcemic crisis：a clinical review. Am J Med，128（3）：239-245.

Marcocci C，Cetani F，2011. Clinical practice：primary hyperparathyroidism. N Engl JMed，365（25）：2389-2397.

Singh DN，Gupta SK，Kumari N，et al.，2015. Primary hyperparathyroidism presenting ashypercalcemic crisis：twenty-year experience. Indian J Endocrinol Metab，19（1）：100-105.

Sun B，Guo B，Wu B，et al.，2018. Characteristics，management，and outcome of primary hyperparathyroidism at a single clinical center from 2005 to 2016. Osteoporos Int，29（3）：635-642.

第二十三章　甲状旁腺功能亢进症的围手术期护理

第一节　原发性甲状旁腺功能亢进症的围手术期护理

原发性甲状旁腺功能亢进症（PHPT）多见于绝经后女性。甲状旁腺切除术是PHPT 最有效的治疗手段，做好围手术期护理能促进 PHPT 患者康复。

一、术前护理

（一）术前评估

1. 一般情况　包括年龄、性别、职业、生活习惯、过敏史、外伤手术史等。应详细了解患者病史及主要临床症状，包括乏力、易疲劳、体重减轻和食欲减退、记忆力减退、情绪不稳定等，以及基础疾病治疗及疗效、用药史等。

2. 体检情况　有无水肿、贫血、消瘦、感染，其他部位肿瘤，骨痛、骨骼变形，泌尿系统结石，心脑血管病变，消化系统病变等。

3. 各项辅助检查结果　需了解各项常规及生化、电解质的情况（尤其是血钙、尿钙、PTH 及血钾情况），以及凝血功能、甲状旁腺功能、心肌酶谱、BNP、血气分析、骨代谢、心电图、骨密度等检查结果。PHPT 患者伴甲状腺疾病较多见，可同时进行甲状腺疾病的检查（包括甲状腺功能测定、降钙素及癌胚抗原检测及甲状腺彩超等）。必要时应检测心肺等功能（如心脏彩超、24 小时动态心电图、心肌显影检查及肺功能测定等）。

4. 心理及社会支持系统　了解患者患病后的精神、心理变化，有无记忆力减退、情绪不稳定等表现，对甲状旁腺疾病的相关知识、围手术期相关信息的了解程度及心理承受能力，患病对日常生活、学习或工作等的影响，以及家庭成员、朋友、同事等对患者的关心及支持程度。

（二）术前准备

完善各项检查，做好麻醉及手术风险评估，有吸烟史的全身麻醉患者术前需禁烟。术前 1 天需按照全身麻醉手术的规定时间禁食禁饮，行射频消融者可正常饮食。

（三）术前护理措施

1. 饮食护理　对血钙水平≤3mmol/L 的 PHPT 患者，鼓励每天大量饮用不含钙离子的水（如蒸馏水），最好达到 3L/d。此外，长期高血钙可导致胃肠道蠕动缓慢，出现食欲减退、腹胀、便秘、恶心呕吐、反酸、上腹痛等。在等待手术期间可为患者提供无刺激、易消化的低钙饮食，嘱患者禁食牛奶、豆制品等高钙食物，避免含磷高的坚果、骨头汤等饮食，少量多餐。

2. 疼痛与安全的护理　有症状的 PHPT 患者大多伴有骨关节疼痛及活动受限，重症者可发展至全身，甚至翻身困难、卧床不起。需要保持病房光线充足，地面清洁干燥、无障碍物，呼叫器放在易取的位置，采用各类防跌倒的措施，如穿防滑鞋或使用助行器等，不提重物、不做剧烈运动等避免发生骨折。长期卧床的患者需注意基础护理与皮肤护理，翻身时需有人协助，搬动卧床患者时应轻抬轻放。日常多与患者交流，介绍放松的方法，消除患者紧张情绪，必要时可遵医嘱给予镇痛药物治疗，并评估用药后的效果。

3. 用药护理

（1）扩容利尿类：如血钙＞3mmol/L，可使用生理盐水进行扩容补液。推荐前 1 小时输入 200～500ml 生理盐水，后 100～200ml/h，第一个 24 小时内输入 3～4L 生理盐水，然后每 24 小时输入 2～3L，直到足够的排尿量（2L/d）。此类术前采用扩容治疗的患者在输液前应评估心脏功能，注意控制输液速度，防止短时间内输注液体过多引起心力衰竭。对于使用利尿剂的患者，需记录患者用药后尿量，必要时记录患者的出入量，禁用噻嗪类利尿剂。

（2）双膦酸盐类：常用双膦酸盐制剂有帕米膦酸盐、伊班膦酸盐、阿屈膦酸盐和唑来膦酸等。在静脉滴注时可出现疼痛、发热、肿胀、静脉炎等局部反应，宜选用大静脉进行穿刺。在肾功能正常的情况下，唑来膦酸 4mg 静脉滴注时间为 15 分钟内，而帕米膦酸钠 90mg 静脉滴注时间不少于 4 小时，伊班膦酸钠 6mg 静脉滴注时间不少于 1 小时。首次用药的 24 小时内可出现流感样发热、肌肉酸痛等症状，但持续时间一般不超过 48 小时，若换用另一种双膦酸盐可再次出现上述反应，此外还可能出现白细胞计数降低或低钙血症，多无明显症状，需注意观察及对症处理。

（3）降钙素类：常用鲑鱼降钙素 2～8U/kg，鳗鱼降钙素 0.4～1.6U/kg，均为皮下或肌内注射。长期注射者需更换注射部位，用药期间需注意各种药物不良反应，特别是易发生皮疹、红斑、荨麻疹等过敏反应的患者，有支气管哮喘或其既往史的患者慎用，使用时需加强观察。

（4）维生素 D：术前补充维生素 D 虽然不会明显增加血钙水平，但会增加尿钙水平，对高尿钙患者术前补充维生素 D 须谨慎。

4. 心理护理　对患者的担忧表示理解与认同，鼓励患者说出感受，指导放松技巧（如听音乐、深呼吸等）。同时介绍相关疾病知识，治疗时多给予鼓励。

5. 并发症观察　术前应重点观察血钙及 PTH 情况。遵医嘱使用药物降血钙并准确记录出入量，保持出入平衡，定期监测体重、检查血钙及 PTH，采血时间应固定在清晨，并用同一方法检测。发现高血钙患者出现恶心、呕吐时，应警惕可能发生高钙危象。当血钙明显增高超过 4mmol/L（16mg/dl）时，尿素氮升高，患者可能出现低氯性碱中毒，应密切观察患者生命体征变化和一般情况，迅速建立静脉通路，遵医嘱用药，维持电解质平衡。

二、术后护理

（一）术后评估

（1）关注患者的手术方式及术中冰冻切片病理检查结果。

（2）观察患者有无颈围增粗、声音嘶哑、饮水呛咳、呼吸困难、手足麻木等不适，术后同样需要关注血 PTH、钙、磷、钾、镁、碱性磷酸酶等各项实验室检查指标。开放式手术还需注意伤口敷料及引流情况。

（3）心理及社会支持系统：了解患者对手术的接受程度，如术后出现并发症的心理承受能力，家庭成员及朋友、同事等对患者的关心及支持程度，是否已经掌握术后康复知识等。

（二）术后护理措施

1. 饮食　开放式手术患者待麻醉清醒后可给予温凉、流质饮食，第 2 天即可逐渐过渡至半流质直到普食。射频消融术后 2 小时内暂不进食，可少量饮温凉水。饮食中增加钙和维生素 D 的摄入，嘱患者多进食高钙饮食，减少菌类、奶粉、坚果等含磷高的食物，增加牛奶、豆制品、动物骨、蔬菜等食物。食物中钙磷比为（1～2）∶1，即钙稍高于磷时，有利于钙的吸收，钙磷比为 2∶1 时最利于钙的吸收。

2. 体位与活动　全身麻醉手术患者麻醉未清醒前予平卧位，头偏向一侧。待麻醉清醒、血压平稳后，予半卧位，有利于呼吸、痰液咳出和切口引流。颈部可轻微活动，1 周内勿过度后伸。有引流管者加强管道护理，妥善固定，避免折叠牵拉。射频消融术后体位无明显限制，如患者未出现出血或皮下血肿，无呼吸困难等症状。按压术区局部 30 分钟后不做剧烈活动即可，3 天后活动无明显限制。

3. 病情观察　术后床旁备气管切开包，以及吸氧、心电监护等设备，观察颈围有无增粗、切口有无渗血，保持伤口敷料清洁干燥。观察患者有无声音嘶哑、饮水呛咳等神经损伤症状，关注患者术后疼痛评分。有引流管者注意观察及记录引流液颜色和量。PHPT 患者的骨痛在术后会逐步缓解，但骨关节畸形与肾功能损害均难以恢复，术后仍要加强防跌倒等骨科护理。

4. 并发症观察与护理

（1）出血：术后需注意观察患者敷料是否干燥、射频消融者颈围是否增粗、有无呼吸困难等。少量出血一般无须特殊处理，术后会自行吸收，出血量较大形成血肿特别是出现呼吸道压迫症状时应及时通知医生处理。

（2）神经损伤：术后可以通过有无声音嘶哑（喉返神经损伤）、饮水呛咳（喉上神经内支损伤）、声音低沉（喉上神经外支损伤）进行初步判断。例如，射频消融术中喉返神经受损后可在术中局部注射或静脉用地塞米松抑制热损伤后炎症反应，术后可以口服神经营养药物或中药治疗。若出现饮水呛咳，可采取坐位进食半固体或固体食物，避免出现误吸。神经牵拉或损伤大多可在术后3～6个月逐渐恢复或代偿。

（3）低钙血症：甲状旁腺切除后，PTH分泌减少，大量钙磷回到骨骼中。血钙大多在术后24～48小时降至正常值范围，然后会出现暂时的低血钙表现。当血钙浓度低于2.0mmol/L时会出现唇周、手足麻木，严重时会出现四肢抽搐。及时、足量补充钙和维生素D，5～7天后可恢复正常。术后第1天就应监测血钙及PTH水平，根据血钙水平和症状，遵医嘱给予补钙治疗。可以选择口服或者静脉输注，当患者出现抽搐症状或血钙下降过多时，可以遵医嘱给予10%葡萄糖酸钙静脉滴注或缓慢注射。静脉补钙时滴速不能过快，以防出现心搏骤停，同时需注意选择粗大血管，避免出现静脉炎及外渗。对于低钙血症较重者，可加用维生素D制剂。血钙浓度宜控制在2.0～2.3mmol/L，适度低血钙可以刺激PTH分泌，促进曾经被抑制的甲状旁腺恢复功能，一般患者在术后3～5天血钙逐渐恢复时就可以减少外源性补钙量。

5. 复查和随访　PHPT随访时间推荐为术后1个月、3个月，1年内每3个月复查一次，1年后可每半年复查一次。主要进行影像学和血生化检查。影像学首选超声检查，关注是否有局部复发及其他PHPT病灶。对术后持续PHPT或甲状旁腺功能减退的患者，长期随访中除检测血钙和PTH外，还应检测25-(OH)D、尿钙、尿磷和骨代谢指标，以及检查泌尿系统结石。对PHPT术后疑未缓解患者应评估术后6个月的血PTH、血钙水平，并进行甲状腺超声及核素检查，必要时需再次治疗。

（陈　越　石　果）

第二节　继发性甲状旁腺功能亢进症的围手术期护理

继发性甲状腺功能亢进症（secondary hyperparathyroidism，SHPT）主要继发于慢性肾脏病（CKD），以尿毒症血液透析患者多见。目前临床上对CKD伴SHPT

患者的治疗仍充满挑战，虽然药物治疗及血液透析可纠正电解质紊乱，但长期疗效不佳。其中，10%的患者因存在对药物不敏感或药物抵抗等相关问题，即出现活性维生素D及其类似物和拟钙剂药物抵抗、持续的高磷或高钙血症，持续高PTH等，称为难治性SHPT。根据2009年KDIGO指南推荐，如出现难治性SHPT，均应考虑行甲状旁腺切除术，以快速改善骨痛、瘙痒、肌无力、失眠和食欲减退等症状，使患者全身营养状况得到好转，提高生活质量。肾性SHPT患者伴发肾性骨病、心血管疾病等，围手术期手术风险较大，需加强围手术期护理。本节主要探讨SHPT的围手术期护理。

一、术前评估

（1）一般情况：包括年龄、性别、职业、生活习惯、烟酒嗜好等。了解患者既往病史、过敏史、外伤手术史等，以及自患病以来健康问题的发生、发展及治疗过程。

（2）辅助检查：各项常规及生化、凝血功能、甲状旁腺功能、心肌酶谱、心房钠尿肽、血气分析、骨代谢、心电图、心脏超声、甲状旁腺定位、骨密度等。

（3）全身情况：有无水肿、贫血、消瘦、各种感染，有无其他部位肿瘤，有无骨痛、骨骼变形，有无泌尿系统结石，心肺功能是否良好等。

（4）评估患者的心理社会支持系统：家庭成员、好友及同事对患者的关心和支持程度，对甲状旁腺移植预后等相关信息的认知程度及心理承受能力。

二、术前护理

（一）心理护理

尿毒症患者病程长，需长期接受血液透析治疗，身心饱受疾病折磨，既对手术充满期望，又担心治疗带来的痛苦及并发症，心理压力较大。因此，须根据患者具体情况，如年龄、文化程度、工作性质和经济承受能力等，向患者及家属介绍手术方法、疗效和术后可能发生的问题及注意事项。护理人员需密切关心患者的心理变化，及时、多次耐心交流，给予鼓励与安慰，做好解释工作，使患者保持良好心态，积极配合治疗。对精神过度紧张或失眠者，适当应用镇静剂或催眠药物。

（二）饮食护理

（1）给予高热量、高蛋白质和富含维生素的食物，加强营养支持，纠正负氮平衡，保证患者术前营养。低蛋白质摄入将对肠道钙吸收能力产生影响，使循环中PTH及骨化三醇分泌增多；高蛋白质饮食对PTH分泌可能有抑制作用，可减轻甲状旁腺功能亢进造成的影响。CKD 最新营养指南建议，血液透析和腹膜透析患者应避免低蛋白质饮食，提倡每天膳食蛋白质摄入量在 1.0～1.2g/kg 体重。

（2）钙磷的摄入和饮食结构密切相关，如长期进食高磷食物会导致钙磷代谢障碍，加重病情。嘱患者避免摄入过多高磷食物，否则会加重钙磷代谢障碍，促进疾病发生、发展。

（三）营养支持

对 SHPT 患者，应给予足够的液体摄入以补充出汗等丢失的水分，但对患有心脏疾病者则应避免摄入大量水分，以防肺水肿和心力衰竭。由于接受手术治疗者多为终末期肾病或尿毒症患者，需要比健康个体更高的能量摄入。与非 CKD 者相比，CKD 患者静息能耗增加，更易受到能量摄入不足的影响。在非透析的 CKD 患者中，低量[<0.6g/(kg·d)]但高质量的蛋白质饮食和足够的能量摄入[30～35kcal/(kg·d)]可维持中性氮平衡或略呈正氮平衡。而维持血液或腹膜透析的患者，由于透析相关的蛋白质损失，蛋白质需求量要更高，根据 CKD 营养临床实践指南，此类患者蛋白质需求量为 1.0～1.2g/(kg·d)，蛋白质摄入量<0.8g/(kg·d)或>1.4g/(kg·d)与透析患者死亡率增加相关。

三、术后护理

（一）一般护理

（1）床旁备气管切开包、氧气、心电监护设备等，术毕患者回病房后，麻醉未清醒前予平卧位，头偏向一侧，行心电监测，严密观察患者体温、心率、呼吸、血压至平稳。观察患者有无声音嘶哑、饮水呛咳等神经损伤症状。待患者清醒、血压平稳后，给予半卧位，以利于呼吸、痰液咳出和切口引流。

（2）观察颈部切口有无渗血，保持伤口敷料清洁、干燥。有引流管者加强管道护理，妥善固定，避免折叠、牵拉，注意观察与记录引流液颜色和量，妥善固定引流管，搬动、转运患者时注意防止引流管扭曲、折叠。

（3）待患者麻醉清醒后可给予温凉、流质饮食，不可过热，以免颈部血管扩张，加重切口渗血，并逐渐过渡至半流质直到普通膳食。观察进食时有无呛咳、误咽等症状。术后需透析的患者因透析通常需取卧位，一侧肢体通过管道与透析机相连接，患者活动范围受到限制，需嘱患者选择易携带、易解开、可以单手食用的普通膳食。患者在两次透析间期应遵循尿毒症患者的饮食原则，以高生物价蛋白质、高维生素、低钾、高磷（手术成功者）、高钙、低盐饮食为主。例如，对于有明显水肿、高血压等情况的患者，应避免或减少腌制品、过咸的快餐等高钠食物。

（4）甲状旁腺移植术后血电解质及 PTH 检测：患者回病房后即刻采血检测血电解质变化，重点检测血钙和血钾变化，避免高血钾和低血钙发生，保证血钙＞1.9mmol/L（7.2mg/dl）。术后 3 天内每 4～8 小时检测血钙 1 次，术后 4～7 天每天检测血钙 2 次，1 周后每周检测 1 次，1 个月后每月检测 1 次。

（二）高钾血症护理

由于术前禁食及手术应激刺激，患者处于高分解代谢状态，术中剥离甲状旁腺引起周围组织损伤、手术创面血性液体吸收等均可导致血钾升高。严重高钾血症会引起心率缓慢甚至心搏骤停，因此 72 小时内应严密监测血钾变化，特别注意术后 2～6 小时血钾变化。对于药物不能纠正的高血钾者应及时联系透析，对于不能或不宜到透析中心透析的患者，应行床边血液透析治疗。

（三）低钙血症护理

术后应根据血钙水平合理补钙，维持钙平衡，以防甲状旁腺全切术后血钙迅速下降，造成严重低钙血症和强直性抽搐。当血钙含量在 2.2mmol/L 以下或患者出现各种低钙血症症状时，应及时给予 10%葡萄糖酸钙口服或静脉给药，1 次/天，直至血钙含量升至 2.2mmol/L 以上或各种症状缓解。当血钙降至 1.9mmol/L 时，无论有无症状，一般建议直接遵医嘱给予静脉补钙（静脉输液泵持续补充 10%葡萄糖酸钙）使其维持在 2.0～2.2mmol/L，之后根据血钙水平逐渐减量并转为口服补钙。另外，由于维持性血液透析患者血管条件极差，加上大剂量高浓度钙剂对血管的刺激，静脉炎发生率较高，补钙过程中要加强巡视，严密观察有无液体渗出，预防钙剂外渗引起的局部组织坏死。一旦发现外渗，要立即更换输注部位，局部给予 50%硫酸镁湿敷。

（四）血液透析护理

为了预防术后创面出血，患者术后引流管拔除前及拔除后 3 天内行无肝素透析，后由超小剂量肝素透析逐步恢复到常规剂量肝素透析。在行无肝素透析、超小剂量肝素透析时，应密切观察透析器的情况、血液管路压力，防止凝血、失血的发生。术后准确记录 24 小时出入液量，控制输液量，避免透析间期体重增长过多。对于血钙水平较低的患者，血液透析过程中加用高钙透析液补钙，通过钙离子的渗透作用充分提高患者血钙水平（透析液钙浓度为 1.75mmol/L，4 小时透析后人体可获得 900mg 元素钙）。透析中密切监测血压变化，监测透析前后电解质变化。

（五）骨饥饿综合征护理

甲状旁腺功能亢进患者行甲状旁腺切除术后，出现持续性低钙血症，血清总钙浓度低于 2.1mmol/L，部分可能伴有低血磷或低血镁，即可考虑为骨饥饿综合征。该疾病患者的骨骼修复在甲状旁腺病变切除术后开始启动，骨饥饿状态先不断消耗钙、镁、磷等矿物质进行骨骼矿化，同时消耗蛋白质进行骨骼中 I 型胶原蛋白的合成。

为监测患者甲状旁腺切除术后骨饥饿综合征的发生、发展，术后 24 小时内需密切关注血 PTH 及血钙、血磷水平。若患者出现低血钙相关症状，如口周或手足麻木、低血压、喉痉挛等，或血清总钙浓度小于 1.9mmol/L，应及时通知医生，准备静脉补钙。因食物与乳制品中含磷丰富，且肠道通常对磷吸收比较充足，一般骨饥饿综合征合并低磷血症患者无须额外补充磷制剂。若术后出现顽固性低钙血症同时合并低镁血症，应考虑适当补镁。术后发生骨饥饿综合征患者，需在术后 2 周及 1 个月时复查血 PTH、血钙、血磷，必要时监测 24 小时尿钙、尿磷，根据结果调整钙制剂和骨化三醇的剂量。

（六）患肢护理

甲状旁腺移植于上肢的患者应避免患肢剧烈活动、受压、穿过紧的衣服、戴手表、提重物等。严禁该上肢测量血压及输液。注意观察移植处切口有无渗血、渗液、血肿形成及感染等情况。手术后 7～10 天抽血化验，移植侧肘上 5cm 抽血与对侧肢体抽血进行比较，以判断移植物是否成活。如移植侧血 PTH 大于对侧肢体 1.2 倍以上，表示移植甲状旁腺组织已成活。

（朱 洁 罗 凤）

参 考 文 献

戴威，孔令泉，吴凯南，2018. 甲状旁腺功能亢进症的诊断与治疗进展. 中华内分泌外科杂志，12（1）：82-84.

韩挂艳，干鸥，邢小平，等，2009，静脉用双膦酸盐在原发性甲状旁腺功能亢进症并高钙危象中的作用. 中华内科杂志，48（8）：729-733.

孔令泉，吴凯南，厉红元，2020. 关爱甲状旁腺健康——肾病、骨病与尿路结石患者必读. 北京：科学出版社.

孔令泉，吴凯南，厉红元，2021. 乳腺肿瘤骨代谢病学. 北京：科学出版社.

李静，2020. 尿毒症血液透析患者行甲状腺全切术围手术期护理要点研究进展. 透析与人工器官，31（1）：78-80.

刘占肖，杨松涛，2017. 尿毒症继发性甲状旁腺功能亢进症围手术期护理体会. 中国现代医药杂志，19（3）：88-89.

吕小林，王雪梅，朱亚梅，等，2013. 甲状旁腺全切联合前臂种植术治疗重度继发性甲状旁腺功能亢进患者的围手术期护理. 中华现代护理杂志，19（33）：4135-4137.

王晓鸣，陈玉燕，2008. 影响钙吸收的因素. 广东微量元素科学，15（12）：30.

吴承健，卢春燕，2021. 术后骨饥饿综合征. 中国普外基础与临床杂志，28（2）：265-270.

吴限，汤兵，孙成山，2011. 慢性肾衰竭继发甲状旁腺功能亢进甲状旁腺全切加前臂移植术后低钙血症的防治. 中国血液净化，10（2）：105-107.

邢小平，孔晶，王鸥，2012. 高钙危象的诊治. 临床内科杂志，29（9）：590-592.

姚力，张凌，刘鹏，等，2009. 甲状旁腺切除术治疗难治性甲状旁腺功能亢进症 89 例疗效评价. 中国血液净化，8（8）：431-436.

中华医学会骨质疏松和骨矿盐疾病分会，中华医学会内分泌分会代谢性骨病学组，2014. 原发性甲状旁腺功能亢进症诊疗指南. 中华骨质疏松和骨矿盐疾病杂志，24（3）：187-198.

中华医学会外科学分会甲状腺及代谢外科学组，中国研究型医院学会甲状旁腺及骨代谢疾病专业委员会，2020. 原发性甲状旁腺功能亢进症围手术期处理中国专家共识（2020 版）. 中国实用外科杂志，40（6）：634-638.

周建平，田雨霖，2007，中国人原发性甲状旁腺功能亢进 10 年文献回顾（1995～2004 年）. 中国普通外科杂志，16（1）：78-80.

邹宝山，2020. 终末期肾病继发性甲状旁腺功能亢进患者甲状旁腺切除术后并发症的研究进展. 中国临床新医学，13（10）：1061-1065.

Ahmad S, Kuraganti G, Steenkamp D, 2015. Hypercalcemic crisis: a clinical review. Am J Med, 128（3）：239-245.

Avesani CM, Cuppari L, Silva AC, et al., 2001. Resting energy expenditure in pre-dialysis diabetic patients. Nephrol Dial Transplant, 16（3）：556-565.

Bargagli M, Arena M, Naticchia A, et al., 2021. The role of diet in bone and mineral metabolism and secondary hyperparathyroidism. Nutrients, 13（7）：32-39.

Foley RN, Li S, Liu J, et al., 2005. The fall and rise of parathyroidectomy in U. S. hemodialysis patients, 1992 to 2002. J Am Soc Nephrol, 16（1）：210-218.

Jain N, Reilly RF, 2017. Hungry bone syndrome. Curr Opin Nephrol Hypertens, 26（4）：250-255.

Kawada K, Minami H, Okabe K, et al., 2005. A multicenter and open label clinical trial of zoledronie acid 4mg in patients with hypercalcemia of malignancy. Jpn J Clin Oncol, 35（1）：28-33.

Neyra R, Chen KY, Sun M, et al., 2003. Increased resting energy expenditure in patients with end-stage renal disease. J Parenter Enteral Nutr, 27（1）：36-42.

Roche AM, Brant JA, Chai RL, 2018. Predictors of readmission and reoperation in patients undergoing parathyroidectomy for primary hyperparathyroidism. Otolaryngol Head Neck Surg, 158（5）：828-834.

Sciatti E, Lombardi C, Ravera A, et al., 2016. Nutritional deficiency in patients with heart failure. Nutrients, 8（7）：811-817.

Tom K, Young VR, Chapman T, et al., 1995. Long-term adaptive responses to dietary protein restriction in chronic renal failure. Am J Physiol, 268（4）：668-677.

Zha Y, Qian Q, 2017. Protein nutrition and malnutrition in CKD and ESRD. Nutrients, 9（3）：208.

第二十四章　高钙危象患者的护理

一、病情评估

（一）健康史

患者有无甲状旁腺相关疾病、恶性肿瘤、肾功能不全等病史，是否长期大剂量服用维生素 D。

（二）身体状况

1. 临床表现　高钙危象最常见的是中枢神经系统、胃肠道、心血管及泌尿系统症状，表现为乏力、倦睡、昏睡、木僵、精神异常、心律失常、氮质血症及昏迷等，可引起突然死亡。

2. 辅助检查　血钙浓度的波动与采血时间、测定方法及患者肾功能有密切关系，采血时间应固定在清晨，及时送检，用同一方法检测并结合 24 小时尿钙作为参考。需要多次重复测定血钙，以排除实验室误差及止血带绑扎时间过长等人为因素造成的高血钙，还需注意患者有无脱水及血浆蛋白浓度升高。计算校正钙用以下公式：校正钙=实测钙+（40−实测白蛋白）×0.02，钙浓度单位为 mmol/L，白蛋白单位为 g/L，此公式有助于排除假性高钙血症。

（三）心理和社会支持状况

评估患者的心理社会支持系统，家庭成员、好友及同事对患者的关心及支持程度；了解患者及家属对高钙危象相关信息的认知程度及心理承受能力等。

二、救治与护理

（一）密切观察病情

持续心电监护，密切观察患者心律、心率、血压、意识，每 15 分钟检查一次。监测血钙及血 PTH 变化。注意末梢循环情况，肢端保暖。观察呕吐、腹痛等主诉的变化。准确记录 24 小时出入量及每小时尿量。

（二）安全护理

部分患者对时间、地点的定向力明显下降，应予以专人护理，四肢用保护带固定，并妥善固定穿刺针和管路；对伴有呕吐、嗜睡者取平卧头侧位，注意保持呼吸道通畅，给予床挡保护，加强巡视，防止意外坠床。保持床单清洁干燥，协助患者定时翻身，防止长期卧床引起压疮。做好皮肤护理，防止抓挠皮肤。严重骨质疏松者易发生骨折，嘱患者卧床休息，在床上大小便；护理操作时，应动作轻柔，避免推、拖、拉等动作；穿防滑鞋，稳步慢行，少做剧烈运动，外出时需有专人陪护。

（三）用药护理

1. 补液　高钙危象时由恶心、呕吐、多尿引起的脱水非常多见，补液是其治疗的第一步，均需首先使用生理盐水补充细胞外液容量，开始 24～48 小时每天持续静脉滴注 3000～4000ml，可使血钙降低 0.25～0.75mmol/L。大量补充生理盐水一方面可纠正失水，同时因大量钠从尿中排出，促使钙从尿中排出。补水同时应严密监测电解质和心功能情况。

2. 利尿　细胞外液容量补足后给予呋塞米 40～60mg 静脉注射，促使尿钙排出，维持尿量 100～200ml/h，但同时可导致镁与钾的丢失，应动态监测电解质，及时纠正低钾低钠和酸碱失衡。噻嗪类利尿剂可减少尿钙排泄，应避免使用。

3. 抑制骨钙吸收　双膦酸盐，如帕米膦酸钠 60mg，静脉输注 1 次。应用时以 10ml 注射用水稀释后加入 1000ml 液体（生理盐水）中。也可用唑来膦酸钠 4mg 静脉输注 15～30 分钟，用 1 次，约 90%的患者 3～5 天血钙达到正常，可持续 32 天。降钙素可抑制骨质吸收，2～8U/(kg·d)皮下或肌内注射，但在 24～48 小时后会出现快速耐受。

4. 血液透析或腹膜透析　降低血钙疗效显著，当血钙降至 3.25mmol/L 以下时相对安全。

5. 糖皮质激素　可直接影响骨吸收和骨形成，亦影响肾脏、肠道钙的转运，对 PTH 的合成及分泌有间接作用，并可抑制降钙素的"脱逸现象"。对结节病、乳碱综合征、维生素 D 中毒等肠道钙吸收增加者疗效显著，对白血病、乳腺癌等恶性肿瘤高钙血症亦有较好疗效，但对 PTH 引起的高钙血症无效。可用氢化可的松每天 200～300mg 静脉滴注，共用 3～5 天。

6. 用药监护　应严格遵照医嘱，耐心地向患者讲解药物的作用与不良反应。

（四）去除病因

去除病因是高钙危象最根本的治疗方法。由甲状旁腺腺瘤引起者，应积极创造条件择期手术，若腺瘤能被切除，血钙大多在 2～3 天后恢复正常。对于甲状腺功能亢进引起者，普萘洛尔有明显疗效，短时间内可使血钙降低。恶性肿瘤患者一般在化疗或手术切除后血钙下降。使用噻嗪类利尿剂、大剂量维生素 D 等医源性高钙血症患者，多在停止有关药物治疗后，高钙血症即能得到满意的控制。

（五）术后护理

原发性甲状旁腺功能亢进症是由于甲状旁腺腺瘤、甲状旁腺增生和肿大或腺癌引起 PTH 分泌过多，通过对骨和肾的作用，导致高钙血症。对原发性甲状旁腺功能亢进症出现临床症状或并发症的患者，外科手术是唯一有确切效果的治疗措施。对于有高钙危象症状的患者，应帮助其尽早手术，减少并发症的发生，以利于患者早日康复。

（1）术后 24 小时内床边备气管切开包及吸引器。持续心电监护，监测患者心率、血压，加强对患者的动态观察，倾听患者的主诉。

（2）观察伤口敷料是否有渗血渗液，保持颈部引流管通畅，观察引流量的颜色、性质及量。

（3）低钙血症的观察与处理。血钙水平是判断手术是否成功的指标。手术治疗成功者，高钙血症和高甲状旁腺激素血症被纠正。术后 24 小时每 4 小时监测一次离子钙，24 小时后每 6 小时监测一次离子钙，48 小时后每 8 小时监测一次离子钙。根据血钙情况和症状调整补钙的方法及剂量，使血钙维持在 2.0～2.3mmol/L。轻者口服钙剂 3～6g/d；严重四肢麻木、手指握拳不能伸直或呈爪形，常是抽搐的先兆，应改用静脉补钙，一般采用 10%氯化钙 10ml 缓慢静脉注射，1～2 次/天；若抽搐频繁，须严防呼吸不畅。静脉补钙时速度不能太快，以免发生心脏停搏。护理记录中详细记录患者的血钙水平，出现低钙症状的时间、补钙量与效果，尽量避免于患者发生四肢抽搐后才补钙。一般患者在术后 3～5 天血钙降到最低，然后开始逐渐升高，术后 2 周左右甲状旁腺功能开始恢复正常，补钙量逐渐减少。

（六）饮食护理

饮食和体液会直接或间接影响血钙水平。应反复多次用通俗的语言向患者及家属做好解释工作，再根据个体差异，帮助患者制订膳食计划。指导患者高钙血症期间采用低钙饮食（100g 内含钙量＜100mg 的食物），全天食物含钙量不超过150mg/d，尽量减少含钙、含磷丰富的食物（如乳类、豆类、坚果类、蛋类、蘑菇、紫菜等）摄入，以减少消化道对钙磷的吸收。同时嘱患者多饮水，每天 3000～4000ml，多尿时可增加饮水量，但若并发肾功能不全，则需适当限制进水量。当高钙血症缓解后，再恢复优质高蛋白、低胆固醇、低脂肪、低糖、富含纤维素的食物。甲状旁腺切除术后需进高钙食物，如水果、蔬菜、牛奶、豆制品、虾皮等，并给予适量维生素 D，以促进钙吸收。

（七）心理护理

患者因病情重，治疗过程长，病情反复，常有焦虑、恐惧、悲观、孤独、不耐烦及不合作等心理，这些不良的心理会导致疾病进一步恶化。向患者介绍疾病相关知识，告知患者一般预后良好，以及介绍手术的必要性，缓解患者的焦虑情绪。在护理过程中护士须用热情诚恳的态度与患者交谈，增加有效沟通，尽量让患者说出想法，操作前耐心、细致地解释，让患者感受到被关心、重视和尊重，树立战胜疾病的信心。家属尽可能多陪护患者，亲人在身边可稳定患者的情绪。必要时请精神科会诊。

（吴友凤　廖　双）

参 考 文 献

李天禄，李晓平，邓婉秋，2007. 临床急危重病诊断与治疗. 北京：中国科学技术出版社.

缪建平，王惠琴，2001. 原发性甲状旁腺功能亢进病人围手术期护理. 中华护理杂志，36（12）：902-903.

伍淑文，王思琛，2001. 原发性甲状旁腺功能亢进并发症的防护. 护理学杂志，16（3）：161-162.

邢小平，孔晶，王鸥，2012. 高钙危象的诊治. 临床内科杂志，29（9）：590-592.

詹东昂，2011. 原发性甲状旁腺功能亢进症一例误诊分析. 临床误诊误治，24（1）：68-69.

张喜锐，陈秀荣，李清敏，2011. 急危重症临床护理. 北京：军事医学科学出版社.

Suliburk JW，Perrier ND，2007. Primary hyperparathyroidism. Oncologist，12（6）：644-653.

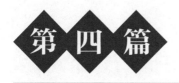

第四篇

甲状旁腺功能减退症

第二十五章　原发性甲状旁腺功能减退症

原发性甲状旁腺功能减退症（primary hypoparathyroidism，简称原发性甲旁减）是由于甲状旁腺组织本身异常导致甲状旁腺激素（PTH）分泌过少和（或）效应不足而引起的一组临床综合征。其临床特点是手足搐搦、癫痫样发作、低钙血症和高磷血症。

一、病因和病理生理

原发性甲旁减发病原因尚未明确，部分学者认为可能是甲状旁腺的腺体细胞被脂肪组织所取代，或者是与患者自身免疫或遗传相关，从而导致PTH分泌不足甚至缺如。其病因还与患者的发病年龄相关，年幼发病者一般系先天缺陷所致，最近有文献报道，儿童原发性甲旁减可能与染色体 22q11.2 部分区域杂合缺失相关，年长发病者往往是自身免疫性或特发性甲旁减所致。由于PTH缺乏导致破骨作用减弱，骨吸收减少，患者血钙下降、血磷升高。当血钙浓度降低到严重程度时，可有神经肌肉兴奋性增加，表现为手足搐搦甚至惊厥。长期血钙降低还会引起皮肤、毛发、指甲等外胚层病变，甚至影响儿童的智力发育。

二、临床表现

不同病因引起的原发性甲旁减有相似的临床表现，主要为急、慢性低钙血症的症状，严重时可危及生命。

1. 神经肌肉应激性增加　本病初期仅有感觉异常，如口唇、四肢麻木、刺痛和蚁走感，但当血钙下降时，神经肌肉应激性增加，出现低钙性抽搐，可表现为手足及面部肌肉痉挛，手足搐搦，呈鹰爪状。体征有面神经叩击征（Chvostek 征）阳性和束臂加压试验（Trousseau 征）阳性。儿童发病时常被误诊为癫痫样大发作，若不及时进行全面的神经系统检查，延误了诊断和治疗，会造成儿童脑部损害，导致智力发育迟缓。

2. 精神症状　长期的急、慢性低钙血症还会引起患者精神状态的改变，出现恐惧、烦躁、抑郁、性格改变、智力和记忆力减退等症状。由于原发性甲旁减患者有时会有精神障碍表现，易被误诊为精神分裂症，此时精神病相关治疗效果差，临床应及时鉴别。

3. 外胚层组织营养变性　主要表现为皮肤干燥、脱屑，手足指甲薄脆、有横沟。甲状旁腺功能低下患儿有出牙延迟、牙发育不全、磨牙根变短、龋齿多、缺牙等表现。有的患者尚可发生白内障、视力下降等。

4. 其他 少数患者还会有胃肠道功能紊乱、心血管异常、转移性钙化、假性甲旁减等特殊表现。

三、诊断与鉴别诊断

原发性甲旁减的诊断应综合上述临床表现及以下实验室检查、影像学等证据，并进行鉴别诊断。

（一）实验室检查

1. 血钙 血钙下降，血钙水平≤2.13mmol/L（8.5mg/dl）。有明显症状者，血清总钙一般≤1.88mmol/L（7.5mg/dl），血游离钙≤0.95mmol/L（3.8mg/dl）。

2. 血磷 多数患者血磷升高，一般高于 2.26～3.88mmol/L，但是也有部分患者血磷正常。

3. 24 小时尿钙和磷排出量 正常成人 24 小时尿钙为 1.25～10mmol，尿磷为 35.5～54.9mmol，原发性甲旁减患者尿钙排出量减少，肾小管重吸收磷增加，尿磷排出量减少，部分患者正常。

4. 血 PTH 原发性甲旁减患者 PTH 多数降低，但是由于血钙降低对甲状旁腺是强刺激，会引起 PTH 呈倍数增加，因此在诊断时应综合患者的血钙水平，若其处于低血钙时 PTH 在正常范围，也应视其为低水平状态。假性特发性原发性甲旁减时 PTH 水平明显升高。

（二）心电图、脑电图和影像学检查

1. 心电图检查 甲旁减可累及心肌，心电图出现 T 波平坦、QT 间期延长，主要是 ST 段延长，并且可伴有传导阻滞。

2. 脑电图检查 甲旁减患者脑电图多正常，也可有轻度改变，以中高幅 α 波等为主。

3. 头颅 CT 由于颅内小血管及其周围钙盐沉积，患者两侧基底节、丘脑、小脑齿状核、额颞顶枕皮质和髓质交界处对称性钙化，尤其是基底节钙化双侧对称性分布有特殊意义。患者颅内有无钙化与血钙水平、钙磷乘积无明显相关性。若患者颅内广泛钙化，则缺乏特异性，需要与感染或者基底节钙化症等引起的钙化相鉴别。

（三）鉴别诊断

原发性甲旁减患者需与假性甲旁减、原发性或继发性癫痫、脑血管疾病、颅内肿瘤等鉴别，还应与其他原因引起的低钙血症等鉴别。

四、治疗

（一）药物治疗

药物治疗的目的主要是纠正急、慢性低钙血症。

1. 搐搦发作期治疗　急性低钙血症发生时，10%葡萄糖酸钙或10%氯化钙注射液20ml 10分钟内静脉注射即可缓解症状和控制痉挛。然后将10%葡萄糖酸钙注射液30~50ml加入5%葡萄糖注射液500~1000ml中，维持静脉滴注8~10小时，使症状平稳，并可口服钙剂。如有癫痫样发作，可同时肌内注射抗癫痫药物。

2. 间歇期治疗　通过补充钙剂和维生素D控制症状，减少并发症。可使用碳酸钙0.6~1.2g口服，每天2次；或乳酸钙0.5~1.0g口服，每天2次，并同时加用维生素D制剂。但患者对维生素D制剂的需求有个体差异，治疗时应密切观察血钙、血磷和25-(OH)D、PTH的变化，并且调整维生素D及补钙的剂量。

3. PTH替代治疗　能够减少患者对钙剂和维生素D类似物的依赖，提高患者的生活质量，是甲旁减的理想治疗方案，可在纠正血钙的同时不产生高尿钙或者肾钙质沉积症。美国FDA批准的新生物药重组人甲状旁腺激素已经上市，这种新型药物的上市为体内钙水平不能通过补充钙剂得到控制的原发性甲旁减患者提供了新的选择。但是该药价格高昂并有发生骨肉瘤的风险，因此PTH替代治疗尚面临很多挑战。

（二）甲状旁腺移植治疗

由于药物治疗只能暂时缓解患者症状，无法获得长期疗效，并且可能引起低钙性眼病、肾脏及神经功能损害等并发症，因此甲状旁腺移植是甲旁减患者获得生理性血钙水平的理想途径。移植方法包括组织移植、细胞移植和甲状旁腺微囊化移植。特别是微囊包被技术在免疫隔离上的应用取得了较大进展，但是该技术也有一些问题，如无法完全阻止小分子免疫物对移植物的攻击，囊周纤维化，移植供体寿命较短，缺乏移植部位、移植浓度与最大生物效应间的相关性研究等。

（三）干细胞诱导分化治疗

人类胚胎干细胞具有多分化潜能，理论上可以诱导干细胞分化为甲状旁腺细胞，这不仅可为原发性甲旁减患者提供移植治疗的供体，还可有效规避免疫排斥。Kathleen等运用激活素A成功地将人胚胎干细胞诱导分化成甲状旁腺细胞，并检测发现所得细胞具有分泌PTH的功能。但目前定向分化的条件还不成熟，诱导分化得到的多为包含多种细胞的混合物，因此需要更全面的研究，为广泛应用于临床提供依据。

（四）基因治疗

基因治疗原发性甲旁减排除了药物治疗的不良反应，免疫排斥反应小，制作简便，费用低，同时解决了移植物来源不足的问题，有很大的发展潜力。但将基因治疗用于临床还面临基因表达水平、PTH 表达和分泌的调节及治疗安全性等诸多问题，仍需进一步研究。

（刘胜春　彭　阳）

参 考 文 献

全婷婷，李悦芃，王鸥，等，2017. 成年起病的原发性甲状旁腺功能减退症 200 例临床分析. 中华内科杂志，56（1）：19-23.

宋福英，杜牧，董倩，等，2020. 儿童原发性甲状旁腺功能减退症临床表型与基因型分析. 中华儿科杂志，58（11）：917-922.

王银国，李燕梅，王仁法，2004. 甲状旁腺功能减退症的脑部 CT 表现. 实用放射学杂志，20（8）：761-763.

肖刚，谭华斌，2014. 特发性甲状旁腺功能减退症长期误诊为精神分裂症、帕金森病. 临床误诊误治，27（5）：58.

中华医学会骨质疏松和骨矿盐疾病分会，中华医学会内分泌分会代谢性骨病学组，2018. 甲状旁腺功能减退症临床诊疗指南. 中华骨质疏松和骨矿盐疾病杂志，11（4）：323-337.

Germano T，2001. The parathyroid gland and calcium-related emergencies. Adv Emerg Nurs J，23（4）：51-56.

Rejnmark L，Underbjerg L，Sikjaer T，2015. Hypoparathyroidism：replacement therapy with parathyroid hormone. Endocrinol Metab，30（4）：436-442.

Testini M，Gurrado A，Lissidini G，et al.，2007. Hypoparathyroidism after total thyroidectomy. Minerva Chir，62（5）：409-415.

Woods Ignatoski KM，Bingham EL，Frome LK，et al.，2010. Differentiation of precursors into parathyroid-like cells for treatment of hypoparathyroidism. Surgery，148（6）：1186-1190.

第二十六章 继发性甲状旁腺功能减退症

继发性甲状旁腺功能减退症，简称继发性甲旁减，又称获得性甲旁减，指由于明确的致病因素，如颈前区手术或放疗、肿瘤浸润、低镁血症等导致甲状旁腺激素（PTH）生成减少和（或）释放受到抑制，引起低钙血症、高磷血症及神经肌肉兴奋性增高等一系列临床综合征。

一、病理生理

甲状旁腺分泌的 PTH，主要调节人体内钙磷代谢和骨骼代谢。从 PTH 生成、释放、与靶器官受体结合到最后发生生理效应的过程中，任何一个环节障碍均可引起甲旁减。继发性甲旁减患者的 PTH 生成或释放减少，无法从骨骼中动员钙，导致低钙血症。此外，较低水平的 PTH 可以减少肾脏钙的再吸收和磷的排泄，同时减少 $25\text{-}(OH)D_3$ 羟基化，导致 $1,25\text{-}(OH)_2D_3$ 生成减少，后者又使肠道对钙的吸收减少，导致人体处于低钙、高磷状态。高血磷携带钙离子向骨及软组织沉积。骨转换减慢，部分患者骨密度增加，皮肤、血管壁和颅内可有钙盐沉着。颅内钙盐沉积形成钙化灶，可引起神经精神症状（如癫痫）。血钙降低时神经肌肉兴奋性增高，可致口周麻木、肌肉痉挛、手足搐搦。

二、病因

（1）颈前区手术是导致 PTH 生成减少最常见的病因，甲状腺、甲状旁腺、喉或其他颈部良恶性疾病手术均可能损伤甲状旁腺，导致术后甲旁减，发生率约为8%；其中约75%为一过性甲旁减，在数日、数周或数月内恢复。一过性甲旁减常由手术切除甲状旁腺或影响其血供所致，约2%的患者会发展至永久性甲旁减。导致甲旁减的颈部最常见手术为甲状腺手术，行甲状腺全切除术的患者有 0.8%～3.0%出现永久性甲旁减；当甲状腺肿较广泛及手术时解剖标志移位或模糊不清时，其发生率显著上升。

（2）原发性甲旁亢术后发生继发性甲旁减与继发性甲旁亢术后甲旁减的发生机制有所不同，前者因术后血钙加速累积于骨骼中，血钙明显降低（骨饥饿综合征）。其发生机制：①术前甲状旁腺受抑制；②术后骨矿化消耗较多血钙。其症状常较轻，为暂时性，并随骨矿化完成而恢复。后者常为术中切除过多甲状旁腺所致。

（3）放疗及转移癌、淀粉样变、甲状旁腺腺瘤出血、结核病、结节病、血色病或含铁血黄素沉着症等病变均可损害甲状旁腺，引起甲旁减。

（4）镁参与 PTH 的分泌和调节，高镁血症和严重的低镁血症均可使 PTH 分泌及释放受到抑制，导致甲旁减。

三、临床表现

甲旁减可引起一系列临床表现，低钙血症较轻者症状较少，而严重者可能有危及生命的癫痫发作、难治性心力衰竭或喉痉挛。除严重程度外，低钙血症的发展速度及病程长短也会影响临床表现，部分患者即使有重度低钙血症，也无明显症状。

（一）急性表现

甲旁减的急性表现是因急性低钙血症而发生神经肌肉兴奋性增高。症状轻者常出现口周麻木、手足感觉异常及肌肉痉挛；重者出现手足痉挛、喉痉挛，此时须与癫痫发作及重度手足搐搦时发生的全身性强直性肌肉收缩相鉴别。此外，还有乏力、焦虑、抑郁等非特异性症状；心脏表现则有 QT 间期延长、低血压、心力衰竭和心律失常等。

（二）慢性表现

甲旁减与急性低钙血症的症状与体征类似，但有部分特征是慢性甲旁减所独有的。这些特征包括基底节钙化、白内障、牙齿异常及外胚层表现等。

1. 基底节钙化　是长期甲旁减的表现，部分患者出现基底节钙化，可导致帕金森综合征及肌张力障碍、偏侧投掷症、舞蹈手足徐动症或痴呆。

2. 眼部疾病　可引起白内障及角、结膜炎；治疗低钙血症可阻止白内障进展。

3. 骨骼表现　甲旁减患者骨密度可能增加。

4. 牙齿异常　当低钙血症出现在发育早期时，可能出现牙齿发育不良、牙萌出失败、牙釉质及牙根形成缺陷、龋齿磨损等。

5. 外胚层表现　慢性低钙血症患者的皮肤干燥、水肿且粗糙，并出现具有特征性横沟的脆甲症。

四、诊断

有明确致病因素并持续存在低钙血症伴 PTH 偏低时，可以诊断为继发性甲旁减，如颈部手术后立即出现低钙血症急性发作时。无颈部手术病史，但出现神经肌肉兴奋性增高的症状，也应怀疑甲旁减，无论这些症状较轻（如口周麻木、手足感觉异常及肌肉痉挛）还是较重（如手足痉挛、喉痉挛及局灶性/全面性癫痫发作）。确诊均需要同时检测血钙、镁、白蛋白及 PTH 水平。

五、鉴别诊断

1. 原发性（特发性）甲旁减 原因尚不明确，可能与自身免疫有关。患者可伴有其他自身免疫性疾病如恶性贫血、艾迪生病等，血中可检出甲状旁腺抗体。

2. 假性甲旁减 可能出现 Albright 遗传性骨营养不良症，表现为身材矮小、智力低下、短趾（指）、额部隆起、肥胖、PTH 水平增高。

3. 维生素 D 缺乏 膳食中缺乏维生素 D 或因肠道短等原因引起脂溶性维生素 D 缺乏，从而导致血钙水平降低，此时 PTH 水平正常或升高。

4. 肾衰竭、慢性肾脏病 慢性肾脏病常出现低钙血症，但伴有尿毒症症状，如少尿、皮肤瘙痒；血肌酐及 PTH 水平增高。

5. 低白蛋白血症 任何导致白蛋白生成减少或丢失增加的疾病均可能导致低钙血症，如肾病综合征、肝硬化、全身性水肿。此时白蛋白校正血清总钙或离子钙正常，PTH 水平正常或增高。

六、治疗原则

治疗取决于症状的轻重缓急。当出现癫痫发作、喉痉挛等可能危及生命的症状时，表明病情危急，应尽快启动治疗。治疗目标是缓解症状，提高并维持血钙在正常值低限，并预防医源性肾结石。为了有效治疗镁缺乏患者的低钙血症，应首先纠正低镁血症。

1. 急性期治疗伴有重度症状或血钙急剧降至≤1.9mmol/L 应立即静脉缓慢注射 10% 葡萄糖酸钙 10～20ml，必要时 1～2 小时后重复注射。

2. 急性期治疗伴有轻度症状或血钙急剧降至≤1.9mmol/L 初始治疗给予口服钙剂和维生素 D 补充即可。成人的初始剂量为每日碳酸钙或醋酸钙 1～4g，同时应用骨化三醇 0.5μg，每日 2 次。如果口服补钙无法改善症状，则需要静脉输注钙剂。

3. 慢性期治疗

（1）饮食中注意摄入高钙、低磷食物。

（2）长期口服钙剂，每日服含钙元素 1～2g 的药物钙（1000mg 元素钙需葡萄糖酸钙 11g、氯化钙 3.7g 或碳酸钙 2.5g）。维持血钙接近正常水平，推荐维持在 2.0～2.1mmol/L。

（3）单用钙剂效果不佳者，需加用维生素 D 制剂。常用剂量：维生素 D_3 3 万～10 万 U/d，用药期间应定期复查血钙、尿钙水平，及时调整剂量。避免维生素 D 过量中毒和高钙血症。

（4）维生素 D 制剂和钙剂治疗效果不佳时，应检测血镁，血镁低者补充镁制剂。

（5）大量使用钙剂和活性维生素 D 后，部分患者的血钙仍不能提升到目标水平，且可能发生高尿钙、肾结石、肾钙质沉着症和异位钙化，可推荐使用 PTH 替代治疗。有研究指出，皮下注射 PTH 1-34（甲状旁腺激素类似物，即特立帕肽）和 PTH 1-84，可提高血钙水平，促进骨代谢。

（李　钊　谭金祥）

参 考 文 献

Bollerslev J，Rejnmark I，Marcocci C，et al.，2015. European Society of Endocrinology Clinical guideline：treatment of chronic hypoparathyroidism in adults. Eur J Endocrinol，173（2）：G1-G20.

Brandi MI，Bilezikian JP，Shoback D，et al.，2016. Management of hypoparathyroidism：summary statement and guidelines. J Clin Endocrinol Metab，101（6）：2273-2283.

Clarke BL，2018. Epidemiology and complications of hypoparathyroidism. Endocrinol Metab Clin North Am，47（4）：771-782.

Clarke BL，Brown EM，Collins MT，et al.，2016. Epidemiology and diagnosis of hypoparathyroidism. J Clin Endocrinol Metab，101（6）：2284-2299.

Kazaure HS，Sosa JA，2018. Surgical hypoparathyroidism. Endocrinol Metab Clin North Am，47（4）：783-796.

Shoback DM，Bilezikian JP，Costa AG，et al.，2016. Presentation of hypoparathyroidism：etiologies and clinical features. J Clin Endocrinol Metab，101（6）：2300-2312.

Siraj N，Hakami Y，Khan A，2018. Medical hypoparathyroidism. Endocrinol Metab Clin North Am，47（4）：797-808.

第二十七章　假性甲状旁腺功能减退症

假性甲状旁腺功能减退症（pseudohypoparathyroidism，PHP）是一种罕见的遗传性疾病，以甲状旁腺激素（PTH）抵抗为主要特征，临床表现与甲状旁腺功能减退症相似，主要为低血钙、高血磷、血 PTH 水平升高或正常、手足搐搦等，常伴有多发性内分泌缺陷和先天发育异常，如短指、身材矮小、神经发育缺陷等。

一、流行病学及病因

（一）流行病学

PHP 由 Albright 于 1942 年首先报道，是一种有家族发病倾向的甲状旁腺疾病，是医学史上最早发现的激素不应症。本病多于儿童期发病，2000 年和 2016 年发表的研究中估计日本的患病率为 0.34/10 万，丹麦的患病率为 1.1/10 万，此研究中大多数患者并未通过分子遗传学诊断，而不同种群间的发病率差异尚缺乏统计资料。

（二）病因

在机体正常生理环境中，PTH 与靶细胞 PTH 受体结合后，通过与受体偶联的 Gs 蛋白 α 亚基（Gsα）激活腺苷酸环化酶系统，催化细胞质内 ATP 转化成环磷酸腺苷（cAMP），进一步激活蛋白激酶 A，促使细胞内的蛋白底物磷酸化及 Ca^{2+} 通道开放，细胞内 Ca^{2+} 浓度升高，PTH 发挥作用。PTH 的生理功能是刺激溶骨作用，促进肾小管对钙的重吸收，排出尿磷，从而调节肾脏维生素 D_3 羟化酶的活性，维持血钙水平。PTH 分泌过少可以引起甲旁减，而 PTH 受体或受体后缺陷，使 PTH 不能与靶细胞结合，生理功能受阻，不能发挥作用，导致 PTH 抵抗。PTH 抵抗是指患者在维生素 D、镁和肾功能均正常的情况下，血 PTH 水平升高导致的低钙、高磷血症。在通路中，PTH 受体、Gsα 活性、腺苷酸环化酶或蛋白激酶 A 活化系统中任一环存在缺陷，都可以导致 PTH 抵抗，从而使血钙降低、血磷升高，甲状旁腺代偿性增生、肿大，PTH 合成与分泌增加。研究证实，大多数 PHP 患者存在 Gsα 缺陷，PHP 属于 G 蛋白病范畴。

二、临床表现及分型

PHP 患者即使携带相同的基因，不同个体的临床表现和疾病严重程度也会有很大差异。

（一）临床表现

PHP 患者大多伴有先天性发育异常、智力障碍和 Albright 遗传性骨营养不良体征，包括短指/趾、圆脸、生长板和短骨过早闭合、身材矮小、体格健壮、中心性肥胖、皮下异位骨化和不同程度的智力落后等其他无法解释的异常现象。掌骨 X 线检查可见第 4 与第 5 掌（趾）骨较短，即短指 E 型，累及拇指的远端指骨，即短指 D 型。

异位骨化是由 Gsα 缺乏导致骨外结缔组织中成骨细胞的重新分化，可表现为小的或无症状的结节，或大的、合并的骨块，延伸于肌肉和关节周围，最常见于真皮和皮下脂肪。皮下骨化首先影响手足关节周围区域和足底部。没有证据表明创伤或炎症会影响其进展。一些病灶偶尔会挤压出白垩质物质。

部分患者反复出现手足抽搐，且发作前可有面部、肢端麻木或刺痛。常有癫痫样发作，有时伴喉痉挛、喘息，甚至可诱发癫痫大发作，出现意识丧失、昏迷，临床上易误诊为癫痫。同时，白内障和颅内钙化是 PHP 患者常见的慢性并发症，转移性钙化常见于颅内、软组织、肌腱、韧带等处，尤其是颅内基底节，钙化特点为双侧、对称、多发。有研究报道，2000～2016 年北京协和医院确诊为 PHP 的 114 例患者中，94.6%有颅内钙化，65.6%有白内障。

PHP 的生化特点为低血钙、高血磷、低尿钙、低尿磷，PTH 升高或正常。在大多数 PHP 患者中，最重要的临床表现是由 PTH 抵抗引起的低钙血症症状（45%～80%）。快速生长时期和相关的钙需求增加，或营养性钙或维生素 D 缺乏，可引发或加重症状。

PHP 患者可表现为多种激素抵抗，如 PTH 抵抗、促甲状腺激素（thyroid-stimulating hormone，TSH）抵抗、黄体生成素（luteinizing hormone，LH）/卵泡刺激素（luteinizing hormone/follicle-stimulating hormone，LH/FSH）抵抗、生长激素释放激素（growth hormone releasing hormone，GHRH）抵抗。TSH 抵抗主要表现为甲状腺功能减退。LH/FSH 抵抗表现为性腺功能减退，女性性成熟延迟或不完全，闭经/月经过少和（或）不孕不育。GHRH 抵抗者生长激素分泌不足，导致身材矮小。激素抵抗可导致显性或亚临床甲状腺功能减退、性腺功能减退、生长激素缺乏、没有可测量的激素异常证据的生长受损、2 型糖尿病，以及潜在的严重活动受限的骨骼问题。

（二）分型

PHP 可依据临床表现及分子遗传学分型，PHP 分为 Ⅰ 型和Ⅱ型。PHP Ⅰ型又可分为 PHP Ⅰa、PHP Ⅰb、PHP Ⅰc、假性假甲旁减（pseudopseudohypoparathyroidism，PPHP）和进行性异位骨化症（progressive osseous heteroplasia，POH）5个亚型，其中PHPⅠc与 PHPⅠa 体征相同，故未列出临床表现。

PHPⅠa 型是临床最常见的类型，也称 Albright 遗传性骨营养不良症（Albright hereditary osteodystrophy，AHO），有短指/趾、圆脸、身材矮小、骨骼异常和皮下异位骨化等临床表现，此型患者多伴有 PTH、TSH、GHRH 等多种激素抵抗。PHPⅠb 型患者仅有 PTH 抵抗，不具有其他激素抵抗和 AHO 体征。PHPⅠc 型患者临床表现与 PHPⅠa 型类似，有报道称其是 PHPⅠa 型的变异型。PPHP 型表现为 AHO 体征，同时缺乏激素抵抗，皮下异位骨化也很常见（皮肤骨瘤和骨斑）。POH 型患者十分少见，临床缺乏激素抵抗的表现或 AHO 的典型特征。

PHPⅡ型患者不具有明确的遗传或家族史。此型患者多因手足抽搐、四肢麻木和肌肉痉挛等 PTH 抵抗导致的低钙血症就诊，无典型的 AHO 体征，多数患者合并桥本甲状腺炎、干燥综合征和 Graves 病等自身免疫性疾病。因此，低血钙伴维生素 D 缺乏且合并其他自身免疫性疾病者，需考虑 PHPⅡ型的可能性。

三、诊断及治疗

PHP 及其相关疾病的表现和严重程度因个体而异，不同类型之间的临床表现存在相当大的重叠。由于缺乏对 PHP 及相关特征的认识，PHP 诊断常被延误。2018 年发表的假性甲旁减及其相关疾病的诊断和管理国际共识建议，PHP 的诊断应基于以下主要标准：PTH 抵抗、异位骨化、短指畸形和早发性肥胖。同时应通过分子遗传学对患者的临床表现和实验室诊断分析确认。

（一）诊断及鉴别诊断

目前 PHP 的诊断依赖典型的临床症状和血液检查。分子遗传学研究可以通过基因突变的检测区分 PHP 的各种类型。PHP 患者典型的血生化改变为血钙降低和血磷升高，有时可伴低镁血症。血 PTH 水平明显升高，可比正常值上限高数倍。头颅 CT 可见颅内多发性钙化灶。当患儿表现出低血钙的潜在症状时，必须进行完整的血生化检查，以诊断或排除 PHP。

怀疑 PHP 时，应与以下疾病相鉴别。①侏儒症：患者身材矮小，体格发育迟缓，生长激素水平降低，但智力正常，无手足抽搐、AHO 畸形，PTH 及血钙、血磷正常，脑电图正常，头颅 CT 无多发对称性钙化灶。②克汀病：患者身材矮小，体格、智力均发育迟缓。TSH 水平增高，无圆脸、手足畸形、抽搐等表现，血钙、血磷及 PTH 无异常。③维生素 D 缺乏低钙血症：患者有手足抽搐、牙齿及骨骼发育不良，常有佝偻病表现，如"O"形、"X"形腿，PTH 正常，无 AHO 畸形。④PPHP：患者具有典型的 AHO 畸形、短指（趾）畸形及异位钙化，但无 PHP 的生化异常，大多无自觉症状。⑤癫痫：患者与 PHP 癫痫样大发作有相似的表现，但常有意识丧失、大小便失禁，脑电图有癫痫波，血钙、血磷和 PTH 正常，注射外源性 PTH 后尿 cAMP 不增加或增加，尿磷不增加，头颅 CT 及心电图均正常。⑥精神疾病：与 PHP 患者的精神症状相似，如抑郁、烦躁、恐惧、多梦、妄想、幻觉或谵妄等，但无 PHP 的生化异常和颅内多发钙化灶。⑦甲旁减：有低钙、高磷及异位钙化特点，常由甲状腺手术误切或颈部放疗所致，但 PTH 水平低，无 AHO 畸形及手足畸形。同时，PHP 应与骨骼发育异常相鉴别，如并指、外生骨疣或马德隆畸形等。

（二）治疗与预防

PHP 的发病机制复杂，临床表型多样，部分患者早期症状不典型，诊断困难，即使获得诊断，也无有效的预防和根治方法，目前仅能给予对症治疗，治疗原则与甲旁减相似。

患者在急性发作期出现低血钙性惊厥时，应立即静脉输注钙剂迅速控制肢体抽搐和痉挛，防止喉痉挛导致呼吸困难甚至窒息而死亡。非急性发作期治疗以防止急性发作或阻止病情进展为目的，主要治疗方法为口服钙剂及维生素 D。使用活性维生素 D 制剂（如骨化三醇或阿法骨化醇）效果更佳，可增加血钙水平，从而降低 PTH 水平。伴有低镁血症的患者应及时补充镁剂，可以增加 PTH 对靶器官的敏感性，改善低钙血症症状。生活中应少食奶、肉、豆制品等高磷食物，维持血钙、血磷在正常水平。

治疗期间，患者应每 6 个月监测一次血生化指标（如 PTH、TSH、钙、镁、磷酸盐等）和尿钙排泄情况等，根据临床需要可增加监测频率。此外，还必须注意儿童的身高、生长速度和青春期的发育。

近年来，多项研究已经明确了 GNAS1 基因的表达方式、功能及调节机制。各种新的 PHP 致病基因的发现，进一步加深了人们对本病的认识，明确了致病突变的遗传方式，有助于产前咨询。目前有研究通过种植前基因诊断技术，加强产前筛查，使 PHP 患者有希望孕育健康的下一代。

（李　凡　梁馨予）

参 考 文 献

梁凯，陈丽，2010. 假性甲状旁腺功能减退症的研究进展. 医学与哲学，31（10）：39-40，43.

吕秋，秦炯，2015. 假性甲状旁腺功能减退症的诊断与治疗研究进展. 中华实用儿科临床杂志，30（16）：1278-1280.

张延美，刘秀萍，蒋玲，2003. 假性甲状旁腺功能减退症 16 例分析及文献复习. 临床误诊误治，16（5）：329-331.

赵平平，刘靖芳，2021. 假性甲状旁腺功能减退症的临床特点和分子遗传学机制研究进展. 基础医学与临床，41（4）：584-588.

Chu X，Zhu Y，Wang O，et al.，2018. Clinical and genetic characteristics of pseudohypoparathyroidism in the Chinese population. Clin Endocrinol，88（2）：285-294.

Germain-Lee EL，2019. Management of pseudohypoparathyroidism. Curr Opin Pediatr，31（4）：537-549.

Linglart A，Levine MA，Jüppner H，2018. Pseudohypoparathyroidism. Endocrinol Metab Clin North Am，47（4）：865-888.

Mantovani G，2011. Pseudohypoparathyroidism：diagnosis and treatment. J Clin Endocrinol Metab，96（10）：3020-3030.

Mantovani G，Bastepe M，Monk D，et al.，2018. Diagnosis and management of pseudohypo-parathyroidism and related disorders：first international consensus statement. Nat Rev Endocrinol，14（8）：476-500.

Mantovani G，Bastepe M，Monk D，et al.，2020. Recommendations for diagnosis and treatment of pseudohypoparathyroidism and related disorders：an updated practical tool for physicians and patients. Horm Res Paediatr，93（3）：182-196.

Nakamura Y，Matsumoto T，Tamakoshi A，et al.，2000. Prevalence of idiopathic hypoparathyroidism and pseudohypoparathyroidism in Japan. J Epidemiol，10（1）：29-33.

Underbjerg L，Sikjaer T，Mosekilde L，et al.，2016. Pseudohypoparathyroidism-epidemiology，mortality and risk of complications. Clin Endocrinol（Oxf），84（6）：904-911.

第二十八章　甲状旁腺功能减退症的其他相关鉴别诊断

第一节　常染色体显性遗传性低钙血症

一、概述

常染色体显性遗传性低钙血症（autosomal dominant hypocalcemia, ADH），又称常染色体显性甲状旁腺功能减退，是由钙敏感受体（CaSR）基因的激活性突变所致，也被称为 ADH1；另一种遗传导致的 ADH 被称为 ADH2，与 Gα11（CaSR 通路的关键调节因子）基因激活性突变有关。ADH1 有高发的肾脏和基底神经节异位钙化风险，而常见药维生素 D 衍生物的不适当使用会增加肾钙化风险，因此对这类患者的正确识别和合理治疗尤其重要。

CaSR 在很多组织中表达，可感受血钙浓度的细微变化，从而通过改变甲状旁腺及肾脏的功能维持血钙正常水平。CaSR 在甲状旁腺主细胞的表面高度表达，使甲状旁腺可以感受血钙浓度的变化，从而使甲状旁腺激素（PTH）的分泌发生适应性改变。CaSR 是尿钙排泄的一个重要调节器，高钙血症时髓袢升支上的 CaSR 可能会使 PTH 减少所致的钙排泄增加效应增强。

CaSR 基因激活性（或功能获得性）突变可使钙-PTH 曲线左移并降低 CaSR 的调定点，导致正常情况下触发 PTH 释放的血钙浓度不能刺激 PTH 释放，从而引起低钙血症。

有些 CaSR 基因突变发生在跨膜结构域，但大多数突变发生在胞外结构域。除点突变外，在一个法国家族中还发现了 CaSR 基因羧基端尾部 181 个氨基酸的大片段缺失。该家族中的一个纯合子成员与杂合子成员具有相似的表型，提示一个等位基因的突变就足以造成钙敏感性发生最大程度的改变。也有报道，某 ADH 家族存在一种常染色体隐性遗传形式。也有研究发现 CaSR 基因存在散发性新发突变。除非接受 CaSR 基因突变分析，否则此类患者常被诊断为特发性甲状旁腺功能减退症。

二、临床表现

大多数 ADH 患者没有症状，通常直到成年后偶然发现低钙血症时才得到诊断。但有些患者可出现症状性低钙血症。儿童尤其有可能在应激期间（如发热性疾病）出现症状，表现为抽搐和神经肌肉应激性增加，可能会被误诊为热性惊厥。

此类患者的血钙浓度一般为 6～8mg/dl（1.5～2.0mmol/L），偶尔低至 5mg/dl；血 PTH 浓度正常或降低；有低钙血症时，尿钙排泄增高或处于正常高值，而不是预期的低排泄；出现复发性肾结石及肾钙质沉着症，特别是在维生素 D 及钙剂补充治疗期间；之前的血钙检验值不正常；部分患者血镁浓度低。

常用的生化检查难于将本病与其他形式的 PTH 缺乏性甲状旁腺功能减退症区分开。除上述特征外，本病的主要临床线索是家族性及患者常在钙剂和维生素 D 补充治疗期间出现肾脏并发症，如肾结石、肾钙质沉着症及肾功能不全。可以通过 *CaSR* 基因突变分析确诊，如果未能通过基因检测诊断出更常见的 ADH1，则可在需要时对 *Gα11* 基因进行突变分析。

三、治疗

确诊后仅应提高有症状患者的血钙浓度，而且治疗至症状消失即可，治疗目标是将血钙浓度维持在刚好可以缓解症状的水平。大多数 ADH 患者无症状，不需要治疗。此外，补充维生素 D 以升高血钙浓度很可能导致不良反应。随着血钙浓度升高，髓袢 CaSR 的激活性突变可致尿钙排泄显著增加，从而导致肾结石、肾钙质沉着症及肾功能不全。甲状旁腺功能减退症中也有类似现象，尽管程度多较轻，患者在补充钙和维生素 D 的过程中，由于缺乏 PTH 对肾小管钙的重吸收作用，在达到正常血钙浓度前就已出现高钙尿症。

因此，需要谨慎地补充钙剂和维生素 D，并监测尿钙的排泄。如患者出现高钙尿症，初始治疗是减少钙和维生素 D 的剂量。部分患者需要加用噻嗪类利尿剂，饮食限钠或不限钠，以减少尿钙排泄。当 24 小时尿钙排泄接近 250mg（6.25mmol）时，通常加用噻嗪类利尿剂。对于噻嗪类引起的低钾血症，必须补钾治疗。

重组 PTH 可用于治疗与 *CaSR* 突变无关的甲状旁腺功能减退，还有望用于 ADH。对这类患者的临床试验发现，重组 PTH 可在维持正常尿钙排泄水平的同时增加血钙浓度。此外，正在研发的 CaSR 拮抗剂可以阻断血钙升高对远曲小管尿钙重吸收的抑制作用，未来可能会在治疗中发挥作用。

（黄剑波　李　红）

第二节　自身免疫性多内分泌腺病综合征

自身免疫性多内分泌腺病综合征（autoimmune polyendocrinopathy syndrome，APS）包括一组不同的临床症状，其特征是由免疫耐受丧失导致的多个内分泌腺功能障碍。这些症状也包括脱发、白癜风、乳糜泻和自身免疫性胃炎伴维生素 B$_{12}$ 缺乏症，影响非内分泌器官。APS 可大致分为罕见的单基因型，如自身免疫性多内分泌腺病综合征 1 型（APS-1）、X 连锁免疫紊乱-多内分泌腺病-肠病综合征（X-linked immunodysregulation, polyendocrinopathy and enteropathy, IPEX）和更常见的多基因型、自身免疫性多内分泌腺病综合征 2 型（APS-2）。

APS 的特点是表现隐匿、循环自身抗体和淋巴细胞浸润受累组织或器官，最终导致器官衰竭。从婴儿早期到老年均可出现症状，特定综合征的新成分可在整个生命中出现。单基因 APS 为进一步了解维持免疫耐受的关键因素提供了机会；与此同时，在患者自身免疫特征方面的研究也取得了重大进展，如识别与不同疾病及其表现相关的新的自身抗体靶点。

一、自身免疫性多内分泌腺病综合征1型

APS-1 又称自身免疫性多内分泌病-念珠菌病-外胚层营养不良症（autoimmune polyendocrinopathy-candidiasis-ectodesmal dystrophy, APECED），是一种由自身免疫调节基因（*AIRE*）突变引起的罕见常染色体隐性遗传病。大多数国家的估计流行率约为 1/80 000，一些国家的流行率较高，如芬兰流行率为 1/25 000。

（一）临床特点

APS-1 的特点是在儿童期至少发生三种主要疾病中的两种：慢性皮肤黏膜念珠菌病、甲状旁腺功能减退和原发性肾上腺功能不全（艾迪生病）。其他典型表现有牙釉质发育不全、慢性腹泻和（或）便秘。卵巢功能不全常见，约 60%的 APS-1 患者 30 岁前会出现卵巢功能不全。此外，也可出现双侧角膜炎，常伴有严重畏光，周期性发热伴皮疹，以及自身免疫诱导的肝炎、肺炎、肾炎、外分泌性胰腺炎等。

即使在同一家系内 APS-1 的表型和发病年龄差异也可以很大，暗示其他基因如主要组织相容性复合体基因或环境暴露影响了 APS-1 的表型和自然病程。例如，挪威最近的一项调查报告称，只有 40%的患者出现了 APS-1 的三种主要疾病。一些患者在儿童期出现单一的次要疾病，在成年后出现一种主要疾病。这种在表现和症状学上的广泛差异使得 APS-1 的诊断具有挑战性。

大多数 APS-1 患者的临床表现比 APS-2 更早、更严重。APS-1 患者平均有 4～5 种症状，一名患者可能只有 1 种症状，但也可能有多达 20 种症状。由于慢性皮肤黏膜念珠菌病的影响，随着时间的推移，患者也容易发生口腔黏膜和食管鳞癌。APS-1 患者由于癌症、肾上腺和低钙危象，以及自身免疫性肝炎、肾炎和肺炎，死亡风险增加。

（二）遗传与发病机制

APS-1 由 *AIRE* 基因突变所致。AIRE 表达于胸腺髓质上皮细胞，罕见表达于外周树突状细胞，介导数千种其他组织特异性蛋白的异位表达，使这些多肽提呈给发育中的 T 细胞，这种独特的抗原提呈有助于促进自身反应性胸腺细胞的负选择及自身免疫耐受。因此，如果 AIRE 无功能或缺失，许多对特定抗原具有特异性的自身反应性 T 细胞可以逃避清除，并可能在以后启动自身免疫性疾病。最近有动物研究表明，AIRE 可以通过另外一种机制控制免疫耐受，即在胸腺中诱导一种具有抑制自反应细胞能力的 Fxp3 阳性的调节性 T 细胞（Treg 细胞）。因此，AIRE 无功能或缺失，不仅有更多的自身反应性 T 细胞逃避清除，并且那些正常存在的限制其活动的 Treg 细胞或者不发育，或者功能失调。

（三）自身抗体

T 细胞介导的免疫耐受丧失的早期标志是疾病相关的器官特异性自身抗体的出现，通常针对受影响器官中具有关键功能的细胞内蛋白。许多抗体是 APS-1 所特有的，如 NLRP5（也称为 NALP5，在甲状旁腺和卵巢中表达的自身抗体）、BPI 折叠包含家族 B 成员 1（BPIFB1），钾通道调节蛋白 KCNRG 表达于肺，谷氨酰胺转移酶-4 仅在前列腺表达。APS-1 中观察到的其他自身抗体也出现在一些常见的自身免疫性疾病中，如 1 型糖尿病中的谷氨酸脱羧酶-65、自身免疫性卵巢早衰中的侧链裂解酶，提示这些不同疾病之间可能有类似的发病机制。

与上述自身抗体相比，针对某些细胞因子的系统性自身抗体在 APS-1 患者中非常普遍。1 型干扰素自身抗体，即干扰素 ω 和 α 亚型是 APS-1 中最常见的自身抗体类型，几乎存在于所有患者（除了那些显性阴性突变）中。除了 APS-1，干扰素抗体也可在重症肌无力、胸腺瘤和所谓的"轻度"重组激活（RAG）基因突变的患者中见到，白细胞介素（interleukin，IL）-17 家族细胞因子的自身抗体，特别是 IL-22 抗体在 APS-1 中也普遍存在，在某些系列中达到 90% 以上。

APS-1 的诊断常常被延误，有时只有在兄弟姐妹去世后才被诊断。*AIRE* 测序和特异性自身抗体检测使得更多不典型和较轻的病例（没有这三种主要疾病中的两种）得以发现。在不典型和较轻的病例中，次要疾病的存在可能是非常有用的诊断提示。APS-1 的一些次要疾病在生命早期出现，而其他表现则出现在生命后期。由于超过 95% 的 APS-1 患者具有 1 型干扰素自身抗体，对疑似病例进行这种抗体的广泛检测可能是有用的。

二、X 连锁免疫紊乱-多内分泌腺病-肠病综合征

（一）临床特点

X 连锁免疫紊乱-多内分泌腺病-肠病综合征（IPEX，OMIM 304790）是一种罕见的遗传综合征，其特征是早期发病的 1 型糖尿病，伴有顽固性腹泻和吸收不良的自身免疫性肠病，还可能有湿疹、鱼鳞病或银屑病的皮炎。IPEX 常出现嗜酸性粒细胞增多和 IgE 水平升高。一些患者发展为肾脏疾病，最常见的是膜性肾小球肾炎或间质性肾炎。后期的表现包括自身免疫性甲状腺炎、脱发、各种自身免疫性血细胞减少症、肝炎和外分泌性胰腺炎。IPEX 有许多特点与 APS-1 重叠，但它们通常在生命的早期就出现。这种疾病在生命的最初几年通常是致命的，除非得到及时的免疫抑制治疗，或者能接受异体骨髓移植，否则患者很难存活。

（二）发病机制

IPEX 由 *FOXP3* 基因突变导致。迄今，在患者中已经报道了大约 70 种不同的突变。*CD25* 在 IPEX 中的重要性也值得关注，因为有女性患者表现出 IPEX 样特征，但却有不在 X 染色体上的 *CD25* 基因突变。

（三）自身抗体

IPEX 患者和 APS-1 患者一样，会产生循环自身抗体，这有助于诊断。大多数 IPEX 患者携带抗 Harmonin 蛋白和绒毛蛋白的自身抗体，这两种蛋白参与锚定肠绒毛。这些蛋白也在肾近端小管中表达，可能与这些患者肠病和肾炎的高发病率有关。一些 IPEX 患者在幼小时，甚至在出生后几周就有 1 型糖尿病中出现的自身抗体，包括谷氨酸脱羧酶-65 和胰岛细胞自身抗体。

三、其他遗传性自身免疫性多内分泌腺病综合征

使用高通量 DNA 测序技术对其他具有内分泌成分的独特单基因综合征进行检测发现，最常见的是 Treg 细胞功能异常导致 IPEX 样表型。例如，*STAT5b*、*ITCH*、*BACH2* 基因的功能缺失突变，以及 *STAT1* 和 *STAT3* 基因的功能获得突变。最近，一种以溶血性贫血、肺炎、淋巴结病和低 γ 球蛋白血症为特征的常染色体显性综合征被确定为 *CTLA4* 基因的罕见突变，这种突变破坏了 Treg 细胞的功能和活性。然而，受影响患者的临床表现比 IPEX 患者轻得多。

四、自身免疫性多内分泌腺病综合征 2 型

（一）临床特点

APS-2 比 APS-1 和 IPEX 更常见。APS-2 患者以下述三种内分泌疾病中的至

少两种为特征：1 型糖尿病、自身免疫性甲状腺炎和艾迪生病。一些学者建议将该综合征进一步分型，但很少有证据表明这些亚型有不同的病因。APS-2 患者以女性居多。许多患者合并其他自身免疫性疾病，包括乳糜泻、脱发、白癜风、卵巢早衰和恶性贫血，这些表现在有艾迪生病的 APS-2 患者中更常见。

（二）发病机制

APS-2 的遗传学研究显示，相同的基因和单核苷酸多态性与几种器官特异性自身免疫性疾病有关。因此，关于遗传相关性，相似之处多于差异。相关性主要存在于编码适应性和固有免疫系统关键调控蛋白（特别是在主要组织相容性复合体）的基因。例如，有乳糜泻风险的 APS-2 患者通常有 *DR3-DQ2* 和 *DR4-DQ8* 变异，这些相同的单倍型增加患 1 型糖尿病、自身免疫性甲状腺疾病、艾迪生病的风险，这也解释了为什么同一个患者可能同时患有这三种疾病。其他公认的风险基因包括编码 CTLA4、蛋白酪氨酸磷酸酶非受体型 22（PTPN22）、转录调节蛋白和 CD25 的基因。

（三）自身抗体

APS-2 的遗传性很复杂。Erichsen 发现，大约 10%有艾迪生病的 APS-2 患者，其亲属存在肾上腺功能不全；大约 10%有 1 型糖尿病的 APS-2 患者，其兄弟姐妹患同样的疾病，甚至更多人的兄弟姐妹患自身免疫性甲状腺疾病。

APS-2 的发病通常晚于 APS-1，常在青年期发病。目前还没有发现 APS-2 患者的独特检测方法，但检测自身抗体可能有助于评估疾病风险，因为相关的自身抗体往往在发病前数年就可检测出，如自身免疫性甲状腺疾病中的甲状腺过氧化物酶抗体、1 型糖尿病中的谷氨酸脱羧酶-65、自身免疫性艾迪生病中的 21-羟化酶。

五、免疫检查点抑制剂诱发自身免疫性多内分泌腺病综合征

最近，通过使用治疗性抗体激活免疫系统治疗恶性肿瘤的研究进展迅速，如靶向关键的外周免疫耐受调节因子 CTLA4 和程序性细胞死亡蛋白 1（PD-1）的治疗。然而，随着单克隆抗体在癌症中的广泛应用，一些患者也出现了自身免疫副作用。其中，结肠炎较为常见，自身免疫性甲状腺炎也经常出现在 CTLA4 和 PD-1 阻断治疗的患者中，发病率为 10%。另一个较为显著的副作用是自身免疫性垂体炎，特别是在使用 CTLA4 抑制剂伊匹单抗治疗的患者中容易出现，但是罕见。此外，近来有报道称，在 PD-1 阻断治疗后，患者可能发展为 1 型糖尿病和艾迪生病。

六、治疗和随访

自身免疫性多内分泌综合征的管理包括必要的激素替代治疗和并发症的治

疗。APS-1 患者最好由经验丰富的儿科或成人内分泌科医生领导的多学科团队进行随访。患者每年至少应随访两次，无症状突变携带者应每年至少随访一次。建议所有 APS-1 患者的兄弟姐妹均进行检查，即使他们已经成年并且尚未发病。

慢性皮肤黏膜念珠菌病可口服制霉菌素和两性霉素 B，这种方式可以避免持续使用唑类制剂经常遇到的耐药性问题。唑类药物抑制甾体生成，具有导致肾上腺功能不全的风险，当存在未被识别的艾迪生病时，这种风险加剧。甲状旁腺功能减退可通过口服维生素 D 衍生物结合补充钙、镁治疗，但有时由于伴随的吸收不良而难以控制。角膜炎、肺炎、肝炎或肠炎等其他疾病可能需要免疫抑制治疗。外用类固醇和环孢素或许有助于角膜炎的治疗，但很多接受这种治疗的患者会出现不可逆的角膜瘢痕。一种新的环孢素前体，可通过局部使用提高生物利用度。据报道，利妥昔单抗对肺炎和吸收不良有效，环孢素可改善胰腺功能。APS-1 的自身免疫性肝炎具有侵袭性，如果不及时使用大剂量类固醇和硫唑嘌呤治疗，会导致肝衰竭和死亡。目前 APS-2 主要疾病的治疗指南认为，对 APS-2 的治疗应侧重于补充缺失的激素。治疗过程中医生应特别注意，APS-2 患者其他器官特异性自身免疫性疾病的风险会有所增加。

在过去的 10 年中，虽然出现了新的单基因型 APS，但包括基因检测和自身抗体分析在内的更好的诊断工具也被开发出来。未来的研究重点可能与自身免疫性疾病的预防和靶向治疗相关。通过对丰富的遗传机制和环境触发因素的研究，逐渐将 APS 细分为与治疗和预后相关的不同类型。此外，通过将早期精准诊断与个体化基因组学相结合，可以帮助医生及早应用免疫调节治疗，在不可逆的器官损伤发生之前阻止自身免疫过程。目前从干细胞生成胸腺上皮组织的研究正在进行中，在不久的将来，这种方法或许可以用于纠正 APS-1 患者 AIRE 的表达，帮助逆转导致多器官自身免疫的病理过程。

（杨德娟　孔德路）

第三节　金属中毒相关甲状旁腺功能减退

引发甲状旁腺功能减退症（简称甲旁减）的病因多样、复杂，甲状旁腺及甲状腺手术是最常见的病因，约占 75%。自身免疫性疾病和遗传是第二大病因。镁参与调节甲状旁腺激素的分泌，高镁血症和严重的低镁血症均可抑制甲状旁腺激素的分泌和作用，呈现低甲状旁腺激素水平和低钙血症。此外，金属中毒也能引起甲旁减，较常见的引发金属中毒的病变如血色病、地中海贫血和肝豆状核变性等，造成铁或铜在甲状旁腺沉积，进而引起甲旁减。原发性血色病和长期输血可造成铁负荷增加，除了甲旁减常并发其他内分泌疾病，如糖尿病、甲状腺功能减退症、骨质疏松症和性腺功能减退症。因地中海贫血长期接受输血治疗的患者发生甲旁减的风险为10%～24%。螯合剂治疗可以减少甲旁减的风险。若铁蛋白＞2500 μg/L，则发病风险显著增加。

一、铁过载与甲状旁腺功能减退的研究

（一）人体内的铁元素概述

1. 铁元素的分布与代谢　铁是人体内含量最多的必需微量元素，人体内铁总量为 4～5g，其中约 70%存在于血红蛋白、肌红蛋白、血红素酶类、辅助因子及运载铁中，又称功能性铁，其余 30%的铁作为体内储存铁，主要以铁蛋白和含铁血黄素的形式存在于肝、脾和骨髓中。铁在人体的分布极为普遍，几乎所有组织中都有，其中以肝、脾含量最高，其次为肾、心、骨骼肌和脑。铁是人体血红蛋白、肌红蛋白、细胞色素的组成部分，通过电子传递和氧化磷酸化过程进行氧的运转、储存和利用；参与细胞色素氧化酶、过氧化氢酶等的合成，影响人体代谢过程等。铁缺乏易导致缺铁性贫血，铁过多则易导致铁过载。

2. 铁元素的生理功能　正常男性维持体内铁平衡需每天从食物中摄取铁 15mg，女性需每天从食物中摄取铁 20mg。食物中的铁摄入后，经小肠上段黏膜以 Fe^{2+} 形式被吸收，部分 Fe^{3+} 也可被吸收。吸收后的铁经血浆和细胞外液到达骨髓等造血器官，在该处铁与血红蛋白结合，以后随红细胞进入周围血液。红细胞约存活 4 个月，衰老的红细胞在单核吞噬细胞系统中被吞噬破坏，释出铁进入血浆中再循环，少部分被储存，与铁蛋白和含铁血黄素结合，小部分从尿液、汗液、血液中排泄丢失，极少量从肠道再吸收。成人每天可获得来自破坏的红细胞的再生铁约 20mg，可参与合成血红蛋白，这样周而复始，铁得以循环利用。人体每日排泄损失的铁很少，正常成人经皮肤、胃肠道或泌尿道损失铁约 1mg，女性月经失血，每日可增加损失铁 0.6～0.7mg。健康人群中，铁代谢在体内维持动态平衡。血清铁蛋白（SF）是铁的储存形式，其含量变化可作为缺铁或铁负荷过量的指标。

正常情况下，男性 SF 含量为 10～220μg/L，女性为 10～85μg/L。当接受 20IU 红细胞输注或血清铁蛋白＞1000μg/L 时，即可判定为铁过载。通常，遗传性血色病、铁吸收增加（如地中海贫血、再生障碍性贫血、骨髓增生异常综合征等）、输血（1U 浓缩红细胞含 200～250mg 铁）易发生铁过载。

（二）铁过载导致细胞和器官功能损伤

研究表明，过量铁具有更显著的毒性效应。铁的毒性主要源于两个方面：铁有以氧化活性形式产生氧自由基的能力，虽然这种自由基在体内存在的时间短暂，但也足以引发脂质过氧化反应、酶变性、多糖解聚和 DNA 链断裂等而损

伤细胞；铁是几乎所有致病细菌、真菌、原虫甚至肿瘤细胞所必需的生长因子，过量铁为这些疾病的发生提供了良好的营养环境。因此，铁过载可导致组织器官广泛损伤。

铁是脂质过氧化反应促进剂，频繁输血导致转铁蛋白饱和，血浆中出现非转铁蛋白结合铁（non transferrin bound iron，NTBI），进而形成不稳定的血浆铁/细胞铁及氧自由基，形成脂质过氧化物，导致细胞损伤。铁过载可累及垂体（生长迟钝、不孕症）、甲状腺（甲状腺功能减退）、甲状旁腺（甲旁减）、心脏（心肌病、心力衰竭）、肝脏（肝炎、肝硬化、肝癌）、胰腺（糖尿病、坏死或癌症）及性腺（性功能减退）。长期过量铁沉积，会导致相应的器官功能障碍。

（三）地中海贫血患者铁过载导致内分泌功能紊乱的研究

地中海贫血（简称地贫）又称海洋性贫血，是一组遗传性溶血性贫血疾病。它是由遗传基因缺陷致使血红蛋白中一种或多种珠蛋白链合成缺如或不足所导致的贫血或病理状态。基因缺陷的复杂性与多样性，使缺乏的珠蛋白链类型、数量及临床症状变异性较大。本病广泛分布于世界各地，东南亚是高发地区之一。我国广东、广西、四川多见，长江以南各省区有散发病例，北方则少见。

中重型患者由于长期慢性溶血、肠道对铁的吸收增加、长期多次输血，加上造血功能不佳、铁的生物利用度减少等，铁负荷过重，最终引起心、肝、脾、肾、垂体等器官损害，生长发育受到影响，发生心肌损害、肝硬化、糖尿病、垂体功能减退等，患者生存质量也受到严重影响。

目前多认为，铁过量沉积是该类患者出现内分泌并发症的主要原因，合并甲旁减并不少见，临床上有手足抽搐等低血钙症状，有的监测为低血钙但无相关钙症状。有研究报道，28 例输血依赖性 β 地贫患者（平均年龄为 18 岁），检测其血清钙、磷、镁及甲状旁腺激素水平和血清铁蛋白水平，甲旁减检出率为 10.7%（3/28）。这 3 例甲旁减患者的血清铁蛋白水平分别为 1032μg/L、2102μg/L 和 7680μg/L。仅 1 例有低血钙症状。有研究报道了 8 例地贫合并甲旁减的患者（其中男性 2 例、女性 6 例，平均年龄约 16.8 岁），平均血清铁蛋白浓度为 3225μg/L（范围 2000～6000μg/L），均用骨化三醇治疗并且给予口服补充钙。在治疗前及治疗期间，3 例患者有过全身抽搐发作，其原因为低钙血症。

相对于地贫儿童的其他内分泌并发症，甲状旁腺功能障碍尚比较少见。临床上重型地贫儿童通常已有甲状旁腺激素水平减低，却尚未出现明显的临床表现，文献报道的患病率差别较大，从 0 到 22.5%不等。这可能与研究方法不同有关，部分研究依据检测血 PTH、钙、磷水平诊断，部分研究则根据甲旁减的临床表现诊断。Britton 等研究认为，地贫儿童发生甲旁减的原因主要是铁过量沉积于甲状旁腺，导致腺体细胞保护自身功能及对抗铁毒性的能力减弱。但有学者对 33 例甲旁减的地贫患者血清铁蛋白和 PTH 进行相关性分析，发现二者之间并无显著相关性。

（四）血色病患者铁过载导致内分泌功能紊乱的研究

血色病又称遗传性血色病，属于常见的慢性铁负荷过多疾病，是常染色体隐性遗传病；由于肠道铁吸收的不适当增加，过多的铁储存于肝脏、心脏和胰腺等实质性细胞中，引起组织器官退行性变和弥漫性纤维化、代谢和功能失常。主要临床特点为皮肤色素沉着、肝硬化、继发性糖尿病。

1865 年，Trousseau 首次报道了这类疾病，当时认为这是糖尿病的一种特殊类型，后来发现这类疾病患者的大部分器官有铁色素沉着，所以称为血色素沉着症，即血色病。此病遍及全球，以白种人居多。主要症状是由小肠铁吸收过量铁导致的皮肤色素沉着遍及全身，呈青铜色、金属或石板样灰色，同时过多的铁在肝脏、心脏和内分泌器官等沉积，引起糖尿病、心力衰竭、肝硬化和关节痛，最终导致多器官功能衰竭。血色病分为原发性血色病和继发性血色病两种。原发性血色病现在又称为遗传性血色素沉着病。遗传性血色素沉着病是与人类白细胞抗原相关的常染色体隐性遗传病，由 6 号染色体短臂上等位基因突变引起，近 90% 为遗传性血色素沉着病基因 *HFE* 突变，进一步研究还发现与铁代谢相关的基因，如 *TfR2*、*HJV*、*HAMP*、*FPN1* 等发生突变也会引起本病。这些基因发生突变，使机体的铁代谢紊乱，小肠吸收的铁远远超过排泄的铁，长时间累积使体内铁含量增加，最终导致血色病。继发性血色病是铁的利用障碍（如再生障碍性贫血）、摄入含铁量过高的食物或制剂、治疗各种原因的贫血而长期输血等诸多原因造成的。

二、铜过载与甲状旁腺功能减退的研究

（一）人体内的铜元素概述

1. 铜元素的分布与代谢　铜在正常成人体内含量为 100～200mg，是人体中含量较高的必需微量元素，50%～70% 的铜分布于肌肉和骨骼中，20% 分布于肝脏中，5%～10% 分布于血液中。人体每日铜摄入量约为 2mg，最高耐受量是 8mg。大部分铜以离子（Cu^{2+} 和 Cu^+）形式摄入，可与体内多种蛋白质结合形成金属蛋白，以酶的形式发挥重要作用。铜元素从饮食中摄入后，经胃、十二指肠和小肠上部吸收。通过肠黏膜细胞的转运进入血液循环，与血液中的白蛋白结合后经门脉系统运送至肝脏。约 80% 的内源性铜可通过胆汁排泄到胃肠道中，其中少量可随唾液、胃酸、肠液被重吸收，其余大部分随粪便一起排出体外。外源性铜，即由食物进入胃肠道而未被吸收的铜，也随粪便排出。由于血液中的铜多以金属蛋白的形式存在，无法从肾小球滤过，只有约 4% 的铜可通过肾脏排出体外。此外，汗液中也发现有微量铜元素排出。

2. 铜元素的生理功能　铜元素与生物体内的蛋白质结合可形成金属蛋白，如铜蓝蛋白。铜蓝蛋白具有铁氧化酶的作用，可催化 Fe^{2+} 成为 Fe^{3+}，调节铁的吸收和转运，参与红细胞的生成，活化血红蛋白，从而维持正常的造血功能。此外，铜元素也是其他金属蛋白酶的重要组成部分，在维持人体正常生理功能等方面同样具有不可替代的作用。铜元素通过与机体内环境中的蛋白质、酶原等结合发挥生理作用，是维持哺乳动物发育和正常生理功能的必需微量元素。

（二）肝豆状核变性患者铜过载导致内分泌功能紊乱的研究

肝豆状核变性（hepatolenticular degeneration，HLD）由 Wilson 在 1912 年首先描述，故又称为 Wilson 病。它是一种以青少年为主要发病人群的常染色体隐性遗传病，通常伴有与肝脏、眼、神经相关的症状，发病原因是铜转运 ATP 酶——ATP7B 的遗传缺陷。由于 ATP7B 功能受损，铜不能从肝细胞分泌入胆汁并在肝脏和其他组织中累积，导致恶心、呕吐和腹泻等急性肠胃道症状，产生慢性铜毒性。由于铜代谢障碍，大量的铜沉积在肾脏，可造成近曲小管损害而产生氨基酸尿，并可导致肾小管重吸收钙、磷功能障碍，血钙、血磷降低，进而发生骨质疏松。马秀萍等报道 1 例甲状旁腺功能低下伴 HLD 患者，该患者低血钙、高血磷、Chvostek 征、Trousseaus 征阳性，基底节钙化，确诊为甲旁减。肢体不自主徐动，有 K-F 环，尿铜升高，铜蓝蛋白、血铜均在正常值低限，诊断为 HLD。甲旁减可继发于 HLD，由于铜代谢紊乱，过量铜沉积于脑，可引起基底节钙化。也曾有文献报道，HLD 患者尸检发现有甲状旁腺萎缩。杨广娥等研究探讨 HLD 患者异常骨代谢机制，分别测定 35 例 HLD 患者及 25 例健康对照骨代谢相关的血清激素水平，结果显示 HLD 患者 PTH、降钙素、1, 25-(OH)$_2$D、骨钙素、钙均较正常对照明显减低。

（史艳玲　王一棣）

参 考 文 献

陈嫱，蒋雨平，2006. 铜蓝蛋白的代谢和低铜蓝蛋白血症的临床表现. 中国临床神经科学，14（1）：86-89.

孔卫娜，赵书娥，段相林，2006. 遗传性血色素沉着症的分子机制. 中华内科杂志，45（4）：331-333.

孟涛，晏勇，张华，等，2010. 铜与阿尔茨海默病关系的研究进展. 中国老年学杂志，30（15）：2235-2237.

祁艾红，吴健民，2006. 铜代谢及其相关基因的研究. 国际遗传学杂志，29（5）：356-359.

孙长峰，郭娜，2011. 微量元素铁对人体健康的影响. 微量元素与健康研究，28（2）：64-66.

吴湘萍，2011. 铁过载的认知进展. 国际输血及血液学杂志，34（4）：359-362.

杨潍嘉，赖永榕，2012. 地中海贫血铁过载与代谢内分泌紊乱的研究. 华夏医学，25（1）：

114-119.

Bastepe M，2018. A gain-of-function casr mutation causing hypocalcemia in a recessive manner. J Clin Endocrinol Metab，103（9）: 3514-3515.

Brown EM，2007. Clinical lessons from the calcium-sensing receptor. Nat Clin Pract Endocrinol Metab，3（2）: 122-133.

Brown EM，Hebert SC，1997. Calcium-receptor-regulated parathyroid and renal function. Bone，20（4）: 303-309.

Crisponi G，Nurchi VM，Fanni D，et al.，2010. Copper-related diseases: from chemistry to molecular pathology. Coord Chem Rev，254（8）: 876-889.

Eriksson D，Bianchi M，Landegren N，et al.，2016. Extended exome sequencing identifies BACH2 as a novel major risk locus for Addison's disease. J Intern Med，280（6）: 595-608.

Hebert SC，1996. Extracellular calcium-sensing receptor: implications for calcium and magnesium handling in the kidney. Kidney Int，50（6）: 2129-2139.

Husebye ES，Anderson MS，Kämpe O，2018. Autoimmune polyendocrine syndromes. N Engl J Med，378（12）: 1132-1141.

Lienhardt A，Bai M，Lagarde JP，et al.，2001. Activating mutations of the calcium-sensing receptor: management of hypocalcemia. J Clin Endocrinol Metab，86（11）: 5313-5323.

Malchow S，Leventhal DS，Nishi S，et al.，2013. Aire-dependent thymic development of tumor-associated regulatory T cells. Science，339（6124）: 1219-1224.

Nesbit MA，Hannan FM，Howles SA，et al.，2013. Mutations affecting G-protein subunit alpha11 in hypercalcemia and hypocalcemia. N Engl J Med，368（26）: 2476-2486.

Porter RH，Cox BG，Heaney D，et al.，1978. Treatment of hypoparathyroid patients with chlorthalidone. N Engl J Med，298（11）: 577-581.

Schlingmann KP，Weber S，Peters M，et al.，2002. Hypomagnesemia with secondary hypocalcemia is caused by mutations in TRPM6，a new member of the TRPM gene family. Nat Genet，31（2）: 166-170.

Shoback D，2008. Clinical practice: hypoparathyroidism. N Engl J Med，359（4）: 391-403.

Toumainen TP，Loft S，Nyyssonen K，et al.，2007. Body iron is a contributor to oxidative damage of DNA. Free Tadical Research，41（3）: 324-328.

第二十九章　甲状旁腺功能减退症的外科治疗问题

一、概述

甲状旁腺功能减退症（简称甲旁减）常由于原发性甲旁减或甲状腺癌根治术及继发性甲状旁腺功能亢进症（SHPT）手术治疗中切除或损伤甲状旁腺组织，影响甲状旁腺血液供应，导致甲状旁腺激素（PTH）产生减少，造成暂时性乃至永久性甲旁减。以低钙血症、高磷血症、低血PTH为主要生化异常，患者临床表现为反复手足麻木、搐搦和癫痫发作，严重时喉痉挛、窒息，需长期口服钙剂和维生素D，服药需一日多次且不能保证血钙浓度稳定，病情进展会导致患者生活质量严重下降，部分难治性甲旁减患者必须连续静脉补钙等以控制症状，有的形成严重的永久性低血钙，甚至危及生命。甲状旁腺移植术可以使患者病情改善，甲状旁腺是微小的内分泌腺体，可开展薄片移植或碎片注射移植而不需带蒂血管移植，其免疫排斥反应相对较小，与其他移植手术相比具有规模小、操作简易的特点，这为在甲旁减患者中开展甲状旁腺移植手术治疗提供了可能。

甲状旁腺移植术可分为自体移植术、异种移植术及同种异体移植术三类。其中自体移植术主要应用于两类情况，一是慢性肾脏病SHPT行甲状旁腺全切除+自体移植术，二是甲状腺手术中将损伤或误切的甲状旁腺立即进行自体移植，以预防甲旁减。移植自体组织不会引起免疫反应，但仅适用于患者自身。异种移植术从动物身上取材，供体易取，但容易发生急性移植排斥反应，移植物寿命不确定，移植后需应用免疫抑制剂，效果不理想，目前仍停留在动物实验研究阶段。与此同时，同种异体移植术综合了前两种供体的优越性，移植方法多样，且可多次、重复进行，安全性及可靠性已有保障。

慢性肾脏病矿物质和骨异常（chronic kidney disease-mineral and bone disorder, CKD-MBD）是尿毒症透析患者的常见重要并发症，近年受到肾脏病学界广泛关注。SHPT是CKD-MBD的相关疾病。SHPT管理不善将导致血管、软组织、心脏瓣膜钙化及钙化防御等，使得组织脏器功能下降，更有可能发展为难治性SHPT。甲状旁腺全切除+甲状旁腺移植术是难治性SHPT可选择的重要治疗方式。相对于健康人群，SHPT患者的甲状旁腺组织处于增生、功能亢进阶段，但无分化幼稚细胞，不似甲状旁腺腺瘤具有癌变可能，是一种可供应用的同种异体移植供体。对SHPT患者术中切除的多余甲状旁腺组织，可取少量进行自体移植，预防术后发生甲旁减，也可为其他甲旁减患者提供充足的甲状旁腺移植供体。

二、甲状旁腺移植术的发展历程

甲状旁腺移植术是一种替代治疗方案，该手术已有近百年的探索与发展史。曾进行带血管蒂甲状旁腺移植，但操作复杂，移植部位选择较单一。一般认为，做直接血管吻合的组织移植，能迅速建立血液循环而获得最高成活率。但甲状旁腺无独立血管，若做血管吻合移植必须连带甲状腺组织，这样就增加了移植物的抗原性，易引起排斥反应而失败。薄片移植或碎片注射移植可加大腺体与周围组织的接触面，使移植物更容易建立足够的血液供应并降低免疫排斥反应发生率，确保腺体成活。这是 SHPT 患者行甲状旁腺全切除+自体移植术治疗的常用移植方法，技术成熟、操作简便、易于掌握，是一种较好的移植方法，值得推广。

既往的甲状旁腺同种异体移植物（供体）包括尸体、甲状旁腺腺瘤及胎儿组织。其中甲状旁腺腺瘤组织具有高分泌 PTH 的功能，少量组织即可达到治疗目的，较容易获得，但由于存在分化幼稚细胞，具有癌变可能，其应用尚存争议。胚胎组织再生能力强、对损伤敏感性低、抗原性弱，在国内应用较多，但由于早孕药物流产的普遍开展，大龄胎儿很难遇到，还有潜在的法律风险和伦理问题，目前供体越来越少。

有报道，13 例甲状旁腺移植（11 例供体来自成人尸体，2 例供体来自死胎）中成人尸体甲状旁腺取得的时间，最长在供体死后 3 小时 10 分钟，最短 2 小时 10 分钟，多数在 2 小时 40 分钟左右；2 例死胎（均不足 7 个月）在娩出后置入冰箱保存，分别于 4 小时 10 分钟和 6 小时 40 分钟取得；术后随访 3 年全部移植成活。也有报道，将 1 例 SHPT 患者的甲状旁腺组织移植给甲旁减患者，术后甲旁减患者血钙和 PTH 水平均恢复正常。SHPT 患者甲状旁腺组织相对于健康人群甲状旁腺组织处于增生、功能亢进阶段，是一种可供选择的同种异体移植供体。临床上 SHPT 需行甲状旁腺全切除术或次全切除术的患者数众多，可以在短时间内较为快速地提供大量优质的活体供体组织，从而使甲状旁腺同种异体移植术的供体选择简化。相关研究显示，采用前臂肌肉作为甲状旁腺的移植部位，免疫原性弱，引起的相关免疫反应发生率较低，人类白细胞抗原配对只会相对延长移植后甲状旁腺活性时间，简单的血型配对便可决定配对和移植。

三、甲状旁腺同种异体移植术的临床应用

甲旁减患者可与行甲状旁腺全切除术或次全切除术的 SHPT 患者进行移植匹配（简单血型配对即可）。供体与受体同一时间段入院，手术前一天和手术当天甲旁减患者服用激素类制剂，在病房内等待移植物，SHPT 患者在大手术室内进行甲状旁腺切除术，无菌操作下切除 SHPT 患者甲状旁腺，切取部分相对正常的甲状旁腺组织，去除血管薄膜等组织，仅保留甲状旁腺腺体组织，将其立即置入低

温（1~4℃）保存液中反复冲洗，其余甲状旁腺组织送快速冰冻切片病理检查，将甲状旁腺组织切成 1mm×1mm 薄片备用或进一步将薄片切碎，吸入注射器中，准备行薄片移植或碎片注射移植。移植物取材成功并经病理证实为正常甲状旁腺组织或良性甲状旁腺增生组织后迅速送到甲旁减患者所在手术室。甲旁减患者提前在病房手术室做好术前准备，在局部麻醉下切开受者移植部位（多选择前臂肌群）的皮肤，显露肌肉，用血管钳钝性分离出多个肌肉小袋。然后将供体的甲状旁腺薄片分别移植于肌肉小袋中，每个肌肉小袋移植一个薄片，用细丝线缝合肌肉袋口；或用注射器将碎片甲状旁腺组织注射入肌肉中。整个操作过程务必动作轻巧、细致，确保不挫伤腺组织。

移植物为成人甲状旁腺组织，相对于胎儿组织可能免疫原性更高，为防止排斥反应，术后继续给予受移植者激素类制剂，持续用药 1 个月左右。不推荐使用免疫抑制剂。常规应用抗生素预防感染。术后第 1 天至第 3 天检测血 PTH 及血钙水平，若血钙和血 PTH 升高至正常水平，可办理出院，门诊随访。

四、以继发性甲状旁腺功能亢进症患者组织为供体甲状旁腺移植的安全性

甲状旁腺移植术相对于其他移植手术，具有更低的手术风险，术后不易引起相关的不良反应，移植术后可明显改善甲旁减患者生活质量和预后。有研究表明，甲状旁腺同种异体移植术（薄片移植或碎片注射移植）对机体伤害小且组织免疫原性小，急性排斥反应较少见。该方法成熟、简便、易于掌握，是一种较好的移植方法，值得推广。

（孔令泉　田　申）

参 考 文 献

曹利平，汪亮，2008. 甲状旁腺移植现状及趋势. 中国实用外科杂志，28（3）：227-229.

高庆军，赵代伟，王南鹏，等，2012. 同种异体甲状旁腺组织移植治疗甲状旁腺功能低下的实验研究. 中国普外基础与临床杂志，19（10）：1079-1084.

王桂兰，张宝珠，徐祇顺，等，1986. 同种异体甲状旁腺移植治疗甲旁低（附 13 例报告）. 山东医科大学学报，2（3）：71-75.

王志宏，张浩，2012. 异体甲状旁腺移植现状与展望. 中国实用外科杂志，32（5）：412-414.

Aysan E, Yucesan E, Goncu B, et al., 2020. Fresh tissue parathyroid allotransplantation from a cadaveric donor without immunosuppression: a 3-year follow-up. Am Surg, 86（4）: e180-e182.

Aysan E, Yucesan E, Idiz UO, et al., 2019. Discharging a patient treated with parathyroid allotransplantation after having been hospitalized for 3.5 years with permanent hypoparathyroidism: a case report. Transplant Proc, 51（9）: 3186-3188.

Goncu B, Salepcioglu KH, Yucesan E, et al., 2021. Graft survival effect of HLA-A allele matching parathyroid allotransplantation. J Investig Med，69（3）：785-788.

Saxe A，1984. Parathyroid transplantation：a review. Surgery，95（5）：507-526.

Stevenson A，Mihai R，2018. Patients' views about parathyroid transplantation for post-thyroidectomy hypoparathyroidism. Langenbecks Arch Surg，403（5）：623-629.

Torregrosa NM，Rodíguez JM，Llorente S，et al.，2005. Definitive treatment for persistent hypoparathyroidism in a kidney transplant patient：parathyroid allotransplantation. Thyroid，15（12）：1299-1302.

Yucesan E，Goncu B，Ozdemir B，et al.，2019. Importance of HLA typing，PRA and DSA tests for successful parathyroid allotransplantation. Immunobiology，224（4）：485-489.

第三十章　低钙危象

成人正常血钙浓度为 2.25～2.75mmol/L（有些医院采用的血钙正常值为 2.11～2.52mmol/L）。当血清蛋白浓度正常时，血钙低于 2.25mmol/L 称为低钙血症。低钙危象是指血钙低于 0.88mmol/L 时，出现全身骨骼肌抽搐，呼吸肌强直性痉挛，造成呼吸停止，严重时危及生命。血钙指血清中所含的总钙量，通过骨、肾和小肠的代谢保持在一个狭窄的正常值范围，主要通过甲状旁腺激素（PTH）、1, 25-(OH)$_2$D$_3$ 及降钙素三种基础激素调节。PTH 通过激活破骨细胞、促进骨中钙的释放、增加维生素 D$_3$ 的活化和刺激肾脏中钙的重吸收以提高血钙水平；维生素 D$_3$ 作用于肠道以增加钙的吸收；降钙素是由甲状腺滤泡细胞分泌的，可抑制破骨细胞介导的钙在骨中的吸收。此外，雌激素、生长激素、胰岛素和甲状腺激素等也参与钙代谢的调节。钙的主要生理功能是形成与维持骨和牙齿的结构，维持细胞的正常生理功能，调节细胞功能和酶的活性，维持神经肌肉兴奋性，参与凝血过程。

一、病理生理

低钙血症是维持血钙稳定诸因素失衡的结果，具体见以下几方面。

（1）骨钙动员受抑制，钙从骨进入血液循环减少，这是 PTH 分泌减少或作用减弱所致。PTH 缺乏引起从骨骼动员和从肾小管重吸收的钙减少，肾对磷的清除减少，血磷增高，高血磷直接或间接地影响 1, 25-(OH)$_2$D$_3$ 的合成，致使小肠对钙的吸收减少，血钙降低。

（2）肾对钙重吸收减少，加上维生素 D 缺乏使小肠钙吸收减少，同时 PTH 水平降低，阻碍了骨钙的动员，造成低钙血症。

（3）单纯维生素 D 缺乏，使小肠钙重吸收障碍，引起低钙血症。

（4）成骨作用增强，血钙流入骨骼增多，形成低钙血症，如纤维囊性骨炎的愈合期或成骨细胞转移瘤。

（5）钙在软组织的沉积增加，引起低钙血症，见于高磷血症。

二、病因与发病机制

1. 维生素 D 代谢障碍

（1）维生素 D 缺乏：食物中维生素 D 缺乏或日光照射不足。

（2）肠吸收障碍：梗阻性黄疸、慢性腹泻、脂肪泻等引起钙吸收障碍。

（3）维生素 D 羟化障碍：见于肝硬化、肾衰竭、遗传性 1α-羟化酶缺乏症等疾病。

2. 甲状旁腺功能减退

（1）PTH 缺乏：甲状旁腺或甲状腺手术误切甲状旁腺，术中甲状旁腺的血供受损；遗传因素或自身免疫导致甲状旁腺发育障碍或损伤。

（2）PTH 抵抗：假性甲状旁腺功能低下者，PTH 的靶器官受体异常。

3. 慢性肾衰竭

（1）肾排磷减少，血磷升高，因血中钙磷乘积为一常数，故血钙降低。

（2）肾实质破坏，1,25-$(OH)_2$D 生成不足，肠钙吸收减少。

（3）血磷升高，肠道分泌磷酸根增多，与食物钙结合形成难溶的磷酸钙随粪便排出。

（4）肾毒物损伤肠道，影响肠道钙磷吸收。

（5）慢性肾衰竭时，骨骼对 PTH 敏感性降低，骨动员减少，随着患者的酸血症在透析过程中被逐渐纠正，游离钙浓度在短时间内迅速下降，低到一定程度时即发生低钙危象。

4. 低镁血症 可使 PTH 分泌减少，PTH 靶器官对 PTH 反应性降低，骨盐 Mg^{2+}-Ca^{2+} 交换障碍。

5. 急性胰腺炎 机体对 PTH 的反应性降低，胰高血糖素和降钙素分泌亢进，胰腺炎症和坏死释放的脂肪酸与钙结合成钙皂而影响肠吸收。

6. 药物 某些药物如抗癫痫药物、化疗药物和双膦酸盐也可引起低钙血症。据报道，质子泵抑制剂可通过某种机制引起镁肠道吸收减少，在改变肠道 pH 的同时，质子泵抑制剂还改变了活性转运体诱导次氯酸的功能，从而降低了镁盐的溶解度，导致低镁血症，最终导致低钙血症。免疫检查点抑制剂可诱发甲状旁腺功能减退，导致低钙血症。

7. 其他 见于低白蛋白血症、妊娠、大量输血等。

三、临床表现

临床表现与血钙降低的程度及速度有关，血钙缓慢降低有时即使达到低钙危象的程度，也可以不出现症状。

1. 神经肌肉症状 可出现典型的手足搐搦症状，发作时手足肌肉呈强直性收缩，双侧对称，拇指内收，其余 4 指并紧，指间关节伸直，掌指关节及腕关节屈曲，呈 "助产士手"。严重者向上发展，引起肘关节屈曲，上臂内收，紧靠胸前，双足呈强直性伸展、内翻，膝关节及髋关节屈曲，肠痉挛可引起腹痛、腹泻。更严重者可出现全身骨骼肌及平滑肌痉挛，发生喉痉挛、支气管痉挛、哮喘、喉鸣、窒息、呼吸暂停等危急症状。

2. 精神症状　可出现头痛、焦虑、烦躁、幻觉、性格改变，有时被误诊为癔症。严重者表现为精神异常、惊厥、意识紊乱甚至昏迷、癫痫发作等，癫痫可以是大发作、小发作，或颞叶癫痫，甚至成为患者的首发症状或主要症状。

3. 对心肌的影响　低血钙时，心肌兴奋性和传导性升高，但因膜内外钙离子的浓度差减小，钙离子内流减慢，致动作电位平台期延长，不应期亦延长。主要表现为传导阻滞等心律失常、心室颤动、心力衰竭，甚至心搏骤停而致死。心电图典型表现为 QT 间期和 ST 段明显延长。

4. 对骨骼的影响　可表现为骨软化、骨质疏松、骨骼疼痛、病理性骨折、骨骼畸形等。

5. 异位钙化　钙质沉积在皮下、血管壁、肌腱、四肢及关节周围的软组织中，可引起关节僵直、疼痛。基底节及颅内其他部位发生钙化，可诱发癫痫。

6. 其他　婴幼儿缺钙时，免疫力低下，易发生感染。慢性缺钙可致皮肤干燥、脱屑、指甲易脆和毛发稀疏等。

四、辅助检查

1. 体格检查　Chvostek 征和 Trousseau 征阳性，低钙危象时腱反射亢进。

2. 血液检查　包括血钙、磷、PTH、白蛋白等检查，主要用于诊断与鉴别诊断。

3. 心电图　观察低钙血症对心脏的影响。

4. 骨骼摄片　了解骨病的性质和程度。

5. 腹部超声　用于发现胃肠道异常。

6. 头颅 CT 或 MRI　用于判断有无神经系统疾病或颅内病变。

7. 甲状腺超声　目的是排除原发性甲状旁腺功能减退。

五、诊断

当医生怀疑低钙危象时，一般根据病史、体格检查、临床表现、实验室检查及心电图表现可明确诊断。

六、鉴别诊断

如果 PTH 水平较高，则必须评估其原因，包括测定维生素 D_3 水平。维生素 D_3 缺乏引起的低钙血症，在儿童可引发佝偻病，主要是颅骨改变、呈方盒样，肋骨呈串珠样，哈里森沟形成，腕部增大（长骨的干骺端钙化不全）和负重骨骼变形（骨盆畸形、膝内翻和膝外翻），X 线检查表现为长骨的干骺端骨化带消失，软骨增宽、呈杯口状，边缘不整齐，骨化中心变小或缺乏；在成人为软骨病、假骨折、骨盆出口狭窄和病理性骨折。同时应注意与严重低镁血症及钙吸收不良等疾病鉴别。

七、治疗

治疗目的包括消除症状，使血钙正常或接近正常，尿钙排泄不超过 400mg/d，尿钙/肌酐值＜0.3，以预防尿路结石和肾功能不全。

1. 低钙危象 立即静脉注射钙剂，常用的有 10% 葡萄糖酸钙 10ml 缓慢注射，必要时 1～2 小时后重复注射，注射过程中应密切监测心率，尤其是使用洋地黄的患者，以防止严重心律失常的发生；若症状性低钙血症反复发作，可在 6～8 小时输注 10～15mg/kg 的钙离子。如为术后一过性甲状旁腺功能减退，数天至 2 周内甲状旁腺功能可望恢复。若抽搐不止，加用镇静止痉剂，如苯妥英钠、苯巴比妥钠、地西泮。

2. 间歇期治疗

（1）饮食中注意摄入高钙、低磷食物。

（2）补充钙剂：应长期口服钙剂，每日服含钙元素 1～2g 的药物钙（1000mg 元素钙需供给乳酸钙 7.7g、葡萄糖酸钙 11g、氯化钙 3.7g 或碳酸钙 2.5g）。维持血钙接近正常水平，以 8～9mg/dl 为宜。

（3）补充维生素 D 制剂：单用钙剂效果不佳者，需加用维生素 D 制剂。常用剂量：维生素 D_3 3 万～10 万 U/d；或 1, 25-$(OH)_2D_3$ 0.75～1.5μg/d。用药期间应定期复查血钙、尿钙水平，及时调整剂量，避免维生素 D 过量中毒及高钙血症。

（4）其他：维生素 D 和钙剂治疗效果不佳时，应检测血镁，血镁低者补充镁制剂。在甲状旁腺功能减退人群中，利用重组人（Rh）PTH 1-84 提供缺少的激素，可以有效纠正血钙水平，并显著减少每天钙和活性维生素 D 的补充剂量。

3. 病因治疗 每例低钙危象患者均应查其潜在病因，治疗原发病，低钙血症一般会随之缓解。

八、预防

针对继发性甲状旁腺功能减退引起低钙的患者，手术方式及手术操作技术均会对低钙危象的发生造成较大影响。甲状腺癌行甲状腺全切除术+双侧中央区淋巴结清扫，以及术中未使用纳米碳是发生甲状旁腺功能减退、低钙危象的危险因素，临床应谨慎选择，严格掌握适应证。另外，手术时间、手术出血量、术后 PTH 水平也与术后低钙危象的发生有关，对于手术时间＞1.71 小时、出血量＞22.13ml、术后 PTH＜20.8pg/ml 的患者，要警惕术后低钙血症。

因此，甲状腺手术前选择双侧颈淋巴结清扫时，应严格掌握适应证，术中应仔细分离，采用精细化被膜解剖方法，使用纳米碳负显影剂，详细寻找甲状旁腺，怀疑为甲状旁腺组织时，立即行冰冻切片病理检查。甲状腺切除术后患者应常规监测血 PTH 和血钙，对术后第 1~3 天血 PTH＜12pg/ml 的患者，应常规补钙。

  此外，甲状旁腺手术时应注意保护甲状旁腺血供。甲状旁腺血供主要来自甲状腺下动脉，从侧面横流向中部，保护侧面横跨甲状旁腺的血管对防止离断其血供至关重要，避免甲状旁腺断流最重要的措施是保留有血供的甲状腺被膜，尽可能靠近甲状腺实质结扎甲状腺下动脉末支可降低甲状旁腺缺血的风险。

（赵小波）

参 考 文 献

顾恒，耿小平，陈江明，等，2018. 继发性甲状旁腺功能亢进患者术后持续性严重低钙血症的相关因素分析. 中华内分泌代谢杂志，34（1）：57-60.

王晨一，2021. 甲状腺术后症状性低钙血症的危险因素分析. 国际外科学杂志，48（3）：179-184，F4.

王亚冰，何昆，王鸥，等，2020. 第 507 例手足搐搦-低钙血症-可逆性心力衰竭. 中华医学杂志，100（24）：1901-1904.

张丽，高太虎，2020. 甲状腺切除术后甲状旁腺功能减退的临床研究. 肿瘤研究与临床，32（11）：790-793.

赵新华，2021. 分化型甲状腺癌患者根治术后发生低钙血症的影响因素. 中国基层医药，28（8）：1240-1242.

Ambrogi V, Alushi E, Montemurro A, et al., 2017. *In situ* preservation of the partathyroid glands in total thyroidectomy: a propensity score matched analysis. Ann Ital Chir, 88（3）：288-294.

Arima H, Iwama S, Inaba H, et al., 2019. Management of immune-related adverse events in endocrine organs induced by immune checkpoint. Endocr J, 66（7）：581-586.

Ishii M, 2017. Endocrine emergencies with neurologic manifestations. Continuum（Minneap Minn），23（3）：778-801.

Lee JW, Kim JK, Kwon H, et al., 2019. Routine low-dose calcium supplementation after thyroidectomy does not reduce the rate of symptomatic hypocalcemia: a prospective randomized trial. Ann Surg Treat Res, 96（4）：177-184.

Pepe J, Colangelo L, Biamonte F, et al., 2020. Diagnosis and management of hypocalcemia. Endocrine, 69（3）：485-495.

Rajan S, Ravindhran B, George B, et al., 2020. Parathormone decline levels are better markers of symptomatic hypocalcemia following total thyroidectomy than parathormone alone. Biomark Med, 14（12）：1121-1126.

Siraj N, Hakami Y, Khan A, 2018. Medical hypoparathyroidism. Endocrinol Metab Clin North Am, 47（4）：797-808.

第三十一章 低钙危象患者的护理

一、概述

引起低钙血症的原因很多。首先，甲状旁腺切除术后，患者血液中的甲状旁腺激素水平急剧降低，由于甲状旁腺激素的升钙降磷作用在此时明显减弱，患者的血钙重新回到骨骼中，患者出现低钙血症，也称为术后骨饥饿综合征。这是甲状旁腺手术后较为严重的并发症，若不及时治疗，可能发生低钙危象，致患者死亡。其次，围手术期的血液稀释也可能引起低钙血症。术前禁饮禁食、手术时间长、手术应激状态、术中大量补液使血液稀释，均可使血钙稀释，加速钙离子的排泄，会造成暂时性低钙血症。再次，手术中的操作挤压可造成降钙素的释放，使血钙降低。最后，肾功能不全也会导致低血钙。肾小管对钙离子的重吸收功能下降，尿钙增加，导致血钙浓度降低。

各种形式的甲状旁腺功能减退，以及与低钙血症相关的非甲状旁腺源性疾病均可导致低钙血症。由于后者的白蛋白浓度也降低，离子钙降低的程度很小，低钙危象在这些情况下罕见。血钙下降的程度和速度决定纠正低钙血症的快慢。无论有无症状和体征，低钙血症患者均应予以治疗。

随着人们体检意识的增强，低钙血症常常经实验室检查发现，但也可能发现时就已经是危及生命的代谢紊乱。急性低钙血症有严重症状时，应立即入院并及时纠正。当低钙血症进展缓慢，患者可能无症状时，应注意对患者进行仔细观察，全面评估、准确用药。应根据患者的具体情况选择合适的手术时机和方式。护士对甲状腺手术后低钙血症的观察和护理十分重要，医护合作可明显改善患者预后。

二、低钙危象的护理

（一）一般护理

对此类患者应全程心电监护，监测生命体征。遵医嘱予以持续低流量吸氧，床旁备气管切开包。术毕患者返回病房后，麻醉未清醒前予平卧位，头偏向一侧，清醒后予半卧位，以利于呼吸、痰液咳出和切口引流。严密观察患者术后症状及体征，及时发现有无低钙血症表现。观察手术切口有无渗血，保持伤口敷料清洁、干燥。有引流管者加强管道护理，妥善固定引流管，避免折叠和扭曲，观察和记录引流液颜色和量，搬动或转运患者时注意防止引流管扭曲和脱出。

（二）气道管理

低钙危象患者可能发生喉和膈肌痉挛，患者发生抽搐时，呼吸肌群会出现痉挛，导致气急、胸闷、呼吸困难等症状，故呼吸系统症状不容忽视，应及时解除危险因素，避免产生不良后果。例如，护士应遵医嘱立即注射钙剂和维生素 D。若补钙效果不佳，应注意是否有镁缺乏，必要时可补充镁剂。若患者抽搐不止，可加用镇静止痉剂，如苯妥英钠、苯巴比妥钠、地西泮等，并检测血镁、血磷。待患者症状好转，可改为高钙饮食，口服钙剂加维生素 D。护士发现患者有呼吸困难或窒息时，应立即通知医生，同时应协助患者开放气道，给予高流量吸氧，或给予简易呼吸器辅助呼吸，为抢救赢得时间。绝大多数患者术后 2~3 周，未受损的甲状旁腺增生或血供恢复，起到代偿作用，症状逐渐消失。原发性甲旁亢患者骨质破坏时间长，无法在短期内恢复正常，为避免术后长期低钙再次诱发甲旁亢，术后应长期补钙。定期复查血、尿钙磷，为指导用药提供依据。若因低钙危象发生抽搐，造成伤口内出血，压迫气管、引起呼吸困难，应及时剪开缝线，敞开伤口，清除血肿。若患者呼吸仍无改善，则立即行气管插管，进手术室进一步止血缝合。如为喉头水肿，应立即将氢化可的松 100~200mg 加入 5%葡萄糖注射液 100ml 中静脉输入，症状不缓解时应及时行气管切开。为减少此类情况发生，近年笔者所在中心采取局部麻醉或局部麻醉+神经阻滞下微创小切口进行甲状旁腺病变切除，创伤小、住院时间短，极大地减少了患者术后出血。

（三）病情观察

1. PTH 和血钙浓度监测　患者术后测定 PTH 和血钙水平，有利于预防低钙血症。手术范围大、手术时间长的患者，应警惕低钙危象的发生。PTH 反映甲状旁腺功能减退的敏感性超过同时期血钙的敏感性，因此在预防低钙血症的过程中应注意早期监测 PTH。在患者血钙尚未出现异常时，若 PTH 监测结果有异常，可提前补充钙剂以预防低钙血症的发生。临床上已有应用 PTH 预测发生甲状腺切除术后低钙血症风险的报道。有研究认为，术后 PTH 可用于对甲状腺切除术后发生低钙血症风险进行分层。还有研究发现，甲状腺切除术后 1 小时 PTH 可预测有症状的低钙血症。另有研究对 56 例甲状腺全切除术后的患儿进行回顾性分析证实，检测术后 4 小时 PTH 水平可帮助确定是否需要补钙，并可连续通过实验室检查监测术后低钙血症。临床上需重视无症状性低钙血症的患者，根据血钙、PTH 和病情观察结果，及时调整治疗方案，控制低钙血症。但是目前关于血 PTH 的最佳检测时间，尚未达成共识。手术中做好甲状旁腺的保护，保障其血供，同时术后预防性补钙，可减少术后低钙危象的发生。护士应密切关注患者症状、PTH 和血钙水平，识别低钙危象的先兆。

2. 观察患者是否出现心律失常　护士与患者接触机会多、时间长，是其病情变化的主要观察者和发现者，需正确识别患者异常心电图，及时通知并协助医生处理低钙危象导致的心律失常。甲旁亢术后，低钙血症引起患者心肌收缩力减弱，可出现腹胀、腹部移动性浊音阳性、少尿、双下肢凹陷性水肿等心力衰竭症状。低钙血症还容易引起心律失常，严重者可危及患者生命。对于低钙危象患者，应予心电监护监测患者生命体征，根据其护理级别定时巡视病房，观察心电图变化。低钙血症可使室肌动作电位改变，2 相时间延长，3 相坡度无明显异常，故心电图 ST 段平坦、延长，常无明显偏移，QT 间期延长，T 波多正常，心肌收缩强度减弱，有时可出现心动过速。低钙危象患者可出现 T 波低平甚至倒置现象，极少数可有心动过速、期前收缩，也可出现各种期前收缩或传导阻滞等心律失常。由于迷走神经兴奋，患者甚至可出现心脏停搏。若患者同时服用洋地黄类药物，会增加心脏对血钙波动的敏感性，因此给药应更谨慎，并仔细监测心电图。当低钙血症纠正后，可发现心电图转为正常。

3. 血压监测　对继发性甲旁亢造瘘患者，动静脉内瘘是尿毒症患者的生命线。目前，动静脉造瘘是永久性血液净化通路的最佳选择。在内瘘侧测量血压会压迫血管，影响有效血流量，因此对此类患者应选健侧进行血压测量。继发性甲旁亢造瘘患者同时进行甲状旁腺移植术时，若选择移植侧肢体测血压会对移植物存活造成影响，故应选用下肢进行血压监测。因为腘动脉比肱动脉粗，血流量较大，下肢血压测量值通常高于上肢 20~40mmHg。踝部周径和上臂非常接近，袖带宽度影响小，测量血压值更接近上臂血压值。测量时，采用测量上肢血压袖带缠绕小腿下部，血压计袖带下缘距离内踝上缘 2cm 左右，袖带标志线与足背动脉搏动部位对齐，松紧度适宜。继发性甲旁亢患者目前在全国已有 300 万以上，在尿毒症患者中约占 55.7%。肾衰竭后患者会出现水钠潴留，可能导致血压升高，血压升高后又加重水钠潴留，导致恶性循环。继发性甲旁亢患者多伴有高血压，服用降压药物。甲状旁腺全切后患者血钙水平迅速降低，可能造成严重低钙血症和强直性抽搐及低血压的症状。血压剧烈波动可能给患者带来明显不适感，长时间的高血压病史让患者多忽视低血压，所以应动态监测血压，加强健康宣教，遵医嘱控制血压。

（四）用药护理

低钙血症患者常有口周、四肢麻木感，严重时还可能出现手足抽搐、肌肉痉挛等。专科护士应通过临床观察、询问并倾听患者主诉，及时发现低钙血症的症状并协助医生进行处理。对有低钙危象者应严格掌握监测血钙时间，静脉补钙须缓慢注射，以免注射过快引起心搏骤停，最好选择微量泵泵入，即使使用仪器也应严密监测，以免发生仪器失控而造成意外。甲状旁腺术后第 1 天每 4 小时监测血钙 1 次,若血钙低于 1.8mmol/L,遵医嘱给予 10%氯化钙或 10%葡萄糖酸钙 30ml（10ml 葡萄糖酸钙含约 90mg 元素钙）+生理盐水或葡萄糖注射液 250ml 进行补钙治疗，调整补钙泵为 60ml/h；若血钙高于 2.2mmol/L，及时调整为 40ml/h；若血钙平稳，保持原有泵入速度，每 8 小时监测血钙 1 次。术后第 3 天开始口服补钙，血钙偏低时，服用含钙的磷结合剂，如口服碳酸钙，剂量为 6~8g，每天 3~4 次，其间加用活性维生素 D 及其类似物，如骨化三醇，剂量为 0.25~0.5μg/d。使用维生素 D 类似物治疗时，由于其选择性作用于甲状旁腺，会抑制 PTH 分泌，能有效降低高磷血症和高钙血症的风险，但仍需对 PTH 水平及血磷进行监测。随着口服与静脉同时补钙，患者血钙将不断升高，当血钙趋于平稳时，监测频率为每天 2 次，调整补钙剂量为 20ml/h。当血钙升至 1.8~2.2mmol/L 时，继续补足储存钙，血钙监测频率改为每天 1 次，直至患者血钙升至 2.35~2.4mmol/L，并持续监测血钙、观察病情变化，配合医生调整补钙方案，防止因补钙不足发生抽搐等症状。

（五）静脉护理

输液性静脉炎是由输液导致的静脉壁内膜炎症反应，是周围静脉导管使用的常见并发症。低钙危象者需长时间补钙治疗，葡萄糖酸钙为高渗溶液，对血管刺激性大，易发生静脉炎或药物外渗，引起局部皮肤损伤，甚至钙盐沉积，导致肢体功能障碍。对于甲旁亢并采用动静脉内瘘透析患者，内瘘侧肢体不宜进行输液治疗，在移植侧穿刺会影响移植物存活，下肢静脉输液又影响患者活动，此时，可尽量采用中心静脉置管，保护外周静脉，减少静脉炎的发生。研究表明，新型敷料外敷、激素预处理静脉导管、选用过滤输液器、适当加快输液速度等方法均有助于预防输液性静脉炎，但适当加快输液速度能否改善输液性静脉炎尚有争议。新鲜植物芦荟和马铃薯，以及 50%硫酸镁、多磺酸黏多糖等也用于预防和治疗输液性静脉炎。一旦发现药液外渗，应立即停止输入，用注射器回抽药液，外渗处予局部封闭治疗。为保护患者血管，尚需研究更完善的静脉治疗方案。

（六）心理护理

低钙血症患者有多种临床表现，从神经肌肉易激惹到癫痫发作，以及情绪不稳定、焦虑和抑郁等精神症状。早有研究强调了钙代谢紊乱与精神综合征的病因相关性。血钙的快速下降通常与症状相关，而慢性低钙血症患者可能无症状，而通过实验室检查偶然发现。长期低钙血症，即使未出现神经肌肉症状，也与神经精神症状的发展有关。低钙血症也会导致焦虑、易怒、妄想、困惑、幻觉、反应迟钝和抑郁等。手术引起的生理和心理应激，虽不威胁生命，却会延长患者住院时间，增加住院费用。慢性缺钙患者舞蹈症及帕金森病的发生率，多高于血钙正常人群。医护人员应提前帮助患者建立心理防线，告知甲状旁腺术后可能出现抽搐的症状，不必过分担忧，及时补钙后症状会有效改善。有的患者血钙指标下降并不显著，但抽搐症状明显，护士应警惕患者是否由于紧张而呼吸频率增快，避免产生呼吸性碱中毒而加重低钙症状。护理中应加强对患者情绪的关注，多给予鼓励和安慰。当患者出现精神过度紧张、癔症、失眠等情况时，遵医嘱可适当应用镇静剂或催眠药。医护人员均应注意人文关怀，多些理解，耐心解释患者的疑问，鼓励他们参与到医患决策中来，建立和谐的医患关系。有报道，在常规护理的基础上给予渐进性肌肉放松训练，可缓解甲状腺全切除术后低钙血症患者的焦虑程度，使其积极乐观地面对疾病。低钙危象多在慢性肾衰竭患者行甲状旁腺切除术后出现，漫长的医治经历使患者心理压力巨大，适时的心理疏导有助于其更好地面对疾病。

（七）骨折护理

继发性甲旁亢多继发于慢性肾脏病，伴钙磷代谢紊乱，透析患者出现骨骼代谢异常、心血管及软组织钙化，临床表现为退缩人综合征，临床上常称为"玻璃人"。有研究显示，85%的甲旁亢患者因骨脱钙和囊肿形成，骨骼十分脆弱，易发生骨折，死亡率增加。患者术后血钙水平好转，但波动较大，在术后较长的一段时间内仍可能发生病理性骨折。预防重于治疗，护士应做好预防跌倒及骨折的健康宣教，提高患者的安全风险意识，防止术后及出院后发生骨折。对行动不便者，给予日常生活护理，穿防滑鞋袜，患者需在家属的陪同下缓慢活动，避免跌倒。指导患者服药，如降血压药、降血糖药、降血脂药应发药到口，在家服药时，应将药物放在患者触手可及处，避免患者取药困难引发跌倒。起床活动应遵循缓慢行动原则，醒后可在床上平卧30秒，然后起身静坐30秒，站立30秒，再缓慢活动，避免剧烈活动引起直立性低血压而发生跌倒，引起骨折。向患者及家属讲解安全防护措施，预防跌倒及骨折的发生。

（八）疼痛护理

疼痛已经成为继体温、脉搏、呼吸、血压后的第五大生命体征，帮助患者缓解疼痛、提高其舒适度已成为护理工作的重要内容。低钙危象患者容易因手足抽搐产生肌肉疼痛。患者术后3～6个月仍可伴有骨痛现象，腰腿疼痛，甚至夜间不能自动翻身，行动困难。患者若出现手足抽搐，护理操作时应动作轻柔，避免强行拉直患者的手足，可采取缓慢按摩和揉搓的方式缓解其不适。抽搐发作后，也可采取局部热敷以缓解肌肉酸痛，并给予心理支持。在药物镇痛方面，世界卫生组织推荐三阶梯疗法，通过序贯使用非麻醉性镇痛药、弱阿片类药物和强阿片类药物及辅助药物增加镇痛强度。在使用药物镇痛时，应考虑用药剂量、副作用和并发症。疼痛管理虽然重要，但是根本问题仍然在于处理原发疾病，从根本上解决疼痛问题。

（九）饮食护理

为患者制订饮食计划，指导其进高钙低盐、富含优质蛋白、易消化的食物。每天询问饮食情况，正确给予饮食指导。食物会影响血钙水平。鼓励患者进清淡易消化食物，减少辛辣刺激性食物摄入，多摄入富含维生素及纤维素的蔬菜、水果。一般患者术后 6 小时无恶心、呕吐即可进食少量温热流质，逐渐过渡到半流质和普食。患者术后多处于低钙状态，护士应指导患者进含钙高的食物，如海产品、豆制品、芝麻等。番茄、韭菜、瘦肉等属于低钙食物，应适当少食用。有研究报道，睡眠质量差者钙摄入量较低，焦虑和抑郁水平较高，进食含钙高的食物有助于缓解患者术后睡眠不佳问题。

三、健康宣教

给予患者针对性健康宣教及出院指导，为术后发生低钙血症的甲状旁腺肿瘤患者提供全面护理干预，为患者讲解补钙的重要性，告知患者发生口周和四肢麻木、手足抽搐时，应及时来院就诊或通知医护人员。出院时指导患者按时服药，并监测血钙及 PTH，出院后 3 个月内移植侧肢体避免负重，合理补钙，制订饮食计划。对于低钙血症予以针对性护理干预，避免出现低钙危象，将危及生命的并发症风险降至最低。

（邱　菊　黄　杰）

参 考 文 献

陈凤姣，毛凌，2016. 输液性静脉炎预防研究进展. 护理学杂志，31（19）：111-112，封 3.

孔令泉，吴凯南，厉红元，2020. 关爱甲状旁腺健康——肾病、骨病与尿路结石患者必读. 北京：科学出版社.

孔令泉，吴凯南，厉红元，2021. 乳腺肿瘤骨代谢病学. 北京：科学出版社.

李乐之，路潜，2012. 外科护理学. 北京：人民卫生出版社.

王欣，高婕，2019. 渐进性肌肉放松训练在甲状腺全切除术后低钙血症患者中的应用研究. 护士进修杂志，34（2）：115-118.

Overman REJ, Hsieh LB, Menon R, et al., 2020. 4-hour postoperative PTH level predicts hypocalcemia after thyroidectomy in children. J Pediatr Surg, 55（7）: 1265-1269.

Sun, X, Zhang X, Lu Y, et al., 2018. Risk factors for severe hypocalcemia after parathyroidectomy in thyroidectomy as a predictor of hypocalcemia. World J Surg, 32（7）: 1367-1373.

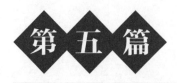

第五篇

甲状旁腺相关内分泌骨代谢病

第三十二章　甲状旁腺功能增强或亢进相关转移性血管钙化

转移性钙化是由全身性的钙磷代谢障碍引起机体血钙或血磷升高，导致钙盐在未受损伤的组织内沉积。转移性钙化一般以血管钙化比例为多，故又称为转移性血管钙化，多见于甲状旁腺功能增强或亢进、过多接受维生素 D 或骨肿瘤造成骨组织严重破坏时，大量骨钙入血，导致血钙反复一过性升高或持续性升高，使钙盐沉积在血管和全身许多未受损伤的组织中。血管钙化在早期可无明显影响，但是血管钙化会增加患者出现心脑血管事件的风险，如高血压、血管畸形、血管瘤、脑出血、脑缺血、脑梗死、冠心病、心肌梗死等，这些都是比较严重的并发症。临床上，转移性血管钙化在肾性继发性甲旁亢或原发性甲旁亢中受到重视，在 CVI 所致长期负钙平衡相关的甲状旁腺功能增强或亢进的患者中却少有关注。本章将着重探讨甲状旁腺功能增强或亢进相关转移性血管钙化的诊治。

一、病因与危害

有研究表明，心血管系统（包括血管内皮细胞、平滑肌细胞和心肌细胞）存在 PTH 受体，提示 PTH 可能在心血管疾病中有重要作用。PTH 是调节血钙平衡的主要激素。CVI 所致低血钙或长期负钙平衡导致甲状旁腺增生、肿大，功能增强或亢进，分泌超过生理水平的 PTH，促进破骨细胞的生成并增强其活性，导致骨吸收增强、大量骨钙释放入血，引起血钙反复一过性或持续性升高，导致钙盐在血管沉积，此现象在夜间尤为明显。因为夜间血钙相对较低，刺激功能增强的甲状旁腺分泌超生理水平的 PTH，在增强肾小管对钙重吸收的同时，加强破骨细胞的骨吸收作用，使大量骨钙释放入血，导致血钙浓度过高，而夜间血液相对黏稠浓缩、血流缓慢，过多的钙盐沉积在软组织和血管，易出现转移性血管钙化现象。细胞外钙和磷酸盐水平升高已被证实会影响血管平滑肌细胞的表型转化，最终促进血管钙化，导致动脉硬化。临床上，甲旁亢增加了心血管疾病风险，如冠状动脉微血管功能障碍、亚临床型主动脉钙化、主动脉硬化等。已有实验表明，单独对非尿毒症大鼠注射大剂量的 PTH 可以引起严重的动脉血管钙化。

临床荟萃分析显示，PTH 水平升高可能与高血压风险增加有关。有报道，在原发性甲旁亢患者中，血钙和 PTH 与收缩压 24 小时平均实际变异性呈正相关，而甲状旁腺切除术可降低收缩压变异性，这可能是原发性甲旁亢的另一个心血管危险因素。有研究显示，女性脑卒中患者骨密度（BMD）明显低于对照组，血 PTH 水平明显高于对照组，且两个测量值之间存在负相关，表明血高 PTH 水平可能与女性缺血性脑卒中的高发病率有关，甲旁亢可能是缺血性脑卒中的危险因素之一。血管钙化还可增加心脑血管事件的风险。

钙盐沉积在血管也会诱发血管内膜损伤，促进动脉斑块形成和血管硬化。钙盐沉积还可以发生在动脉中层，称为钙化性小血管炎。少数患者因皮下组织和肢端动脉中层钙化及内膜增生，出现皮肤坏死和肢端坏疽皮下结节。因为小血管钙化可以引起骨或软组织坏死，甚至继发感染。心肌或心脏瓣膜发生转移性钙化，会导致心律失常、房室传导阻滞，甚至恶性心律失常或心力衰竭。

二、临床表现与诊断

血管钙化虽然是甲状旁腺功能增强或亢进较为严重的并发症，但其早期表现多不明显，通常在体检行超声或 X 线（CT）检查时发现血管钙化，如颈动脉斑块钙化、主动脉斑块钙化、下肢动脉钙化等转移性血管钙化表现。脑缺血、脑血栓、腔隙性脑梗死、冠心病、心肌梗死、动脉瘤、血管畸形、心律失常、四肢动脉硬化缺血患者入院检查发现钙化，尤其是中青年患者发现原因不明的血管钙化时，应常规检查除外甲状旁腺功能增强或亢进相关转移性血管钙化。血脂不高的患者体检发现动脉斑块和血管钙化等表现时，也应除外甲状旁腺功能增强或亢进相关转移性血管钙化。维生素 D 缺乏/不足、负钙平衡、甲状旁腺功能增强或亢进的诊断见相关章节。血管钙化可通过超声和 CT 或 X 线检查诊断和评估。

三、防治

早期的钙盐沉积经过合理治疗可以逐步消退，而动脉中层钙化一旦发生不易消退，因此临床对血管钙化应予积极预防和早期筛查诊治。心血管病患者，尤其是中青年患者，在积极治疗心血管疾病的同时应注意筛查防治甲状旁腺功能增强或亢进相关转移性血管钙化。血脂不高甚至体型偏瘦的患者体检发现动脉斑块和血管钙化等时，也应积极筛查并防治甲状旁腺功能增强或亢进。

四、重视甲状旁腺功能增强或亢进相关转移性血管钙化的临床意义

由于人群中普遍存在 CVI，因此也广泛存在由此引起的甲状旁腺功能增强或亢进相关转移性血管钙化，故加强筛查和防治具有重要的临床意义。

（1）可大量减少 CVI 相关继发性甲旁亢和误诊的"原发性甲旁亢"（实际为三发性甲旁亢）的发生。

（2）使转移性血管钙化不仅在肾性继发性甲旁亢或原发性甲旁亢中受到重视，也在CVI所致长期负钙平衡相关甲状旁腺功能增强或亢进的患者中得到关注。

（3）肾性继发性甲旁亢或原发性甲旁亢导致的转移性血管钙化，其根本原因在于 PTH 分泌过多，使骨吸收，大量骨钙释放入血。而 CVI 相关甲状旁腺功能增强或亢进即存在 PTH 分泌过多，对其早期识别并积极干预可大幅度降低转移性血管钙化等全身迁徙性异常钙质沉着引起的多器官病变，有可能减少心脑血管疾病的发生，改善患者的预后和提高生活质量。

（肖　俊　母力元　孔令泉）

参 考 文 献

孔令泉，李姝，李浩，等，2021. 关注甲状旁腺功能增强和正常血钙型原发性甲状旁腺功能亢进症的防治. 中华内分泌外科杂志，15（1）：5-9.

孔令泉，厉红元，吴凯南，2020. 关爱甲状旁腺健康——肾病、骨病与尿路结石患者必读. 北京：科学出版社.

孔令泉，伍娟，黎颖，等，2021. 钙剂摄入不足和（或）维生素 D 缺乏/不足相关甲状旁腺功能增强和亢进症的转归与防治. 中华内分泌外科杂志，15（4）：337-341.

孔令泉，伍娟，田申，等，2020. 关注乳腺癌患者维生素 D 缺乏/不足及相关甲状旁腺功能亢进症的防治. 中华内分泌外科杂志，14（5）：353-357.

刘英杰，郭维康，刘文虎，2018. 慢性肾脏病继发性甲状旁腺功能亢进与心血管钙化的联系. 临床和实验医学杂志，17（9）：1008，封3.

Concistrè A, Grillo A, La Torre G, et al., 2018. Ambulatory blood pressure monitoring-derived short-term blood pressure variability in primary hyperparathyroidism. Endocrine, 60（1）：129-137.

Neves KR, Graciolli FG, Dos RL, et al., 2007. Vascular calcification: contribution of parathyroid hormone in renal failure. Kidney Int, 71（12）：1262-1270.

Rohrmann S, Garmo H, Malmström H, et al., 2016. Association between serum calcium concentration and risk of incident and fatal cardiovascular disease in the prospective AMORIS study. Atherosclerosis, 251（1）：85-93.

Sato Y, Kaji M, Metoki N, et al., 2003. Does compensatory hyperparathyroidism predispose to ischemic stroke? Neurology, 60（4）：626-629.

Zhang Y, Zhang DZ, 2018. Circulating parathyroid hormone and risk of hypertension: a meta-analysis. Clin Chim Acta, 482（1）：40-45.

第三十三章　甲状旁腺功能增强或亢进相关全身迁徙性异常钙质沉着

全身迁徙性异常钙质沉着是指不溶性钙盐异常沉积于骨、牙以外组织导致的疾病。甲状旁腺功能增强或亢进是全身迁徙性异常钙质沉着的主要原因之一，常见钙化部位有皮肤、软组织、血管壁中层、脑血管及内脏等，导致多器官功能障碍及病变。其中内脏转移性钙化可发生在肺、胃、心脏、肾脏、前列腺等器官。预防及早期控制可延缓钙质沉着的进展，对患者预后有重要意义。本章将总结甲状旁腺功能增强或亢进相关全身迁徙性异常钙质沉着的研究及防治进展，为临床早期诊断和正确处理提供帮助。

一、甲状旁腺功能增强或亢进与全身钙质沉着的关系

（一）皮肤钙质沉着症

当钙盐异常沉积于皮肤和皮下组织时，会发生皮肤钙质沉着症（skin calcinosis），主要分为五种类型：营养不良性、转移性、特发性、医源性和钙化防御。其中，转移性钙化与血钙、血磷水平异常有关，钙磷乘积超过 $70mg^2/dl^2$ 时，可能发生钙盐在皮肤和皮下组织的异常沉积，并且沉积的钙盐可随钙、磷水平的校正而消除。甲旁亢被认为是引起皮肤转移性钙化的常见病因之一，其他原因还有甲状旁腺肿大和 CVI 相关甲状旁腺功能增强、慢性肾衰竭、维生素 D 过多症、结节病、乳碱综合征和恶性肿瘤等。钙盐沉积于真皮或皮下组织可引起丘疹、结节或肿块，有时可伴皮肤破溃及局部发痒不适，还可继发感染，导致创口经久不愈。目前皮肤钙质沉着症发病机制尚不明，有待深入研究。

（二）肺钙质沉着症

肺转移性钙化（metastatic pulmonary calcification，MPC）指钙在正常肺组织内沉积，发病机制不明。目前认为，高钙和高磷血症、甲旁亢、肺组织局部碱性环境等是其发生的危险因素。笔者认为，负钙平衡所致甲状旁腺增生、肿大和功能增强而引起的全身迁徙性异常钙质沉着是 MPC 的主要原因之一。引起 MPC 的疾病包括甲旁亢、慢性肾衰竭、甲状旁腺肿大、CVI 相关甲状旁腺功能增强、维生素 D 摄取过多、乳碱综合征、多发性骨髓瘤等。钙盐倾向于在碱性条件下沉积，肺尖的通气血流比值较基底部高，CO_2 分压较低，致上肺部 pH 较高，因而 MPC

好发于肺尖部。大多数 MPC 患者症状不显著且病情进展较缓慢，但也有个别患者会出现呼吸困难、咳嗽、咯血等症状。此外，甲旁亢、甲状旁腺肿大、CVI 相关甲状旁腺功能增强还与肺动脉和支气管壁钙化、呼吸肌疲劳有关，进而可影响患者呼吸功能。

CT 对 MPC 早期诊断敏感度较高，典型的影像学改变为双上肺小叶中央型结节状密度增高影或磨玻璃影。^{99m}Tc-亚甲基二膦酸盐（^{99m}Tc-MDP）放射性核素成像是 MPC 早期诊断的一种方法，对 MPC 早期诊断敏感度和特异度分别为 90.7% 和 98.8%。MPC 病理学特征主要表现为肺泡上皮细胞基底膜、肺泡毛细血管壁、支气管壁和肺小动脉中有钙沉积。

（三）心脑血管钙化

研究证实，高钙、高磷血症及高 PTH 血症可影响血管平滑肌细胞的表型转化，促进血管钙化，导致动脉硬化的发生。高磷血症会增加钠依赖性协同转运蛋白的活性，从而上调与基质钙化相关的基因。高钙血症和高磷血症都可增加基质囊泡的释放，导致羟基磷灰石在细胞外基质中沉积。

研究显示，心血管系统（包括血管平滑肌细胞、内皮细胞和心肌细胞）中有 PTH 受体；甲旁亢患者血钙和 PTH 水平与收缩压变异性呈正相关；PTH 升高可能增加高血压的风险；PTH 水平也是难治性继发性甲旁亢患者发生瓣膜钙化的独立危险因素。有研究显示，女性脑卒中患者骨密度明显低于对照组，而血 PTH 水平明显高于对照组，且两个测量值呈负相关，提示高血 PTH 水平可能与女性缺血性脑卒中的高发病率有关。一项对 237 名接受血液透析和腹膜透析患者的研究发现，高钙血症和甲旁亢与主动脉钙化风险显著相关。另一项动物实验证实，单独对非尿毒症大鼠注射大剂量的 PTH 可以引起严重的动脉血管钙化。

（四）肾钙质沉着症

肾钙质沉着症（nephric calcinosis）最早于 1934 年提出，是含钙物质广泛沉积于肾组织引起的肾实质病变。随着病情发展，可分为三个阶段：①分子形式，即可检测到细胞内钙离子浓度升高；②显微镜下形式，即能通过光学显微镜观察到钙质沉积；③肉眼可见形式，即能通过影像学方法检出钙质沉积。临床此三个阶段可重叠存在。肾钙质沉着症主要累及肾髓质（约 97%），少数累及肾皮质。肾钙质沉着症患者肾活检的主要病理表现为钙质沉积于肾小管管腔及间质。

导致肾钙质沉着症的病因很多，主要通过影响钙、磷或草酸代谢导致钙质沉积于肾组织。PTH 可通过激活 G 蛋白偶联受体发挥作用，其作用于肾小管上皮细胞，干扰肾脏调节钙和磷酸盐代谢。PTH 促使肾脏产生 1, 25-(OH)$_2$D，增加胃肠道对钙和磷酸盐的吸收；刺激破骨细胞增加骨的再吸收，骨质溶解；使肾脏对钙的重吸收增加，最终造成血钙升高。同时肾脏对钙的排泄增加，尿钙浓度升高甚至饱和，钙盐析出、沉淀可形成结石。甲旁亢及 CVI 相关甲状旁腺肿大和功能增强引起的肾脏病变临床可表现为肾结石、肾钙质沉着症、急性肾损伤或慢性肾功能不全、肾源性尿崩症等，其中肾结石最常见，结石的成分包括磷酸钙、草酸钙，以及不常见的尿酸钙。此外，甲旁亢患者发生高钙血症及甲状旁腺肿大和功能增强引起的反复短暂性高钙血症，还可能引起肾小管及肾间质纤维化，并增加肾脏的负荷。以上过程均可逐渐损害肾功能，导致慢性肾衰竭甚至尿毒症，进一步加重钙磷代谢紊乱。

（五）胃黏膜钙质沉着症

胃黏膜钙质沉着症（gastric mucosa calcinosis，GMC）的主要病因：①甲状旁腺功能增强或亢进，以及与各种恶性肿瘤有关的血钙过高；②摄入过量钙，且长期使用抗酸药；③肾衰竭、脱水、碱中毒或呕吐的患者服用噻嗪类利尿剂，以及过量摄入脂溶性维生素等；④预防骨质疏松而长期服用碳酸钙及乳酸钙。转移性钙化是 GMC 最常见的亚型，约占报告病例（100 例）的 70%。

甲旁亢引起的转移性钙化，胃黏膜是好发部位之一，因其细胞内相对呈碱性，在高钙、高磷的异常血清环境下，钙盐易在胃黏膜组织沉积。高浓度钙离子还可刺激胃泌素分泌，促进胃壁细胞分泌胃酸，最终形成胃炎或胃溃疡。此外，消化道症状还可持续存在于甲状旁腺术后，提示除去高钙因素，甲旁亢与消化道疾病还有其他关联。有研究发现，幽门螺杆菌感染率在原发性甲旁亢患者和对照组之间有显著性差异，提示原发性甲旁亢患者易感染幽门螺杆菌（感染率为 85.7%）。

（六）胆结石

胆结石被认为是甲旁亢的并发症之一。在 Broulik 研究的队列中，原发性甲旁亢女性患者胆结石发病率高达 30.3%，健康人群女性发病率为 17.7%，二者间有显著性差异。Saito 的研究数据显示，有症状的胆结石患者高钙血症患病率和原发性甲旁亢的预测患病率均为健康匹配个体的 5 倍以上，提示胆结石可预测原发性甲旁亢。

甲旁亢合并胆结石的发病机制不明，可能涉及胆囊淤滞和胆汁成分的改变。钙是结石的主要成分，胆囊胆汁中钙存在动态平衡，以离子钙和结合钙两种形式存在，在不同离子浓度和酸碱度下，两种形式可以相互转换。生理状态下，胆囊壁黏膜有一定的吸收钙离子的能力，当离子钙浓度增高时，化学平衡则向生成结合钙的方向移动，导致钙盐沉积，最终形成胆结石。另有研究显示，甲状旁腺激素相关蛋白与 PTH 在机体钙磷代谢中发挥重要作用，共同参与调节钙盐沉积、胆固醇结石的形成。

（七）胰腺炎

甲旁亢合并胰腺炎最早由 Smith 和 Cooke 在 1940 年报道，但两者有无必然联系，仍需大样本的前瞻性研究。甲旁亢患者出现胰腺炎可能是高钙血症、胰管内结石及遗传易患性共同作用的结果。一项研究回顾性分析了 1435 例甲旁亢手术患者的临床、生化和病理资料，提示甲旁亢与胰腺炎的发生相关，高钙血症可能是甲旁亢患者发生胰腺炎的主要因素，且 PTH 升高但无高钙血症的患者患胰腺炎的风险未增加。在动物模型中证实，急性高钙血症可诱导早期异位胰蛋白酶原激活，导致胰腺自身消化而引起胰腺炎。此外，钙盐在胰腺长期沉积可使胰管钙化或形成胰管内结石，结石阻塞胰管，使胰液排出障碍，引起胰腺炎。

（八）肿瘤样钙质沉着症

肿瘤样钙质沉着症（tumoral calcinosis，TC）是由各种原因引起的碱性磷酸钙晶体在皮下组织的沉积，好发于大关节周围，如髋关节、肩关节、肘关节等，为一种罕见的代谢性骨病。根据病因，TC 可分为原发性和继发性。原发性 TC 是常染色体隐性遗传病，继发性 TC 多是由甲状旁腺功能增强或亢进、尿毒症、系统性硬化症、皮肌炎等继发的软组织转移性钙化，致病机制尚不明确。尿毒症患者因长期行血液透析治疗，甲状旁腺受到高磷、低钙的刺激而代偿性增生，PTH 分泌量超过生理水平，继发甲旁亢，从而引起钙磷代谢紊乱，钙质沉着于骨关节附近，即为尿毒症瘤样钙质沉着症（uremic tumoral calcinosis，UTC）。该病在透析患者中的发病率为 0.5%～3.0%，但是发病早期缺乏特异性症状，故实际发病率可能更高。

肿瘤样钙质沉着症不累及关节滑膜，常多发或呈对称性分布，沉积缓慢、呈肿瘤样生长，临床表现多为无痛性肿块，边界清、质软，易被误诊为肿瘤。随着病情进展，肿块过大也可出现关节活动受限、神经压迫、破溃继发感染等。X 线或 CT、MRI 检查敏感性高，表现为不规则高密度钙化影，关节周围骨质无破坏，同时合并血管钙化有助于诊断。

（九）角膜和结膜钙化

甲旁亢引起的高钙血症也可引发钙盐沉积于角膜和结膜。慢性肾脏病相关的甲状旁腺功能增强或亢进，可致甲状旁腺分泌超过生理水平的 PTH，引发机体钙磷代谢紊乱，导致角膜和结膜钙化，称尿毒性红眼症，患者常表现为眼球刺激感和视力减退。研究发现，角膜和结膜钙化是慢性肾衰竭患者最常见的血管外转移性钙化形式，且角膜和结膜钙化与血管钙化之间存在明显的相关性；20 世纪 70 年代，国外学者发现慢性肾衰竭患者的角膜和结膜表面有矿物质沉积；有研究显示，角膜和结膜钙化的严重程度与透析时间、血磷水平、钙磷乘积、碱性磷酸酶、

PTH、降钙素等呈正相关。

（十）前列腺钙化

前列腺钙化（prostatic calcification）是男性常见的前列腺病变之一，多发生在 40 岁以上。钙磷代谢紊乱可以引起前列腺钙化，在一些年轻的甲旁亢或 CVI 相关甲状旁腺功能增强患者中也可见前列腺钙化。因缺乏典型的临床症状和体征，前列腺钙化多在检查前列腺疾病及泌尿系统其他疾病时，经超声等影像学检查发现。随着超声技术的普及与提高，前列腺钙化的检出率显著增加。前列腺钙化多数无症状，若同时伴有尿道狭窄、前列腺炎、前列腺增生，则可出现尿频、尿急、排尿困难，甚至终末血尿等症状，长期刺激可引起前列腺炎或前列腺增生。

二、继发全身钙质沉着的防治

（一）甲状旁腺功能增强或亢进的治疗

对于有症状或并发症的原发性甲旁亢患者，手术是首选治疗方式。近年随着血钙、PTH 筛查的普及，大量无症状原发性甲旁亢患者因为发现血钙升高得以早期诊断，无症状原发性甲旁亢患者的比例大幅度升高。此外，还有部分原发性甲旁亢患者为正常血钙型原发性甲旁亢（normocalcemic primary hyperparathyroidism，NCPHPT），表现为 PTH 水平升高而血钙水平处于正常范围。有研究显示，血钙正常的原发性甲旁亢患者，尽管血钙水平正常，但会出现并发症，包括肾结石和骨质疏松症的概率与传统高钙血症的患者相似或更高。对于 NCPHPT，从临床获益和卫生经济学来看，只要影像学可以定位病变，均建议积极手术。应注意，目前部分原发性甲旁亢患者并非原发，可能源于长期 CVI，进而刺激甲状旁腺增生、肿大，分泌超过生理水平的 PTH 以代偿性调节钙磷平衡，长期低钙刺激将导致甲状旁腺过度增生甚至瘤变，最终发展成原发性甲旁亢。在初期即甲状旁腺功能增强处于可逆阶段时，可以经积极补充钙和维生素 D 等获得治愈而不需要手术治疗，同时可避免进一步引起全身钙质沉着及高钙血症。

（二）继发性甲旁亢的治疗

继发性甲旁亢是慢性肾脏病患者常见的并发症之一，严重影响患者生活质量，其治疗包括药物、手术等。药物包括非选择性和选择性活性维生素 D、拟钙剂（西那卡塞），药物治疗期间强调动态观察 PTH 和血钙、血磷的变化，以及时调整药物剂量。药物治疗无效且具备手术指征者，可考虑甲状旁腺切除手术或超声射频消融治疗。甲状旁腺手术治疗可使接受透析治疗的慢性肾脏病患者生存率提高 15%～57%，同时改善患者高钙血症、高磷血症、组织钙化、骨密度及生活质量。

对于不能耐受手术和需要再次行甲状旁腺切除手术的患者，可以选择超声介导下甲状旁腺热消融术。在继发性甲旁亢的诊疗过程中，应依靠多学科协作诊治模式，共同制定个体化方案，早期防治，控制全身钙质沉着的发生及进展，以获取较为满意的临床疗效。

（三）甲旁亢术后管理

甲状旁腺切除术后患者血 PTH 水平急剧下降，导致术后骨饥饿综合征和血钙迅速降低，需加强补充钙剂等，否则术后长期低血钙或负钙平衡可再次诱发甲状旁腺功能增强或亢进。术后应定期监测血钙镁磷、碳酸氢根、25-(OH)D、PTH及骨密度，复查骨钙CT，以精确指导钙、磷和维生素 D 等制剂的补充。

（四）甲状旁腺功能增强或亢进继发全身钙质沉着的防治

目前部分原发性甲旁亢可能是长期CVI所致相对低血钙或负钙平衡而引起的甲状旁腺增生、肿大，分泌超过生理水平的PTH 以代偿性调节钙磷平衡。初期尚处于可逆阶段，若能早期识别并积极补充钙和维生素 D，无须手术治疗即可获得治愈，并可避免继发全身钙质沉着导致的多器官病变。全身钙质沉着的根本原因在于 PTH 分泌过多，使骨吸收，骨钙释放入血。因此，将钙镁磷、碳酸氢根、25-(OH)D 及 PTH 等骨代谢指标纳入常规体检筛查，早期识别并积极干预，有望大幅度减少尿路结石、转移性血管钙化等全身钙质沉着症导致的多器官病变。

（刘家硕 屈秀泉 孔令泉）

参 考 文 献

胡亚，廖泉，牛哲禹，等，2016. 原发性甲状旁腺功能亢进伴发胰腺炎的临床诊治特点. 中华内分泌外科杂志，10（1）：33-36.

孔令泉，李姝，李浩，等，2021. 关注甲状旁腺功能增强和正常血钙型原发性甲状旁腺功能亢进症的防治. 中华内分泌外科杂志，15（1）：5-9.

孔令泉，吴凯南，厉红元，2020. 关爱甲状旁腺健康——肾病、骨病与尿路结石患者必读. 北京：科学出版社.

孔令泉，伍娟，黎颖，等，2021. 钙剂摄入不足和（或）维生素 D 缺乏/不足相关甲状旁腺功能增强和亢进症的转归与防治. 中华内分泌外科杂志，15（4）：337-341.

孔令泉，伍娟，田申，等，2020. 关注乳腺癌患者维生素 D 缺乏/不足及相关甲状旁腺功能亢进症的防治. 中华内分泌外科杂志，14（5）：353-357.

王艺萍，赵娜，覃莲香，等，2014. 尿毒症继发难治性甲状旁腺功能亢进症患者心脏瓣膜钙化情况及影响因素. 山东医药，54（35）：19-22.

张昆，崔春黎，沈洁琳，等，2014. 腹膜透析并发瘤样钙质沉着症 1 例. 中国血液净化，13（2）：126-127.

Broulik PD，Haas T，Adámek S，2005. Analysis of 645 patients with primary hyperparathyroidism with special references to cholelithiasis. Intern Med, 44（9）: 917-921.

Carnaille B, Oudar C, Pattou F, et al., 1998. Pancreatitis and primary hyperparathyroidism: forty cases. Aust N Z J Surg, 68（2）: 117-119.

Cianciolo G, Galassi A, Capelli I, et al., 2018. Klotho-FGF23, cardiovascular disease, and vascular calcification: black or white? Curr Vasc Pharmacol, 16（2）: 143-156.

Concistrè A, Grillo A, La Torre G, et al., 2018. Ambulatory blood pressure monitoring-derived short-term blood pressure variability in primary hyperparathyroidism. Endocrine, 60（1）: 129-137.

Dökmetaş HS, Türkay C, Aydin C, et al., 2001. Prevalence of Helicobacter pylori in patients with primary hyperparathyroidism. J Bone Miner Metab, 19（6）: 373-377.

Easterbrook M, Mortimer CB, 1970. Ocular signs in chronic renal failure. Br J Ophthalmol, 54（11）: 724-730.

Gorospe M, Fadare O, 2007. Gastric mucosal calcinosis: clinicopathologic considerations. Adv Anat Pathol, 14（3）: 224-228.

Jaeger VA, Newman MG, Mirkes CR, 2017. Metastatic calcinosis cutis in end-stage renal disease. Proc, 30（3）: 368-369.

Jono S, McKee MD, Murry CE, et al., 2000. Phosphate regulation of vascular smooth muscle cell calcification. Circ Res, 87（7）: 10-17.

Lau WL, Obi Y, Kalantar-Zadeh K, 2018. Parathyroidectomy in the management of secondary hyperparathyroidism. Clin J Am Soc Nephrol, 13（6）: 952-961.

Mithöfer K, Fernández-del Castillo C, Frick TW, et al., 1995. Acute hypercalcemia causes acute pancreatitis and ectopic trypsinogen activation in the rat. Gastroenterology, 109（1）: 239-246.

Neves KR, Graciolli FG, dos Reis LM, et al., 2007. Vascular calcification: contribution of parathyroid hormone in renal failure. Kidney Int, 71（12）: 1262-1270.

Noordzij M, Cranenburg EM, Engelsman LF, et al., 2011. Progression of aortic calcification is associated with disorders of mineral metabolism and mortality in chronic dialysis patients. Nephrol Dial Transplant, 26（5）: 1662-1669.

Reynolds JL, Joannides AJ, Skepper JN, et al., 2004. Human vascular smooth muscle cells undergo vesicle-mediated calcification in response to changes in extracellular calcium and phosphate concentrations: a potential mechanism for accelerated vascular calcification in ESRD. J Am Soc Nephrol, 15（11）: 2857-2867.

Saito Y, Takami H, Abdelhamid Ahmed AH, et al., 2021. Association of symptomatic gallstones and primary hyperparathyroidism: a propensity score-matched analysis. Br J Surg, 108（10）: 336-337.

Sato Y, Kaji M, Metoki N, et al., 2003. Does compensatory hyperparathyroidism predispose to ischemic stroke? Neurology, 60（4）: 626-629.

Seyahi N, Altiparmak MR, Kahveci A, et al., 2005. Association of conjunctival and corneal calcification with vascular calcification in dialysis patients. Am J Kidney Dis, 45（3）: 550-556.

Shavit L, Jaeger P, Unwin RJ, 2015. What is nephrocalcinosis? Kidney Int, 88（1）: 35-43.

Tokuyama T, Ikeda T, Sato K, et al., 2002. Conjunctival and corneal calcification and bone metabolism in hemodialysis patients. Am J Kidney Dis, 39（2）: 291-296.

Zhang Y, Zhang DZ, 2018. Circulating parathyroid hormone and risk of hypertension: a meta-analysis. Clin Chim Acta, 482（1）: 40-45.

第三十四章　甲状旁腺功能增强或亢进相关骨质疏松症

一、概述

骨质疏松症（osteoporosis，OP）是一种常见的全身性骨病，以骨量减少、骨组织微结构破坏，导致骨脆性增加、易发生骨折为特征。骨质疏松症可发生于任何年龄，但多见于绝经后女性和老年男性。骨质疏松症是一类增龄性疾病，已成为我国面临的重要公共健康问题。有调查显示，我国 50 岁以上人群骨质疏松症患病率女性为 20.7%，男性为 14.4%，估计全国有 7000 万骨质疏松症患者，近 2 亿低骨量人群。笔者研究显示，55 岁以上女性健康体检人群骨量异常的发生率高达 70%（其中骨质疏松 28%，骨量下降 42%），但仍远低于同期 55 岁以上首次确诊女性乳腺癌患者骨量异常的发生率 90.8%（其中骨质疏松 56%，骨量下降 34.8%）；432 例首次确诊女性乳腺癌患者中维生素 D 缺乏/不足的比例高达 93.3%（其中缺乏 62.7%，不足 30.6%）；首次确诊女性乳腺癌患者中 CVI 相关甲状旁腺功能增强的比例高达 78.9%（血 PTH 为 25～65pg/ml），甲旁亢的比例高达 11.9%（其中 2.3% PTH＞88pg/ml，9.6% PTH 为 65～88pg/ml）。

骨质疏松性骨折常见部位是椎体、髋部、前臂远端等，国内有影像学流行病学调查显示，女性椎体骨折的发生率，50 岁以上为 15.0%，80 岁以上为 36.6%。部分地区流行病学调查显示，50 岁以上人群髋部骨折发生率，男性为 129/10 万，女性为 229/10 万。骨质疏松症导致的骨折危害巨大，是老年致残和致死的主要原因之一，发生髋部骨折后 1 年内，约 20%的患者死于各种并发症，50%的患者致残，生活质量明显下降。因此，临床应加强对骨质疏松的防治。目前骨质疏松症分为原发性和继发性两类（表 34-1）。原发性骨质疏松症（primary osteoporosis）系指不伴引起本病的其他疾病，但目前大部分研究认为，它与雌激素、遗传、营养状况及物理因素导致的骨形成减少、骨吸收增加有关，不健康的生活方式和影响骨代谢的疾病、药物均可诱发此病。继发性骨质疏松症（secondary osteoporosis）则是因各种全身性或内分泌代谢性疾病而发生的骨量减少。

骨量减少是骨质疏松症的主要危险因素，目前认为，骨质疏松症以原发性骨质疏松症为主，不伴引起本病的其他疾病，因此临床防治较为困难。笔者在临床

注：扫描封底二维码可查看本章电子版图片。

实践中发现，很多原发性骨质疏松症并非原发，而与 CVI 引起的负钙平衡及低血钙所致的甲状旁腺功能增强或亢进密切相关，可防可治，故将此类骨质疏松称为甲状旁腺功能增强或亢进相关骨质疏松（PHRO），也可称为 CVI 相关骨质疏松（CVIRO），或负钙平衡相关骨质疏松（NCBRO）。

临床已公认，甲旁亢可引起骨量减少和骨质疏松，但临床对甲状旁腺功能增强引起的骨量减少和骨质疏松却关注不够。实际上甲状旁腺分泌的 PTH 并不是达到甲旁亢水平时才对骨质破坏的作用增强，即并不遵循"开关理论"：PTH＞88pg/ml 时，PTH 破坏骨骼引起骨钙流失作用的开关打开，PTH＜88pg/ml 时，导致骨钙流失作用的开关关闭；而是遵循"水龙头理论"：处于甲状旁腺功能增强状态的 PTH 虽然＜88pg/ml，但仍会破坏骨骼，引起骨钙流失，只是随着 PTH 水平的降低而破坏作用减弱。临床上，CVI 所致低血钙和负钙平衡相关甲状旁腺功能增强广泛存在，其患者数量远多于甲旁亢，早期干预可有效防治骨量减少和骨质疏松，从而减少骨折、转移性血管钙化和全身钙质沉着症等疾病，改善患者生活质量。因此，本章主要探讨甲状旁腺功能增强或亢进相关骨量减少和骨质疏松症的诊断与防治。

表 34-1 骨质疏松症分类

原发性骨质疏松症
Ⅰ型（绝经后骨质疏松症）
Ⅱ型（老年性骨质疏松症）
继发性骨质疏松症
内分泌疾病：甲状旁腺功能亢进症、甲状腺功能亢进症、卵巢早衰、高钙尿症、库欣综合征、性腺功能减退症、1 型糖尿病等
血液及肿瘤疾病：多发性骨髓瘤、白血病、淋巴瘤等
风湿免疫性疾病：类风湿关节炎、系统性红斑狼疮、强直性脊柱炎等
药物：糖皮质激素、肿瘤化疗药、抗癫痫药、肝素、质子泵抑制剂、含铝抗酸剂等
消化道疾病：吸收不良综合征、炎性肠病、胰腺疾病、胃旁路术后、慢性肝脏疾病等
其他疾病：慢性肾脏病、肾小管性酸中毒、慢性阻塞性肺疾病、器官移植、结节病等

二、病因与危险因素

骨骼与人体的代谢关系密切。骨骼中含有大量的钙、磷及其他有机物和无机物，是体内无机盐代谢的参与者和调节者，并影响体内激素的分泌和代谢。人体骨骼每天处于骨吸收与骨重建的动态平衡中。骨强度是由骨质量和骨密度决定的，骨质量包含骨微结构、骨矿化、骨重建、Ⅰ型胶原结构和骨微损伤累积等。其中，骨重建过程中成骨与破骨功能失衡，是导致骨量丢失、骨微结构破坏、骨强度下降的主要分子机制。甲状旁腺功能增强或亢进相关骨量减少或骨质疏松症的发生、发展与峰值骨量下降、骨吸收增加和（或）骨形成减少密切相关。

（一）峰值骨量下降

影响峰值骨量的因素除遗传、营养状态、生活方式及影响骨代谢的疾病外，还包括骨代谢调节激素，如甲状旁腺激素、降钙素、维生素 D 等。青春期是人体骨量增加最快的时期，也是峰值骨量形成的关键时期，此期饮食中钙的摄取量应大于或者等于机体钙的使用、储存和丢失量，达到正钙平衡。如在此期 CVI 引起低血钙和负钙平衡，将导致 PTH 分泌增加，促进骨的重吸收，使钙从骨中转移入血以维持正常血钙水平。长时间负钙平衡将引起骨骼发育及成熟障碍，导致峰值骨量降低，成年后患骨质疏松症的风险增加。

（二）骨吸收增加

骨重建中骨吸收主要由破骨细胞介导。引起骨吸收增加的因素较多，主要包括 PTH 分泌增多、降钙素活性下降、维生素 D 缺乏及雌激素减少等。人群中普遍存在 CVI，导致低血钙和长期负钙平衡，促进甲状旁腺增生、肿大、功能增强，分泌的 PTH 超过生理水平，激活破骨细胞和相关信号通路及多种细胞因子，通过促进破骨细胞分化、成熟，导致骨吸收增加。

近年研究发现，许多恶性肿瘤（如乳腺癌、妇科肿瘤、多发性骨髓瘤、淋巴瘤等）患者常伴有骨量减少。笔者研究发现，432 例首次确诊女性乳腺癌患者中骨量减少的发生率高达 70%（其中骨质疏松 26.7%，骨量下降 48.0%）。一些肿瘤可分泌甲状旁腺激素相关蛋白（PTHrP），作用于 PTH 受体，促进破骨细胞的作用，引起高钙血症及骨质疏松。

（三）骨形成减少

维生素 D 缺乏可导致肠钙吸收减少、继发性甲状旁腺功能增强或亢进、成骨细胞分化减少、肌力下降等。钙是骨骼的主要组成成分，足量的钙摄入是维持骨量的基础。维生素 D 和钙缺乏在骨量下降及骨质疏松症的发生、发展中具有重要作用。骨的代谢和骨强度维持离不开肌肉的牵拉刺激，适当的力学刺激和负重运动可促进成骨细胞增殖、分化，促进骨形成，修复骨骼微损伤，增加肌力及神经肌肉协调性。因此，体力活动缺乏、吸烟、酗酒、高盐饮食、过多摄入咖啡等不良生活方式也是骨量下降和骨质疏松的危险因素。

三、临床表现

本病初期临床表现多不典型，可有疲倦、乏力、牙齿松动。随着病情进展，患者骨量不断丢失，可出现骨痛、脊柱变形（身高变矮、驼背）、脆性骨折（指受到轻微外力时发生的骨折，或从站高甚至小于站高跌倒而发生的骨折）等临床表现。患者可出现腰背疼痛或全身骨痛、四肢关节肌肉疼痛，部位多不固定，常无明显压痛点。此类疼痛常在翻身、起坐及长时间行走时明显，夜间、负重活动后加重，甚至伴肌肉痉挛、活动受限。常常在不知不觉中发生椎体压缩性骨折，也可由咳嗽、打喷嚏、轻微外伤等诱发肋骨或椎体骨折。

四、诊断与鉴别诊断

（一）诊断

维生素 D 缺乏/不足、血钙及 PTH 在正常值范围、CVI 相关甲状旁腺功能增强或亢进的诊断参见第八章。

甲状旁腺功能增强或亢进相关骨质疏松症的诊断包括全面的病史采集、体格检查、骨代谢生化指标测定[钙镁磷氯、碳酸氢根、25-(OH)D、PTH、降钙素、BALP等]、骨密度（BMD）测定、影像学检查等。目前临床上骨质疏松症和骨量下降的诊断标准是基于双能 X 线吸收法（DXA）测量的腰椎、股骨颈及全髋 BMD，常用 T 值表示，T 值=（患者实测 BMD–同种族同性别正常人峰值 BMD）/同种族同性别正常人峰值 BMD 的标准差。对于绝经后女性、50 岁及以上男性，参照WHO 推荐的骨质疏松症诊断标准：T 值≥–1.0 为正常，–2.5～–1.0 为骨量下降，T 值≤–2.5 为骨质疏松症；T 值≤–3.5 或同时伴有一处或多处脆性骨折属严重骨质疏松症。对于儿童、绝经前女性及小于 50 岁的男性，一般用 Z 值判断其 BMD情况。Z 值=（患者实测 BMD–同种族同性别同龄人 BMD 均值）/同种族同性别同龄人 BMD 均值的标准差，Z 值≤–2.0 称为低骨量或"骨量低于同年龄段正常值"。如椎体或髋部发生脆性骨折，即使未做 BMD 测定，临床上也可诊断骨质疏松症。笔者在临床工作中发现，由于人群中广泛存在负钙平衡相关甲状旁腺功能增强或亢进，由此监测出的人群 BMD 也广泛降低，因此即使 T 值为–1.0～1.0 也有明显的骨量流失，定量计算机断层扫描（QCT）检查也存在同样的问题，临床上应给予积极防治，建议加行更灵敏的骨钙 CT 三维空间成像（骨钙 CT 冠状面成像）。

骨钙 CT 三维空间成像可显示真实骨结构和 BMD，比 DXA 检测更灵敏、更直观和形象，可清晰显示骨量流失状况，并可显示原始骨化中心，有助于判断骨量流失程度及指导抗骨质疏松治疗。由于甲状旁腺增生、肿大和功能增强，分泌超过生理水平的 PTH，刺激破骨细胞，使其活跃，破坏骨骼，造成严重骨量流失，甚至脊柱侧凸，而流失的大量骨钙又刺激降钙素释放，使成骨细胞活跃，促进部分骨骼皮质区骨质增生、钙化和骨赘形成（其实并非退行性病变的表现）、弥漫性骨质增厚等，因而有些患者虽然部分骨骼区骨质疏松严重，但 BMD 却显示正常或轻微骨量下降。甲状旁腺功能增强患者的 DXA 虽然显示 BMD 正常，但 CT 三维重建却可清晰显示严重骨流失的肩胛骨、骨盆等呈"融冰征"和椎骨呈"透明椎征"等表现（图 34-1～图 34-5）。

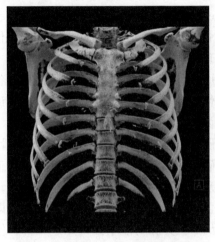

图 34-1　骨钙 CT 三维空间成像显示骨
密度正常（胸椎、肋骨及肩胛骨等）

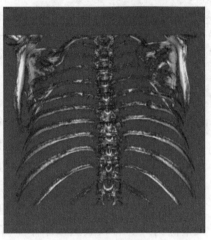

图 34-2　DXA 显示骨密度正常，但骨钙
CT 三维空间成像显示骨质疏松（胸椎、
肋骨及肩胛骨等）和肩胛骨"融冰征"

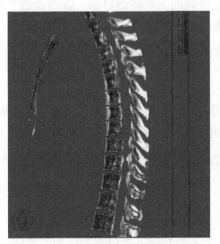

图 34-3　骨钙 CT 三维空间成像显示骨
密度正常（胸椎、胸骨柄等）

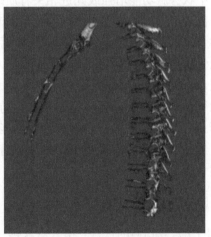

图 34-4　DXA 显示骨密度正常，但骨钙
CT 三维空间成像显示骨质疏松（胸椎、
胸骨柄等）和"透明椎征"

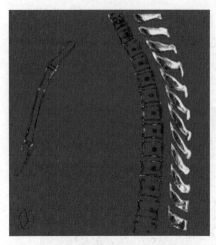

图 34-5　骨钙 CT 三维空间成像显示骨
量下降（胸椎、胸骨柄等）

（二）鉴别诊断

骨质疏松症可由多种病因所致，临床诊断时应仔细询问病史，进行体格检查和相关影像学检查，骨转换标志物（bone turnover marker，BTM）测定有助于鉴别原发性、继发性骨质疏松症，判断骨转换类型，评估抗骨质疏松药物疗效及患者依从性等。

原发性骨质疏松症的诊断须先排除各种继发性骨质疏松症，以免发生误诊或漏诊。目前认为，原发性骨质疏松症患者血钙、磷、碱性磷酸酶通常在正常值范围，若发生骨折，碱性磷酸酶可轻度升高。但笔者在临床工作中发现，由于目前人群中广泛存在 CVI，由此计算出的血钙和 PTH 正常值范围分别包含了很多低血钙值和高 PTH 值，即包含了大量低钙人群、碳酸氢根水平下降及甲状旁腺功能增强或亢进人群，值得关注。

五、治疗与预防

甲状旁腺功能增强或亢进相关骨质疏松症的主要防治目标：改善骨骼生长发育，促进成年时达到理想的峰值骨量；避免或减少骨量丢失，减少跌倒及骨质疏松性骨折的发生风险。甲状旁腺功能增强或亢进相关骨质疏松症的一级预防是指尚无骨质疏松症或骨量减少的健康人群，应积极筛查和防治维生素 D 缺乏/不足、钙摄入不足、负钙平衡、钙磷乘积下降、氯磷比增高、碳酸氢根水平下降，以及甲状旁腺增生、肿大和功能增强，预防其发展为骨量减少和骨质疏松症并避免骨折；二级预防是指已有甲状旁腺功能增强或亢进相关骨质疏松症或脆性骨折者，应积极治疗，改善骨密度，争取身高及骨密度恢复正常，避免发生骨折或再次骨折。

（一）调整生活方式

（1）营养均衡的饮食：摄入富含钙、维生素和适量蛋白质的均衡膳食[蛋白质 $0.8 \sim 1.0g/$（kg·d），牛奶 300ml/d]。足量钙和维生素 D 的摄入对获得理想峰值骨量、改善骨矿化、减少骨量丢失、维持骨健康有重要作用。50 岁及以上骨健康人群每日钙推荐摄入量为 $1000 \sim 1200mg$，如果饮食中钙摄入不足，应补充钙剂。营养调查显示，我国居民每日膳食中元素钙的摄入量约 400mg。因此，对于没有骨质疏松或骨量下降的骨健康人群，尚需每日补充元素钙 500～600mg；对于有骨质流失的患者，需加大钙剂的补充，但剂量需根据血钙镁磷、PTH、降钙素等指标调整。

（2）充足日照：每周 2 次，暴露肢体皮肤（20～30cm 肢体长度）于阳光下20～30 分钟，促进体内维生素 D 的合成。充足的维生素 D 有助于肠钙吸收，促进骨矿化，增加肌力，改善神经肌肉协调性，降低跌倒及骨折风险。如果不能进行足够的日光浴促进皮肤维生素 D 的合成，则需要每日补充维生素 D，并定期监测血 25-(OH)D，以进一步指导维生素 D 的补充。

（3）规律运动：规律的负重及肌肉力量锻炼可增强肌力，增加或保持骨量，降低跌倒、骨折风险。

（4）戒烟、限酒，避免过量饮用碳酸饮料、咖啡，慎用影响骨代谢的药物。

（5）预防跌倒，加强自身和环境保护措施等。

（二）甲状旁腺功能增强或亢进的处理及维生素 D 和钙剂的补充

合并早期甲旁亢或甲状旁腺手术指征不明确的甲旁亢伴骨质疏松症或骨量下降的患者应做钙负荷试验，根据结果评估是否需要手术或钙缺乏的程度。已有甲旁亢手术指征的骨质疏松症或骨量下降患者应切除肿大的甲状旁腺，术后积极防治骨饥饿，加强钙和维生素 D 的补充，尽快达到正钙平衡，抑制残余甲状旁腺的增生、肿大、功能增强或亢进。合并甲状旁腺功能增强的骨质疏松症或骨量下降患者，也建议做钙负荷试验，根据试验结果及血 25-(OH)D、骨密度等检测结果，指导钙剂和维生素 D 制剂的补充，尽快达到正钙平衡，使血钙达到 2.4～2.45mmol/L，PTH 达到 20pg/ml 以下，25-(OH)D 达到 30ng/ml 以上，骨密度逐渐恢复正常（双能 X 线骨密度检查 $T>1.5～2.0$）或骨钙 CT 三维空间成像显示骨密度正常，之后逐渐减量至维持零钙平衡。

有研究显示，成年人的钙摄入量高于 3000mg/d 才能达到正钙平衡。笔者在临床实践中对负钙平衡的骨量下降和骨质疏松症患者多采用这一标准，同时根据钙负荷试验及血 25-(OH)D、钙、钙磷乘积、氯磷比、碳酸氢根水平，骨密度和骨钙CT 的检查结果，制定补钙和维生素 D 等治疗方案。

甲状旁腺功能增强或亢进相关骨量下降或骨质疏松症，重在预防和早期筛查诊治，应在监测血钙镁磷氯、碳酸氢根、25-(OH)D、PTH、降钙素等骨代谢指标，以及甲状旁腺超声和骨密度检查等基础上，给予患者维生素 D 和钙剂补充。对于肝、肾功能不全及 1α-羟化酶缺乏的患者，在给予普通维生素 D_3 的基础上，可相应给予阿法骨化醇或骨化三醇，促进骨矿化、增加骨密度，降低跌倒及骨折风险等。

（三）抗骨质疏松症药物

抗骨质疏松症药物按作用机制分为骨吸收抑制剂、骨形成促进剂、其他作用机制类药物及中药。其适应证包括经骨密度检查确诊为骨质疏松症、椎体或髋部发生过脆性骨折、低骨量具有骨折高风险患者。抗骨质疏松症药物（尤其是骨吸收抑制剂和骨形成促进剂）需在积极补充维生素 D 和大剂量使用钙剂的基础上应用，并密切监测血钙镁磷氯、碳酸氢根、PTH 和降钙素，必要时行钙负荷试验，指导钙剂的具体应用，以增加骨密度、降低骨折风险，否则抗骨质疏松症药物应用后引起骨饥饿综合征，血钙的降低会进一步刺激甲状旁腺增生、肿大，功能增强或亢进加重（即抗骨质疏松相关甲状旁腺功能增强或亢进），持续破坏骨骼，在抗骨质疏松症药物应用过程中或停药后出现疼痛加重、骨质疏松症改善不明显或发生骨折事件。

1. 骨吸收抑制剂

（1）双膦酸盐类药物：双膦酸盐与骨骼羟基磷灰石有高度亲和力，可特异性结合到骨重建活跃的骨表面，抑制破骨细胞的功能，抑制骨吸收，增加骨质疏松症患者腰椎和髋部骨密度，降低椎体、非椎体及髋部骨折的风险。目前常用的双膦酸盐类药物如下：①阿仑膦酸钠，70mg 口服，每周 1 次，或 10mg 口服，每日 1 次；②依替膦酸钠，0.2g 口服，每日 2 次，服药 2 周后停药 11 周为 1 个治疗周期；③利塞膦酸钠，5mg 口服，每日 1 次，或 35mg 口服，每周 1 次；④唑来膦酸，5mg 静脉滴注，每年 1 次。

双膦酸盐类口服药物应于早餐前半小时空腹服用，用 200~300ml 白开水送服，服药后 30 分钟内保持直立位。胃及十二指肠溃疡、反流性食管炎患者慎用，食管狭窄、肾小球滤过率<35ml/min 的患者及孕妇、哺乳期妇女禁用。

（2）降钙素：可抑制破骨细胞活性、减少破骨细胞数量，从而减少骨量丢失，还可明显缓解骨痛，对骨质疏松症及其骨折引起的疼痛均有效。研究显示，降钙素可轻度增加骨质疏松症患者腰椎和髋部骨密度，降低椎体骨折的风险。降钙素类制剂每年连续使用时间一般不超过 3 个月。目前临床常用制剂：①鲑降钙素 50IU，皮下或肌内注射，每日或隔日 1 次；鲑降钙素鼻喷剂，每日 1 喷（200IU）。②鳗降钙素 10IU，肌内注射，每周 2 次。

（3）选择性雌激素受体调节剂（selective estrogen receptor modulator，SERM）：其在不同靶组织与雌激素受体结合后，可导致受体后通路发生不同改变，从而在不同组织发挥类似或拮抗雌激素的不同生物学效应。例如，雷洛昔芬（60mg 口服，每日 1 次）与破骨细胞上的雌激素受体结合发挥类雌激素作用，抑制破骨细胞活性，抑制骨吸收、增加骨密度，降低椎体骨折风险；而在乳腺、子宫发挥拮抗雌激素的作用。

（4）雌、孕激素：雌激素或雌/孕激素补充治疗可显著降低骨质疏松症患者骨折风险，是防治围绝经期、绝经后女性（尤其是有绝经相关症状者）骨质疏松症的有效药物。应用前需全面评估激素补充治疗的利与弊，治疗的方案、剂量、时间等均应个体化，并定期随访和进行安全性监测，应使用最低有效剂量，一般不超过 5 年。

（5）RANKL 抑制剂：核因子 κB 受体激活蛋白配体（receptor activator of nuclear factor κB ligand，RANKL）抑制剂是特异性的 RANKL 完全人源化单克隆抗体，能抑制 RANKL 与核因子 κB 受体激活蛋白（receptor activator of nuclear factor κB，RANK）的结合，减少破骨细胞的分化、成熟，从而抑制骨吸收、增加骨量，降低骨折风险。常用地舒单抗 60mg，皮下注射，每 6 个月 1 次。

（6）钙敏感受体激动剂：如西那卡塞，可抑制甲状旁腺细胞增殖和甲状旁腺分泌 PTH。应在充分监测血 PTH、钙镁磷氯、碳酸氢根、25-(OH)D 的基础上逐渐递增剂量，同时加强钙和维生素 D 的补充，必要时可联用活性维生素 D（骨化三醇）及其类似物，预防钙敏感受体激动剂相关骨饥饿综合征及甲状旁腺功能增强或亢进的发生，从而避免进一步刺激或加重甲状旁腺功能增强或亢进。

2. 骨形成促进剂　如甲状旁腺激素类似物（parathyroid hormone analogue，PTHa）：间断、小剂量使用 PTHa 可诱导成骨细胞增殖、分化，促进骨形成，提高骨密度，降低骨折风险。临床主要用于治疗绝经后或男性及糖皮质激素诱发的严重骨质疏松症。代表药物特立帕肽 20μg，皮下注射，每日 1 次，治疗时间不宜超过 2 年。用药期间应监测血钙，防止高钙血症的发生。

3. 其他作用机制药物

（1）雷奈酸锶：锶是人体必需的微量元素之一，雷奈酸锶是合成锶盐，同时作用于成骨细胞和破骨细胞，具有抑制骨吸收和促进骨形成的双重作用，可提高骨密度，改善骨微结构，降低骨折风险。主要用于绝经后骨质疏松症的治疗，每日 2g，睡前口服。禁用于有明确心脑血管及外周血管疾病的患者，目前仅用于无法使用其他抗骨质疏松药物的患者。

（2）四烯甲萘醌：属维生素 K_2 同型物，是 γ-羧化酶的辅酶，可促进骨形成，并有一定的抑制骨吸收的作用。常用方法：15mg，口服，每日 3 次。

4. 中医药治疗　中医药（如骨碎补总黄酮、人工虎骨粉等）防治骨质疏松症多以改善症状为主，目前尚缺乏有关中药显著降低骨折风险的大型随机临床研究，长期疗效和安全性需进一步研究。

（孔令泉　马晨煜　彭柏清）

参 考 文 献

程晓光，董剩勇，王亮，等，2019. 应用双能 X 线骨密度仪调查中国人群骨密度水平和骨质疏松症患病率. 中华健康管理学杂志，13（1）：51-58.

孔令泉，马晨煜，佘睿灵，等，2022. 关注甲状旁腺功能增强或亢进相关骨质疏松症的防治. 中华内分泌外科杂志，16（4）：385-389.

孔令泉，吴凯南，厉红元，2021. 乳腺肿瘤骨代谢病学. 北京：科学出版社.

孔令泉，伍娟，田申，等，2020. 关注乳腺癌患者维生素 D 缺乏/不足及相关甲状旁腺功能亢进症的防治. 中华内分泌外科杂志，14（5）：353-357.

吴迪，林逸轩，李金菊，等，2019. 中医药治疗骨质疏松症近 10 年临床研究进展. 中医药临床杂志，31（11）：2038-2041.

张敬，陈喜，谭琰，等，2020. 不同学科骨质疏松症患者药物治疗及日常生活能力的分析. 中国骨质疏松杂志，26（11）：1674-1678.

中华医学会骨质疏松和骨矿盐疾病分会，2017. 原发性骨质疏松症诊治指南（2017）. 中华骨质疏松和骨矿盐疾病杂志，10（5）：413-443.

Camacho PM，Petak SM，Binkley N，et al.，2020. American association of clinical endocrinologists and American college of endocrinology：clinical practice guidelines for the diagnosis and treatment of postmenopausal osteoporosis—2020 update. Endocr Pract，26（Suppl 1）：1-46.

Ding Y，Zeng JC，Yin F，et al.，2017. Multicenter study on observation of acute-phase responses after infusion of zoledronic acid 5mg in Chinese women with postmenopausal osteoporosis. Orthop Surg，9（3）：284-289.

Farr JN，Rowsey JL，Eckhardt BA，et al.，2019. Independent roles of estrogen deficiency and cellular senescence in the pathogenesis of osteoporosis：evidence in young adult mice and older humans. J Bone Miner Res，34（8）：1407-1418.

Kanis JA，Harvey NC，Cooper C，et al.，2016. A systematic review of intervention thresholds based on FRAX：a report prepared for the National Osteoporosis Guideline Group and International Osteoporosis Foundation. Arch Osteoporos，11（1）：25.

Nermine KS，Noha A，Monak S，et al.，2020. Novel approach for pathogenesis of osteoporosis in ovariectomized rats as a model of postmenopausal osteoporosis. Exp Gerontol，137（2）：112-123.

Shepherd JA，Schousboe JT，Broy SB，et al.，2015. Executive summary of the 2015 ISCD position development conference on advanced measures from DXA and QCT：fracture prediction beyond BMD. J Clin Densitom，18（3）：274-286.

Siris ES，Adler R，Bilezikian J，et al.，2014. The clinical diagnosis of osteoporosis：a position statement from the Nationnal Bone Health Alliance Working Group. Osteoporos Int，25（5）：1439-1443.

Walsh MC，Choi Y，2014. Biology of the RANKL-RANK-OPG system in immunity，bone and beyond. Front Immunol，20（5）：511-524.

第三十五章 骨 关 节 病

一、概况

骨关节病（osteoarthropathy）又称骨关节炎（OA）、骨关节退行性病变等，是由多种因素引起关节软骨纤维化、皲裂、溃疡、脱失而导致的以关节疼痛为主要症状的退行性疾病。近年 OA 的患病率和发病率迅速增加，据联合国世界卫生组织统计，到 2050 年全世界将有 1.3 亿人患有 OA，其中约 4000 万人将因该病而严重致残，对社会造成严重经济负担。目前 OA 的病因及发病机制尚不明确，可能与高龄、肥胖、创伤、遗传等因素有关。此外，文献报道甲状旁腺激素（PTH）的缺乏与 OA 之间也存在关联性。

二、甲状旁腺激素在骨关节病中的作用

PTH 是由甲状旁腺主细胞合成和分泌的多肽类激素，由 84 个氨基酸组成，可分为 3 种形态：全段 PTH，具有生物活性；氨基端 PTH 片段，即 PTH 1-34，其生物活性与全段 PTH 相同；羧基端 PTH 片段，无生物活性。同时，在 PTH 的靶细胞上有 3 种甲状旁腺激素受体：PTH1R、PTH2R、PTH3R，其中 PTH1R 是 PTH 发挥生物学活性最主要的受体。

（一）甲状旁腺激素对关节软骨的保护作用

生理情况下，关节完整性有赖于健康、完整的关节软骨，关节软骨一般不会肥厚、成熟，并发生软骨基质的矿化。PTH 通过与软骨细胞表达的 PTH1R 结合，激活 PKA 信号通路，抑制软骨细胞肥大、分化，维持其再生、增殖状态，抑制软骨细胞凋亡，此外，还能诱导胶原合成，抑制软骨基质分解。有研究通过观察 PTH 1-34 治疗木瓜蛋白酶诱导的大鼠 OA 模型发现,PTH 能够逆转 OA 引起的 Ⅱ型胶原减少、Ⅹ型胶原增加及软骨细胞凋亡，同时还发现 PTH 1-34 可以通过增强自噬减少软骨细胞的终末分化和凋亡。有研究通过对半月板或韧带损伤后的小鼠给予 PTH 1-34 治疗，发现伤后立即全身给予 PTH 1-34 能抑制关节软骨变性，伤后 8 周再给予 PTH 1-34 也能够诱导软骨再生。

（二）甲状旁腺激素对软骨下骨的保护作用

目前认为，软骨下骨与 OA 的进展密切相关，PTH 的应用有助于提高软骨下骨的硬度，改善软骨下骨重塑。有研究在股骨滑车软骨缺损的兔创伤性 OA 模型

中发现，连续皮下注射 PTH 1-34 能够促进关节面的修复，还能增加软骨下骨板厚度。Shao 等研究发现，胶原酶诱导的 OA 小鼠模型发生软骨下骨的骨质流失，而给予 PTH 1-34 可阻止该变化，并改善软骨下骨微结构。有研究发现，在骨质疏松基础上形成的创伤性 OA 小鼠模型中，创伤后第 5 周开始给予 PTH 1-34，可改善软骨下骨的重塑，提高软骨下骨的硬度，并显著延缓 OA 的进展。

虽然 PTH 改善 OA 病情的作用和机制已在动物实验中得到证明，其对延缓 OA 发展有着广阔的应用前景，但将 PTH 作为软骨保护剂和作为 OA 缓解病情疗法，尚缺乏相关的人体研究。

三、诊断与鉴别诊断

（一）高危人群

存在以下一项或多项危险因素者为 OA 高危人群：年龄在 40 岁及以上、女性、肥胖或超重、有创伤史。其中膝关节 OA 的高危人群还包括存在膝关节周围肌肉萎缩、长期从事负重劳动等特殊职业、家族中有 OA 患者、位于高风险地区或肠道菌群紊乱等危险因素者。髋关节 OA 的高危人群还包括存在髋臼发育不良、股骨颈凸轮样畸形、长期从事负重劳动等特殊职业或家族中有 OA 患者等危险因素者。手部 OA 的高危人群还包括存在长期从事特殊手部劳动、处于围绝经期、家族中有 OA 患者或肠道菌群紊乱等危险因素者。根据危险因素早期识别 OA 高危人群，改变上述危险因素，进行早期干预，有助于延缓 OA 发病和进展。

（二）临床表现

OA 以关节疼痛、关节活动受限为主要表现，仅少数关节受累，最常受累的是膝、髋及指间关节。

1. 症状　关节疼痛是 OA 最常见的临床症状，发生率为 36.8%～60.7%，特点是疾病早期疼痛呈轻度或中度间歇性隐痛，活动后疼痛加重，休息后缓解，晚期可出现持续性疼痛或夜间痛。此疼痛常与天气变化有关，寒冷、潮湿环境均可加重疼痛。关节活动受限是该病的另一重要症状，常见于髋、膝关节，表现为晨起时关节暂时性僵硬（晨僵），活动后缓解，偶有关节交锁。关节晨僵一般持续时间较短，常为几分钟至十几分钟，极少超过 30 分钟。活动受限也可表现为静息后暂时性关节僵硬，如膝关节较长时间静止不动，再活动时关节疼痛、屈伸活动受限，缓慢活动后缓解。

2. 体征　压痛和关节畸形是 OA 患者体检时常见的体征。病变关节早期可出现局部压痛，伴有关节肿胀时尤其明显。随着病情进展，关节软骨破坏，关节面不平整，活动时可出现骨擦音（感）。晚期多有明显滑膜炎症、关节肿胀加重并出现关节内积液，膝关节浮髌试验阳性。髋关节病变时，可有 Thomas 征阳性和"4"

字试验阳性。手指指间关节病变可见侧方增粗畸形，形成赫伯登（Heberden）结节和布夏尔（Bouchard）结节。病变关节周围的肌肉因疼痛活动能力下降，并长期处于保护性痉挛状态，导致关节无力，可出现相应部位不同程度的肌肉萎缩。中到重度髋、膝关节 OA 患者也可出现步态异常。

（三）检查

1. **实验室检查** 不是诊断 OA 的必要依据，但如果患者临床表现不典型或不能排除其他疾病，可以考虑选择合适的实验室检查进行鉴别诊断。OA 患者血常规、红细胞沉降率、C 反应蛋白、血清抗链球菌溶血素 "O"、类风湿因子等检验指标多正常，伴有滑膜炎症者，可有红细胞沉降率和 C 反应蛋白水平的轻度升高。关节液检查可见白细胞轻度增多，偶见红细胞、软骨碎片和胶原纤维碎片。

2. **影像学检查** X 线摄片是诊断 OA 的首选影像学检查。OA 受累关节在 X 线片上的三大典型表现为非对称性关节间隙变窄、关节边缘骨赘形成及软骨下骨硬化和（或）囊性变。MRI 对于临床诊断早期 OA 有一定的意义，表现为受累关节软骨变薄和缺损、骨髓水肿、半月板损伤和变性、关节积液及腘窝囊肿，目前多用于 OA 的鉴别诊断和临床研究。CT 常见受累关节间隙狭窄、软骨下骨硬化、囊性变和骨赘增生等，多用于 OA 的鉴别诊断和关节置换术的术前评估。

3. **关节镜检查** 可见滑膜绒毛明显增生、肿胀、充血，多呈细长羽毛状，绒毛端分支紊乱；有薄膜状物，并杂有黄色脂肪或白色纤维化绒毛；关节软骨发黄、粗糙、糜烂、缺失；可有骨质裸露；骨赘形成；半月板不同程度的破坏。关节镜属有创性检查，可能伴发感染或出血等不良反应，且费用较高，一般不作为常规检查。

（四）诊断要点

参照 2018 年中华医学会骨科学分会关节外科学组《骨关节炎诊疗指南》，髋关节、膝关节和指间关节 OA 的诊断标准分别见表 35-1～表 35-3。

表 35-1 膝关节 OA 的诊断标准

序号	症状或体征、辅助检查
1	近 1 个月内反复膝关节疼痛
2	X 线片（站立位或负重位）示关节间隙变窄、软骨下骨硬化和（或）囊性变、关节边缘骨赘形成
3	年龄≥50 岁
4	晨僵时间≤30 分钟
5	活动时有骨擦音（感）

注：满足诊断标准 1+（2、3、4、5 条中的任意 2 条）可诊断膝关节 OA。

表 35-2 髋关节 OA 的诊断标准

序号	症状、辅助检查
1	近 1 个月内反复的髋关节疼痛
2	红细胞沉降率≤20mm/h
3	X 线片示骨赘形成、髋臼边缘增生
4	X 线片示髋关节间隙变窄

注：满足诊断标准 1+2+3 条或 1+3+4 条，可诊断髋关节 OA。

表 35-3 指间关节 OA 的诊断标准

序号	症状或体征
1	指间关节疼痛、发酸、发僵
2	10 个指间关节中有骨性膨大的关节≥2 个
3	远端指间关节骨性膨大≥2 个
4	掌指关节肿胀<3 个
5	10 个指间关节中畸形的关节≥1 个

注：满足诊断标准 1+（2、3、4、5 条中的任意 3 条）可诊断指间关节 OA；10 个指间关节为双侧示、中指远端及近端指间关节，双侧第一腕掌关节。

（五）鉴别诊断

OA 应注意与其他能引起关节疼痛和功能障碍的疾病相鉴别，包括类风湿关节炎、风湿性关节炎、感染性关节炎、痛风、假性痛风等（表 35-4）。

表 35-4 OA 与其他关节炎的鉴别

	流行病学	受累关节	基本病变	症状	辅助检查
OA	多发生于 50 岁以上人群；女性略多于男性	膝、髋、脊柱及远端指间关节，一般为 1～2 个关节，可双侧同时发生	以关节软骨变性，继发骨质增生为特征	以关节疼痛为主要症状，活动时加重。晨僵时间短（≤30 分钟）	血液检查多无异常。X 线检查可见非对称性关节间隙狭窄、边缘骨质增生
类风湿关节炎	多发生于 30～50 岁人群；女性多于男性，约 2.5∶1	多发性对称性病变。腕、掌指关节及近端指间关节受累最为常见	小关节滑膜炎	对称性小关节疼痛、晨僵时间长（通常>30 分钟），晚期受累指间关节可有鹅颈样畸形	红细胞沉降率常增快、类风湿因子阳性、C 反应蛋白水平升高。X 线检查可见对称性关节端骨质疏松、关节间隙变窄、关节面虫蚀样改变、关节半脱位、纤维性或骨性强直

续表

	流行病学	受累关节	基本病变	症状	辅助检查
痛风性关节炎	多发生于 40 岁以上男性，女性多在绝经后发病，可有家族遗传史	为非对称病变。第一跖趾关节受累最为常见，其余依次为趾、踝、膝、腕、指、肘关节。从下肢向上肢、从远端小关节向大关节发展	尿酸盐沉积于骨关节	急性期：深夜或清晨突发关节剧痛，数小时内受累关节出现红肿热痛、功能障碍，呈自限性。慢性期：皮下痛风石是特征性表现，呈持续性关节肿痛、压痛、畸形、功能障碍	关节液或皮下痛风石有特异性尿酸盐结晶。可伴高尿酸血症。急性期 X 线检查可见不对称性关节软组织肿胀。慢性期可见无骨侵蚀的骨皮质下囊肿
假性痛风（焦磷酸钙沉积病）	多见于老年人	膝关节最常受累，其次为腕、肩、踝等，通常仅累及一个关节	关节软骨钙化	急性期表现与痛风相似。慢性期表现与骨关节炎相似	血尿酸正常。关节滑囊液检查可见焦磷酸钙结晶或磷灰石。X 线检查可见软骨呈线状钙化或关节旁钙化
骨关节结核	多发生于儿童和青年	好发于髋、膝、肘、踝关节	滑膜充血水肿；滑膜、软骨及软骨下骨均可受到破坏	发病缓慢，除可有全身结核中毒症状外，早期还可见关节肿胀、疼痛、功能障碍；晚期可见寒性脓肿、窦道形成、肌肉萎缩、关节畸形	红细胞沉降率增快，关节液结核分枝杆菌培养阳性，结核 T-SPOT、结核抗体阳性。X 线检查可见局限性骨质疏松或无明显改变，晚期可表现为关节间隙狭窄、破坏性关节炎，偶可见空洞和死骨。MRI 可用于早期诊断
风湿性关节炎	任何年龄人群均可发病，最常见人群为 5～15 岁儿童和青少年	呈游走性多发性关节炎。以膝、踝、肘、腕、肩等大关节受累为主	A 组乙型溶血性链球菌感染致关节滑膜及周围组织水肿	游走性、非对称性大关节疼痛，呈自限性，可反复发作，愈后无关节畸形	咽拭子培养、抗链球菌溶血素"O"阳性。关节液为渗出液，细菌培养阴性，类风湿因子阴性

	流行病学	受累关节	基本病变	症状	辅助检查
化脓性关节炎	多见于儿童	好发于髋、膝关节	常为金黄色葡萄球菌感染致关节腔浆液性、纤维蛋白性、脓性渗出，关节软骨破坏、关节强直	起病急，表现为寒战、高热。病变关节疼痛、红肿、功能障碍	外周血白细胞计数升高，关节液可呈浆液性、纤维蛋白性、脓性，镜检可见大量脓细胞。寒战时血培养可检出病原菌。X 线检查早期可无改变或仅表现为关节间隙增宽，随后出现骨质疏松、关节软骨破坏、关节间隙进行性变窄、虫蚀状骨质破坏。MRI 可用于早期诊断

四、治疗

OA 的治疗目的是控制疼痛，改善或者恢复关节功能，提高患者生活质量，延缓疾病进展和矫正畸形。

（一）基础治疗

2019 年国际骨关节炎研究学会发布的非手术治疗 OA 指南推荐，无论有无合并症，基础治疗均是所有 OA 患者的首选治疗方式。具体包括以下几方面。①健康教育：改变不良生活、工作习惯，肥胖者应减轻体重，尽量避免关节的超负荷运动，如长时间跑、跳、蹲、上下高层楼梯、爬山，选用舒适鞋子，避免穿高跟鞋等；②运动治疗：适当运动保持关节活动度，如在非负重下做关节屈伸运动、游泳等；③物理治疗：配合适当的物理疗法促进局部血液循环、减轻炎症反应，缓解关节疼痛；④行动辅助支持治疗：选用适当的行动辅助器械，以减少受累关节负重，缓解疼痛。

（二）药物治疗

药物治疗在 OA 的治疗中有重要地位，大多数患者需要短期或长期药物治疗。

1. 非甾体抗炎药（nonsteroidal antiinflammatory drug, NSAID） 是 OA 的主要治疗药物，用于减轻炎症、控制疼痛、改善关节功能。

局部外用 NSAID，如氟比洛芬凝胶贴膏等，药物经皮肤渗透发挥作用，能够有效减少药物全身不良反应，可用于轻度膝关节 OA 和指间关节 OA 的患者，并强烈推荐作为膝关节 OA 疼痛的一线治疗。局部用药主要适用于轻度 OA、高龄、有胃肠道反应或者合并基础疾病较多的患者，也可与口服 NSAID 联用治疗中重度 OA，但如邻近皮肤有伤口、皮疹等不良状况应慎用，出现过敏反应时应停止使用。

口服 NSAID 是目前控制 OA 相关症状的首选药物。使用全身性 NSAID 治疗前应进行危险因素评估（表 35-5）。对于消化道不良反应高危患者，应使用选择性环氧合酶 2 抑制剂，如洛索洛芬、塞来昔布、艾瑞昔布、依托考昔等，或同时应用胃黏膜保护剂。对于心血管疾病风险较高的患者，应慎用 NSAID。如需长期使用 NSAID，应注意监测消化道和心血管系统的不良反应。尤应注意口服两种不同的 NSAID 不会增加疗效，反而会增加不良反应。

表 35-5 NSAID 治疗的危险因素评估

上消化道不良反应高危患者	心、脑、肾不良反应高危患者
高龄（年龄≥65 岁）	高龄（年龄≥65 岁）
长期应用	脑血管病史（有脑卒中史或目前有一过性脑缺血发作）
口服糖皮质激素	心血管病史
上消化道溃疡、出血病史	肾脏病史
使用抗凝药	同时使用血管紧张素转换酶抑制剂及利尿剂
酗酒史	冠状动脉搭桥术围手术期（慎用 NSAID）

2. 对乙酰氨基酚 通过抑制前列腺素 E_1、缓激肽和组胺等的合成与释放，提高痛阈而发挥镇痛作用。主要用于轻中度 OA 所致疼痛，对胃肠道、肝、肾相对较为安全。推荐每日剂量不大于 2g，对于有肝肾疾病、大量酒精摄入者及老年人，剂量应减半。严重肾功能不全者禁用。

3. 阿片类药物 研究发现，弱阿片类药物曲马多可显著改善 OA 患者全因死亡率、心肌梗死及髋部骨折发生率，但因为阿片类药物的成瘾性和不良反应，目前最新指南不推荐对 OA 疼痛应用阿片类药物。

4. 氨基葡萄糖 可补充内源性软骨成分；刺激软骨细胞产生有正常多聚体结构的蛋白聚糖，促进滑膜合成透明质酸；抑制损伤软骨的酶类，如基质金属蛋白酶、胶原酶、磷脂酶 A2 等；抑制超氧化物自由基的产生，从而发挥药物作用。适用于轻度 OA，但对重度 OA 疗效不佳，目前该类药物对 OA 的疗效尚存争议，因此国内指南仅推荐对有症状的 OA 患者选择性使用。

5. 抗焦虑药 度洛西汀已被证实在 OA 相关的慢性疼痛治疗中是有效的，不仅可缓解由长期慢性疼痛导致的焦虑、抑郁状态，还可通过增强中枢神经的下行性疼痛抑制系统功能达到镇痛效果。虽然多数新版指南推荐度洛西汀作为对

NSAID 治疗无效或不耐受患者的替代方案, 但目前尚缺乏对其安全性和有效性的长期随访研究, 建议仅在专科医生指导下使用。

6. 其他药物 双醋瑞因通过抑制 IL-1 的产生和活性, 抑制软骨降解、促进软骨合成, 能有效改善 OA 症状, 减轻疼痛, 改善关节功能, 延缓 OA 进程。此外, 对于早、中期 OA 患者, 关节腔内注射玻璃酸钠、糖皮质激素可有效改善关节功能, 缓解疼痛, 但该方法为侵入性操作, 可能会增加感染风险, 需严格进行无菌操作。富血小板血浆关节腔内注射是目前比较热门的治疗手段, 因其富含多种生长因子和炎症调节因子, 可保护软骨、促进已损伤软骨的愈合, 减轻关节腔内的炎症反应, 但长期疗效评估仍缺乏更多的临床数据。

(三)手术治疗

外科手术适用于非手术治疗无效、病情较重、影响正常生活的患者, 其目的是减轻或消除患者疼痛症状、改善关节功能、矫正畸形。经典 OA 手术包括关节镜下清理术、截骨术、人工关节置换术及关节融合术等(表 35-6)。

表 35-6　OA 的外科手术方式

	手术方式	适用	优势	劣势
修复性治疗	关节镜下清理术	存在游离体、半月板撕裂及增生滑膜的患者	兼具诊断和治疗的作用,对伴有机械症状的膝关节 OA 治疗效果较好	远期疗效与保守治疗相当。对力线异常、明显骨赘增生的患者效果欠佳
	截骨术	活动量大、力线不佳的单间室病变的青中年患者	最大限度地保留关节功能	
重建治疗	人工关节置换术	终末期 OA 患者	彻底消除关节疼痛,改善关节功能	
	关节融合术	非手术治疗无效,存在关节置换禁忌证且对关节功能要求不高的终末期 OA 患者	可缓解疼痛	关节功能丧失

(戴 威 王 泽 郝 杰)

参 考 文 献

中华医学会骨科分会关节外科学组, 吴阶平医学基金会骨科学专家委员会, 2019. 膝骨关节炎阶梯治疗专家共识(2018 年版). 中华关节外科杂志(电子版), 13(1): 24-30.

中华医学会骨科学分会关节外科学组, 2018. 骨关节炎诊疗指南(2018 年版). 中华骨科杂志, 38(12): 705-715.

中华医学会骨科学分会关节外科学组,2020. 中国骨关节炎疼痛管理临床实践指南(2020 年版).
中华骨科杂志, 40 (8): 469-476.

中华医学会运动医疗分会, 中国医师协会骨科医师分会运动医学学组, 中国医师协会骨科医师
分会关节镜学组, 2021. 骨关节炎临床药物治疗专家共识. 中国医学前沿杂志 (电子版), 13
(7): 32-43.

Arnstein PM, 2012. Evolution of topical NSAIDs in the guidelines for treatment of osteoarthritis in
elderly patients. Drugs Aging, 29 (7): 523-531.

Bannuru RR, Osani MC, Vaysbrot EE, et al., 2019. OARSI guidelines for the non-surgical
management of knee, hip, and polyarticular osteoarthritis. Osteoarthritis Cartilage, 27 (11):
1578-1589.

Bellido M, Lugo L, Roman-Blas JA, et al., 2011. Improving subchondral bone integrity reduces
progression of cartilage damage in experimental osteoarthritis preceded by osteoporosis.
Osteoarthritis Cartilage, 19 (10): 1228-1236.

Bruyere O, Honvo G, Veronese N, et al., 2019. An updated algorithm recommendation for the
management of knee osteoarthritis from the European Society for Clinical and Economic Aspects
of Osteoporosis, Osteoarthritis and Musculoskeletal Diseases (ESCEO). Semin Arthritis Rheum,
49 (3): 337-350.

Chang JK, Chang LH, Hung SH, et al., 2009. Parathyroid hormone 1-34 inhibits terminal
differentiation of human articular chondrocytes and osteoarthritis progression in rats. Arthritis
Rheum, 60 (10): 3049-3060.

Kielly J, Davis EM, Marra C, 2017. Practice guidelines for pharmacists: the management of
osteoarthritis. RPC, 150 (3): 156-168.

Kolasinski SL, Neogi T, Hochberg MC, et al., 2020. 2019 American College of Rheumatology/
Arthritis Foundation guideline for the management of osteoarthritis of the hand, hip, and knee.
Arthritis Care Res (Hoboken), 72 (2): 220-233.

Orth P, Cucchiarini M, Zurakowski D, et al., 2013. Parathyroid hormone [1-34] improves articular
cartilage surface architecture and integration and subchondral bone reconstitution in osteochondral
defects in vivo. Osteoarthritis Cartilage, 21 (4): 614-624.

Rafanan BS, Valdecanas BF, Lim BP, et al., 2018. Consensus recommendations for managing
osteoarthritic pain with topical NSAIDs in Asia-Pacific. Pain Manag, 8 (2): 115-128.

Risser RC, Hochberg MC, Gaynor PJ, et al., 2013. Responsiveness of the intermittent and constant
osteoarthritis pain (ICOAP) scale in a trial of duloxetine for treatment of osteoarthritis knee pain.
Osteoarthritis Cartilage, 21 (5): 691-694.

Sebbag E, Felten R, Sagez F, et al., 2019. The world-wide burden of musculoskeletal diseases: a
systematic analysis of the World Health Organization Burden of Diseases Database. Ann Rheum
Dis, 78 (6): 844-848.

Shao LT, Gou Y, Fang JK, et al., 2020. Parathyroid hormone (1-34) ameliorates cartilage degeneration
and subchondral bone deterioration in collagenase-induced osteoarthritis model in mice. Bone Joint
Res, 9 (10): 675-688.

第三十六章 甲状旁腺功能增强或亢进相关骨代谢异常相关疼痛病

甲状旁腺功能增强或亢进相关骨代谢异常相关疼痛病（abnormal bone metabolism associated pain），是以各种原因引起甲状旁腺功能增强或亢进，甲状旁腺激素（PTH）分泌增加、破坏正常骨代谢过程为发病机制，以疼痛为主要临床表现的一类疾病。由于现代人群生活、饮食方式的变化，甲状旁腺功能增强或亢进在临床上明显增加，但其发病率被严重低估，其相关骨代谢异常相关疼痛病患者多被诊断为骨质疏松、骨量下降、骨关节炎等。患者未进行病因治疗，以致各种骨代谢异常相关急、慢性疼痛反复发作，严重影响患者的生活质量。因此，临床医生掌握其发病机制、诊断及处理甚为重要。

一、概述

（一）发生机制

1. 甲状旁腺功能增强或亢进的发生机制　甲状旁腺合成与分泌 PTH 的过程受循环离子钙、1, 25-$(OH)_2$D 及磷酸盐浓度和成纤维细胞生长因子 23 等的调节。常见的甲状旁腺功能增强是指当机体出现 CVI 引发的相对低血钙时，刺激 PTH 分泌增加。

2. 甲状旁腺功能增强或亢进影响正常骨代谢的机制　生理状态下，由甲状旁腺主细胞分泌的碱性单链多肽类激素 PTH 具有双向调节骨代谢的作用，既能促进骨形成，也能促进骨吸收。PTH 结合骨原细胞、骨衬细胞、未成熟和成熟的成骨细胞及骨细胞等表面的 PTH1R，促进成骨细胞分化，使骨基质生成活跃、骨组织矿化增加。同时，PTH 能促进成骨细胞表达 RANKL，抑制骨保护素生成，使破骨细胞的骨吸收作用增强。

在甲状旁腺功能增强或亢进状态下，PTH 分泌增加，血中 PTH 含量增加，此时 PTH 在骨骼主要发挥促进骨吸收的作用，导致骨代谢平衡受到影响，机体逐渐出现负钙平衡。

3. 骨代谢异常发生疼痛的机制　由于机体骨代谢过程发生异常，骨微环境中出现各种致痛物质，如氢离子、ATP、质子、PGE_2 和内皮素（endothelin，ET）等，可激活化学敏感伤害感受器（chemosensitive nociceptor），或者骨发生形变和位移时可以激活机械敏感伤害感受器（mechanosensitive nociceptor），形成电信号沿感觉神经上传至大脑皮质，形成痛觉。同时，痛觉感受器的敏化、骨有害刺激信号转导相关基因的表达改变、异位的感觉和交感神经纤维及脊髓、中枢敏化等都是导致骨痛发生的机制。

（1）机械敏感伤害感受器的激活：由于骨代谢过程异常，骨密度与骨强度发生改变，甲状旁腺功能增强或亢进导致骨代谢异常相关疼痛病的患者易出现病理性骨折。当分布在骨膜、骨髓的感觉神经纤维被机械性扭曲时，支配骨神经的机械敏感痛觉感受器被激活，形成电信号沿感觉神经上传至大脑皮质形成痛觉。

（2）酸敏感离子通道的激活：甲状旁腺功能增强或亢进多伴随破骨细胞过度活跃，此时产生氢离子，导致细胞外 pH 为 3～4，支配骨的感觉神经纤维所表达的酸敏感离子通道，包括瞬时受体电位阳离子通道 1（transient receptor potential vanilloid 1，TRPV1）、酸敏感离子通道 1（acid-sensitive ion channel 1，ASIC1）和酸敏感离子通道 3（ASIC3）等离子通道被激活，引起骨痛。

（3）感觉神经纤维的敏化：神经生长因子（nerve growth factor，NGF）在损伤骨组织中释放，与骨痛感受器广泛表达的原肌球蛋白受体激酶 A（tropomyosin receptor kinase A，TrkA）受体结合，使各种受体和痛觉感受器表达的离子通道磷酸化和敏化，包括 ASIC1 和 ASIC3、前列腺素受体和缓激肽受体等。在 NGF 诱导 ASIC1 敏化后，即使破骨细胞活动释放少量氢离子，痛觉感受器也会兴奋并放大信号。

（4）异位的感觉和交感神经纤维：在局部骨代谢发生异常时，细胞释放包括 NGF、胶质细胞源性神经营养因子（glial cell line-derived neurotrophic factor，GDNF）、血管内皮生长因子（vascular epidermal growth factor，VEGF）和表皮生长因子（epidermal growth factor，EGF）在内的多种神经营养因子，可诱导神经发芽，导致骨髓、矿化骨和骨膜的感觉神经过度支配，任何机械应力刺激都有可能引起骨痛。

（5）中枢敏化：已知骨骼的损伤可以引起中枢敏化，放大疼痛的感知和严重程度。轻微的疼痛刺激会被认为是重度疼痛（痛觉过敏），甚至正常的关节活动、体重负荷，也会被认为是疼痛事件。

（二）临床诊治

甲状旁腺功能增强或亢进相关骨代谢异常相关疼痛病是一类急慢性疼痛疾病的集合，诊断的关键在于对临床表现的识别、实验室检查与影像学检查的分析，并完成对原发疾病的诊断。

1. 临床表现　甲状旁腺功能增强或亢进相关骨代谢异常相关疼痛病主要临床表现为疼痛、关节变形、活动受限、躯体功能障碍等。

（1）疼痛：是甲状旁腺功能增强或亢进相关骨代谢异常相关疼痛病最重要的临床表现，往往起病隐匿，疼痛程度常随着病情发展而加重，多表现为腰背疼痛或全身骨痛。夜间由于骨吸收处于高峰，患者疼痛可能加重、睡眠受影响，生活质量严重受损。部分患者伴有肌肉痉挛，严重者甚至活动受限。疼痛可影响患者日常生活，部分患者因持续性钝痛而产生焦虑、抑郁等情绪。

（2）关节活动受限：病变累及关节时，关节处的骨形成与骨吸收失衡，关节骨组织和软骨组织损伤。关节处伴发炎症时，关节周围组织炎性水肿，患者因活动时疼痛加剧，常表现出活动受限，拒绝检查疼痛处。老年患者中，发生韧带断裂的可能性大，关节不稳，轻微活动即可引起关节脱位。

（3）病理性骨折：可引起骨量减少、骨密度和骨强度降低，易发生脆性骨折、骨折后愈合不良及骨畸形等。日常生活中受到轻微外力作用也可能发生骨折，常见的脆性骨折部位为椎体（胸、腰椎）、髋部（股骨近端），还有前臂远端和肱骨近端，以及肋骨、跖骨、腓骨、骨盆等。若发生椎体压缩性骨折，可能压迫相应的脊神经产生四肢放射痛、双下肢感觉和运动障碍、肋间神经痛及胸骨后疼痛，此时应注意与心绞痛相鉴别。

（4）躯体功能障碍：患者的骨代谢异常引起骨形态发生改变时，躯体功能会出现障碍。当发生脊柱椎体压缩性骨折时，患者身高变矮、驼背；脊柱椎体形态严重改变时，可压迫脊髓、马尾神经等，并影响消化道、膀胱等内脏器官功能；发生肋骨畸形、胸廓变形时可使肺活量及最大换气量显著下降，严重时患者可出现气短、胸闷等不适。

（5）生活质量及心理状态的影响：该病往往起病隐匿、病程长、疼痛明显、根治困难，严重影响患者夜间休息和日常活动。多数患者就医时伴有睡眠障碍、焦虑及抑郁等心理问题，需要及时关注，并协助其调节心理状态。

2. 实验室检查　骨代谢相关的生化指标包括钙磷代谢调节指标[PTH、降钙素、25-(OH)D]、钙镁磷氯、碳酸氢根、骨形成标志物、骨吸收标志物、激素与细胞因子、自身免疫性疾病相关抗体[抗瓜氨酸化蛋白抗体、类风湿因子、人类白细胞抗原B27（human leucocyte antigen B27，HLA-B27）、抗核抗体、抗核糖核蛋白抗体]等。其中，PTH、钙磷乘积、碳酸氢根、氯磷比等指标的变化可以灵敏地反映骨代谢情况，应注意，PTH在室温或冷藏情况下有可能发生不同程度的降解，需在抽血后尽早检测。

3. 影像学检查　长期甲状旁腺功能增强或亢进所导致的骨代谢异常，可引起甲状旁腺及骨骼形态的变化，甲状旁腺及骨骼影像学检查有助于诊断甲状旁腺功能增强或亢进相关骨代谢异常相关疼痛病，常用的影像学检查见表36-1。

表 36-1 骨代谢异常相关疼痛病影像学检查

影像学检查方法	临床意义
甲状旁腺超声	患者在出现甲状旁腺功能增强或亢进的过程中，甲状旁腺增生、肿大，但甲状旁腺超声诊断的准确率明显受到检查医生水平的影响，诊断标准有待统一
X 线	如果患者病程较短，骨密度与骨结构未发生明显变化，X 线片常常表现为正常。病程长的患者可出现严重骨质疏松，X 线片上可见骨透光度及骨纹理改变。病理性骨折发生时，可使用 X 线检查初步诊断，临床最常见的三个骨折部位是前臂、髋部和脊柱
CT	对于 X 线片表现正常，但患者骨痛症状明显的患者可选择 CT 检查明确诊断。QCT 通常测量的是腰椎和（或）股骨近端的松质骨骨密度。QCT 腰椎测量结果预测绝经后妇女椎体骨折风险的能力类似于 DXA 腰椎测量的评估。CT 用于甲状旁腺显影时，常常与甲状腺结节及周围淋巴结难以区分，故少用
MRI	MRI 对发生椎体压缩性骨折时评估脊髓神经根水肿受压情况有重要意义，可发现受累关节的软骨变薄和缺损、半月板损伤和变性、关节积液及腘窝囊肿
DXA	对于绝经后妇女和 50 岁以上男性，WHO 诊断标准如下：正常骨量，T 值≥1.0；骨量减少，T 值为-2.5～-1.0；骨质疏松，T 值≤-2.5。绝经前女性和<50 岁男性，不适用 WHO 诊断标准，使用 Z 值表示，将 Z 值≤-2.0 视为"低于同年龄段预期范围"或低骨量
放射性核素显像	甲状旁腺 SPECT/CT 检查和 PET/CT 检查，不仅能提供功能亢进的甲状旁腺解剖形态，还能提供病灶功能、代谢等信息。常与其他影像学检查联合使用

（三）治疗原则

1. 对症镇痛治疗 迄今，临床尚无专门针对骨痛机制的镇痛药。建议对骨代谢异常相关疼痛病使用 WHO 推荐的应用于癌症疼痛的三阶梯疗法。轻至中度疼痛推荐使用 NSAID 和对乙酰氨基酚，中度疼痛推荐使用弱阿片类药物，重度疼痛使用强阿片类药物。NSAID 作用于环氧合酶，抑制前列腺素合成，发挥解热镇痛作用。弱阿片类药物如可待因，强阿片类药物如芬太尼、吗啡、羟考酮等。当患者伴有神经性痛时可考虑添加三环类抗抑郁药物（如阿米替林）或抗惊厥药物（如加巴喷丁、普瑞巴林）。此外，在治疗骨代谢异常相关疼痛病时，可考虑新型双作用模式的镇痛药，即中枢作用的阿片类镇痛药与 5-羟色胺再摄取抑制剂和（或）去甲肾上腺素再摄取抑制剂。例如，曲马多可作用于中枢的阿片受体，也可抑制 5-羟色胺和去甲肾上腺素的再摄取；他喷他多是一种阿片受体激动剂和去甲肾上腺素再摄取抑制剂。与传统阿片类药物相比，在疗效和耐受性方面具有优势。

对标准镇痛药无反应或不耐受的患者，皮下注射一种作用于神经生长因子、阻断其与 TrkA 结合的人源化单克隆抗体他尼珠单抗（tanezumab）可明显改善疼痛。研究表明，他尼珠单抗可显著减轻骨关节炎、股骨骨折和慢性下腰痛患者的疼痛，改善关节功能和整体状况。

2. 针对发病过程的治疗

（1）钙剂：充足的钙摄入对减缓骨丢失、改善骨矿化和维护骨骼健康、减轻疼痛有益。钙剂可直接作用于甲状旁腺钙受体，减少甲状旁腺激素分泌。成人每日钙推荐摄入量为 800mg，50 岁及以上的骨健康人群每日钙推荐摄入量为 1000～1200mg，骨量下降患者应根据钙负荷试验检测结果指导钙剂的补充。尽可能通过饮食摄入充足的钙，当饮食中钙摄入不足时，可给予钙剂补充。钙剂应与其他药物联合使用。

（2）维生素 D：充足的维生素 D 可增加肠道对钙的吸收、促进骨骼矿化、保持肌力、改善平衡能力和降低跌倒风险。同时补充钙剂和维生素 D 可增加肠道对钙的吸收率。在我国，维生素 D 不足状况普遍存在，不同人群维生素 D 的补充参照第八章。临床应用维生素 D 制剂时应注意个体差异和安全性，定期检查血维生素 D 含量。

（3）双膦酸盐类药物：用于各种不同的骨代谢异常疾病，可减缓或防止疾病进展，减轻症状，减少并发症。双膦酸盐与骨中的羟基磷灰石结合，在骨吸收过程中被破骨细胞吸收，导致破骨细胞凋亡，减少骨吸收同时减少破骨细胞所分泌的氢离子，缓解疼痛。

（4）地舒单抗（denosumab）：是一种阻断 RANKL 的人单克隆抗体，降低患者破骨细胞活性，减缓疾病进展，并减轻症状，减少并发症。骨质疏松患者停药后发生椎体骨折的风险增加，需要考虑后续的治疗方案，但对于骨折、其他骨质疏松治疗失败、无法耐受的患者，地舒单抗仍是一种关键的治疗选择。

（5）组织蛋白酶 K 抑制剂：组织蛋白酶 K 由破骨细胞分泌进入封闭的破骨细胞-骨细胞界面，导致 I 型胶原的有效降解。药物抑制组织蛋白酶 K，可使骨密度持续增加，并改善脊柱和髋部的骨强度。组织蛋白酶 K 抑制剂能有效减缓骨基质吸收，改善患者预后。

（6）拟钙剂（calcimimetic）：如西那卡塞，是能激活甲状旁腺中钙受体的一类化合物，可减少 PTH 的分泌。在对所有已知拟钙试验的严格研究中，证明这些药物对降低 PTH 水平非常有效。与甲状旁腺切除术相比，创伤小、风险低。主要的不良反应为低钙血症和恶心，故该药应与钙剂联合使用。

（7）降钙素：是骨吸收强有力的抑制剂，可减少骨中羟基磷灰石的分解，降低血钙含量。降钙素通过与分布在破骨细胞上的降钙素受体特异性结合，使破骨细胞在数分钟内停止代谢活动。同时，血降钙素还可以增加成骨细胞内碱性磷酸酶的活性，促进成骨细胞增殖和分化。但单用降钙素引起的血钙降低，有进一步刺激甲状旁腺激素分泌的可能，故在使用钙剂时应与维生素 D 制剂联合。

3. 外科手术治疗　对于非手术治疗无效且疼痛明显，有强烈手术意愿的患者，可选择手术治疗，切除亢进的甲状旁腺。行肿大甲状旁腺切除术后的患者，常常在短时间内出现低钙血症，患者剩余甲状旁腺受到低钙刺激出现 PTH 水平升高，故术后应注意患者钙平衡的管理。

4. 康复治疗　骨代谢异常相关疼痛病在接受系统的疼痛专科治疗的同时，需要重视后期的康复治疗。由临床医生和康复理疗师共同制订基于患者病情的康复治疗计划，主动运动与被动运动相结合，循序渐进。急性期康复治疗主要包括卧床休息、等长运动、腰背部的按摩理疗、治疗性体操及简单的步行训练等。慢性期康复治疗应重视功能恢复，进行体态纠正，以负重运动和抗阻运动为主的俯卧位腰背肌训练、立位训练、背部肌肉抗阻力训练、佩戴矫形器等治疗。其他可选择的康复治疗包括体外冲击波治疗、脉冲超声疗法、功能性电流电刺激疗法等。

（四）预防

甲状旁腺功能增强或亢进相关骨代谢异常相关疼痛病的预防主要针对疾病的发生、发展阶段，改善预后，并提高生活质量。早期健康体检，广泛筛查血 PTH、维生素 D、钙镁磷氯等，及时补充维生素 D 和钙剂，将极大减少此类疼痛病的发生率。

二、妊娠期甲状旁腺功能增强或亢进相关骨代谢异常相关疼痛病

由于妊娠期机体内特殊的生理环境，甲状旁腺功能增强或亢进相关骨代谢异常相关疼痛病普遍存在，但人们往往归因于妊娠期母体体态变化及负重增加。妊娠期骨代谢异常相关疼痛病常见的病因：①妊娠期母体及胎儿对钙的需求增加，哺乳期钙丢失加重，而此时母体钙及维生素 D 摄入多不足，机体处于相对低血钙状态。②妊娠晚期游离皮质醇增加，影响肠道对钙、磷的吸收、转运，母体处于负钙平衡。③分娩后及哺乳期，机体分泌催乳素增加，抑制卵巢功能及月经复潮，低雌激素状态使骨细胞对 PTH 敏感性增加。④孕妇乳房和胎盘分泌甲状旁腺激素相关肽（PTHrP），在妊娠晚期分泌达高峰，当其与 PTH/PTHrP 受体结合后可刺激骨转换，产生类似 PTH 的生物学效应。临床表现可为高钙血症及高 PTHrP、低 PTH 血症。⑤妊娠期母体血容量增加，出现相对低钙血症。⑥妊娠期肾小球滤过率增加，尿钙升高，血钙降低，刺激甲状旁腺。

女性妊娠期出现腰背痛、四肢无力、抽筋等均需警惕妊娠期骨代谢异常相关疼痛病，基于妊娠期用药的安全性，笔者推荐早期补充钙剂与维生素 D 制剂，随访骨代谢指标，以预防妊娠期甲状旁腺功能增强或亢进相关骨代谢异常相关疼痛病的发生。

三、围绝经期甲状旁腺功能增强或亢进相关骨代谢异常相关疼痛病

围绝经期女性骨代谢过程的特征是破骨细胞活性增加、骨吸收明显增强。女性在围绝经期卵巢内分泌功能开始衰退，女性外周血雌激素水平开始降低，下丘脑-垂体接受雌激素作用的敏感性减弱，卵泡刺激素（follicle-stimulating hormone, FSH）和黄体生成素（luteinizing hormone, LH）水平明显升高。

其中，雌激素对骨代谢过程的作用显著，雌激素主要通过抑制破骨细胞、促进成骨细胞调节骨代谢过程。

雌激素对破骨细胞的抑制作用可分为直接作用和间接作用。主要直接作用：①降低原癌基因片段的活性，阻碍细胞 RANKL/巨噬细胞集落刺激因子（macrophage colony-stimulating factor, M-CSF）诱导蛋白-1 依赖性的活化剂的转录；②抑制 RANKL 诱导的破骨细胞分化，促进雌激素受体与骨架蛋白-1 结合，使雌激素受体与肿瘤细胞坏死因子相关受体因子 6 隔离，降低细胞核因子 κB（nuclear factor κB, NF-κB）活性及抑制 RANKL 诱导的破骨细胞分化。主要间接作用：①抑制成骨细胞、T 细胞及 B 细胞分泌 RANKL；②增加 RANKL 的假性受体骨保护素；③抑制其他细胞产生促进破骨细胞增殖、分化的因子，如 IL-1、IL-6、TNF、M-CSF 和前列腺素等，间接影响破骨细胞的重吸收。

雌激素可抑制成骨细胞凋亡，延长成骨细胞的存活时间，增强成骨细胞的活性；抑制氧化应激反应，使骨生成增加，成骨细胞的存活时间延长；减弱成骨细胞中 NF-κB 的活性，NF-κB 的抑制可以使促进骨基质形成的重要转录因子 FOS 相关蛋白的表达增加，促进骨形成；使骨髓和血液中的骨硬化蛋白减少，促进骨形成。

除雌激素外，动物模型研究提示，卵泡刺激素可绕过雌激素轴，调节骨代谢，起到负向调节骨形成的作用。也有文献证实，卵泡刺激素可触发胞外信号调节激酶（extracellular signal-regulated kinase, ERK）、蛋白激酶 B（protein kinase B）的磷酸化，通过 RANKL 通路作用于破骨细胞而直接调节骨吸收。有文献报道，黄体生成素水平增高可刺激皮质醇分泌，影响肠道钙、磷的吸收和转运，促进骨吸收过程。

围绝经期低雌激素状态使得对骨骼的保护作用受到抑制，骨细胞对 PTH 敏感性增加。围绝经期女性 PTH 及骨钙素水平显著升高，而血钙则开始下降，其余骨重建指标无显著变化。血钙降低会进一步刺激 PTH 分泌增加，增强骨吸收，促进骨钙释放。因此，围绝经期女性骨代谢异常相关疼痛病发生率高于育龄期女性。

绝经后的女性骨代谢则以破骨和成骨同时增强的骨代谢为特征。随着卵巢功能的进一步退化，研究发现，绝经后女性雌激素水平下降，卵泡刺激素和黄体生成素水平仍持续上升。而此时血钙浓度已恢复相对正常水平。这可能是骨吸收增

强，促进骨钙释放的缘故。

因围绝经期使用雌激素有增加乳腺癌发生的风险，故在调节围绝经期女性激素变化造成的骨代谢异常时，应慎用雌激素类药物；积极使用维生素 D 制剂、钙剂早期改善机体钙平衡，减少围绝经期甲状旁腺功能增强或亢进相关骨代谢异常相关疼痛病的发生。

四、肿瘤治疗期甲状旁腺功能增强或亢进相关骨代谢异常相关疼痛病

大多数处于肿瘤治疗期的患者伴有甲状旁腺功能增强或亢进相关骨代谢异常疼痛病，现有的肿瘤治疗方式均可能对骨代谢造成一定影响。研究证明，化疗后患者的骨矿物质含量明显降低，大剂量的化疗药物可影响活跃的成骨细胞增殖、分化，减少骨形成，降低骨量。化疗中的患者通常饮食状况不佳，化疗期间钙摄取减少，身体处于负钙平衡。放疗的副作用往往是迟发的，反复大剂量的放疗可明显损伤骨细胞及营养骨骼的血管和神经，导致骨代谢异常。而乳腺癌内分泌治疗中绝经前女性患者，最常用的选择性雌激素受体调节剂他莫昔芬对骨有激动作用，然而其激动作用不足以防止绝经前女性的脊柱骨密度下降。绝经后乳腺癌患者常使用的芳香化酶抑制剂，可减少体内雌激素的产生，抑制雌激素对骨骼的保护作用，从而导致骨量下降和骨密度降低，应加强维生素 D 和钙剂的补充。此外，发生骨转移的肿瘤患者骨代谢标志物发生改变，骨痛高发。

（佘睿灵　孔令泉）

参 考 文 献

李微，张博，张雨薇，等，2017. 雌激素调节骨代谢作用的研究进展. 中国骨质疏松杂志，23（2）：262-266.

中华医学会疼痛学分会，2020. 骨代谢异常相关疼痛病诊疗中国专家共识. 中华医学杂志，100（1）：15-21.

Aline GC，John P，2013. Bone turnover markers in primary hyperparathyroidism. J Clin Densitom，16（1）：22-27.

Condorelli R，Vaz-Luis I，2018. Managing side effects in adjuvant endocrine therapy for breast cancer. Expert Rev Anticancer Ther，18（11）：1101-1112.

Ensrud KE，Crandall CJ，2017. Osteoporosis. Ann Intern Med，167（3）：17-32.

John PB，Leonardo B，Aliya K，et al.，2018. Hyperparathyroidism. Lancet，391（10116）：168-178.

Julius SL，Peter V，2019. Calcium metabolic disorders in pregnancy primary hyperparathyroidism：pregnancyinduced osteoporosis，and vitamin d deficiency in pregnancy. Endocrinol Metab Clin North Am，48（3）：643-655.

Mantyh PW，2019. Mechanisms that drive bone pain across the lifespan. Br J Clin Pharmacol，85(6)：1103-1113.

Recker R，Lappe JM，Davies M，et al.，2018. Perimenopausal bone histomorphometry before and after menopause. Bone，108（1）：55-61.

Seifert-Klauss V，Mueller JE，Luppa P，et al.，2002. Bone metabolism during the perimenopausal transition：a prospective study. Maturitas，41（1）：23-33.

Tsourdi E，Anastasilakis AD，2021. Parathyroid disease in pregnancy and lactation：a narrative review of the literature. Biomedicines，9（5）：475-480.

Walker MD，Bilezikian JP，2018. Primary hyperparathyroidism：recent advances. Curr Opin Rheumatol，30（5）：427-439.

Wetmore JB，2020. Calcimimetics：a promise unfulfilled. Am J Kidney Dis，76（3）：308-310.

第六篇

甲状旁腺肿瘤与炎症性疾病

第三十七章　甲状旁腺良性非炎症性疾病

一、甲状旁腺增生

原发性甲状旁腺增生是实质细胞的增加，细胞呈弥漫性增生或结节性增生，占原发性甲状旁腺功能亢进症（PHPT）的 10%～20%，常累及多个腺体。继发性甲状旁腺增生是由钙磷代谢异常、维生素 D 缺乏、肾功能不全等引起的甲状旁腺增生，多为 4 个腺体均呈弥漫性增大，导致血甲状旁腺激素（PTH）水平升高。三发性甲状旁腺功能亢进症（THPT）由于腺体受到持久刺激，也可发展为功能自主的增生或腺瘤。其中散发性甲状旁腺增生约占全部增生的 75%，遗传性甲状旁腺增生约占 25%。

临床可有 PHPT 的表现，但目前无症状 PHPT 多伴轻度血钙升高而无器质性变化（80%），其发病率近年来呈 4～5 倍增长。但无症状 PHPT 患者最终也可能出现骨密度减少、骨折风险增加、临床无症状肾结石和肾钙质沉积、骨关节疼痛，以及与心血管和神经认知异常有关的临床表现。在无症状 PHPT 中，甲状旁腺腺瘤的比例仍高于甲状旁腺增生。有时鉴别无症状甲状旁腺增生和腺瘤比较困难，需要结合临床综合诊断。

原发性甲状旁腺增生导致出现有症状的 PHPT，手术是首选治疗方式。对无症状 PHPT 行甲状旁腺切除术，至少需满足以下任何一项。①血钙水平高出阈值 >1.0mg/dl；②双能 X 线吸收法测量骨密度：腰椎、股骨颈、全髋或桡骨远端 1/3 的骨密度为 $T<-2.5$；③椎体骨折；④肌酐清除率 <60ml/min，24 小时尿钙 >400mg（>10mmol）；⑤肾结石或肾钙质沉着症；⑥年龄 <50 岁。无手术适应证的患者必须定期随访。标准双侧探查术在 PHPT 手术中的成功率 >95%，并发症发生率低。术中快速 PTH 检测可以对甲状旁腺功能进行实时评估，在充分评估的情况下可以避免对另一侧进行探查。

继发性甲状旁腺增生的治疗主要是针对继发性甲状旁腺功能亢进症（SHPT），包括药物治疗和手术治疗。药物治疗的目的在于降低血磷水平、维持正常血钙水平、纠正异常的 PTH 水平。有研究认为，根据患者的临床特点，具备以下条件时应进行甲状旁腺切除术：①应用最佳药物治疗后，平均 PTH >800pg/ml；②应用最佳药物治疗后，平均 PTH >500pg/ml，并且血钙 >9.5mg/dl，或血磷 >5.5mg/dl，或钙磷乘积 $>55mg^2/dl^2$，或最佳药物治疗后骨质疏松患者的髋骨和腰椎骨密度仍持续降低。甲状旁腺切除术式：甲状旁腺次全切除术、甲状旁腺全切除术、甲状旁腺全切除+自体移植术。手术效果与术者经验、患者身体情况密切相关。

二、甲状旁腺囊肿

甲状旁腺囊肿（parathyroid cyst，PC）是一种少见病变，常见于颈部和纵隔，国外报道的发病率为 0.075%～3.000%，约占所有甲状腺和甲状旁腺疾病的 0.6%。其发病机制目前尚不清楚，病因学假说：①第三或第四鳃裂在胚胎发育时残留而成；②持续存在的 Kursteiner 管衍变而成；③微小囊肿融合或囊液积聚而成；④甲状旁腺腺瘤囊性变或囊内出血；⑤甲状旁腺滤泡相互融合而成。大多数甲状旁腺囊肿起源于下甲状旁腺且左侧多于右侧。

根据血清磷、钙、PTH 水平及临床症状可将甲状旁腺囊肿分为无功能性甲状旁腺囊肿（nonfunctional parathyroid cyst）和功能性甲状旁腺囊肿（functional parathyroid cyst）两类。甲状旁腺囊肿大多为无功能性，以女性多见，临床表现与囊肿部位、大小有关，主要是局部占位症状，一般为无症状的颈部肿块，当其明显肿大时，可出现局部压迫症状如声音嘶哑、呼吸困难、吞咽困难等。功能性甲状旁腺囊肿释放大量 PTH 进入血液，引起甲状旁腺功能亢进症状和高钙血症。

甲状旁腺囊肿易被误诊为颈部其他肿瘤，尤其是甲状腺囊肿。超声是首选的检查，其敏感性高但特异性较低，因为甲状旁腺囊肿与甲状腺毗邻，正常的甲状旁腺较小且和甲状腺回声模式相似，通常在超声上不易显示，且超声检查很大程度上取决于检查者的经验。CT 和 MRI 对甲状旁腺囊肿与邻近组织关系的显示有优势，特别是有压迫症状或向胸骨下延伸时，但是并不能准确区分甲状腺囊肿和甲状旁腺囊肿。超声引导下 FNA 对甲状旁腺囊肿的诊断有重要意义。细胞学检查显示上皮细胞和成纤维细胞，生化检查则含有高浓度的 PTH 且功能性囊肿囊内 PTH 水平高于无功能性囊肿。

FNA 是无功能性甲状旁腺囊肿的一线治疗方法，但复发率较高。囊肿越大，囊肿抽吸后复发的可能性就越大，所以对无功能性甲状旁腺囊肿仍可选择手术切除。而对功能性甲状旁腺囊肿或出现压迫症状的无功能性甲状旁腺囊肿，则需要手术切除。术中应完整切除囊壁，以防囊肿破裂导致囊壁残留而术后复发。由于囊肿分泌大量 PTH，反馈抑制了正常甲状旁腺的功能，术后患者可能出现一过性 PTH 水平降低，对出现口唇及四肢麻木的患者可补充钙剂。

三、甲状旁腺腺瘤

甲状旁腺腺瘤是甲状旁腺实质细胞发生的良性肿瘤，由主细胞、嗜酸性细胞或过渡型嗜酸性细胞组成。其病因尚不明确，可能与头颈部接触过多放射线有关。甲状旁腺腺瘤常发生在正常位置的甲状旁腺内，多位于甲状腺下极，但在颈部或纵隔的异位甲状旁腺腺瘤也并不少见，占所有 PHPT 病例的 6%～16%。甲状旁腺腺瘤以单发多见，且大多数相对较小，直径通常小于 2cm，平均重量约 1g。甲状旁腺腺瘤是最常见的伴有 PHPT 的甲状旁腺病变，多为单发，多发者大部分属于家族性 PHPT，其中一些属遗传综合征的类型，包括多发性内分泌腺瘤病 1 型、2A 型、4 型等。

　　甲状旁腺腺瘤的诊断依据，主要是血 PTH 和血钙升高，同时可表现为低血磷、高尿钙等。但仅有生化指标无法确诊，临床表现不典型、建议手术切除的甲状旁腺腺瘤患者，尚需要行影像学检查定位。超声及核素显像为首选定位方法。超声敏感度不够高，但阳性预测值较好。其主要局限性在于难以发现异位甲状旁腺，也不能明确区分甲状旁腺腺瘤和甲状旁腺增生。核素显像是功能显像，但对病灶及邻近组织的解剖关系显示较差。超声及核素显像可提高诊断的敏感度和阳性预测值。此外，CT、MRI 等可作为二线检查方法。甲状旁腺 4D-CT 是一种相对较新的定位技术，其优点主要在于空间分辨率高且检查时间缩短（约 2 分钟）。

　　甲状旁腺腺瘤的治疗有药物治疗和手术切除。药物治疗适用于继发病因导致的甲状旁腺腺瘤、不能手术或拒绝手术的患者，包括控制血钙、增加骨密度等；而手术切除是最有效的治疗方式。

（黄　春　苏新良）

参 考 文 献

Barczynski M，Golkowski F，Konturek A，et al.，2006. Technetium-99m-sestamibi subtraction scintigraphy vs. ultrasonography combined with a rapid parathyroid hormone assay in parathyroid aspirates in preoperative localization of parathyroid adenomas and in directing surgical approach. Clin Endocrinol（Oxf），65（1）：106-113.

Bilezikian JP，Brandi ML，Eastell R，et al.，2014. Guidelines for the management of asymptomatic primary hyperparathyroidism：summary statement from the Fourth International Workshop. J Clin Endocrinol Metab，99（10）：3561-3569.

Brandi ML，Gagel RF，Angeli A，et al.，2001. Guidelines for diagnosis and therapy of MEN type 1 and type 2. J Clin Endocrinol Metab，86（12）：5658-5671.

Cappelli C，Rotondi M，Pirola I，et al.，2009. Prevalence of parathyroid cysts by neck ultrasound scan in unselected patients. J Endocrinol Invest，32（4）：357-359.

Clark P，2013. Multiple endocrine neoplasia syndromes. J Infus Nurs，36（3）：160-166.

Elder GJ，2005. Parathyroidectomy in the calcimimetic era. Nephrology，10（5）：511-515.

El-Housseini Y，Hubner M，Boubaker A，et al.，2017. Unusual presentations of functional parathyroid cysts：a case series and review of the literature. J Med Case Rep，11（1）：333.

Johnson NA，Yip L，Tublin ME，2010. Cystic parathyroid adenoma：sonographic features and correlation with ^{99m}Tc-sestamibi SPECT findings. Am J Roentgenol，195（6）：1385-1390.

Mccoy KL，Yim JH，Zuckerbraun BS，et al.，2009. Cystic parathyroid lesions：functional and nonfunctional parathyroid cysts. Arch Surg，144（1）：52-56.

Rahbari R, Sansano IG, Elaraj DM, et al., 2010. Prior head and neck radiation exposure is not a contraindication to minimally invasive parathyroidectomy. J Am Coll Surg, 210（6）: 942-948.

Rangnekar N, Bailer WJ, Ghani A, et al., 1996. Parathyroid cysts. Report of four cases and review of the literature. Int Surg, 81（4）: 412-414.

Rossi ED, Revelli L, Giustozzi E, et al., 2015. Large non-functioning parathyroid cysts: our institutional experience of a rare entity and a possible pitfall in thyroid cytology. Cytopathology, 26（2）: 114-121.

Roy M, Mazeh H, Chen H, et al., 2013. Incidence and localization of ectopic parathyroid adenomas in previously unexplored patients. World J Surg, 37（1）: 102-106.

Silverberg SJ, Clarke BL, peacock M, et al., 2014. Current issues in the presentation of asymptomatic primary hyperparathyroidism: proceedings of the Fourth International Workshop. J Clin Endocrinol Metab, 99（10）: 3580-3094.

Suliburk JW, Perrier ND, 2007. Primary hyperparathyroidism. Oncologist, 12（6）: 644-653.

Thanseer N, Bhadada SK, Sood A, et al., 2017. Comparative effectiveness of ultrasonography, ^{99m}Tc-sestamibi, and ^{18}F-fluorocholine pet/ct in detecting parathyroid adenomas in patients with primary hyperparathyroidism. Clin Nucl Med, 42（12）: e491-e497.

Walker MD, Rubin M, Silverberg SJ, 2013. Nontraditional manifestations of primary hyperparathyroidism. J Clin Densitom, 16（1）: 40-47.

Walker MD, Silverberg SJ, 2008. Cardiovascular aspects of primary hyperparathyroidism. J Endocrinol Invest, 31（10）: 925-931.

Wilhelm SM, Wang TS, Ruan DT, et al., 2016. The American Association of Endocrine Surgeons guidelines for definitive management of primary hyperparathyroidism. JAMA Surg, 151（10）: 959-968.

Xu P, Xia X, Li M, et al., 2018. Parathyroid cysts: experience of a rare phenomenon at a single institution. BMC Surg, 18（1）: 9.

第三十八章　甲状旁腺癌

甲状旁腺癌是较为少见的癌症之一，它在所有癌症中所占的比例约为0.005%，通常仅占原发性甲状旁腺功能亢进症（PHPT）的不到1%，但在亚洲人群报告的比例则高达8.1%。甲状旁腺癌在男女中发病率相似，发病年龄通常在45～59岁。近年，甲状旁腺癌的总发病率呈上升趋势。

一、病因及发病机制

甲状旁腺癌的病因尚不明确。部分家族性病例主要与甲状旁腺功能亢进症-颌骨肿瘤综合征（HPT-JT），以及罕见的多发性内分泌腺瘤病（MEN）1型和2A型相关。HPT-JT是一种罕见的常染色体显性遗传病，在HPT-JT中甲状旁腺癌的发生率约为15%。

CDC73/HRPT2 基因失活性突变导致细胞分裂周期蛋白73同源蛋白——旁纤维蛋白（parafibromin）表达缺失，进而促进肿瘤生成。*GCM2*、*PRUNE2*、*CCND1*、*AKAP9*、*ZEB1*、*FAT3A* 等相关基因突变可能与甲状旁腺癌发生相关。PI3K/AKT/mTOR通路参与甲状旁腺癌的分子发病机制。此外，非编码RNA包括miRNA和lncRNA的异常表达也可能参与甲状旁腺癌的发生。

二、临床表现

肿瘤组织分泌过多PTH导致的高钙血症是最常见的表现，高钙血症可引起便秘、腹痛、消化性溃疡和胰腺炎等消化系统症状，当出现高钙危象时，患者会有昏迷、精神障碍等神经精神症状，以及心律失常、高血压等心血管症状。

80%～90%的患者可出现肾脏或骨骼受累。肾脏受累时主要表现为多尿、肾绞痛、肾钙化和肾结石；骨骼受累时主要表现为骨痛、骨纤维囊性变和骨质疏松。另外约10%的甲状旁腺癌为无功能性，此类患者颈部可触及明显的肿块。当其侵犯气管时，可产生呼吸困难；当其压迫或浸润食管时，可引起吞咽障碍；当其侵犯喉返神经时，可出现声音嘶哑。晚期常转移到肺、骨、肝、淋巴结等部位，出现相应临床表现，极少患者有脑转移。

三、诊断

甲状旁腺癌的诊断较为困难，需结合临床表现、实验室检查、影像学检查，尤其是组织病理学检查确诊。

（一）实验室检查

1. 血钙测定　正常人的血钙值一般为 2.1～2.5mmol/L，当血钙＞3mmol/L（12mg/dl）或离子钙＞1.77mmol/L，同时肿瘤＞3cm 时，应高度警惕甲状旁腺癌的可能。

2. 血 PTH 测定　血 PTH 水平升高是诊断甲状旁腺功能亢进最可靠的直接证据。甲状旁腺癌患者的血 PTH 水平通常超过正常值上限 3～10 倍，明显高于甲状旁腺腺瘤者（超过正常值上限 5 倍）。

3. 血碱性磷酸酶测定　当血碱性磷酸酶＞285IU/L，同时肿瘤＞3cm 时，恶性程度可能显著升高。

（二）影像学检查

1. 超声　是最常用的检查方法。多表现为肿瘤较大（＞3cm）、边界不清、形态不规则、不均质回声、结节内钙化及局部组织浸润等。

2. 核素显像　多采用 ^{99m}Tc-MIBI 双时相法，可以更好地定位异位、多发、转移的功能异常的甲状旁腺组织。相较于良性病变，甲状旁腺癌具有更高的核素保留水平，并且保留指数峰值更高，但部分甲状旁腺癌在核素显像中呈假阴性。

3. CT 和 MRI　可评估肿瘤范围、肿瘤与邻近器官关系、淋巴结转移状况。MRI 在复发病变的评估方面优于 CT。甲状旁腺癌常见的 CT 征象有边缘不规则、纵横比＞1、钙化、肿瘤周围组织浸润及增强扫描轻度强化。

4. PET　利用正常细胞和肿瘤细胞对放射性核素标记的脱氧葡萄糖的摄取不同而显像，恶性肿瘤的糖代谢高于正常细胞，表现为局部放射性浓聚。PET/CT 结合了 PET 与 CT 的优点，提高了诊断的效能与精确度。PET/CT 不仅可以评估肿瘤局部浸润及远处转移情况，还可用于鉴别肿瘤复发，发现治疗后潜在的残留病灶。近年来发展的 ^{18}F-胆碱（^{18}F-choline）PET/CT（或 PET/MR）是一种能够准确检测甲状旁腺腺瘤的新方法，具有良好的应用前景，在甲状旁腺癌的定位及寻找转移灶方面也有重要价值。

（三）病理诊断

目前 WHO 针对甲状旁腺癌的诊断标准：具有明确侵袭性证据或已经发生转移的肿瘤。侵袭性证据包括血管（肿瘤包膜内/外血管）的侵犯和周围组织（软组织、甲状腺或神经）的侵犯。

术中冰冻切片病理检查难以将甲状旁腺癌与甲状旁腺腺瘤加以区分，明确甲状旁腺癌的诊断需依据术后石蜡切片病理检查。镜下可见肿瘤内部宽大、不规则形状的带状胶原纤维，可见不同程度的多形性和异型性、肿瘤侵犯或突破包膜、病理性核分裂象及凝固性坏死等。

免疫组化可辅助提高甲状旁腺癌诊断的准确性。旁纤维蛋白是目前研究最多的肿瘤标志物，旁纤维蛋白表达缺失同时伴随疑似的临床表现及病理学特征，则提示肿瘤恶性。GATA3、GCM2、细胞角蛋白和神经内分泌肿瘤的标志物突触素和嗜铬粒蛋白 A 也具有重要意义。此外，Ki-67 指数大于 5%时，需警惕恶性肿瘤。

FNA 活检：由于存在经针道播散风险，故不推荐对疑似原发病灶行此类检查。

（四）分型

Schulte 分型理论将甲状旁腺癌分为以下两种。

低危型：包膜侵犯或周围软组织侵犯。

高危型：血管侵犯、淋巴结转移、重要器官侵犯或远处转移。

（五）TNM 分期

目前多采用 2017 年美国癌症联合委员会（AJCC）发布的甲状旁腺癌 TNM 分期（第八版）。内容如下：

T　原发肿瘤

　　T_X　原发肿瘤无法评估；

　　T_0　无原发肿瘤证据；

　　Tis　非典型甲状旁腺肿瘤（不能明确恶性潜能的肿瘤）；

　　T_1　肿瘤局限于甲状旁腺，浸润仅限于软组织；

　　T_2　肿瘤直接侵犯甲状腺；

　　T_3　肿瘤直接侵犯喉返神经、食管、气管、骨骼肌、淋巴结、胸腺；

　　T_4　肿瘤直接侵犯主要血管或脊椎。

N　区域淋巴结

　　N_X　区域淋巴结无法评估；

　　N_0　无区域淋巴结转移证据；

　　N_1　区域淋巴结转移；

　　　　N_{1a}　Ⅵ区或上纵隔淋巴结（Ⅶ区）转移；

　　　　N_{1b}　单侧、双侧或对侧Ⅰ、Ⅱ、Ⅲ、Ⅳ、Ⅴ区或咽后壁淋巴结转移。

M　远处转移

　　M_0　无远处转移；

　　M_1　有远处转移。

四、治疗

（一）手术治疗

手术是甲状旁腺癌的首选治疗手段。甲状旁腺癌的初次手术尤为重要，宜尽早进行。

1. 初次手术　手术方式首选甲状旁腺肿瘤加同侧甲状腺腺叶及峡部切除的根治术。若发现肿瘤侵犯周围软组织，需尽可能广泛切除病灶；若发现肿瘤侵犯喉返神经，应一并切除并施行同侧中央区淋巴结清扫。若术前证实发生颈侧区淋巴结转移，可行治疗性颈淋巴结清扫，不推荐行颈部侧区淋巴结预防性清扫。

2. 二次手术　由于甲状旁腺癌术前及术中诊断较困难，若术中冰冻切片病理检查提示良性，而术后病理检查确诊为甲状旁腺癌，应尽早补做手术（同侧甲状腺腺叶切除伴或不伴同侧中央区淋巴结清扫）。资料显示，术后 1 个月内补做手术可有效降低复发率，改善患者预后。

3. 复发治疗　甲状旁腺癌复发率较高，5 年复发率为 33%～82%，复发最常发生于术后 2～3 年。我国约 91.7% 的患者于术后 4 年内复发，复发中位时间为 24 个月。对于复发的患者，可行姑息性肿瘤切除术以减轻肿瘤负荷，缓解高钙血症，改善生活质量，延长生存时间。

（二）超声引导下注射乙醇消融及射频消融治疗

超声引导下注射乙醇消融及射频消融治疗可用于广泛转移或复发后无手术机会的甲状旁腺癌，可使血 PTH、血钙水平暂时下降，但有可能造成永久性喉返神经损伤。

（三）放疗及化疗

目前放化疗在甲状旁腺癌的治疗中较少应用，其疗效并不显著，尚无标准化方案。

（四）靶向治疗

索拉非尼是目前唯一有报道对甲状旁腺癌起效的靶向药物。

（五）药物治疗

在甲状旁腺癌患者中，多数主要死因是高钙血症。因此，对于无手术机会或等待手术的患者，降低且稳定血钙十分重要。针对高钙血症，有两个治疗原则：①生理盐水扩容，袢利尿剂利尿（噻嗪类利尿剂会减少肾脏对钙的排泄，因此禁止使用）；②使用抑制骨吸收的药物，包括降钙素、双膦酸盐、地舒单抗和抑制

PTH 分泌的药物，如钙敏感受体调节剂。

五、预后

甲状旁腺癌的预后并不乐观，国内报道的甲状旁腺癌 5 年和 10 年生存率分别为 78.9%～83% 和 60.7%～67%。初次手术是否行根治性切除是影响预后的关键因素。患者需终身随访复发及转移，及早诊断、及早治疗，以改善生活质量，延长生存时间。

（庄雨陈　苏新良）

参 考 文 献

刘宝岳，左庆瑶，钱智慧，等，2020. 11 例甲状旁腺癌的组织病理学诊断. 诊断病理学杂志，27（2）：77-80.

沈超，钱晓宇，陈亮，等，2021. 甲状旁腺癌的诊治进展. 全科医学临床与教育，19（5）：447-450.

王培松，薛帅，王硕，等，2017. 中国甲状旁腺癌 234 例分析. 中华内分泌外科杂志，11（4）：334-337.

Barczynski M，Golkowski F，Konturek A，et al.，2006. Technetium-99m-sestamibi subtraction scintigraphy vs. ultrasonography combined with a rapid parathyroid hormone assay in parathyroid aspirates in preoperative localization of parathyroid adenomas and in directing surgical approach. Clin Endocrinol，65（1）：106-113.

Bilezikian JP，Brandi ML，Eastell R，et al.，2014. Guidelines for the management of asymptomatic primary hyperparathyroidism：summary statement from the Fourth International Workshop. J Clin Endocrinol Metab，99（10）：3561-3569.

Brandi ML，Gagel RF，Angeli A，et al.，2001. Guidelines for diagnosis and therapy of MEN type 1 and type 2. J Clin Endocrinol Metab，86（12）：5658-5671.

Campennì A，Giovinazzo S，Pignata SA，et al.，2017. Association of parathyroid carcinoma and thyroid disorders：a clinical review. Endocrine，56（1）：19-26.

Campenni A，Ruggeri RM，Sindoni A，et al.，2012. Parathyroid carcinoma presenting as normocalcemic hyperparathyroidism. J Bone Miner Metab，30（3）：367-372.

Cappelli C，Rotondi M，Pirola I，et al.，2009. Prevalence of parathyroid cysts by neck ultrasound scan in unselected patients. J Endocrinol Invest，32（4）：357-359.

Cetani F，Pardi E，Marcocci C，2016. Update on parathyroid carcinoma. J Endocrinol Inves，39（6）：595-606.

Cinque L，Pugliese F，Salcuni AS，et al.，2018. Molecular pathogenesis of parathyroid tumours. Best Pract Res Clin Endocrinol Metab，32（6）：891-908.

Cui M，Hu Y，Bi Y，et al.，2019. Preliminary exploration of potential molecular therapeutic targets in recurrent and metastatic parathyroid carcinomas. Int J Cancer，144（3）：525-532.

El-Housseini Y，Hubner M，Boubaker A，et al.，2017. Unusual presentations of functional parathyroid cysts：a case series and review of the literature. J Med Case Rep，11（1）：333-338.

Erickson LA, Mete O, 2018. Immunohistochemistry in diagnostic parathyroid pathology. Endocr Pathol, 29（2）: 113-129.

Goswamy J, Lei M, Simo R, 2016. Parathyroid carcinoma. Curr Opin Otolaryngol Head Neck Surg, 24（2）: 155-162.

Hu Y, Zhang X, Cui M, et al., 2018. Verification of candidate microRNA markers for parathyroid carcinoma. Endocrine, 60（2）: 246-254.

Johnson NA, Yip L, Tublin ME, 2010. Cystic parathyroid adenoma: sonographic features and correlation with ^{99m}Tc-sestamibi SPECT findings. Am J Roentgenol, 195（6）: 1385-1390.

Mccoy KL, Yim JH, Zuckerbraun BS, et al., 2009. Cystic parathyroid lesions: functional and nonfunctional parathyroid cysts. Arch Surg, 144（1）: 52-57.

Rahbari R, Sansano IG, Elaraj DM, et al., 2010. Prior head and neck radiation exposure is not a contraindication to minimally invasive parathyroidectomy. J Am Coll Surg, 210（6）: 942-948.

Rangnekar N, Bailer WJ, Ghani A, et al., 1996. Parathyroid cysts. Report of four cases and review of the literature. Int Surg, 81（4）: 412-414.

Rossi ED, Revelli L, Giustozzi E, et al., 2015. Large non-functioning parathyroid cysts: our institutional experience of a rare entity and a possible pitfall in thyroid cytology. Cytopathology, 26（2）: 114-121.

Roy M, Mazeh H, Chen H, et al., 2013. Incidence and localization of ectopic parathyroid adenomas in previously unexplored patients. World J Surg, 37（1）: 102-106.

Sidhu PS, Talat N, Patel P, et al., 2011. Ultrasound features of malignancy in the preoperative diagnosis of parathyroid cancer: a retrospective analysis of parathyroid tumours larger than 15mm. Eur Radiol, 21（9）: 1865-1873.

Silverberg SJ, Clarke BL, peacock M, et al., 2014. Current issues in the presentation of asymptomatic primary hyperparathyroidism: proceedings of the Fourth International Workshop. J Clin Endocrinol Metab, 99（10）: 3580-3094.

Suliburk JW, Perrier ND, 2007. Primary hyperparathyroidism. Oncologist, 12（6）: 644-653.

Talat N, Schulte KM, 2010. Clinical presentation, staging and long-term evolution of parathyroid cancer. Ann Surg Oncol, 17（8）: 2156-2174.

Thanseer N, Bhadada SK, Sood A, et al., 2017. Comparative effectiveness of ultrasonography, ^{99m}Tc-sestamibi, and ^{18}F-fluorocholine pet/ct in detecting parathyroid adenomas in patients with primary hyperparathyroidism. Clin Nucl Med, 42（12）: e491-e497.

Walker MD, Rubin M, Silverberg SJ, 2013. Nontraditional manifestations of primary hyperparathyroidism. J Clin Densitom, 16（1）: 40-47.

Wilhelm SM, Wang TS, Ruan DT, et al., 2016. The American Association of Endocrine Surgeons guidelines for definitive management of primary hyperparathyroidism. JAMA Surg, 151（10）: 959-968.

Xu P, Xia X, Li M, et al., 2018. Parathyroid cysts: experience of a rare phenomenon at a single institution. BMC Surg, 18（1）: 9-15.

Xue S, Chen H, Lv C, et al., 2016. Preoperative diagnosis and prognosis in 40 parathyroid carcinoma patients. Clin Endocrinol（Oxf）, 85（1）: 29-36.

第三十九章　甲状旁腺炎症性疾病

对比其他内分泌器官，甲状旁腺炎症性疾病（inflammatory disease of the parathyroid gland）非常少见，因此对该疾病的相关研究比较少。因病例缺乏，目前仅有对甲状旁腺炎症性疾病的相关描述术语，尚缺乏通用的分类知识。而根据现有相关资料，甲状旁腺炎症性疾病仍难以定义，但有如下常用描述性术语：淋巴细胞浸润、甲状旁腺炎及淋巴细胞性甲状旁腺炎。而"甲状旁腺炎"在使用时具有不一致性，一些学者用它来描述甲状旁腺中任何淋巴细胞浸润，而另一些学者则将它作为描述甲状旁腺免疫过程的特定术语。

有学者通过对甲状旁腺炎症性疾病相关研究进行综述，提出甲状旁腺炎症在形态学上可分为4类：①非特异性淋巴细胞浸润，但它更多表现为严重的全身炎症或心肌梗死导致的小血管损伤；②自身免疫性淋巴细胞性甲状旁腺炎；③肉芽肿性疾病或感染；④侵袭性硬化性甲状旁腺炎。因获取的甲状旁腺标本途径单一：多是因甲状旁腺功能亢进行切除手术或在手术过程中意外切除正常甲状旁腺，故几乎没有关于甲状旁腺功能减退病例中甲状旁腺形态学的相关研究。

通过相关文献资料，笔者考虑，正是因为对已切除的甲状旁腺进行病理学研究发现炎症细胞浸润，才提出甲状旁腺炎症性疾病这一概念。有文章提出在少数甲状旁腺炎症病例中发现甲状旁腺相关抗体，提示甲状旁腺炎可能类似于桥本甲状腺炎，是一种自身免疫性疾病。

一、甲状旁腺炎与自身免疫性炎症

自身免疫性疾病（autoimmune disease，AID）是由免疫系统对自身抗原失去免疫耐受，进一步诱发组织损伤和炎症反应，并导致靶器官受损的一类慢性疾病。1957年，Witebsky提出了以下定义作为自身免疫性疾病的标准：①存在血清自身抗体；②在靶器官中显示淋巴浆细胞浸润；③通过自身抗原免疫和血清或淋巴细胞的被动异常转移在动物体内诱导疾病。在一些研究中，正因发现合并甲状旁腺炎的甲状旁腺伴有淋巴细胞浸润，故提出甲状旁腺炎可能是自身免疫性疾病。有学者对甲状旁腺炎症性疾病相关文献进行综述分析认为，真正的甲状旁腺炎症是非常少见的，且很可能导致甲状旁腺功能紊乱。术语"甲状旁腺炎"应使用在合并原发性甲状旁腺免疫过程障碍的病变中。常见的淋巴细胞浸润是毛细血管通透性变化的非器官特异性反应，只能表明临床疾病。而淋巴细胞浸润的诊断并不能替代其他检查及诊断过程。甲状旁腺肉芽肿性疾病的罕见性表明甲状旁腺具有特定的免疫特性。

（一）甲状旁腺中的淋巴细胞浸润

有学者提出，真正的器官相关炎症需要有组织免疫过程的证据，如在生发中心和（或）免疫介导的细胞或间质有损伤。甲状旁腺中免疫细胞的分布有两种不同的模式：①非特异性模式，以静脉周围淋巴细胞浸润为特征，并无成熟淋巴细胞或免疫介导的组织损伤证据，如纤维化或上皮变性。②淋巴细胞性甲状旁腺炎的模式，由合并成熟浆细胞和（或）生发中心的慢性间质性炎症，以及上皮反应（变性或增殖性）的证据确定。

有研究者报道了一位合并佩吉特病和自发性甲旁减的 85 岁老年患者，通过对其甲状旁腺进行病理检查发现：在甲状旁腺组织中可见明显的炎症细胞浸润（主要为淋巴细胞及浆细胞）；炎症细胞浸润局限于甲状旁腺，而甲状旁腺实质细胞未损伤变性；同时在其他内分泌腺体中无炎症细胞浸润，提示甲状旁腺炎可能为自身免疫性疾病，而佩吉特病与自发性甲旁减之间的联系有偶然性。同时有学者提出，合并甲状旁腺炎的甲状旁腺是稍微增大的，但肉眼难以区别。病理结构上，成熟的淋巴细胞聚集于病变组织可与正常的甲状旁腺组织区别，而在生发中心，多为淋巴滤泡结构，还有浆细胞及纤维增生。有学者提出，它们可能破坏甲状旁腺实质细胞。有报道，自身免疫活跃的动物除了合并甲状旁腺炎，还可合并甲旁减。另有报道，在有组织学检查的 12 只犬中诊断出淋巴细胞性甲状旁腺炎。同时有研究提出，在成人及婴幼儿中，先天性甲旁减可能与甲状腺炎或艾迪生病相关。

有报道通过对 2 例增生性甲旁亢患者的切除标本进行研究，发现均合并慢性甲状旁腺炎，其病理特点为增生、功能亢进及淋巴细胞浸润，以上特点与 Graves 病有相似性。而甲状旁腺主细胞中脂肪滴的缺失则提示实质细胞不仅增生，也发生功能亢进。因此，患者的高钙水平不仅由炎症破坏主细胞导致激素释放引起，也可源于其本身的功能亢进，推测甲状旁腺疾病病理过程可能有免疫性机制。有学者对 2 例增生性甲旁亢研究发现，其中 1 例甲状旁腺组织中有淋巴细胞浸润，提示甲状旁腺增生可能伴发甲状旁腺炎。有学者对 1 例甲旁亢研究发现，甲状旁腺的组织学图像模拟了自身免疫过程，类似桥本甲状腺炎。同时有研究指出，甲状旁腺炎的组织学类似桥本甲状腺炎。有研究者对甲状旁腺功能正常的死者进行尸检发现，接近 10% 的患者甲状旁腺中伴有明显的淋巴细胞浸润，由此说明这些甲状旁腺合并局灶性甲状旁腺炎。

有两项专门针对甲状旁腺炎的大型尸检研究，一项纳入 225 例，另一项纳入 589 例，共解剖了 1637 个甲状旁腺。有研究发现 38 例（16.9%）患者甲状旁腺合并静脉周围淋巴细胞浸润，有 7 例显示间质浸润，15 例显示孤立的小淋巴细胞聚集，18 例显示较大的细胞群，只有 5 例显示多个大细胞簇。有 1 例淋巴细胞浸润涉及所有 4 个腺体（患者死于心肌梗死）。这 38 例炎症细胞浸润主要有淋巴细胞性 27 例，淋巴细胞-浆细胞性 4 例，浆细胞性 3 例，混合性（浆细胞、淋巴细胞和组织细胞）4 例。潜在疾病包括严重的全身性炎症（如败血症）、肺炎、化脓性脑膜炎、肾盂肾炎和心内膜炎（22 例），以及近期广泛心肌梗死（6 例）。只有 1 例播散性肺结核，该患者还表现为甲状旁腺内干酪样肉芽肿及多发性血管周围淋巴细胞浸润。该研究最后强调仅 1 例患有真性淋巴细胞性甲状旁腺炎（本身合并心肌梗死），同时提出了其自身免疫过程。

　　甲状旁腺淋巴细胞浸润的病因及意义尚不明确。有学者提出胚胎起源，系在胚胎发育过程中与胸腺组织的结合。而其组织学图像与桥本甲状腺炎相似，提示可能有自身免疫基础。

（二）甲状旁腺炎患者中抗甲状旁腺抗体的发现

　　少数甲状旁腺炎病例中发现甲状旁腺相关抗体，提示甲状旁腺炎可能类似桥本甲状腺炎，是一种自身免疫性疾病，且较多资料表明，抗原抗体复合物本身可以诱发多种损伤。早期研究表明，牛甲状旁腺中存在组织抗原，甲状旁腺抗原的纯化提取物可刺激产生抗 PTH 的特异性抗体。

　　有报道，70 个病例中发现抗甲状旁腺抗体的比例为 11%。有学者对 74 例合并原发性甲旁减的病例进行研究发现，28 例（38%）有抗甲状旁腺抗体，还有 18 例合并艾迪生病，7 例合并恶性贫血，6 例合并甲状腺疾病，所有病例均患有"器官特异性自身免疫性疾病"。有学者对 1 例增生性甲状旁腺炎进行病理学研究发现，其病理学表现类似桥本甲状腺炎，即有明显的淋巴细胞及浆细胞浸润，同时有多个包含生发中心及增生甲状旁腺实质细胞（主细胞及嗜酸性细胞）的淋巴结节，还伴有较广泛的纤维组织增生（相关实质细胞丧失），但在其研究中并未发现抗甲状旁腺抗体；且血清反应阴性的甲状旁腺炎也不能否认自身免疫性病因学，因为在桥本甲状腺炎中也出现相似情况。基于这些假设，可以认为淋巴细胞浸润是一种持续性破坏过程。目前已公认，器官的自身免疫反应主要是免疫活性淋巴细胞促进产生的，与循环中的抗体不一定有必然联系。

（三）实验性甲状旁腺炎的特点

　　有研究通过臭氧诱导兔甲状旁腺炎，观察到炎症性病变和血清对甲状旁腺的免疫反应呈阳性，推断臭氧会损伤腺体实质，并随后释放一种抗原，从而触发自身免疫反应。而通过研究臭氧吸入剂对兔和犬的甲状旁腺的影响，发现这种强氧化气体引起了甲状旁腺显著的细胞变化，提示甲状旁腺炎可能为特定细胞学事件，同时该过程也包括特征性免疫介导的炎性损伤。有学者提出上述改变存在自身免疫过程，且通过对臭氧暴露兔甲状旁腺组织进行研究，发现抗甲状旁腺组织抗体的免疫荧光试验有阳性结果，因此也支持以上假设；而臭氧诱发的甲状旁腺炎，可能造成甲旁减。

有研究通过用大鼠或牛甲状旁腺匀浆免疫兔，分别产生了针对大鼠或牛甲状旁腺的抗血清。用大鼠甲状旁腺抗血清被动免疫大鼠后，15 只大鼠中有 3 只出现明显的免疫性甲状旁腺炎，但未观察到甲旁减。

二、甲状旁腺炎对甲状旁腺功能的影响

甲状腺等内分泌器官的炎症有很多应注意的相关性，如甲状腺炎已知与甲状腺功能减退、甲状腺肿、甲状腺毒症和桥本甲亢相关，但类似的临床相关性在甲状旁腺炎症性疾病中尚无定论。甲状腺炎与甲状腺功能紊乱相关，炎症反应导致甲状腺激素释放，引起甲状腺毒症，而在损伤腺体形成瘢痕的过程中，可能逐渐发展为慢性亚临床及临床甲状腺功能减退。但目前关于甲状旁腺炎症对甲状旁腺功能的影响知之甚少。有研究发现，甲状旁腺炎可能与显著的甲状旁腺功能紊乱有关，分子研究显示了其对甲状旁腺功能调节的影响。这种炎症介质可能被释放，并在甲状旁腺主细胞旁的生发中心附近充当旁分泌调节因子。

有学者提出，慢性甲状旁腺炎可能导致甲旁减，但大多数患者是无症状的。自身免疫性甲状旁腺炎多导致甲旁减，因为有实质细胞的破坏。自身免疫性炎症对甲状旁腺的损伤是导致原发性甲旁减的原因，同时一些研究也证实了自身免疫性甲旁减，但并无甲状旁腺内炎症过程的组织学证据；且在少数甲旁减患者中也观察到慢性甲状旁腺炎。

迄今，已有 5 例以甲旁亢为表现的孤立性增生性甲状旁腺炎的报告。有研究者描述了 2 例与甲状旁腺增生和甲旁亢相关的慢性甲状旁腺炎；第 3 例是与甲状旁腺炎相关的甲旁亢合并鳃裂囊肿的病例；第 4 例甲旁亢伴慢性甲状旁腺炎发生在一例 MEN-1 患者中；第 5 例患者在切除一个甲状旁腺后仍存在高钙血症，其中一个甲状旁腺伴有生发中心淋巴细胞浸润，另一个腺体镜下外观正常，其他腺体未进行探查。所有 5 例临床表现均为原发性甲旁亢。有学者提出，增生性甲状旁腺炎病例的所有标志物均在甲状旁腺增生性病变范围内，但 CD68 除外，CD68 水平显著上调，反映了组织细胞浸润的存在。缺氧诱导因子 1A 和苹果酸脱氢酶 2 上调提示缺血背景和反应性线粒体改变过程。碳酸酐酶 4 表达上调与甲旁亢表现一致。

一位 67 岁的女性患者，出现与特发性甲旁减相一致的低钙血症，逐渐转变为原发性甲旁亢。其左上甲状旁腺比其他腺体更大、更硬，切除该甲状旁腺后高钙血症和高 PTH 水平仍然存在。6 周后行甲状旁腺全切除术，之后病情缓解。第一次手术中切除的腺体有成簇的淋巴小体，其生发中心表明存在慢性自身免疫炎症。该病例提示慢性甲状旁腺炎相关的甲旁减向甲旁亢的转变，可能是由一种类

似于慢性甲状腺炎的机制引起的。

有研究对大鼠进行被动免疫诱发甲状旁腺炎发现，即使合并明显的甲状旁腺炎，其血钙、血磷仍处于正常水平。显然，这些遗留的未衰退的甲状旁腺细胞能够代偿因炎症丧失的实质细胞功能。遗留细胞内活跃而丰富的细胞器也支持此观点。另一项研究同样支持在实验性免疫性胰岛炎中，高血糖主要由抗胰岛素抗体导致，而与炎症水平无明显关系。因此，甲状旁腺炎可能对甲状旁腺功能无明显影响，也可能导致甲旁减或甲旁亢。

甲状旁腺炎的罕见与其旁内分泌器官甲状腺炎症的高发病率形成鲜明对比，在甲状腺中，自身免疫性或感染相关性甲状腺炎的终身发病率约10%。由于某些原因，甲状旁腺可能缺乏抗原性，或者有对自身免疫的保护性拮抗作用。结合目前资料，甲状旁腺炎并无明确的定义和诊断标准，也无明确诊断的无创辅助检查，而甲状旁腺炎几乎都是对切除的甲状旁腺进行病理检查发现的。甲状旁腺炎可能发生于甲旁减、甲旁亢或者甲状旁腺功能正常的患者，故其治疗主要针对甲状旁腺功能异常者。虽然甲状旁腺炎罕见，但对于该疾病的研究仍有重要意义，希望能有更多的临床工作者重视该疾病，从而加速对甲状旁腺炎的了解。

（赵春霞　甘依灵）

参 考 文 献

Altenahr E, Jenke W, 1974. Experimental parathyroiditis in the rat by passive immunisation. Virchows Arch A Pathol Anat Histol, 363（4）: 333-342.

Bondeson AG, Bondeson L, Ljungberg O, 1984. Chronic parathyroiditis associated with parathyroid hyperplasia and hyperparathyroidism. Am J Surg Pathol, 8（2）: 211-215.

Boyce BF, Doherty VR, Mortimer G, 1982. Hyperplastic parathyroiditis—a new autoimmune disease? J Clin Pathol, 35（10）: 812-814.

Brown EM. 2009. Anti-parathyroid and anti-calcium sensing receptor antibodies in autoimmune hypoparathyroidism. Endocrinol Metab Clin North Am, 38（2）: 437-445.

Bruyette DS, Feldman EC, 1988. Primary hypoparathyroidism in the dog. Report of 15 cases and review of 13 previously reported cases. J Vet Intern Med, 2（1）: 7-14.

Chetty R, Forder MD, 1991. Parathyroiditis associated with hyperparathyroidism and branchial cysts. Am J Clin Pathol, 96（43）: 348-350.

Cochrane CG, Dixon FJ, 1969. Cell and tissue damage through antigen-antibody complexes. Calif Med, 111（2）: 99-112.

Furuto-Kato S, Matsukura S, Ogata M, et al., 2005. Primary hyperparathyroidism presumably caused by chronic parathyroiditis manifesting from hypocalcemia to severe hypercalcemia. Intern Med, 44（1）: 60-64.

Li Y, Nishihara E, Kakudo K, 2011. Hashimoto's thyroiditis: old concepts and new insights. Curr Opin Rheumatol, 23（2）: 102-107.

Rodriguez M, Canadillas S, Lopez I, et al., 2006. Regulation of parathyroid function in chronic renal failure. J Bone Miner Metab, 24（2）: 164-168.

Seemann N, 1967. Studies on the frequency of lymphocytic parathyroiditis. Dtsch Med Wochenschr, 92（3）: 106-108.

Talat N, Diaz-Cano S, Schulte KM, 2011. Inflammatory diseases of the parathyroid gland. Histopathology, 59（10）: 897-908.

Ting S, Synoracki S, Sheu SY, et al., 2016. Inflammation of the parathyroid glands. Pathologe, 37（3）: 224-229.

Vaizey CJ, Ali M, Gilbert JM, 1997. Chronic parathyroiditis associated with primary hyperplastic hyperparathyroidism. J R Soc Med, 90（4）: 336-337.

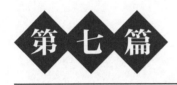

甲状旁腺功能增强或亢进的筛查与防治

第四十章　肿瘤患者中甲状旁腺功能增强或亢进的防治

一、乳腺癌患者甲状旁腺功能增强或亢进的防治

乳腺癌是女性最常见的恶性肿瘤，严重危害女性健康。随着乳腺癌综合治疗的广泛应用，其治疗不良反应和伴随疾病也随之增加，如机体免疫力下降、骨代谢异常、精神心理障碍和心血管疾病等，它们会不同程度地影响患者的生活质量和预后。近年研究显示，维生素 D 缺乏或不足已经成为世界性公共健康问题，根据流行病学调查，全世界估计有 10 亿人伴有维生素 D 缺乏或不足。乳腺癌患者中普遍存在 CVI 及由其导致的负钙平衡，均为乳腺癌发生、发展及不良预后的危险因素。临床应对其充分重视，防治相关甲状旁腺功能增强或亢进，以提高患者的生活质量、改善预后。

（一）维生素 D 在乳腺癌中的作用

1. 维生素 D 的抑癌机制　乳腺癌等癌细胞中含有维生素 D 受体（VDR），维生素 D 与 VDR 结合后，通过调控靶基因对乳腺癌等多种癌细胞有明显的抑制作用。体外研究显示，1, 25-(OH)$_2$D$_3$ 可通过调节细胞周期蛋白、细胞周期蛋白依赖性激酶和细胞周期检查点，抑制乳腺癌细胞增殖、诱导细胞分化及凋亡，并抑制血管新生。还有研究显示，VDR 可能与乳腺癌细胞雌激素通路有关。维生素 D 通过阻碍雌激素介导的促细胞分裂信号，起到对抗雌激素受体阳性乳腺癌的作用。

2. 维生素 D 与乳腺癌发病风险　有研究显示，随着血清 25-(OH)D 水平的上升，乳腺癌的发生风险降低，提示体内活性维生素 D 水平与乳腺癌发病呈负相关。有报道，25-(OH)D＜10ng/ml 组、10～20ng/ml 组患乳腺癌的风险分别是＞20ng/ml组的 6.1 倍和 4 倍（P＜0.001）。有系统综述分析了 1998～2018 年发表的 68 篇有关维生素 D 与乳腺癌风险的病例对照和队列研究，显示血清维生素 D 对乳腺癌有保护作用，25-(OH)D 与乳腺癌的发生风险呈反向非线性关系。但分层分析显示，血清维生素 D 对乳腺癌的保护作用仅限于绝经前人群。

3. 维生素 D 与乳腺癌患者的预后　有报道，新辅助化疗后维生素 D 水平显著降低，适时补充维生素 D 可能有利于骨健康和改善乳腺癌结局。在体外试验中，维生素 D 已被证实有抑制乳腺癌细胞增生、促进凋亡等作用，因此体内维生素 D 水平可能与乳腺癌患者的预后有关。有研究显示，5984 例乳腺癌患者中血清维生素 D 水平高者有较低的死亡风险（HR=0.67，95%CI 0.56～0.79，P＜0.001）；进

一步量效荟萃分析显示，乳腺癌患者血清维生素 D 水平每升高 1nmol/L 的 HR 为 0.994。与血清维生素 D 阈值 23.3nmol/L 以下的乳腺癌患者相比，血清维生素 D 水平每升高 10nmol/L、20nmol/L、25nmol/L，患者的死亡风险将分别降低 6%、12%和 14%。因此，对于首次确诊的乳腺癌住院患者，笔者建议将血维生素 D、钙镁磷、碳酸氢根、PTH、骨密度的筛查，以及腹部超声、甲状腺和甲状旁腺超声作为常规入院检查项目，可帮助临床进一步评估患者的全身情况、围手术期风险及预后。

（二）CVI 相关甲状旁腺功能增强或亢进

CVI 是引起甲状旁腺功能增强或继发性甲旁亢的主要原因。维生素 D 缺乏/不足可导致钙吸收减少，血钙降低，刺激甲状旁腺增生、肿大，分泌超过生理水平的 PTH，引起甲状旁腺功能增强或继发性甲旁亢。初期尚处于可逆阶段，药物能够治愈；但长期 CVI 导致的负钙平衡和低钙刺激，会使甲状旁腺过度增生甚至癌变，从而进入不可逆阶段，需要手术治疗，因此早期诊断和预防尤为重要。

（三）诊断

乳腺癌患者维生素 D 缺乏比一般健康人更常见，因此发生甲状旁腺功能增强或甲旁亢的风险更高。其诊断要根据病史、临床表现、血液学指标及影像学检查明确。通常，早期患者多无明显临床表现，大多是因为发生不同程度的骨骼相关疾病，如骨量下降、骨质疏松、身高变矮、骨折、结石、心脑血管病变等转移性血管钙化及全身迁徙性异常钙质沉着等病变后，经血液学或影像学检查发现存在甲状旁腺功能增强或亢进。乳腺癌患者因化疗、内分泌治疗等系统治疗可能发生雌激素水平下降或功能抑制，出现骨量下降、骨质疏松、骨关节炎等骨健康问题及增加泌尿系统结石和心脑血管疾病的风险。因此，为了避免发生上述问题，乳腺癌患者在定期常规复查中，还应检测血 25-(OH)D、钙镁磷氯、碳酸氢根、BALP、PTH 等骨代谢指标，以及进行甲状旁腺超声、骨密度、骨钙 CT 等检查。

（四）维生素 D 和钙剂的补充

人体内最主要的维生素 D 合成途径就是皮肤细胞的 7-脱氢胆固醇经紫外线照射合成，因此经常晒太阳是人体最有效的天然维生素 D 来源，可惜经常被人们忽视。实际上并不需要长时间的全身性日光浴，在上午 10 点至下午 3 点，每周两次暴露双上肢和双下肢的部分皮肤于日光下 15～30 分钟即可获得足够的维生素 D。应注意，普通玻璃能阻挡 90%以上波长 300nm 以下的紫外线，隔着玻璃晒太阳会显著影响皮肤合成维生素 D。同时，防晒霜可以减少绝大多数维生素 D_3 的皮肤合成。建议大众经常进行户外活动，这样不仅可呼吸新鲜空气，也可沐浴充足的阳光，达到强身健体、防止维生素 D 缺乏的目的。

对于乳腺癌患者，钙和维生素 D 的补充更为重要。研究表明，血 25-(OH)D 水平与患者的年龄和体脂率呈负相关，绝经后乳腺癌患者接受芳香化酶抑制剂治疗会加速骨丢失，进而增加骨质疏松、骨折的风险，相关指南已推荐此类患者补充钙剂及维生素 D。同时，对于骨密度检测 $T<-2.0$ 者，建议每半年输注唑来膦酸一次，以降低骨质丢失。多数伴有肌肉骨关节症状的乳腺癌患者，其维生素 D 水平较低。而维生素 D 可以调节成骨细胞内芳香化酶的表达，是维持骨密度的必需物质。乳腺癌患者化疗后维生素 D 水平会显著降低，及时进行防治有利于骨骼健康和改善乳腺癌预后。外科临床应重视对维生素 D 和血钙及钙磷乘积的监测，以争取让更多的乳腺癌患者早期获益。

口服维生素 D_3 是维生素 D 缺乏症的首选治疗方式。摄入足量的维生素 D 对于维持骨密度至关重要，当维生素 D、钙剂与唑来膦酸联合使用时，维生素 D 的补充参照第八章。碳酸钙 D_3 片每片仅含维生素 D_3 125～200IU，不适宜作为乳腺癌患者维生素 D 缺乏症的治疗选择。同时，应注意监测血 25-(OH)D、钙镁磷氯、碳酸氢根、钙磷乘积、氯磷比和 PTH 水平，必要时行钙负荷试验，以进一步精准指导钙剂和维生素 D 的补充，预防骨质疏松及相关继发性甲旁亢的发生、发展。鉴于维生素 D 在乳腺癌治疗中的重要地位，临床还应注意结合个体情况，给予患者足量、安全、有效的钙剂和维生素 D 补充。

二、甲状腺癌患者甲状旁腺功能增强或亢进的防治

甲状腺癌的发病率近年明显上升，是最常见的内分泌恶性肿瘤之一，以恶性程度较低、预后较好的分化型甲状腺癌多见。甲状腺癌患者及普通人群广泛存在 CVI 及相关甲状旁腺功能增强或亢进。由于甲状腺癌手术可能会造成甲状旁腺缺血或损伤，导致术后骨饥饿综合征和低钙血症，会诱发或加重术前就有的甲状旁腺功能增强或亢进。随着甲状腺癌手术数量明显增加，术后甲状旁腺功能增强或亢进的病例将越来越多，会严重影响患者的生活质量和预后。

（一）甲状腺癌术后甲状旁腺功能增强或亢进的原因

1. 甲状腺癌患者及普通人群广泛存在 CVI　维生素 D 缺乏或不足已成为世界性公共健康问题，有近50%的人口存在维生素 D 缺乏/不足，甲状腺癌等癌症患者中此比例更高。有研究显示，CVI 是恶性肿瘤发生的危险因素。长期相对低血钙水平会刺激甲状旁腺增生、肿大，导致其功能增强，并可逐渐演变为甲旁亢。若不积极干预，将演变成三发性甲旁亢（目前多被混淆为原发性甲旁亢），发展至不可逆程度时则需要外科手术治疗。

2. 甲状腺癌术后骨饥饿综合征　一般认为，骨饥饿综合征多发生于甲旁亢，

尤其是肾性继发性甲旁亢患者行甲状旁腺全切或次全切除术后，是使术前的高骨转换状态变为低钙血症表现的一组临床综合征。甲状旁腺切除术后由于 PTH 水平快速下降，肠道钙吸收减少，但骨骼尚处于高转运状态，大量吸收血钙、磷用于骨合成，而导致低钙血症。有报道，骨饥饿综合征还可发生在甲亢患者行甲状腺次全切术后，发生率约 39%。笔者在临床工作中发现，此类骨饥饿综合征可能与以下原因有关：甲状腺癌或甲状腺疾病患者术前就存在较高比例的 CVI 相关甲状旁腺功能增强或亢进，术中切除或操作误伤甲状旁腺组织，或影响甲状旁腺血供，导致 PTH 水平快速下降而引起术后骨饥饿综合征；术前禁饮禁食，术中失血，尿液排钙量增加，均可加重术后骨饥饿综合征；术中地塞米松等糖皮质激素的应用，也可抑制成骨细胞活性，增加钙磷排泄，抑制肠道内钙的吸收及增加骨细胞对 PTH 的敏感性，从而加重术后骨饥饿综合征；术中机体处于应激状态，进而影响血清钙离子水平，使血钙下降，从而加重术后骨饥饿综合征。有研究提示，预防性补充钙剂和维生素 D 可降低低钙血症发生率。

甲状腺癌术后骨饥饿所致低钙血症会刺激残留甲状旁腺功能增强甚至亢进。甲状腺癌术后虽有部分患者补充钙和维生素 D 制剂，但由于补充量不足，难以达到正钙平衡或零钙平衡（即总钙平衡），患者长期处于负钙平衡状态，将进一步加重或引发甲状旁腺功能增强或亢进。笔者在住院和门诊随访患者中经常发现甲状腺术后存在甲状旁腺功能增强或亢进，因此建议术前和围手术期对相关指标进行积极筛查，并进行防治。

（二）甲状腺癌患者伴发甲状旁腺功能增强或亢进的危害

甲状腺癌患者伴发甲状旁腺功能增强或亢进，分泌超过生理水平的 PTH，破坏骨骼，使骨骼中的钙盐等大量释放入血，在引起骨量下降、骨质疏松的同时，也会导致全身迁徙性异常钙质沉着和转移性血管钙化，如大血管病变（动脉硬化、斑块或闭塞）、冠心病、脑卒中、血管瘤、高血压、血管闭塞致肢体及全身多脏器缺血坏死等。过多的血钙经肾脏排出，加之钙磷乘积异常和酸碱环境改变等原因，使尿液中钙盐析出、沉淀并形成结石，如病因不去除，可导致顽固性尿路结石和肾功能损伤。因此，甲状腺癌患者伴发甲状旁腺功能增强或亢进会影响患者的生活质量及预后。

（三）甲状腺癌术后甲状旁腺功能增强或亢进的临床表现及诊断

1. 甲状腺术后骨饥饿综合征的诊断　术前已有骨骼高转换状态的甲状腺癌伴甲状旁腺功能增强或亢进，尤其是伴有骨质疏松和骨量下降的患者，行甲状腺切除术后，PTH 水平下降明显，出现持续性低血钙表现，部分还可伴有低血镁或低血磷，即可考虑为骨饥饿综合征。

2. 负钙平衡与甲状旁腺功能增强或亢进 CVI 所致负钙平衡相关甲状旁腺功能增强和甲旁亢的诊断，主要依据病史或生活史（如皮肤阳光照射、维生素 D 补充、日常钙摄入量或钙剂补充是否充足）、临床表现、血液学指标及影像学检查明确。常用定位方法有超声、CT、MRI、核素显像 ECT 和 PET/CT 等。

甲状腺癌术后负钙平衡相关甲状旁腺功能增强或亢进的早期症状常不明显，多系体检意外发现或反复发生泌尿系统结石、骨质疏松、骨折、动脉斑块硬化、血管钙化及其他心脑血管病变等，进而行血液学骨代谢指标检查或超声检查发现，而此时已有部分发展为功能不可逆转的甲旁亢（多误诊为原发性甲旁亢）。因此，定期检查非常重要，建议将血 25-(OH)D、钙镁磷氯、碳酸氢根、PTH 和降钙素等骨代谢指标检测，以及骨密度、骨钙 CT、甲状旁腺超声检查纳入常规体检项目，必要时行核素显像 ECT 和 PET/CT 等检查。

（四）甲状腺癌术后甲状旁腺功能增强或亢进的防治

术前检查确诊甲状腺癌或甲状腺疾病合并甲状旁腺功能增强或亢进时，应积极筛查血维生素 D、钙及 PTH 等相关指标，建议术前给予降钙素（伴有骨质疏松者可给予唑来膦酸或地舒单抗），对于血钙降至正常范围者可补钙，同时给予维生素 D 制剂，积极纠正维生素 D 缺乏和负钙平衡，促进骨质合成，减少骨流失，以减少术后骨饥饿综合征的发生。对术前已确诊合并甲旁亢者，在行甲状腺手术的同时行甲状旁腺探查，切除病变甲状旁腺。手术完成后，术中即开始静脉补钙，术后积极给予静脉和口服钙剂、维生素 D 制剂及进行镁和磷的补充，必要时行钙负荷试验以进一步指导钙剂的补充，防治甲状旁腺功能增强或亢进。此外，甲状腺癌患者术前及术后均应积极补充维生素 D 和钙剂，并接受日光照射以促进皮肤合成维生素 D，避免其余甲状旁腺出现功能增强或亢进。对甲状腺癌术后甲状旁腺功能增强或亢进重在预防和早期筛查诊治，应在监测血钙镁磷氯、碳酸氢根、25-(OH)D、PTH、降钙素等骨代谢指标，以及进行甲状旁腺超声和骨密度、骨钙 CT 检查等基础上，给予维生素 D 和钙剂补充。

其他肿瘤患者也多有类似于乳腺癌和甲状腺癌患者广泛存在的 CVI 所致的负钙平衡及其相关甲状旁腺功能增强或亢进，并可能导致或加重患者血管钙化、泌尿系统结石、肾病及骨骼等相关疾病，严重影响患者的生活质量和预后。因此，也应重视广大肿瘤患者的维生素 D 缺乏/不足及血钙偏低或负钙平衡，防治相关甲状旁腺功能增强或甲旁亢，以提高患者生活质量、改善预后。

（冯俊涵 孔令泉）

参 考 文 献

戴威，孔令泉，吴凯南，2019. 乳腺癌伴随疾病全方位管理之骨健康管理. 中国临床新医学，12（2）：145-149.

戴威，卢林捷，孔令泉，等，2017. 甲状旁腺功能亢进症合并甲状腺乳头状癌三例报道. 中华内分泌外科杂志，11（1）：86-87.

戴威，武赫，孔令泉，等，2018. 甲状腺结节入院后确诊为合并无症状原发性甲状旁腺功能亢进症二例. 中华内分泌外科杂志，12（4）：348-349.

孔令泉，李浩，厉红元，等，2018. 关注乳腺癌伴随疾病的诊治. 中华内分泌外科杂志，12（5）：353-357.

孔令泉，吴凯南，2021. 乳腺肿瘤内分泌代谢病学. 北京：科学出版社.

孔令泉，吴凯南，果磊，2019. 乳腺癌伴随疾病学. 北京：科学出版社.

孔令泉，吴凯南，厉红元，2020. 关爱甲状旁腺健康——肾病、骨病与尿路结石患者必读. 北京：科学出版社.

孔令泉，吴凯南，厉红元，2021. 乳腺肿瘤骨代谢病学. 北京：科学出版社.

孔令泉，伍娟，黎颖，等，2022. 钙剂摄入不足和（或）维生素 D 缺乏/不足相关甲状旁腺功能增强和亢进症的转归与防治. 中华内分泌外科杂志，15（4）：337-341.

孔令泉，赵春霞，厉红元，等，2017. 关注乳腺癌患者甲状腺疾病的筛查与诊治. 中华内分泌外科杂志，11（1）：4-7.

李浩，罗欢，孔令泉，等，2019. 乳腺癌伴随疾病全方位管理之内分泌代谢性疾病管理. 中国临床新医学，12（2）：111-116.

廖祥鹏，张增利，张红红，等，2014. 维生素 D 与成年人骨骼健康应用指南（2014 年标准版）. 中国骨质疏松杂志，20（9）：1011-1030.

伍娟，田申，孔令泉，2019. 肿瘤亚学科及多学科医学联络会诊在乳腺癌伴随疾病全方位管理中的应用. 中国肿瘤临床，46（17）：919-922.

薛世航，李志宇，吴伟主，等，2019. 甲状腺乳头状癌术后甲状旁腺功能低下风险因素分析. 中华内分泌外科杂志，13（2）：119-123.

中国乳腺癌内分泌治疗多学科管理骨安全共识专家组，2015. 绝经后早期乳腺癌芳香化酶抑制剂治疗相关的骨安全管理中国专家共识. 中华肿瘤杂志，（7）：554-558.

中国医师协会外科医师分会甲状腺外科医师委员会，2015. 甲状腺手术中甲状旁腺保护专家共识. 中国实用外科杂志，35（7）：731-736.

Chen Y，Zhao X，Wu H，2020. Arterial stiffness：a focus on vascular calcification and its link to bone mineralization. Arterioscler Thromb Vasc Biol，40（5）：1078-1093.

Ganesan C，Weia B，Thomas IC，et al.，2020. Analysis of primary hyperparathyroidism screening among US veterans with kidney stones. JAMA Surg，155（9）：861-868.

Holick MF，Binkley NC，Bischoff-Ferrari HA，et al.，2011. Evaluation, treatment, and prevention of vitamin D deficiency：an Endocrine Society clinical practice guideline. J Clin Endocrinol Metab，96（7）：1911-1930.

Hossain S，Beydoun MA，Beydoun HA，et al.，2019. Vitamin D and breast cancer：a systematic review and meta-analysis of observational studies. Clin Nutr ESPEN，30（2）：170-184.

Hu K，Callen DF，Li J，et al.，2018. Circulating vitamin D and overall survival in breast cancer patients：a dose-response meta-analysis of cohort studies. Integr Cancer Ther，17（2）：217-225.

Li H，Xu Z，Kong LQ，2020. High-dose vitamin D supplementation and bone health. JAMA，323（1）：92-93.

Mann GB，Kang YC，Brand C，et al.，2009. Secondary causes of low bone mass in patients with breast cancer：a need for greater vigilance. J Clin Oncol，27（22）：3605-3610.

Siegel RL，Miller KD，Jemal A，et al.，2020. Cancer statistics，2020. Cancer J Clin，70（1）：7-30.

Yousef FM，Jacobs ET，Kang PT，et al.，2013. Vitamin D status and breast cancer in Saudi Arabian women：case-control study. Am J Clin Nutr，98（1）：105-110.

第四十一章　普通人群甲状旁腺功能增强或亢进的筛查与防治

我国人群每日钙摄入量普遍不足,维生素 D 可促进钙的吸收,但维生素 D 缺乏/不足也是世界性公共健康问题。长期相对低血钙将刺激甲状旁腺增生、肿大,分泌超过生理量的 PTH,引起甲状旁腺功能增强,并可逐渐演变为继发性甲旁亢。在此过程中,超过生理水平的 PTH 可破坏骨质,释放大量骨钙入血,导致转移性血管钙化和全身迁徙性异常钙质沉着,引起全身多器官组织病变。通过对血钙镁磷氯、碳酸氢根、PTH、维生素 D 等骨代谢指标的筛查可早期发现甲状旁腺功能增强、甲旁亢前期和甲旁亢,早期钙剂和维生素 D 的补充可控制病情发展,变"不可防、不可控"为"可防可控"。倡导骨代谢指标的健康筛查,加强 CVI 相关甲状旁腺功能增强或甲旁亢的防治,人群中骨健康状况,以及泌尿系统结石、转移性血管钙化及全身迁徙性异常钙质沉着等疾病情况将会得到极大的改善。

一、人群甲状旁腺功能增强或亢进的筛查诊断

CVI 所致的长期负钙平衡相关甲状旁腺功能增强或亢进的诊断,主要根据病史或生活史、临床表现、血液学指标及影像学检查明确。早期症状多不明显,多因体检意外发现或反复发生泌尿系统结石、骨折等进行血液学骨代谢指标检查发现,而此时已有部分患者发展为功能不可逆转的继发性甲旁亢(目前多被误诊为原发性甲旁亢)。而甲状旁腺功能增强或亢进早期仅能根据血液学骨代谢指标定性诊断,因此定期体检筛查非常重要,建议将骨代谢指标纳入正常人健康体检项目,对有全身肌肉骨关节疼痛、骨量下降、驼背、身高变矮、骨质疏松、骨折、尿路结石、全身迁徙性异常钙质沉着和血管钙化、胃肠道疾病、反复胰腺炎、记忆力和情绪改变等表现的人群,尤其应加强相关指标的筛查。

普通人群每年查一次血 25-(OH)D、钙镁磷氯、碳酸氢根、PTH、降钙素、BALP 等骨代谢指标,必要时行钙负荷试验、双能 X 线骨密度、甲状旁腺超声及 ECT 和 PET/CT 等检查。

维生素 D 缺乏/不足、血钙和 PTH 在正常值范围、甲状旁腺功能增强或亢进的诊断参见第八章。

二、人群甲状旁腺功能增强或亢进的防治

CVI 所致的长期负钙平衡相关甲状旁腺功能增强或亢进确诊后，应积极补充钙和维生素 D 并接受充足的日光照射以促进皮肤合成维生素 D，还可给予活性维生素 D 和钙冲击治疗，尽快达到正钙平衡，使甲状旁腺功能恢复正常。甲旁亢行冲击治疗无效时应及时行钙负荷试验、甲状旁腺超声和 ECT 检查以除外三发性甲旁亢，必要时可给予西那卡塞、抗骨质疏松药和钙剂冲击治疗。确诊的三发性甲旁亢需行手术切除肿大的甲状旁腺，术后积极纠正血钙和维生素 D 不足，以避免剩余甲状旁腺发生功能增强或亢进。此类疾病重在预防和早期筛查诊治，应在监测相关骨代谢指标，以及进行钙负荷试验、甲状旁腺超声和骨密度、骨钙 CT 检查等基础上，补充足够的维生素 D 和钙剂。

三、人群甲状旁腺功能增强或亢进筛查与防治的意义

临床对肾病患者由 CVI 导致的继发性甲旁亢和三发性甲旁亢普遍较为重视，而对普通人群中由 CVI 引起的继发性甲旁亢的转归却少有关注，其中一部分发展为三发性甲旁亢时，往往被误诊为原发性甲旁亢。长期 CVI 引起相对低血钙，刺激甲状旁腺增生，引起甲状旁腺功能增强甚至亢进，分泌超过生理量的 PTH，致使骨骼中的钙不断流失，导致骨量下降、身高变矮、骨质疏松甚至骨折；钙盐不断从骨质中进入血液，导致泌尿系统结石及全身迁徙性异常钙质沉着和转移性血管钙化。以上病情处于可逆阶段时，可经积极补充钙剂和（或）维生素 D 制剂等逆转，使甲状旁腺功能恢复正常；若任其发展，将演变成三发性甲旁亢。如能重视此问题，普通人群常规进行相关骨代谢指标及骨密度筛查，加强对 CVI 所致的长期负钙平衡相关甲状旁腺功能增强或亢进的防治，人群中骨健康状况及泌尿系统结石、转移性血管钙化、全身迁徙性异常钙质沉着等疾病情况将会得到极大的改善。

（梁馨予　孔令泉）

参 考 文 献

戴威，孔令泉，吴凯南，2018. 甲状旁腺功能亢进症的诊断与治疗进展. 中华内分泌外科杂志，12（1）：82-84.

戴威，孔令泉，吴凯南，2019. 乳腺癌伴随疾病全方位管理之骨健康管理. 中国临床新医学，12（2）：145-149.

孔令泉，李浩，厉红元，等，2018. 关注乳腺癌伴随疾病的诊治. 中华内分泌外科杂志，12（5）：353-357.

孔令泉，李姝，李浩，等，2021. 关注甲状旁腺功能增强和正常血钙型原发性甲状旁腺功能亢进症的防治. 中华内分泌外科杂志，15（1）：5-9.

孔令泉，吴凯南，2021. 乳腺肿瘤内分泌代谢病学. 北京：科学出版社.

孔令泉，吴凯南，厉红元，2020. 关爱甲状旁腺健康——肾病、骨病与尿路结石患者必读. 北京：科学出版社.

孔令泉，吴凯南，厉红元，2021. 乳腺肿瘤骨代谢病学. 北京：科学出版社.

孔令泉，伍娟，田申，等，2020. 关注乳腺癌患者维生素 D 缺乏/不足及相关甲状旁腺功能亢进症的防治. 中华内分泌外科杂志，14（5）：353-357.

李浩，罗欢，孔令泉，等，2019. 乳腺癌伴随疾病全方位管理之内分泌代谢性疾病管理. 中国临床新医学，12（2）：111-116.

廖祥鹏，张增利，张红红，等，2014. 维生素 D 与成年人骨骼健康应用指南（2014 年标准版）. 中国骨质疏松杂志，20（9）：1011-1030.

专业术语汉英对照

扁平苔藓样淀粉样变　lichen planus amyloidosis，LPA

表皮生长因子　epidermal growth factor，EGF

彩色多普勒血流成像　color Doppler flow imaging，CDFI

常染色体显性遗传性低钙血症　autosomal dominant hypocalcemia，ADH

常染色体显性遗传性低磷血症性佝偻病　autosomal dominant hypophosphatemic rickets，ADHR

常染色体隐性遗传性低磷血症性佝偻病　autosomal recessive hypophosphatemic rickets，ARHR

遗传性低血磷伴高尿钙性佝偻病　hereditary hypophosphatemic rickets with hypercalciuria，HHRH

成纤维细胞生长因子 23　fibroblast growth factor 23，FGF23

促甲状腺激素　thyroid-stimulating hormone，TSH

促肾上腺皮质激素　adrenocorticotropic hormone，ACTH

代谢当量　metabolic equivalent，MET

蛋白激酶 A　protein kinase A，PKA

蛋白激酶 C　protein kinase C，PKC

蛋白质-能量消耗　protein-energy wasting，PEW

低钙血症　hypocalcemia

低磷血症　hypophosphatemia

地塞米松抑制试验　dexamethasone suppression test，DST

杜克活动状况指数　Duke activity status index，DASI

多发性骨髓瘤　multiple myeloma

多发性内分泌腺瘤病　multiple endocrine neoplasia，MEN

多平面重组　multiplanar reformation，MPR

非甾体抗炎药　nonsteroidal antiinflammatory drug，NSAID

非转铁蛋白结合铁　non transferrin bound iron，NTBI

肺转移性钙化　metastatic pulmonary calcification，MPC

负钙平衡　negative calcium balance/equilibrium

负钙平衡相关骨质疏松　negative calcium balance related osteoporosis，NCBRO

负钙平衡相关继发性甲旁亢　negative calcium balance associated secondary hyperparathyroidism，NCBASHPT

钙冲击试验　calcium impact test，CIT

钙负荷试验　calcium loading test，CLT

钙化性尿毒症性小动脉病　calcific uremic arteriolopathy，CUA

钙摄入不足和（或）维生素 D 缺乏/不足相关继发性甲旁亢　calcium and/or vitamin D insufficiency associated secondary hyperparathyroidism，CVIASHPT

钙结合蛋白　calcium-binding protein

钙敏感受体　calcium sensing receptor，CaSR

钙平衡　calcium balance/equilibrium

钙摄入不足和（或）维生素 D 缺乏/不足　calcium and/or vitamin D insufficiency，CVI

钙摄入不足和（或）维生素 D 缺乏/不足相关骨质疏松　calcium and/or vitamin D insufficiency related osteoporosis，CVIRO

肝豆状核变性　hepatolenticular degeneration，HLD

高钙危象　hypercalcemia crisis

高钙血症　hypercalcemia

高强度聚焦超声　high-intensity focused ultrasound，HIFU

骨保护素　osteoprotegerin，OPG

骨钙素　osteocalcin，OCN

骨关节病　osteoarthropathy

骨关节炎　osteoarthritis，OA

骨饥饿综合征　hungry bone syndrome，HBS

骨密度　bone mineral density，BMD

骨软化症　osteomalacia

骨特异性碱性磷酸酶　bone-specific alkaline phosphatase，BALP

骨质疏松症　osteoporosis，OP

骨转换标志物　bone turnover marker，BTM

国际标准化比值　international normalized ratio，INR

核因子 κB 受体激活蛋白配体　receptor activator of nuclear factor κB ligand，RANKL

化学敏感伤害感受器　chemosensitive nociceptor

机械敏感伤害感受器　mechanosensitive nociceptor

激光消融　laser ablation，LA

继发性甲状旁腺功能亢进症　secondary hyperparathyroidism，SHPT

家族性低磷血症　familial hypophosphatemia，FH

家族性低尿钙性高钙血症　familial hypocalciuric hypercalcemia，FHH

家族性孤立性甲状旁腺功能亢进症　family isolated hyperparathyroidism，FIHPT

家族性甲状腺髓样癌　familial medullary thyroid cancer，FMTC

家族性原发性甲状旁腺功能亢进症　family primary hyperparathyroidism，FPHPT

甲状旁腺癌　parathyroid carcinoma

甲状旁腺次全切除术　subtotal parathyroidectomy

甲状旁腺功能亢进症　hyperparathyroidism

甲状旁腺功能亢进症-颌骨肿瘤综合征　hyperparathyroidism-jaw tumor syndrome，HPT-JT

甲状旁腺功能增强　parathyroid hyperfunction，PH

甲状旁腺功能增强或亢进相关骨质疏松　parathyroid hyperfunction/hyperparathyroidism related osteoporosis，PHRO

甲状旁腺激素相关蛋白　parathyroid hormone related protein，PTHrP

甲状旁腺囊肿　parathyroid cyst

甲状旁腺切除术　parathyroidectomy，PTX

甲状旁腺全切除+自体移植术　total parathyroidectomy with autotransplantation，tPTX+AT

甲状旁腺全切除术　total parathyroidectomy，tPTX

甲状旁腺激素　parathyroid hormone，PTH

甲状旁腺激素类似物　parathyroid hormone analogue，PTHa

甲状旁腺激素相关肽　parathyroid hormone-related peptide，PTHrP

甲状旁腺危象　hyperparathyroid crisis

甲状旁腺腺瘤　parathyroid adenoma，PTA

甲状旁腺炎　parathyroiditis

甲状旁腺炎症性疾病　inflammatory disease of the parathyroid gland

甲状旁腺增生　parathyroid hyperplasia

甲状旁腺肿大　parastruma，accessory goiter

甲状腺髓样癌　medullary thyroid carcinoma，MTC

假性甲状旁腺功能减退症　pseudohypoparathyroidism，PHP

假性甲状旁腺功能亢进症　pseudohyperparathyroidism

碱性磷酸酶　alkaline phosphatase，ALP

降钙素　calcitonin

降钙素受体　calcitonin receptor

胶质细胞源性神经营养因子　glial cell line-derived neurotrophic factor，GDNF

进行性异位骨化症　progressive osseous heteroplasia，POH

经皮无水乙醇注射　percutaneous ethanol injection，PEI

口服钙耐量试验　oral calcium tolerance test，OCTT

淋巴细胞性甲状旁腺炎　lymphocytic parathyroiditis

零钙平衡　zero calcium balance/equilibrium

慢性肾脏病　chronic kidney disease，CKD

慢性肾脏病矿物质和骨异常　chronic kidney disease-mineral and bone disorder，CKD-MBD

拟钙剂　calcimimetic

前列腺钙化　prostatic calcification

人抗酒石酸酸性磷酸酶　tartrate-resistant acid phosphatase，TRACP

乳碱综合征　milk alkali syndrome，MAS

三发性甲状旁腺功能亢进症　tertiary hyperparathyroidism，THPT

射频消融　radiofrequency ablation，RFA

神经生长因子　nerve growth factor，NGF

肾钙质沉着症　nephrocalcinosis

肾上腺偶发瘤　adrenal incidentaloma

肾小管最大磷吸收　renal tubules absorbed maximum phosphorus

肾小球滤过率　glomerular filtration rate，GFR

肾脏病预后质量倡议　Kidney Disease Outcomes Quality Initiative，K/DOQI

嗜铬细胞瘤　pheochromocytoma

受体酪氨酸激酶　receptor tyrosine kinase，RTK

双侧肾上腺大结节增生　bilateral macronodular adrenal hyperplasia，BMAH

双膦酸盐　bisphosphonate

双能 X 线吸收法　dual energy X-ray absorptiometry，DXA

瞬时受体电位阳离子通道 1　transient receptor potential vanilloid 1，TRPV1

酸敏感离子通道 1　acid-sensitive ion channel 1，ASIC1

酸敏感离子通道 3　acid-sensitive ion channel 3，ASIC3

微波消融　microwave ablation，MWA

维甲酸受体　retinoic acid receptor，RXR

维生素 D 反应元件　vitamin D response element，VDRE

维生素 D 受体　vitamin D receptor，VDR

胃黏膜钙质沉着症　gastric mucosa calcinosis，GMC

丝裂原活化蛋白激酶　mitogen-activated protein kinase，MAPK

纤维囊性骨炎　fibrocystic osteitis

新生儿甲状旁腺功能亢进症　neonatal severe hyperparathyroidism，NHPT

新生儿重症甲状旁腺功能亢进症　neonatal severe hyperparathyroidism，NSHPT

选择性雌激素受体调节剂　selective estrogen receptor modulator，SERM

血管内皮生长因子　vascular epidermal growth factor，VEGF

游离甲状腺素　free thyroxine，FT_4

亚临床甲状旁腺功能亢进症　subclinical hyperparathyroidism，SCHT

药物性继发性甲状旁腺功能亢进症　drug-induced secondary hyperparathyroidism

胰岛素瘤　insulinoma

胰岛素样生长因子-1　insulin like growth factor-1，IGF-1

异位激素综合征　ectopic hormone syndrome

异位甲状旁腺激素分泌综合征　ectopic parathyroid hormone syndrome，EPHS

游离三碘甲状腺原氨酸　free triiodothyronine，FT_3

原发性甲状旁腺功能亢进症　primary hyperparathyroidism，PHPT

原肌球蛋白受体激酶A　tropomysin receptor kinase A，TrkA

远端肾小管性酸中毒　distal renal tubular acidosis，DRTA

正常血钙型原发性甲状旁腺功能亢进展　normocalcemic primary hyperparathyroidism，NCPHPT

正钙平衡　positive calcium balance/equilibrium

终末期肾病　end stage renal disease，ESRD

肿瘤样钙质沉着症　tumoral calcinosis，TC

自身免疫性多内分泌病-念珠菌病-外胚层营养不良症　autoimmune polyendocrinopathy-candidiasis-ectodesmal dystrophy，APECED

自身免疫性多内分泌腺病综合征　autoimmune polyendocrinopathy syndrome，APS

自身免疫性疾病　autoimmune disease，AID

总甲状腺素　total thyroxine，TT_4

总三碘甲状腺原氨酸　total triiodothyronine，TT_3

（王　泽　孔令泉）